Karin Bedrik · Westliche Heilpflanzen in der TCM

Karin Bedrik

Westliche Heilpflanzen in der TCM

MEDIZINISCH LITERARISCHE VERLAGSGESELLSCHAFT MBH · UELZEN

Die Deutsche Bibliothek – CIP-Einheitsaufnahme

Ein Titeldatensatz für diese Publikation ist bei der Deutschen Bibliothek erhältlich.

Anschrift der Verfasserin:

Karin Bedrik
Berliner Str. 12
64342 Seeheim-Jugenheim

Haftung: Sämtliche Angaben in diesem Buch sind nach bestem wissenschaftlichen Können der Autorin gemacht. Eine Gewähr übernehmen der Verlag und die Autorin nicht, insbesondere die Behandlung betreffend. Es bleibt in der alleinigen Verantwortung des Lesers, diese Angaben einer eigenen Prüfung zu unterziehen. Wenn er die Methoden, die in diesem Buch beschrieben sind, an Patienten anwenden will, so tut er dies auf eigene Verantwortung und Haftung.

Postfach 11 51/11 52, D-29501 Uelzen
E-Mail: ML.Verlag.Uelzen@t-online.de
http://www.mlverlag.de

ISBN 3-88136-204-5

Satz: DMS GmbH, 29525 Uelzen
Druck: C. Beckers Buchdruckerei GmbH & Co. KG, D-29525 Uelzen

Inhaltsverzeichnis

Vorwort der Autorin

Schon lange beschäftigte mich die Frage, ob es nicht sinnvoll wäre, unsere westlichen Heilkräuter in die TCM-Behandlung mit einzubeziehen. Auf der Suche nach einer Antwort fand ich Therapeuten, die sich auch mit dieser Frage auseinandersetzten, aber leider kein in deutscher Sprache erschienenes Lehrmaterial, das unsere westlichen Heilpflanzen nach energetischem Wirkverhalten einzuordnen vermag. Aus diesem Grunde habe ich mich an diese mühevolle Aufgabe gemacht, ein Lehr- und Arbeitsbuch zu schreiben, um allen Therapeuten, die gleichfalls westliche Heilpflanzen in der TCM-Behandlung einsetzen möchten, einen Weg aufzuzeigen, wie dies möglich gemacht werden kann.
Die Gründe, westliche Heilpflanzen in der TCM-Behandlung einzusetzen, sind vielfältig:

1. Unsere Heilpflanzen sind die adäquate Medizin für uns Europäer. Seit fast 2500 Jahren (*Hippokrates,* 460-377 v. Chr.) werden sie zur Genesung von Kranken erfolgreich eingesetzt. Unsere Heilpflanzenkunde gründet sich auf antikes Wissen und hat seit Jahrhunderten ihren festen Platz in der Behandlung von Krankheiten.
2. Viele Therapeuten haben sich schon vor ihrer TCM-Ausbildung ein gründliches und umfangreiches Wissen über westliche Heilpflanzen angeeignet und möchten dieses Wissen auch in ihre Therapie einfließen lassen.
3. Westliche Heilpflanzenrezepturen sind sanfter als chinesische Kräuterrezepturen, die wiederum nur reduziert von uns Europäern vertragen werden.
4. Westliche Heilpflanzen sind einfacher zu bekommen als chinesische und zudem erheblich billiger.
5. In der Regel ist ein Infus oder Dekokt mit heimischen Heilpflanzen einfacher herzustellen und erfordert weniger Zeit.
6. Die meisten hiesigen pharmazeutischen Unternehmen erhalten ihre Heilpflanzen und Phytotherapeutika aus vertraglich gesichertem, biologischem Anbau in Verbindung mit strengsten Qualitätskontrollen. Ihre Heilpflanzen werden auf alle relevanten umweltbedingten Schadstoffe, wie Schwermetalle, Pflanzenschutzmittel-Rückstände, mikrobielle Belastung und Radioaktivität, geprüft.
7. Einen weiteren Punkt wirft die Frage auf, ob und in welchem Umfang die Kommission E chinesische Heilkräuter positiv bewerten wird, wo doch schon uns liebgewordene westliche Kräuter eine O-Monographie bekommen.

Es geht mir hier nicht darum, chinesische Heilkräuter und Medikamente zu verteufeln, bitte verstehen Sie das nicht falsch, vielmehr wollte ich nur aufzeigen, dass es gar nicht so einfach ist, chinesische Heilpflanzen in die TCM-Behandlung mit einzubeziehen.

Die Arzneimitteltherapie im modernen China ist ein wirklich traditioneller Aspekt der chinesischen Medizin, der sich dennoch kontinuierlich weiterentwickelt. Sie ehrt und benutzt das Wissen aus der Vergangenheit, nimmt aber auch Neuerungen auf, die auf klinischer Erfahrung und wissenschaftlicher Untersuchung basieren.
Die westliche Kräuterheilkunde ist jedoch genauso alt und ausgereift wie die chinesische Medizin, einschließlich ihrer Kräuterheilkunde. Sie basiert aber, anders als das in sich geschlossene, philosophisch fundierte chinesische System, auf der Säftelehre oder Humoralpathologie.
Für einen TCM-Therapeuten entsteht dadurch durchaus kein Widerspruch, westliche Heilpflanzen nach ihrer Energetik und Heilkraft in das TCM-System zu integrieren, da er sich ja der Unterschiede beider Systeme bewusst ist.
Im bekanntesten klassischen Buch der TCM-Literatur „Huang Di Nei Jing" (2. Jh. v. Chr.) wurden die Arzneimittel zunächst entsprechend ihrer Geschmacksrichtung und ihrem Temperaturverhalten klassifiziert, wobei die Orientierung an die Fünf-Elemente-Theorie anknüpfte. In Anlehnung an die Akupunkturtheorie entwickelte sich zusätzlich die Einteilung der Arzneimittel entsprechend ihrer Funktionskreiswirkung. Im Laufe der Zeit veränderte sich die Kategorisierung immer mehr zugunsten der Theorie der TCM (z. B. die Acht Diagnostischen Prinzipien), bis sie der TCM-Arzt *Wang Ang* in der frühen Qing-Dynastie (17. Jh. n. Chr.) der heute üblichen Kategorisierung, entsprechend der therapeutischen Wirkung von Arzneimitteln, anglich.
Die Geschmacksrichtung ist zwar in der Praxis die unwichtigste und die therapeutische Wirkung die wichtigste, aber alle vier Kategorien wirken zusammen und bestimmen die Indikationen und Kombinationsmöglichkeiten des Arzneimittels.
Unsere Grundlagen für die Zuordnung westlicher Heilpflanzen sind diesbezüglich gar nicht so schlecht. Sind doch eine Vielzahl von Heilkräutern genauestens studiert und ihre therapeutische Wirksamkeit (nach westlicher Vorstellung) dokumentiert. Leider gibt es Lücken und Widersprüche mit der energetischen Interpretation. Aber auch hier bin ich fündig geworden. Die Ayurveda-Pflanzenheilkunde beschreibt eine recht große Anzahl von westlichen Kräutern und deren Energetik.
Verknüpft man nun die therapeutische Wirkung, TCM-Theorie, Funktionskreiswirkung und die Fünf-Elemente-Theorie (mit der Energetik einer Heilpflanze), so kann man auch westliche Heilkräuter gezielt in die TCM-Therapie integrieren. Da wir hier aber Neuland betreten, fehlt uns natürlich die mehr als zweitausendjährige Erfahrung chinesischer Kräuterheilkunde. Aber auch wir können uns auf eine ebenso alte einheimische Tradition berufen.

Einführung zum Buch

Um mit diesem Lehr- und Arbeitsbuch besser zurechtzukommen, möchte ich Ihnen einige grundlegende Eigenschaften des Buches erläutern.
In Anbetracht, dass es genügend Literatur über westliche Heilpflanzen gibt, habe ich mich bei der Pflanzenbeschreibung hauptsächlich auf die Energetik und Syndromlehre beschränkt. Aber um Analogien aufzuzeigen, habe ich, teilweise in Klammern ( ), die uns bekannten therapeutischen Wirkungen der Kräuter hinzugefügt (kann auch als Gedächtnisstütze benutzt werden).
Für den nicht Heilpflanzenkundigen ist es jedoch unumgänglich, sich mit der Pflanzenheilkunde vertraut zu machen und bei unbekannten Heilpflanzen die jeweiligen Pflanzensteckbriefe genauestens zu studieren.
Es ist auch nicht mein Wunsch, dass meine Rezepte nur blindlings übernommen werden, sie sollen vielmehr dazu anregen, die eigene schöpferische Kraft zu entfalten und neue Rezepte entstehen zu lassen.
Leider konnte ich einige sehr wirkungsvolle Heilpflanzen nicht in dieses Buch mit einfügen, da ich für sie keine energetische Zuordnung finden konnte. Mithin auch aus diesem Grunde habe ich dafür einige Pflanzen mit O-Monographien mit eingebunden (der einzelne Therapeut sollte in Eigenverantwortlichkeit selbst entscheiden können).
Fast alle Pflanzen sind mit entsprechender BfArM-Monographie versehen.

(–) = null oder negativ
(+) = positiv
(o) = keine

Die in Betracht kommenden Heilpflanzen in Kapitel 2, 3, 4 und 5 können wie geschrieben ins Rezept übernommen werden.

Z. B.: Lavandula angustifolia = Rp.: Flos Lavandulae

Diese Heilpflanzen sind bei einer Positiv-Monographie (+) selektiert, d. h., die Pflanzenbestandteile, die aufgeführt sind, z. B. Rhiz. (Flos), haben eine Positiv-Monographie. Pflanzen, die nicht untersucht sind, oder solche, welche eine O-Monographie aufweisen, sind mit den allgemein verwendeten Pflanzenbestandteilen aufgeführt. Zusätzlich sind in Kapitel 5 – Heilpflanzenkatalog – die Energetikbeschreibung und die Teezubereitung aufgeführt.

Z. B. Lavendelblüten = Flos Lavandulae (+)

Energetik: Scharf, kühlend und (scharf)
2 gehäufte Teelöffel mit 1/4 l kochendem Wasser übergießen und 5 bis 10 Min. ziehen lassen.

Die Geschmacksrichtung in der Klammer habe ich von der Ayurveda-Pflanzenheilkunde übernommen. Sie beschreibt die Wirkrichtung nach der Verdauung. Diese bekommt z. B. bei einer Langzeiteinnahme einer Arznei mehr Bedeutung oder wenn drei und mehrere Geschmacksrichtungen vorliegen. In diesen Fällen rückt die Wirkung nach der Verdauung z. B. (scharf) stärker in den Vordergrund und sollte bei der Therapie überdacht werden.
Es sind auch einige ausländische Pflanzen (z. B. Ginkgo, Sibirischer Ginseng usw.) integriert, weil sich diese Heilpflanzen auch bei uns durchgesetzt haben und auch ohne Schwierigkeiten zu bekommen sind.
Um der individuellen Kreativität freien Lauf zu lassen, habe ich im Pflanzenregister Kapitel 7 alle mir bekannten Pflanzen mit Energetikbeschreibung aufgenommen, ohne auf die Herkunft der Heilpflanze Rücksicht zu nehmen.
Bei den Rezepten werden Sie feststellen, dass immer wieder Fertigpräparate eingebunden sind, und das aus gutem Grunde. Je aufwendiger die Teezubereitung und Medikamenteneinnahme für den Patienten ist, desto eher besteht die Gefahr, dass der Patient nach Besserung eigenmächtig die Behandlung unterbricht. (Natürlich können die Fertigpräparate mit identischen Präparaten anderer Firmen ausgetauscht werden.)
Hier möchte ich auch noch anmerken, dass eine Symbioselenkung oder Substitutionstherapie bei Mangelerscheinung selbstverständlich in die TCM-Therapie integriert werden kann. In Kapitel 6, Index für Symptome und Erkrankungen, sind differenzialdiagnostische Kriterien nochmals durch Fettdruck hervorgehoben.
Mit aller Deutlichkeit möchte ich hier noch darauf hinweisen, dass bei allem Behandlungseifer die gesetzlichen Bestimmungen bindend sind.
In der Hoffnung, neue Behandlungsmöglichkeiten und Denkanstöße aufgezeigt zu haben, wünsche ich, dass dieses Buch dazu verhilft, unsere Patienten noch adäquater behandeln zu können.

KAPITEL 1

Grundlagen zur Klassifizierung von Arzneimitteln und Heilpflanzen

Nachfolgend möchte ich Ihnen das energetische Verhalten von Heilpflanzen aufzeigen, mit dem Ziel, dass jeder, der diese Seiten studiert, in der Lage sein wird, Heilpflanzen energetisch einzustufen.
Wie ich im Vorwort schon erwähnte, wurden im bekanntesten klassischen Buch der TCM-Literatur „Huang Di Nei Jing" (2. Jh. v. Chr.) die Arzneimittel zunächst entsprechend ihrer Geschmacksrichtung und ihrem Temperaturverhalten klassifiziert, wobei die Orientierung an die Fünf-Elemente-Theorie anknüpfte.
In Anlehnung an die Akupunkturtheorie entwickelte sich die Einteilung der Arzneimittel entsprechend ihrer Funktionskreiswirkung weiter. Im Laufe der Zeit wurde die Kategorisierung immer mehr zugunsten der TCM-Theorie (z. B. die Acht diagnostischen Prinzipien) verändert. Bis sie der TCM-Arzt *Wang Ang* (Qing-Dynastie 17. Jh. n. Chr.) der heute üblichen Kategorisierung entsprechend der therapeutischen Wirkung von Arzneimitteln anglich.
Die Grundlage zur Klassifizierung chinesischer Arzneimittel in der TCM sind alle vier Kategorien.
Die Geschmacksrichtung ist zwar in der Praxis die unwichtigste und die therapeutische Wirkung die wichtigste, aber alle vier Kategorien wirken zusammen und bestimmen die Indikationen und Kombinationsmöglichkeiten des Arzneimittels.
Bei genauem Studium der Arzneimittel jedoch wird unübersehbar, dass viele Arzneien, die entsprechend der therapeutischen Wirkung verordnet werden, genau die Geschmacksrichtung und das Temperaturverhalten aufweisen, welche die Behandlungsstrategie definieren. Die Behandlungsstrategie wiederum verkörpert die therapeutische Wirkung.

1.1 Die vier Kategorien – Grundlage zur Klassifizierung chinesischer Arzneimittel in der TCM

Die therapeutische Wirkung

Die therapeutische Wirkung wird durch die Behandlungsstrategie verkörpert. Die Behandlungsstrategie wiederum basiert auf der einer Krankheit zugrunde liegenden Ursache (Ätiologie und Pathogenese einer Erkrankung) z. B. Wind-Kälte-Nässe, Wind-Hitze, Hitzetoxin oder Kälte aufgrund von Leere der Nieren oder der Milz können eine Durchfallerkrankung erzeugen. Alle diese Ätiologien benötigen eine völlig unterschiedliche Behandlungsstrategie, obwohl die Erkrankung die gleiche ist (Durchfallerkrankung). Umgekehrt wird die Behandlung von noch so unterschiedlichen Krankheiten und ihrer Symptome ähnlich sein, wenn der gleiche pathogene Mechanismus im Spiel ist.

Die TCM-Theorie

Z. B. die acht diagnostischen Leitkriterien (Yang: Außen, Hitze, Fülle – Yin: Innen, Kälte, Mangel), die Theorie von Qi, Blut und Körperflüssigkeit usw.

Die Funktionskreiswirkung

Die Wirkung auf die Funktionskreise: Leber-Gallenblase, Herz-Dünndarm, Milz-Magen, Lunge-Dickdarm und Niere-Blase.

Die Geschmacksrichtung und das Temperaturverhalten

Sauer, bitter, süß, scharf, salzig (und neutral). Die fünf Geschmacksrichtungen korrelieren mit dem Entsprechungssystem der fünf Wandlungsphasen. Darüber ist eine direkte Behandlung der fünf Speicher-Zang-Organe möglich. Zusätzlich werden die Bewegungsrichtung des Qi und die Menge der Körperflüssigkeiten beeinflusst.

1.2 Die vier Kategorien – Grundlage zur Klassifizierung westlicher Arzneimittel in der TCM

Die therapeutische Wirkung

In der TCM basiert die Behandlungsstrategie auf einer der Krankheit zugrunde liegenden Ursache (Ätiologie und Pathogenese einer Erkrankung). Z. B. Kälte-Invasion im Magen verursacht Übelkeit, Erbrechen und Singultus.
Die Behandlungsstrategie wäre: Das Innere-Li wärmen (scharf und warm), den Magen tonisieren (bitter und warm) und den Magen-Qi-Fluss absenken (scharf und bitter).
Die gewählte Arznei ist: Rhiz. Zingiberis (Ingwerwurzel)
Die therapeutische Wirkung ist hier: Erwärmen der Milz und des Magens und Eliminieren von Kälte, Stärkung von Milz und Magen-Qi/Yang und den Qi- und Blut-Fluss fördern.
Der westliche Heilkräuterkundige würde bei oben beschriebenen Symptomen sehr wohl auch Rhiz. Zingiberis als Behandlungsstrategie in Betracht ziehen, obwohl er nicht die TCM beherrscht. Wie kommt das?
Er bezieht sich auf unsere westliche Kräuterheilkunde, welche auch auf antikem Wissen gründet. Viele unserer westlichen Heilpflanzen sind genauestens studiert und in ihrer (nach west-

lichen Vorstellungen) therapeutischen Wirkung einschlägig dokumentiert.
Natürlich ist die Behandlungsstrategie beider Systeme total verschieden, aber, wenn der westliche Therapeut seine gewählte Arznei zusätzlich nach energetischem Verhalten definiert, führt ihn dieser Weg zur TCM-Behandlungsstrategie. Z. B. Rhiz. Zingiberis = scharf, süß und erhitzend. Funktionskreiswirkung: Magen, Lunge. Therapeutische Wirkung: fördert den Qi- und Blut-Fluss (scharf), erwärmt Milz und Magen und eliminiert Kälte (süß, warm), stärkt Milz- und Magen-Qi/Yang (süß, warm), erwärmt die Lunge und löst Schleim (süß, warm).
Sobald wir lernen, unsere Heilpflanzen energetisch einzustufen, können auch wir TCM-Behandlungsstrategien in die TCM-Praxis integrieren.

Die TCM-Theorie

Das fundierte Wissen über die Wirkung von westlichen Heilpflanzen, verknüpft mit der energetischen Wirkung der Heilkräuter, ist durchaus dazu geeignet, Behandlungskriterien der TCM-Theorie nachzuvollziehen.

Die Funktionskreiswirkung

Der erfahrene TCM-Therapeut dürfte kein Problem damit haben, unsere Heilpflanzen funktionskreisbezogen einzusetzen. Z.B. Menstruationsstörungen bei Leber-Blut-Mangel (Leber-Funktionskreis).

Die Geschmacksrichtung und das Temperaturverhalten

Bei genauem Studium der Arzneimittel wird unübersehbar, dass viele Arzneien, die entsprechend der therapeutischen Wirkung verordnet werden, genau die Geschmacksrichtung und das Temperaturverhalten aufweisen, welche wiederum die Behandlungsstrategie definieren.
Glücklicherweise haben sich auch unsere Pflanzenheilkundigen mit der Energetik befasst. Zusätzlich können wir auf die Ayurveda-Pflanzenheilkunde zurückgreifen, welche sich auch sehr stark mit der energetischen Kraft der Heilpflanzen befasst und viele westliche Heilpflanzen nach Geschmacksrichtung und Temperaturverhalten untersucht hat.

Resümee

Unter Einbeziehung der energetischen Wirkung können westliche Heilpflanzen durchaus in die TCM-Therapie integriert werden, vorausgesetzt, man ist sich der Verschiedenartigkeit beider Systeme bewusst.

1.3 Die acht traditionellen Behandlungsstrategien

Seit mindestens 2000 Jahren verwendet die TCM bestimmte Strategien oder Behandlungsmethoden. Während dieser Zeit veränderten und entwickelten sich diese Strategien wie auch andere Aspekte der TCM erheblich.
In seinem Buch Medical Revelations (Yi Xue Xin Wu) ordnete der Arzt *Cheng Zhong-Ling* (Qing-Dynastie) die verschiedenen Strategien in ein vereinfachtes Schema ein, das man die „acht Methoden (Ba Fa)“ nennt. Diese acht Behandlungsmethoden dienen als Grundlage für sämtliche Arzneimittelstrategien. Sie existieren in jeder einzelnen Methode, und eine Unzahl von Methoden existieren innerhalb dieser acht Methoden.

Schwitzen induzieren (Han Fa)

Induziert Schwitzen, indem man das Lungen-Qi stimuliert und zerstreut und die Interaktion zwischen dem Nähr-Qi und Abwehr-Qi reguliert. Dadurch werden die Poren geöffnet und pathogene Einflüsse aus der äußeren oder anderen oberflächlichen Schichten des Körpers mit dem Schweiß ausgeleitet.

Indikation:

Bei allen Außen-Syndromen, bei denen sich der pathogene Faktor in der Körperoberfläche (Außenschicht) befindet. Beispiel: Anfangsstadium einer Erkältungskrankheit. (Bei Außen-Kälte-Syndrom ohne Schweißbildung, Außen-Hitze-Syndrom, Außen-Syndrom mit Qi-Mangel und Außen-Syndrom mit Yin-Mangel.)

- äußerlich zugezogene äußere Füllezustände
- Masern und ähnliche Ausschläge
- akute Ödeme, die um die Hüfte stärker ausgeprägt sind
- Schmerzen und Schwellungen im Frühstadium (mit Juckreiz)
- Krankheiten, die sich von innen nach außen vorschieben

Strategien:

- scharf und wärmend, um das Äußere zu entlasten (Außen-Kälte-Syndrom).
- scharf und kühlend, um das Äußere zu entlasten (Außen-Hitze-Syndrom).

Kombinierte Strategien:

- das Qi fördern und das Äußere entlasten
- das Yang erwärmen und das Äußere entlasten
- das Yin nähren und das Äußere entlasten
- Flüssigkeiten austreiben und das Äußere entlasten
- das Äußere entlasten und das Innere kühlen

Bei dieser Methode ist das Schwitzen selbst nicht das Ziel dieser Strategie. Es ist eher ein Zeichen, das dem Therapeuten anzeigt, dass sich die Poren geöffnet haben, dass das Nähr-Qi und das Abwehr-Qi harmonisiert sind und die pathogenen Einflüsse (die auch Wasser beinhalten können) ausgetrieben worden sind.

Kontraindikationen:

Alle Erkrankungen mit weiter ins Innere vorgedrungenem pathogenem Faktor, bei schwergradiger Gastroenteritis, Patienten mit Hämorrhagie, ausgedehnte Dermatosen und Blutungen.

Cave:

Eingeschränkte Anwendungsmöglichkeiten bei Sommerhitze, da die Schweißporen bereits geöffnet sind.
Diese Therapie muss bei schwachen Patienten mit Tonisierung kombiniert werden.

Erbrechen induzieren (Tu Fa)

Befreit den oberen und mittleren San Jiao von pathogenen Faktoren, Schleim, Nahrungsstau und Vergiftungen.

Indikation:

Bei Nahrungsstau im Magen (schmerzhaftes abdominales Völle-, Druck- und Spannungsgefühl mit Übelkeit durch unregelmäßiges, wahlloses und gieriges Essen). Zur Entgiftung direkt nach Aufnahme toxischer Substanzen. Bei Schleimansammlungen (Halsentzündung mit übermäßiger Schleimretention) und bei Apoplex durch Schleim (Schleim, der den Rachen und das Diaphragma verstopft, charakterisiert durch rasselnde Atmung und evtl. Bewusstseinstrübung).

- Schleim, der im Rachen festhängt
- Schleim, der sich in der Brust anhäuft
- Einnahme von Giften

Strategie:

- Erbrechen verursachen, um Schleim zu reduzieren.

Kontraindikation:

Schwangerschaft, Wochenbett, bei Kindern, alten und/oder geschwächten Patienten, Patienten mit chronischen Erkrankungen, Magenerkrankungen oder anamnestischem Bluterbrechen und Patienten mit Ödemen der unteren Extremitäten.

Cave:

Regeln der Notfallmedizin beachten. Erbrechen induzieren verursacht in der Regel Schwitzen und kann leicht das Magen-Qi verletzen. (Die Methode des Erbrechens ist nicht mehr allgemein gebräuchlich.)

Defäktion induzieren und nach unten abfließen lassen (Xia Fa)

Indiziert Stuhlgang, um die Gedärme zu reinigen und treibt starke pathogene Einflüsse (Fülle-Faktoren) durch das Rektum aus. (Wenn es im Unteren voll ist, führe und ziehe es nach unten, wenn die Mitte voll ist, leite es im Inneren ab.)

Indikation:

Bei pathogenen Fülle-Faktoren (beseitigen von Retention und Stagnation von Qi, Blut und Schleim).
Bei Hitzestau im oberen Körperbereich: Hitze in Lunge und Magen und Loderndes Magen-Feuer (Halsschmerzen und -entzündungen, Stomatitis, entzündetes Zahnfleisch, Nasenbluten, thorakale und diaphragmale Hitzesensationen, Obstipation und fauliger Mundgeruch). Bei Loderndem Leber-Feuer (Kopfschmerz, Gesichtsrötung, Augenrötung, Obstipation, Taubheit, Tinnitus, Reizbarkeit und gelber Zungenbelag). Bei habitueller Obstipation und Obstipation bei Mangel-Syndromen.

- Verstopfung
- eingetrocknete Fäzes in den Gedärmen
- kalte Anhäufungen
- warme Anhäufungen
- Anhäufungen von Wasser
- Anhäufungen von Blut

Strategien:

- die Hitzeanhäufungen abführen
- das Yang erwärmen und die Anhäufungen hinausführen
- die Gedärme befeuchten und die Stuhlgangblockade auflösen
- das überflüssige Wasser hinaustreiben

Kombinierte Strategien:

- gleichzeitiges Abführen und Tonisieren
- das Blut bewegen und nach unten ableiten

Kontraindikationen:

Alte Patienten, geschwächte Patienten, post partum, Störungen des Flüssigkeitshaushalts, Blut- und Flüssigkeitsverlust, Frauen in der Schwangerschaft und während der Menstruation.

Cave:

Bei übermäßiger Anwendung Schwächung der Körperabwehr (aufrechtes Zheng-Qi).

Harmonisieren (He Fa)

Reguliert und harmonisiert die energetischen Schichten des Körpers sowie die Funktionen von verschiedenen Organen. Dies ist vielleicht die undurchsichtigste der acht Methoden, was teilweise darauf zurückzuführen ist, dass sie zu einer Art Glücksgriff der Methode geworden ist, für Strategien, die sonst nirgendwo passen. (Harmonisieren aller Funktionen, die nicht miteinander zurechtkommen.)

Indikation:

Bei fieberhaften Erkrankungen im Shaoyang-Stadium durch pathogene Hitze oder Kälte, bei denen sich der pathogene Faktor zwischen der oberflächlichen und tiefen Körperschicht befindet, bei Qi-Stagnationen und Depressionen (Leber-Qi-Depression mit Qi- und Blut-Stagnation, z. B. bei unregelmäßiger Menstruation oder prämenstruellem Syndrom), bei Leber attackiert den Magen, Leber attackiert die Milz, akute und chronische Gastroenteritis.

- halb äußere, halb innere (kleines Yang) Krankheiten
- malariaartige Erkrankungen
- Depression
- Dysmenorrhö
- Blähungen (hauptsächlich im Epigastrium)

Strategien:

- das Shaoyang harmonisieren
- die Membranquelle belüften
- Leber und Milz harmonisieren
- den Darm und den Magen regulieren

Kombinierte Strategien:

- Harmonisieren und entlasten
- Harmonisieren und abführen

Kontraindikationen:

Außen-Syndrome, bei denen sich der pathogene Faktor nur in der Körperoberfläche (äußere Schicht) befindet und noch nicht im Shaoyang-Meridian. Innen-Syndrome, wenn der pathogene Faktor (Xie-Qi) die tiefste Schicht (die Zang-Fu-Organe) erreicht hat und ein Fülle-Hitze- oder Mangel-Kälte-Syndrom bewirkt.

Erwärmen (Wen Fa)

Wärmt das Innere und löst Blockaden der Meridiane auf, um Kälte aus dem Inneren oder den Meridianen zu vertreiben und stellt so die Funktionen des Yang-Qi wieder her.

Indikationen:

Bei Yang-Mangel-Syndrom, Mangel-Kälte in Milz und Magen wie bei Milz-Yang-Mangel und/oder Magen-Qi-Mangel mit Kälte, Kälte im Inneren (Mattigkeit, Müdigkeit, evtl. auch Kälteaversion, Diarrhö, Abdominalschmerz, der durch Druck und Wärme gebessert wird), Magenschmerzen und Erbrechen klarer Flüssigkeit. Bei Yang-Kollaps, Yang-Qi-Mangel-Syndrom mit gestörter Qi-Transformationsfunktion (Ödeme der unteren Extremitäten oder im ganzen Körper, häufiger Harndrang mit spärlichem Urin, blasse Gesichtsfarbe, kalte Extremitäten und Kälteaversion), bei Gelenk-Bi-Syndrom durch Wind, Kälte und/ oder Feuchtigkeit mit Kältesymptomen (Schmerzbesserung durch Wärmeapplikation).

- Kälte in den Meridianen
- Kälte, die den Mittleren Erwärmer angreift
- Kälte mit niedergeschmettertem Yang

Strategien:

- die Meridiane erwärmen und die Kälte zerstreuen
- die Mitte erwärmen und die Kälte zerstreuen
- das Yang wiederherstellen und wiederbeleben

Kombinierte Strategien:

- das Yang wärmen und die Anhäufungen hinausführen
- den kalten Schleim wärmen und transformieren
- Wasser und Nässe erwärmen und transformieren

Die kalten Krankheiten, für die das Wärmen angezeigt ist, haben gewöhnlich einige Aspekte von Leere und in der Regel Yang-Mangel. Aus diesem Grund wird diese Methode oft mit Tonisieren kombiniert.

Kontraindikationen:

Pseudokälte-Syndrome mit Hitze im Innern und mit falschen Kälte-Symptomen außen. Bei Patienten mit Yin-Mangel-Zeichen (rote Zunge und Halstrockenheit), bei Diarrhö mit Hitzesymptomen, bei Erkrankungen mit Hämatemesis, Hämaturie und Blut im Stuhl durch Blut-Hitze.

Hitze und Feuer klären (Qing Fa)

Beseitigt Hitze und leitet Feuer ab, um Hitze, Feuer und die mit ihnen assoziierten toxischen Wirkungen im Körper zu eliminieren. Erhält die Körperflüssigkeit und beruhigt den Geist-Shen.

Indikation:

Alle Fülle-Syndrome durch äußere pathogene Hitze, die charakterisiert sind durch heiße Rötungen und Schwellungen (Fieber, Spannungsgefühl, Schmerz und Eiterung, z.B. fieberhafte [Hitze-] Erkrankung), Yang-Entzündungen (Yang Chuang: charakterisiert durch rasche Entwicklung), Erysipel und Hitze-Lin-Syndrom (Harnwegsinfekt). Hitze-Erkrankung im Qi-(Innere-Abwehr-)Stadium nach der 4-Stadien-Theorie (heftiges, oberflächliches Fieber, Durst, trockene Zunge und voller Puls), fieberhafte (Hitze-)Erkrankung im Blut-(Xue-)-Stadium nach der 4-Stadien-Theorie (Hämorrhagien und makulopapuläre Eruptionen durch Blut-Hitze), Feuchte-Hitze-Syndrom wie Feuchte-Hitze in Leber und Gallenblase (thorakales Völlegefühl, Übelkeit, Appetitverlust, weicher Stuhl oder Obstipation, reichlich seröse Absonderungen bei Hauterkrankungen und wenig dunkelgelber Urin), bei Mangel-Hitze: fortgeschrittene Stadien fieberhafter (Hitze-)Erkrankungen oder chronische Erkrankungen mit Yin-Verbrauch (Dehydration) und Verweilen der pathogenen Hitze im Inneren (anhaltende subfebrile Temperaturen, Wangenrötung, Anorexie und rote oder blutrote Zunge mit wenig Belag).

- Innen-Hitze
- Hitze in jeglichem Organ

Strategien:

- Hitze von der Qi-Ebene beseitigen
- Hitze von der Nähr-Ebene beseitigen und das Blut kühlen
- Hitze beseitigen und toxische Wirkungen mildern
- Hitze in den Organen beseitigen

Kombinierte Strategien:

- Hitze beseitigen und die Flüssigkeiten vermehren
- Hitze beseitigen und das Qi fördern
- Hitze beseitigen und das Yin anreichern

Diese Methode wird nur für Innere-Hitze verwendet, bei der es keine Anzeichen von Verklumpungen oder Anhäufungen gibt, d. h. für „formlose" Hitze.

Kontraindikationen:

geschwächte Patienten mit inneren Mangel-Kältesymptomen (z. B. mit weichen Stühlen und Appetitlosigkeit).

Klumpen und Stauungen lösen, sedieren und reduzieren (Xiao Fa)

Reduziert oder eliminiert allmählich Verklumpung oder Anhäufung aufgrund von Stagnation von Nahrung und anderer Ursache.

Indikation:

Bei Nahrungsstau im Magen, Fülle-Syndrom des Gastointestinaltraktes (epigastrisches Druck- und Völlegefühl, abdominales Spannungsgefühl, Appetitlosigkeit, übelriechendes Aufstoßen, Säurereflux, Übelkeit, Erbrechen und Obstipation mit Bauchschmerzen oder Diarrhö mit unverdauten Nahrungsbestandteilen), Erkrankungen, die durch Blut-Stagnation verursacht oder kompliziert werden (z. B. Menstruationsstörungen), Herz-Blut-Stagnation, Gelenk-Bi-Syndrome, bei Verhärtungen (Schleimknoten, endemische Struma, Harnsteine, Cholelithiasis, Hepatomegalie, Splenomegalie und Verhärtungen im Bereich des Abdomens), bei Husten und Schleimauswurf (Außen-Syndrom, z. B. Erkältungskrankheiten, Yin-Mangel-Syndrom und Yang-Mangel-Syndrom), bei Schleimansammlungen durch Wind (Fazialisparese, infantile Krampfanfälle, kindlicher Fieberkrampf und kindliche Epilepsie), bei Syndromen durch den pathogenen Faktor Feuchtigkeit, bei Erkrankungen mit Ödemen und spärlichem Harnfluss und bei Hitze-Lin-Syndrom (Harnwegsinfekt und Dysurie).

- Qi-Stagnation
- Blut-Stase
- Nahrungsstagnation
- Schleim
- Parasiten
- Abszess

Strategien:

- Nahrungsstagnation eliminieren
- Anhäufungen reduzieren
- Schleim transformieren
- Ernahrungsschädigung aus der Kindheit eliminieren

- Parasiten töten
- Wunden reduzieren und Abszess zerstreuen

Kombinierte Strategien:

- Stagnationen reduzieren und nach unten ableiten
- gleichzeitig reduzieren und tonisieren

Im Gegensatz zu der Methode, in der man unten abfließen lässt, wird bei dieser Methode die Anhäufung oder Verklumpung allmählich reduziert. Sie beinhaltet auch eine Transformation anstelle des reinen Ausstoßens.

Kontraindikationen:

Gastroenteritis bei Mangel-Syndrom und Erkrankungen mit Ödemen bei Milz-Qi- bzw. Milz-Yang-Mangel-Syndrom, Yin-Mangel-Syndrom mit Polydipsie und Appetitlosigkeit oder Diarrhö mit unverdauter Nahrung.

Tonisieren – stärken bei Mangelzuständen (Bu Fa)

Tonisiert die Aspekte des Körpers, die schwach und leer sind, durch Anreichern, Ernähren, Vermehren oder Auffüllen.

Indikationen:

Qi-Mangel-Syndrom (Belastungsdyspnoe, körperliche Schwäche, Müdigkeit, Spontanschweiß, schwacher und leerer Puls; Uterus- oder Rektumprolaps, Schwächezustände in der Rekonvaleszenz oder nach Blutungen), Blut-Mangel-Syndrom (nach akuten Blutverlusten, bei chronischen Erkrankungen und post partum), Yin-Mangel-Syndrom (Anorexie, Nachtschweiß, Mund- und Rachentrockenheit, Hitzesensationen in Thorax, Handflächen und Fußsohlen, Schlaflosigkeit und Unruhezustände), Yang-Mangel-Syndrom (Kälteaversion, kalte Extremitäten, Schwächegefühl und Schmerzen in Knie und Lumbalregion, Impotenz und Spermatorrhö).

- Leere von Qi, Blut, Yin oder Yang
- Leere von jeglichem Organ

Strategien:

- das Qi tonisieren
- das Blut nähren
- das Yang tonisieren
- das Yin anreichern

Kombinierte Strategien:

- das Qi, Blut, Yin oder Yang tonisieren und das Äußere entlasten
- das Normale unterstützen und abführen
- das Yin anreichern und Trockenheit befeuchten
- das Qi tonisieren und das Blut bewegen

Krankheiten die einen aktiven pathogenen Einfluss haben, sollten nicht nur tonisiert werden, weil hier alleiniges Tonisieren diese Krankheiten verschlimmern kann.

Kontraindikationen:

Bei schwacher Milz-Magen-Funktion erreicht man keinen ausreichenden Therapieerfolg.
Die Anwesenheit von pathogenen Faktoren.

Weitere wichtige Therapieprinzipien

Schwitzen vermindern – Därme adstringieren und Diarrhö beenden – Niere stärken und Essenz-Jing stabilisieren – Harnmenge vermindern – Fluor vaginalis beenden – Blutungen beenden – Menstruationsblutung stabilisieren – Geist-Shen beruhigen

1.4 Die TCM-Therapie

Die acht diagnostischen Leitkriterien

Yang: Außen (Biao), Hitze (Re) und Fülle (Shi).
Yin: Innen (Li), Kälte (Han) und Mangel (Xu).

Die Theorie von Qi, Blut (Xue) und Körperflüssigkeiten (Jin-Ye)

Qi: Mangel (Qi Xu) und Stagnation (Qi Zhi), sinkendes und gegenläufiges Qi (Qi Xian und Qi Ni).
Blut: Mangel (Xue Xu), Stagnation (Xue Yu), Hitze (Xue Re) und Kälte (Xue Han).
Trockenheit (Yin-Mangel), Feuchtigkeitsretention (meist Qi-Mangel) und Schleimretention (meist Qi- und Yang-Mangel).

Wurzel (Ben) und Zweig (Biao)

Wurzel/Ben: entspricht der Ätiologie der Erkrankung.
Zweig/Biao: entspricht der klinischen Manifestation (äußeres Symptom).

Resistenzkraft (Aufrechtes Zheng-Qi) und pathogener Faktor (Xie-Qi)

Fülle-Syndrom: Anwesenheit eines pathogenen Faktors bei intaktem Aufrechtem Zheng-Qi.
Mangel-Syndrom: kein pathogener Faktor anwesend, aber Schwäche des Aufrechten Zheng-Qi.
Fülle-Mangel-Syndrom: Schwäche des Aufrechten Zheng-Qi und Anwesenheit eines pathogenen Faktors.

Umgebungsfaktoren

Klimatisch und saisonale Faktoren: Frühling, Sommer, Herbst und Winter.
Geografische Faktoren: Berge, Tropen und See.

Das 6-Schichten-Modell

Akute Yang-Fülle:

Taiyang	Dü/Bl	außen
Shaoyang	3E/Gb	halb außen, halb innen
Yangming	Di/Ma	innen

Chronischer Yin-Mangel:

Taiyin	Lu/MP	außen
Shaoyin	He/Ni	halb außen, halb innen
Jueyin	KS/Le	innen

Die 4-Stadien-Theorie

Xin Gan Wen Bing: Plötzlicher Beginn einer Erkrankung (z. B. Erkältungskrankheit)
Fu Qi Wen Bing: Beginn nach einer Inkubationszeit, aber auch Hitzschlag

Wei-Stadium: äußeres Abwehr-Stadium (Wei Fen-Zheng)
Qi-Stadium: inneres Abwehr-Stadium (Qi Fen-Zheng)

Ying-Stadium: Nähr- und Bauenergie-Stadium (Ying Fen Zheng)
Xue-Stadium: Blut-Stadium (Xue Fen Zheng)
San-Jiao-Theorie (San Jiao Bian Zheng): Oberer, Mittlerer und Unterer San Jiao

Die zehn Therapieprinzipien von Wen Bing und San Jiao

Jie Biao Fa: Oberfläche mit kühlen und scharfen Mitteln öffnen und Schwitzen induzieren bzw. Hitze klären (im Wei-Stadium).
Qing Qi Fa: Hitze mit kalten und scharfen Mitteln klären und Hitze des Qi-Stadiums zerstreuen (im Qi-Stadium).
He Jie Fa: Qi-Fluss harmonisieren und fördern.
Qu Shi Fa: Feuchtigkeit transformieren.
Tong Xia Fa: Nahrungsstau beseitigen.
Qing Ying Fa: Ying kühlen und Hitze klären, damit sie vom Ying-Stadium (Nährenergieschicht) ins Qi-Stadium übergeht.
Liang Xue Fa: Blut-Hitze klären und toxische Hitze beseitigen und Blut bewegen im Xue-Stadium.
Kai Qiao Fa: Sinne befreien und Bewusstsein wiederherstellen.
Xi Feng Fa: Inneren Wind beruhigen.
Zi Yin Fa: Bei Erschöpfung der Säfte Yin nähren.

1.5 Die Funktionskreiswirkung

Die zwölf Hauptmeridiane (Jing Luo)

Lungenmeridian = Hand-Taiyin (Lunge und Hals)
Dickdarmmeridian = Hand-Yangming (Gesicht, Mund, Nacken, Zähne und Nase)
Magenmeridian = Fuß-Yangming (Vorderkopf, Gesicht, Mund, Zähne, Hals, Magen und Darm)
Milzmeridian = Fuß-Taiyin (Milz, Magen und Darm)
Herzmeridian = Hand-Shaoyin (Herz und Erkrankungen des Geistes)
Dünndarmmeridian = Hand-Taiyang (Hinterkopf, Schulter, Skapula, Erkrankungen des Geistes und Ohrenerkrankungen)
Blasenmeridian = Fuß-Taiyang (Hinterkopf, unterer Rücken und Augenerkrankungen)
Nierenmeridian = Fuß-Shaoyin (Niere, Lunge und Hals)
Perikardmeridian = Hand-Jueyin (Herz, Magen und Erkrankungen des Geistes)
San-Jiao-Meridian = Hand-Shaoyang (Kopf und Rippen lateral und Ohrenerkrankungen)
Gallenblasenmeridian = Fuß-Shaoyang (Kopf lateral, Ohren, laterale Rippengegend und Augenerkrankungen)
Lebermeridian = Fuß-Jueyin (Leber und Genitalien)

<u>Hand-Yin-Maridiane:</u>

Lunge – Perikard – Herz: Erkrankungen der Thoraxregion

<u>Hand-Yang-Meridiane:</u>

Dickdarm – San Jiao – Dünndarm: Augen- und Halserkrankungen und fieberhafte Erkältungskrankheiten

<u>Fuß-Yin-Meridiane:</u>

Milz – Leber – Niere: Urogenital-Erkrankungen, Menstruationsstörungen, Fluor vaginalis und Erkrankungen des Geistes

<u>Fuß-Yang-Meridiane:</u>

Magen – Gallenblase – Blase: Erkrankungen des Geistes und fieberhafte Erkältungskrankheiten

Die acht außerordentlichen Gefäße (Qi Jing Ba Mai)

Gefäß der breiten Bahn (Enthemmer) = Chong Mai (Herz, Brust und Magen)
Haltegefäß (Yin-Bewahrer) = Yin Wei Mai (Herz, Brust und Magen)

Lenkergefäß = Du Mai (Genick, Schultern und Rücken)
Aufsteigendes Yang (Yang-Erreger) = Yang Qiao Mai (Genick, Schultern und Rücken)

Gürtelgefäß = Dai Mai (Schläfen, Ohren und Außenseite des Körpers)
Haltegefäß (Yang-Bewahrer) = Yang Wei Mai (Schläfen, Ohren und Außenseite des Körpers)

Konzeptionsgefäß = Ren Mai (Gesicht, Kehle, Brust, Lunge und Bauch)
Aufsteigendes Yin (Yin-Erreger) = Yin Qiao Mai (Gesicht, Kehle, Brust, Lunge und Bauch)

1.6 Die energetische Klassifizierung

1. Temperaturverhalten: kalt, kühl, neutral, warm und heiß

2. Geschmack: sauer und zusammenziehend, bitter, süß, scharf, salzig und neutral

3. Wirkrichtung: steigend, schwebend, sinkend und fallend

1.7 Das Temperaturverhalten

Heiß und warm

Zur Behandlung von Kältesymptomen. Bewegt Qi und Blut-Xue nach oben und außen. Stärkt das Yang und zerstreut Kälte. Erwärmt den Mittleren San Jiao.

Kalt und kühl

Zur Behandlung von Hitzesymptomen. Bewegt Qi und die Körperflüssigkeiten Jin-Ye nach unten und innen. Kühlt die Hitze und leitet Feuer aus. Entgiftet und beruhigt Geist-Shen und tonisiert Yin.

Neutral

Wandelt Nässe um und fördert den Harnfluss.

1.8 Der Geschmack

Sauer (Vergorenes)

<u>Wandlungsphase: Holz:</u> Wirkung auf: Leber und Gallenblase, stärkt in Maßen die Leber. Sauer-kühl wird oft benutzt, um Hitze in der Leber zu kühlen.
<u>Zusammenziehend:</u> Richtet die Wirkung von Speisen auf das Körperinnere, unterstützt die Ernährung des Yin, besonders des Nieren-Yin. Hält das Yin und festigt die Essenz-Jing, (übermäßige Schweißsekretion, kontrolliert Diarrhö, spontane Ejakulationen etc.).
<u>Blockierend:</u> Enger Bezug zur adstringierenden Wirkung, Stagnationen der Qi- und Blut-Zirkulation können verstärkt werden – Cave: Kurz vor und nach Medikamenteneinnahme keine sauren Nahrungsmittel einnehmen.

Sauer – kühl: Kühlt Hitze in der Leber.
Kontraindiziert: Im Anfangsstadium von Erkältungskrankheiten (zieht die äußeren pathogenen Faktoren ins Körperinnere).
Zuviel sauer mit adstringierender Eigenschaft: Kann eine Leber-Qi-Depression begünstigen (Muskelschwäche und Geschwüre).

Bitter

Wandlungsphase: Feuer: Wirkung auf Herz und Dünndarm, tonisiert: Magen, speziell das Herabführen.
Trocknend: Fördert die Diurese, bei Feuchtigkeitsretention, kontraindiziert bei Mangel an Yin, Körperflüssigkeiten oder Blut.
Löst Feuchtigkeit: Fördert den Stuhlgang und die Diurese.
Cave: Bei Obstipation durch Blut- oder Flüssigkeitsmangel nur kurzfristig einsetzen, da sonst Austrocknung droht.
Bitter – warm: Stärkt das Herz-Qi.
Bitter – kalt: Kühlt Hitze und beruhigt das Feuer (entzieht Feuergift bei Fieber und Hautkrankheiten). Kühlt Blut, löst Krämpfe und kann Diarrhö verursachen.
Zuviel bitter: Trocknet das Lungen-Yin und kann zu trockener Haut führen.

Süß

Wandlungsphase: Erde: Wirkung auf Milz und Magen, befeuchtet das Yin der Lunge.
Ernährend u. stärkend: Bei Mangel-Zuständen, füllt Qi auf, nährt Blut, lindert Schmerz.
Harmonisierend: Kann negative Eigenschaften anderer Mittel abschwächen und mildert den Verlauf akuter Erkrankungen.
Befeuchtet: Bei Flüssigkeits- oder Yin-Mangel.
Cave: Milz-Mangel mit Feuchtigkeits- und Schleimretention.
Süß – warm: Stärkt das Qi und Yang von Milz und Magen.
Zuviel süß – kalt: Kann das Milz-Qi schwächen.
Zuviel süß: Schwächt die Nieren.
Süß und neutral oder leicht kalt: Fördert den Harnfluss und drainiert Nässe.

Scharf (würzig, beißend und aromatisch)

Wandlungsphase: Metall: Wirkung auf Lunge und Dickdarm, stärkt Lungen-Qi, besonders die verteilende Funktion der Lunge.
Zerstreuende Wirkung: auf die Körperoberfläche, regt die Diaphorese an, vertreibt exogene pathogene Faktoren von der Haut und dem Funktionskreis der Lunge und der Taiyang-Schicht. Indiziert im Anfangsstadium von Erkältungskrankheiten, bei Allergien und einigen dermatologischen Erkrankungen.
Löst Stagnationen: Von Qi und Blut und macht die Meridiane durchgängig.
Cave: Stagnationen mit konsekutiver Hitzeentwicklung (Leber-Qi-Depression und aufsteigendes Leber-Yang).
Scharf – warm: Tonisiert Nieren-Yang, befreit Wind und lindert Schmerzen. Wärmt das Äußere Biao und behandelt innere Nässe.
Zuviel scharf – warm: macht Lungen- und Leber-Yin-Mangel und fördert Aufsteigendes Leber-Yang (Brennen, Durst und Erschöpfung).
Scharf – heiß: Nicht bei Hautkrankheiten mit Blut-Hitze, verstärkt Hitzesymptome. Erwärmt das Innere-Li.
Scharf – kalt: Nicht stark genug, um Schweiß zu verursachen, gut bei äußerer Wind-Hitze (hohes Fieber, leichtes Frösteln, Durst, Halsentzündung, spärliches Schwitzen), fördert die Entwicklung von Ausschlägen (Masern, Beulen und Karbunkel der Haut). Kühlt das Äußere Biao.
Scharf – würzig: Verteilende Wirkung, fördert die Zirkulation des Qi und bewegt das Blut. Bei Innerer Nässe.
Aromatisch: Öffnet die Sinnesorgane.

Salzig (alkalische Substanzen)

Wandlungsphase: Wasser: Wirkung auf Niere und Blase, stärkt die Nieren.
Erweichend: Weicht Verfestigungen auf und löst Stauungen z. B. Schleimretention. Weicht Verhärtungen und Knötchen auf (reinigend = bindet Toxine)
Hinuntertreibend: Fördert den Stuhlgang und die Diurese.
Zuviel salzig: Schwächt das Nieren-Yin.

Geschmacklos und neutral (süß oder leicht kalt)

Wandlungsphase: Erde: Wandelt Nässe um und fördert den Harnfluss. Vorsicht bei Yin-Mangel und Mangel an Körperflüssigkeiten.

Zusammenziehend (gerbsäurehaltig)

(Zusammenziehend wird in der TCM nicht einzeln abgehandelt, sondern unter der Geschmacksrichtung „sauer" aufgeführt. Da es aber viele Pflanzen gibt, die nicht sauer, sondern nur zusammenziehend wirken, möchte ich diesen Aspekt noch einmal gesondert darstellen.)
Wird meist verwendet bei Ausscheidungsstörungen wie: Diarrhö, Schwitzen, Enuresis nocturna, Dysurie verursacht durch Mangelsyndrome.
Kräftigende und verdichtende Wirkung auf das Gewebe und die Organe. Hemmen übermäßig starke Absonderungen und Sekretion. Obwohl sie trocknend wirken, sind sie auch feuchtigkeitsbewahrend. Besitzen heilende Wirkung auf Haut und Schleimhäute (auch Gelenke).
Stillt Blutungen
Zuviel zusammenziehend: Bewirkt Austrockung, Verstopfung und Gliedersteife.

1.9 Die Wirkrichtung

Steigende Wirkung: Wirkt auf die obere Körperhälfte und hebt das Yang an. Behandelt abwärtsgerichtete Symptome wie Diarrhö und Organprolaps (die Geschmacksrichtung ist oft süß und scharf bei schwach ausgeprägtem Temperaturverhalten wie: neutral und warm).
Schwebende Wirkung: Wirkt auf die Körperoberfläche und vertreibt äußere pathogene Faktoren. Besitzt neben der schwebend-aufsteigenden auch eine auswärtsgerichtete Wirkung (die Geschmacksrichtung ist oft süß oder scharf und das Temperaturverhalten heiß).
Sinkende Wirkung: Wirkt auf das Körperinnere und hält Qi und Körperflüssigkeit im Inneren. Unterstützt die speichernde und haltende Funktion der Nieren und stärkt Nieren-Yin. Hat eine abwärts und einwärts gerichtete und teilweise adstringierende Qualität. Hemmt Symptome wie übermäßige Schweißbildung, Ejaculatio praecox und unruhigen Fötus" (Cave: Abortgefahr) (die Geschmacksrichtung ist oft sauer, weniger deutlich bitter oder salzig).
Fallende Wirkung: Behandelt aufwärtsgerichtete Symptome

wie Übelkeit, Husten und Kopfschmerzen bei aufsteigendem Yang. Bewegt nach unten und wirkt oft laxierend oder diuretisch (die Geschmacksrichtung ist oft intensiv bitter oder salzig, kalt unterstützt die fallende Wirkrichtung).

1.10 Zusammenfassung des energetischen Verhaltens

Sauer (Vergorenes)

Wandlungsphase: Holz: Leber – Gallenblase, stärkt in Maßen die Leber.
Sinkende Wirkrichtung, abwärts und einwärts gerichtet, teilweise adstringierende Qualität. Wirkt auf das Körperinnere, hält Qi und Körperflüssigkeit im Inneren. Unterstützt die speichernde und haltende Funktion der Nieren, stärkt das Nieren-Yin. Hemmt Symptome wie übermäßige Schweißbildung, Ejaculatio praecox und „unruhiger Fötus" (Abortgefahr).
Zusammenziehend: Richtet die Wirkung von Speisen auf das Körperinnere, unterstützt die Ernährung des Yin, besonders des Nieren-Yin. Hält das Yin und festigt die Essenz-Jing (übermäßige Schweißsekretion, kontrolliert Diarrhö, spontane Ejakulationen etc.).
Blockierend: Enger Bezug zur adstringierenden Wirkung, Stagnationen der Qi- und Blut-Zirkulation können verstärkt werden – Cave: Kurz vor und nach Medikamenteneinnahme keine sauren Nahrungsmittel einnehmen.
Sauer – kühl: Kühlt Hitze in der Leber.
Zuviel sauer mit adstringierender Eigenschaft: Kann eine Leber-Qi-Depression begünstigen (Muskelschwäche und Geschwüre).
Kontraindiziert: Im Anfangsstadium von Erkältungskrankheiten (zieht die äußeren pathogenen Faktoren ins Körperinnere).
Ayurveda: V – K + P + Erde + Feuer erhitzend (2) befeuchtend (2)

Bitter

Wandlungsphase: Feuer: Herz – Dünndarm, tonisiert: Magen, speziell das Herabführen.
Fallende (sinkende) Wirkung, bewegt nach unten und wirkt oft laxierend oder diuretisch, behandelt aufwärts gerichtete Symptome wie Übelkeit, Husten und Kopfschmerzen bei aufsteigendem Yang. Kalt unterstützt die fallende Wirkung. (Die sinkende Wirkung wirkt mehr nach innen gerichtet.)
Trocknend: Fördert die Diurese, bei Feuchtigkeitsretention, kontraindiziert bei Mangel an Yin, Körperflüssigkeiten oder Blut.
Löst Feuchtigkeit: Fördert den Stuhlgang und die Diurese. – Cave: Bei Obstipation durch Blut- oder Flüssigkeitsmangel nur kurzfristig einsetzen, da sonst Austrocknung.
Bitter – warm: Stärkt das Herz-Qi.
Bitter – kalt: Kühlt Hitze und beruhigt das Feuer (entzieht Feuergift bei Fieber und Hautkrankheiten). Kühlt Blut, löst Krämpfe und kann Diarrhö verursachen.
Zuviel bitter: Trocknet das Lungen-Yin und kann zu trockener Haut führen.
Ayurveda: P – K + V + Luft + Äther kalt (1) trocken (2)

Süß

Wandlungsphase: Erde: Milz – Magen, befeuchtet das Yin der Lunge.
Steigende (und schwebende) Wirkung. Die steigende Wirkung hebt das Yang an und behandelt abwärts gerichtete Symptome wie Diarrhö, Organprolaps etc. und wirkt auf die obere Körperhälfte – meistens von neutraler bis warmer Temperatur.
Ernährend und stärkend: Bei Mangel-Zuständen, füllt Qi auf, nährt Blut, lindert Schmerz.
Harmonisierend: Kann negative Eigenschaften anderer Mittel abschwächen und mildert den Verlauf akuter Erkrankungen.
Befeuchtet: Bei Flüssigkeits- oder Yin-Mangel.
Cave: Milz-Mangel mit Feuchtigkeits- und Schleimretention.
Süß – warm: Stärkt das Qi und Yang von Milz und Magen.
Zuviel süß – kalt: Kann das Milz-Qi schwächen.
Zuviel süß: Schwächt die Nieren.
Süß und neutral/leicht kalt: fördert den Harnfluss und drainiert Nässe.
Ayurveda: P – V – K + Erde + Wasser kühlend (3) befeuchtend (1)

Scharf (würzig, beißend und aromatisch)

Wandlungsphase: Metall: Lunge – Dickdarm, stärkt Lungen-Qi, besonders die verteilende Funktion der Lunge. Schwebende (und steigende) Wirkung. Besitzt eine aufsteigende und nach außen gerichtete Qualität. Wirkt auf die Körperoberfläche und vertreibt äußere pathogene Faktoren. Ist schweißtreibend und meistens von heißer Temperatur.
Zerstreuende Wirkung: auf die Körperoberfläche, regt die Diaphorese an, vertreibt exogene pathogene Faktoren von der Haut und dem Funktionskreis der Lunge und der Taiyang-Schicht. Indiziert im Anfangsstadium von Erkältungskrankheiten, bei Allergien und einigen dermatologischen Erkrankungen.
Löst Stagnationen: Von Qi und Blut und macht die Meridiane durchgängig.
Cave: Stagnationen mit konsekutiver Hitzeentwicklung (Leber-Qi-Depression und aufsteigendes Leber-Yang).
Scharf – warm: Tonisiert Nieren-Yang, befreit Wind und lindert Schmerzen. Wärmt das Äußere Biao und beseitigt innere Nässe.
Zuviel scharf – warm: Macht Lungen- und Leber-Yin-Mangel und fördert Aufsteigendes Leber-Yang (Brennen, Durst und Erschöpfung).
Scharf – heiß: Nicht bei Hautkrankheiten mit Blut-Hitze, verstärkt Hitzesymptome. Erwärmt das Innere-Li.
Scharf – kalt: Nicht stark genug, um Schweiß zu verursachen, gut bei äußerer Wind-Hitze (hohes Fieber, leichtes Frösteln, Durst, Halsentzündung, spärliches Schwitzen), fördert die Entwicklung von Ausschlägen (Masern, Beulen und Karbunkel der Haut). Kühlt das Äußere Biao.
Scharf – würzig: Verteilende Wirkung, fördert die Zirkulation des Qi und bewegt das Blut. Bei innerer Nässe.
Aromatisch: Öffnet die Sinnesorgane.
Ayurveda: K – V + P + Feuer + Luft erhitzend (1) trocken (1)

Salzig (alkalische Substanzen)

Wandlungsphase: Wasser: Niere – Blase, stärkt die Nieren.
Fallende und (sinkende) Wirkrichtung, bewegt nach unten und wirkt oft laxierend oder diuretisch. Behandelt aufwärtsgerichtete Symptome wie Übelkeit, Husten und Kopfschmerz bei aufsteigendem Yang. Kalt unterstützt die fallende Wirkrichtung.
Erweichend: Weicht Verfestigungen auf und löst Stauungen z. B. Schleimretention. Weicht Verhärtungen und Knötchen auf (reinigend = bindet Toxine)
Hinuntertreibend: Fördert den Stuhlgang und die Diurese.

Zuviel salzig: Schwächt das Nieren-Yin.
Ayurveda: K + P + V - Wasser + Feuer erhitzend (3) befeuchtend (3)

Geschmacklos und neutral (süß oder leicht kalt)

Wandlungsphase: Erde: Wandelt Nässe um und fördert den Harnfluss. Vorsicht bei Yin-Mangel und Mangel an Körperflüssigkeiten.

Zusammenziehend (gerbsäurehaltig)

(Zusammenziehend wird in der TCM nicht einzeln abgehandelt, sondern unter der Geschmacksrichtung „sauer" aufgeführt. Da es aber viele Pflanzen gibt, die nicht sauer, sondern nur zusammenziehend wirken, möchte ich diesen Aspekt noch einmal gesondert darstellen.)
Wird meist verwendet bei Ausscheidungstörungen wie: Diarrhö, Schwitzen, Enuresis nocturna, Dysurie verursacht durch Mangelsyndrome.
Kräftigende und verdichtende Wirkung auf das Gewebe und die Organe. Hemmen übermäßig starke Absonderungen und Sekretion. Obwohl sie trocknend wirken, sind sie auch feuchtigkeitsbewahrend. Besitzen heilende Wirkung auf Haut und Schleimhäute (auch Gelenke).
Stillt Blutungen
Zuviel zusammenziehend: Bewirkt Austrockung, Verstopfung und Gliedersteife.
Ayurveda: P – K – V + Erde + Luft kalt (2) trocken (3)

Da die ayurvedische Medizin mit Sicherheit eines der ältesten Systeme ist, wollte ich nicht auf eine Kurzinterpretation bezüglich der Heilpflanzenenergetik aus ayurvedischer Sicht verzichten.

(1) erster Grad, stärkste Wirkung (2) zweiter Grad, mäßige Wirkung (3) dritter Grad, geringste Wirkung

1.11 Arzneiliche Träger- und Ausgleichssubstanzen

Wasser, Milch, Alkohole, Essig und Öle oder Zusätze von Honig, Zucker, Zitrone und Butter sind als Träger oder Ausgleichssubstanzen geeignet.
Man kann mit den Träger- und Ausgleichssubstanzen ein Rezept energetisch mildern oder teilweise ausgleichen.
Diesbezüglich haben diese Substanzen dann Assistenz- oder Botenfunktion (siehe Assistenten- und Botenarznei). Dies kann besonders bei einer Langzeitbehandlung an Bedeutung gewinnen.

Alkohol

Ist warm, hat eine süße Geschmacksrichtung und tonisiert. Hat eine steigende Wirkrichtung und beschleunigt die Wirkung von Heilkräutern. Funktionskreiszuordnung: Lunge, Leber, Herz und Magen.

Butter

Ist kühlend und hat eine süße Geschmacksrichtung.

Essig

Ist warm, hat eine saure Geschmacksrichtung und eine sinkende Wirkrichtung, ist adstringierend. Funktionskreiszuordnung: Leber und Magen.

Honig

Ist heiß, die Geschmacksrichtung ist süß und scharf, Funktionskreiszuordnung: Lunge, Dickdarm und Milz. Honig tonisiert und verstärkt die expektorierende Wirkung von Ingwer.

Milch

Ist neutral, und die Geschmacksrichtung ist süß. Funktionskreiszuordnung: Lunge, Magen und Herz. Milch kann die scharfe Geschmacksrichtung mildern.

Kokosöl

Ist kühlend.

Schwarzer Tee

Ist kühlend, die Geschmacksrichtung ist bitter und süß. Funktionskreiszuordnung: Herz, Lunge und Magen.

Sesamöl

Ist erhitzend und hat eine süße Geschmacksrichtung. Funktionskreiszuordnung: Magen.

Wasser

Ist ein Yin-Aspekt, warm oder heiß jedoch auch tonisierend (Heiltee wird normal warm getrunken).

Wein

Ist warm, und die Geschmacksrichtung ist süß oder sauer.

Zitrone

Ist kühl, und hat eine saure Geschmacksrichtung.

Zucker

Ist kalt, und die Geschmacksrichtung ist süß.

1.12 Beispiel: Schritt für Schritt zur therapeutischen Wirkung

Goldrutenkraut = Herb. Solidaginis

Energetik: bitter, zusammenziehend und kühlend

1. Geschmacksrichtung und Temperaturverhalten

- bitter, zusammenziehend und kühlend = hemmt aufsteigendes Yang
- bitter und kühlend = kühlt Blut und löst Krämpfe
- bitter = löst Feuchtigkeit und fördert die Diurese
- bitter und kühlend = kühlt feuchte Hitze in der Blase

2. Die Funktionskreiswirkung

- Niere und Lunge (aus Pflanzensteckbrief ersichtlich)

3. Die TCM-Theorie

- wird aus der den Symptomen zugrunde liegenden Diagnose, z. B. Harnwegsinfekt (Feuchte-Hitze in der Blase), und Punkt 1 abgeleitet
- hier können sämtliche diagnostische TCM-Kriterien verwendet werden, z. B. äußerer pathogener Faktor Feuchte-Hitze

4. Die therapeutische Wirkrichtung (Behandlungsstrategie)

- leitet sich aus Punkt 1 bis 3 ab.
- Nieren-Yin stärken
- Blut kühlen und Krämpfe lösen
- Feuchtigkeit lösen und die Diurese fördern
- Feuchte-Hitze aus der Blase ausleiten

1.13 Das Rezept

Die Hierarchie der Bestandteile

Viele chinesische Arzneimittelrezepturen bemühen sich um Ausgewogenheit bezüglich der Wirkrichtung innerhalb eines Rezeptes. Die Kombination von „Herrscherarznei (Kaiser, Monarch, König, Chef oder Prinzipal)", „Ministerarznei (Stellvertreter, Adjutant oder Gesellschafter)", „Assistentenarznei (Adjutant)" und „Botenarznei (Gesandter, Führer und Verwalter)" ist der Idealfall.

1. Die Herrscherarznei (Jun)

Die Herrscherarznei ist gegen das grundsätzliche Muster oder die grundsätzliche Erkrankung, meistens in einem bestimmten Organ, gerichtet. Auf diesen Bestandteil des Rezeptes kann nicht verzichtet werden.

2. Die Ministerarznei (Chen)

Die Ministerarznei unterstützt die Herrscherarznei oder richtet sich gegen eine gleichzeitig auftretende Krankheit oder Muster.

3. Die Assistentenarznei (Zuo)

Die Assistentenarznei bezieht sich auf drei unterschiedliche Funktionen.

a) Verstärkt die Wirkung der Herrscher- oder Ministralarznei oder behandelt direkt einen nicht so wichtigen Aspekt einer Krankheit oder eines Musters (hilfreicher Assistent).
b) Gleicht eine evtl. toxische Wirkung der Herrscher- oder Ministralarznei aus (korrigiert).
c) Hat bei sehr schweren und komplexen Krankheiten eine der Herrscherarznei entgegengesetzte Wirkung (Opposition).

Die Botenarznei (Shi)

Die Botenarznei richtet ihre Wirkung auf einen bestimmten Meridian oder eine bestimmte Körperstelle. Sie hilft dem Funktionskreis Milz-Pankreas bei der Aufnahme der anderen Arzneien und wirkt harmonisierend auf die anderen Rezeptbestandteile.
Nicht alle Rezepte beinhalten die volle Hierarchie der Bestandteile. Es ist sogar ziemlich ungewöhnlich, wenn ein Rezept alle Gesandtentypen aufweist. Viele Rezepte bestehen nur aus einer Herrscherarznei und einem oder zwei Ministeranteilen. Solange die Herrscher- und Ministerarznei keine toxische Wirkung besitzen, benötigt man keinen korrigierenden Assistenten. Teilweise wirkt die Herrscherarznei auf die Ebene und den Sitz der Krankheit und macht die Botenarznei überflüssig.

Beispiel

Der Patient kommt im Anfangsstadium einer Erkältungskrankheit in die Praxis. Er hat Husten, Hals-, Kopf- und Gliederschmerzen, Fieber und Schüttelfrost.
Die Diagnose lautet: Wind-Kälte-Invasion in der Lunge

Rp.: Fol. Hederae helicis 30,0 = Herrscherarznei: Behandelt das grundsätzliche Muster = Bronchitis

Flos Primulae 30,0 = Ministerarznei: Unterstützt die Herrscherarznei = befeuchtet zähen Schleim und erleichtert das Abhusten

Herb. Thymi 20,0 = Assistenzarznei: Verstärkt hier die Wirkung von Herrscher und Assistenz bei Hustenkrämpfen und Bronchospasmus

Fruct. Foeniculi 20,0 = Botenarznei: Stärkt Milz und Magen (hat auch Wirkung auf die Lunge)

Fol. Rosmarini 15,0 = Botenarznei: Tonisiert den Kreislauf

MDS. 4 Teelöffel mit $^1/_2$ l kochendem Wasser übergießen und 10 Min. ziehen lassen.
3 x tgl. 1 Tasse, vor dem Trinken kurz erwärmen.

Die Darreichungsform

Die chinesische Arzneimitteltherapie verwendet sehr häufig Dekokte. Wie schon in der Einführung angesprochen und bei meinen Rezeptvorschlägen zu sehen ist, sind für die hiesige Bevölkerung ein einfacher Infus oder gar Fertigpräparate (auf Pflanzenbasis) einfacher in der Handhabung und daher auch zuverlässiger in der Einnahme. Man kann sich hierbei an die allgemein hier übliche Zubereitungsform halten (auch beim Dekokt).
Zu den Fertigarzneien möchte ich bemerken, dass Alkohol (z. B. in Tropfen) erwärmend wirkt und tonisiert.
Die Verschreibungsmenge sollte so groß bemessen sein, dass die Portion in der Regel 10 bis 15 Tage lang reicht.
Spätestens aber dann sollte sich der Patient zur Nachuntersuchung vorstellen, um evtl. die Rezeptur ändern zu können (oder zur Akupunktur). Weniger als 10 Tage ist nicht ratsam, da in der Regel einige Tage vergehen, bis die Wirkung eintritt und evtl. eine Korrektur vorgenommen werden muss.
Man kann den Tee in Tagesportionen kochen lassen, z. B. 4 Teelöffel auf $^1/_2$ l Wasser – 3 x tgl. 1 Tasse trinken.
Dann sollte der Tee natürlich gekühlt gelagert werden und vor dem Trinken wieder kurz erwärmt werden. Kalte Einnahmen sind nur dann indiziert, wenn die Arznei Erbrechen oder Übelkeit verursacht (evtl. den Tee über den ganzen Tag verteilt in kleinen Mengen trinken lassen).
Normalerweise sollte der Tee vor dem Essen getrunken werden, bei den Magen irritierenden Rezepten nach dem Essen, tonisierende Rezepte auf leeren Magen, weil sie dann besser wirken.

KAPITEL 2

Syndrombeschreibung und Rezeptvorschläge

2. Rezepte, welche die Syndrome der Leber (Gan) behandeln

2.1 Leber-Blut-Mangel (Gan Xue Xu)

Innen-Mangel-Syndrom.

Ursachen nach TCM

Insuffiziente Blutproduktion durch Milz-Qi- und Milz-Yang-Mangel aufgrund nährstoff- und proteinarmer Ernährung, exzessiver Blutverlust, Verbrauch des Leber-Blutes durch chronische Erkrankungen (Nieren-Essenz-Jing-Mangel).

Nach westlicher Vorstellung

Menstruationsstörungen, tränendes Auge, Myopie, Schmerzen im Hypochondrium und Anämie.

Symptome

Blut-Mangel: Blasse, matte Gesichtsfarbe, blasse Lippen, verschwommenes Sehen, Anorexie.
Leber-Blut-Mangel: Augentrockenheit, Gesichtsfeldausfälle, Nachtblindheit, Schwindel, Benommenheit, Gleichgewichtsstörungen, Mangelernährung der Muskeln, Sehnen und Nägel, Muskelschwäche, Spasmen, Tremor, Tic, Parästhesien im Extremitätenbereich, evtl. Sehnenverkürzungen, Schwäche, blasse und brüchige Nägel.
Mangel im Blut-See: Menstruationsstörungen wie unregelmäßige Menstruation, Dysmenorrhö, Hypomenorrhö, evtl. mit Metrorrhagie oder Amenorrhö.

Zunge: Blass, dünn, trocken; kein oder wenig Belag.

Puls: Dünn (Xi), rau (Se), saitenförmig (Xian).

Therapie

Blut und Blutbildung stärken mit: Süß, Leber in der Blutspeicherung unterstützen mit: Sauer und zusammenziehend, Milz-Qi- und Yang stärken mit: Süß und warm.
Es sollte darauf geachtet werden, dass nicht einseitig zu kühlend oder zu erhitzend behandelt wird.
D. h., das Temperaturverhalten sollte ausgeglichen oder leicht kühlend sein.
Bei allen nachfolgenden (Leber-Blut-Mangel) Rezeptvorschlägen Eleutherococcus Lomapharm nicht als Einzelmedikament verschreiben, sondern in Verbindung mit dem (einem) ausgleichenden Rezept.

Rp.: Eleutherococcus Lomapharm Drg. (N2)
DS. 3 x tgl. 1 Drg.

Rp.:		
	Herb. Bursae pastoris	30,0
	Flor. cum Fol. Crataegi	30,0
	Herb. Anserinae	20,0
	Fruct. cum Sem. Cynosbati	20,0
	Rad. Liquiritae	15,0

MDS. 2 Teelöffel mit 1/4 l kochendem Wasser übergießen und 10 Min. ziehen lassen.
3 x tgl. 1 Tasse.

Bei Menstruationsstörungen und prämenstruellem Syndrom

Rp.: Agnolyt Kps. (N1) (Agni casti fructus)
DS. morgens 1 Kps. unzerkaut mit etwas Flüssigkeit.

Sollte Mönchspfeffer als Einzelmedikament über einen längeren Zeitraum verabreicht werden, muss evtl. eine energetische Ausgleichung erfolgen.

Rp.:		
	Herb. Bursae pastoris	20,0
	Herb. Anserinae	20,0
	Herb. Millefolii	20,0
	Flor. cum Fol. Crataegi	15,0
	Fruct. cum Sem. Cynosbati	15,0
	Rad. Liquiritae	15,0

MDS. 2 Teelöffel mit 1/4 l kochendem Wasser übergießen und 10 Min. ziehen lassen.
3 x tgl. 1 Tasse.

Evtl.:

Rp.: Eleutherococcus Lomapharm Drg. (N2)
DS. 3 x tgl. 1 Drg.

2.2 Leber-Qi-Depression (Gan Qi Yu Jie)

Innen-Fülle-Syndrom, syn. Depression und Verknotung des Leber-Qi, eingezwängtes Leber-Qi, Leber-Qi-Stagnation. Oft zusätzliche Qi-Stagnation (Gan Yu Qi Zhi) und „Attacke" von Milz und Magen durch die Leber, in langdauernden Fällen ist der Übergang in Leber-Blut-Stagnation oder Leber-Feuer möglich.

Ursachen nach TCM

Meist Unterdrückung von Emotionen wie Zorn, Ärger und Wut, die die Qi-Zirkulation behindern.

Nach westlichen Vorstellungen

Schmerzen im Hypochondrium, Interkostalneuralgie, Cholelithiasis und Cholezystitis, Menstruationsstörungen, Knoten in der Brust, prämenstruelles Syndrom, Laktationsstörungen, Mastitis, blande Struma, Hyperthyreose, Globusgefühl, Obstipation, irritables Kolon und Depression.

Symptome

Depression, Frustrationsgefühle, Reizbarkeit; der Patient ist aufgebracht und redet viel; plötzliche Emotionsausbrüche wie Zorn und Wut.
Spannungsgefühl im Hypochondrium oder Thorax mit wechselnden Lokalisationen, geschwollene Rippen, Singultus und Seufzen.
Prämenstruelle Beschwerden wie Spannungsgefühle in der Brust und im Unterbauch, psychische Reizbarkeit, Menstruationsstörungen wie Dysmenorrhö, unregelmäßige Menstruation, Hypomenorrhö und Amenorrhö.
Globusgefühl, Knoten im Bereich der Meridiane und Netzgefäße (Jing Luo z. B. Strumabildung) und Schluckbeschwerden.
Leber attackiert Milz und Magen: Appetitmangel, Übelkeit, saures Aufstoßen, Erbrechen, Schmerzen und Spannungsgefühl im Abdomen, Verdauungsstörungen, Meteorismus und Diarrhö.

Zunge: Normal oder blau-violett; dünner, weißer Belag.

Puls: Saitenförmig (Xian), vor allem links.

Therapie

Leber-Qi-Fluss aktivieren und verteilen mit: Scharf, Stagnationen beseitigen mit: Scharf, aufsteigendem Leber-Yang entgegenwirken mit: Bitter.
Es sollte darauf geachtet werden, dass nicht zu erhitzend behandelt wird, da die Gefahr des Aufsteigenden Leber-Yang besteht.

Rp.: Immunopret Tbl. (N2) (Purpursonnenhutkraut)
DS. 3 x tgl. 1 Tbl.

Rp.:	Herb. Chelidonii	30,0
	Fol. Boldo	30,0
	Rad. cum Herb. Taraxaci	20,0
	Fruct. Coriandri	20,0

MDS. 2 Teelöffel mit 1/4 l kochendem Wasser übergießen und 10 Min. ziehen lassen.
3 x tgl. 1 Tasse.

Leber attackiert den Magen

Rp.: Immunopret Tbl. (N2) (Purpursonnenhutkraut)
DS. 3 x tgl. 1 Tbl.

Rp.:	Herb. Chelidonii	30,0
	Flos. Matricariae	30,0
	Fol. Melissae	20,0
	Fruct. Coriandri	15,0
	Fol. Menthae piperitae	15,0

MDS. 2 Teelöffel mit 1/4 l kochendem Wasser übergießen und 10 Min. ziehen lassen.
3 x tgl. 1 Tasse.

Bei Depressionen

Rp.: Immunopret Tbl. (N2) (Purpursonnenhutkraut)
DS. 3 x tgl. 1 Tbl.

Rp.:	Fol. Boldo	30,0
	Herb. Hyperici	30,0
	Fol. Melissae	20,0
	Herb. Chelidonii	10,0
	Fruct. Coriandri	10,0

MDS. 2 Teelöffel mit 1/4 l kochendem Wasser übergießen und 10 Min. ziehen lassen.
3 x 1 Tasse.

Bei Reizbarkeit

Rp.: Immunopret Tbl. (N2) (Purpursonnenhutkraut)
DS. 3 x tgl. 1 Tbl.

Rp.:	Rad. Valerianae	30,0
	Strob. Lupuli	30,0
	Fol. Boldo	20,0
	Herb. Chelidonii	10,0
	Fruct. Coriandri	10,0

MDS. 2 Teelöffel mit 1/4 l kochendem Wasser übergießen und 10 Min. ziehen lassen.
3 x tgl. 1 Tasse.

Bei Menstruationsstörungen und prämenstruellem Syndrom

Rp.:	Strob. Lupuli	25,0
	Herb. Alchemillae	25,0
	Fol. Melissae	20,0
	Herb. Chelidonii	20,0
	Fol. Rosmarini	10,0

MDS. 2 Teelöffel mit 1/4 l kochendem Wasser übergießen und 10 Min. ziehen lassen.
3 x tgl. 1 Tasse.

Evtl.:

Rp.: Agnolyt Kps. (N1) (Agni casti fructus)
DS. morgens 1 Kps. unzerkaut mit etwas Flüssigkeit.

Evtl.:

Rp.: Immunopret Tbl. (N2) (Purpursonnenhutkraut)
DS. 3x tgl. 1 Tbl.

Bei Obstipation

Rp.: Pascoletten N Drg. (N2) (Aloeextrakt und Kamillenblüten)
DS. abends 2 Drg. unzerkaut mit etwas Flüssigkeit einnehmen.

Rp.:	Fol. Boldo	30,0
	Rad. cum Herb. Taraxaci	30,0
	Herb. Chelidonii	25,0
	Fruct. Coriandri	20,0
	Fol. Menthae piperitae	10,0

MDS. 2 Teelöffel mit 1/4 l kochendem Wasser übergießen und 10 Min. ziehen lassen.
3 x tgl. 1 Tasse.

Bei Globusgefühl

Rp.: Herb. Chelidonii 30,0
Herb. Hypericum 30,0
Fol. Melissae 20,0
Fruct. Coriandri 20,0
Fol. Menthae piperitae 10,0

MDS. 2 Teelöffel mit 1/4 l kochendem Wasser übergießen und 10 Min. ziehen lassen.
3 x tgl. 1 Tasse.

2.3 Leber-Blut-Stagnation (Gan Xue Yu Ju)

Innen-Fülle-Syndrom, entsteht immer aus einer chronischen Leber-Qi-Depression.

Ursachen nach TCM

Meist Unterdrückung von Emotionen wie Zorn, Ärger und Wut, die die Qi-Zirkulation behindern.

Nach westlichen Vorstellungen

Schmerzen im Hypochondrium, Menstruationsstörungen, unregelmäßige Menstruation, Dysmenorrhö und irritables Kolon.

Symptome

Nasenbluten, Abdominalschmerzen, evtl. Bluterbrechen, evtl. lokalisierter stechender Schmerz im Hypochondrium, Druck auf die Schmerzstelle verstärkt, Gefühl eines „Knotens im Bauch", Dysmenorrhö, unregelmäßige Menstruation und dunkle Menstruationsblutung mit Blutklumpen.

Zunge: Blau-violett, vor allem an den Zungenrändern mit blauvioletten Punkten.

Puls: Saitenförmig (Xian), evtl. rau (Se).

Therapie

Leber-Qi-Fluss fördern und Stagnationen beseitigen mit: Scharf und bitter, Blut regulieren mit: Zusammenziehend und süß.
Da Leber-Blut-Stagnation aus einer chronischen Leber-Qi-Stagnation entsteht, können auch Rezepte, die unter Leber-Qi-Stagnation aufgeführt sind, mit einbezogen werden.
Es sollte darauf geachtet werden, dass nicht zu erhitzend behandelt wird, da die Gefahr des Aufsteigenden Leber-Yang besteht.

Rp.: Immunopret Tbl. (N2) (Purpursonnenhutkraut)
DS. 3 x tgl. 1 Tbl.

Rp.: Herb. Chelidonii 30,0
Fol. Boldo 30,0
Rad. cum Herb. Taraxaci 20,0
Fruct. Coriandri 20,0
Fol. Menthae piperitae 10,0

MDS. 2 Teelöffel mit 1/4 l kochendem Wasser übergießen und 10 Min. ziehen lassen.
3 x tgl. 1 Tasse.

Menstruation mit dunkelroten Blutklumpen

Rp.: Herb. Chelidonii 30,0
Herb. Alchemillae 30,0
Herb. Anserinae 20,0
Herb. Bursae pastoris 20,0
Fol. Rosmarini 10,0

MDS. 2 Teelöffel mit 1/4 l kochendem Wasser übergießen und 10 Min. ziehen lassen.
3 x tgl. 1 Tasse.

Bei Neigung zu Nasenbluten

Rp.: Herb. Anserinae 25,0
Herb. Bursae pastoris 25,0
Rad. cum Herb. Taraxaci 20,0
Fol. Boldo 20,0
Fol. Salviae 20,0

MDS. 2 Teelöffel mit 1/4 l kochendem Wasser übergießen und 10 Min. ziehen lassen.
3 x tgl. 1 Tasse

oder

Rp.: Styptysat Bürger Drg. (N1) (Hirtentäschelkraut)
DS. 3 x 2 Drg.

oder

Rp.: Styptysat Bürger Lösung (N1) (Hirtentäschelkraut)
DS. 1,5 bis 2,5 ml Lös. auf 150 ml frisch abgekochtes Wasser als kalter Umschlag oder als Nasentamponate.

Bei Bluterbrechen
Cave: Nicht ohne schulmedizinische Abklärung behandeln!

Rp.: Flos Matricariae 30,0
Fol. Salviae 30,0
Herb. Bursae pastoris 20,0
Fol. Melissae 20,0
Herb. Centaurii 10,0

MDS. 2 Teelöffel mit 1/4 l kochendem Wasser übergießen und 10 Min. ziehen lassen.
3 x tgl. 1 Tasse

Bei irritablem Kolon mit Obstipation

Rp.: Pascoletten N Drg. (N2) (Aloeextrakt und Kamillenblüten)
DS. abends 2 Drg. unzerkaut mit etwas Flüssigkeit einnehmen.

Rp.: Herb. Chelidonii 30,0
Rad. cum Herb. Taraxaci 30,0
Herb. Absinthii 20,0
Fol. Boldo 20,0
Fruct. Coriandri 10,0

MDS. 2 Teelöffel mit 1/4 l kochendem Wasser übergießen und 10 Min. ziehen lassen.
3 x tgl. 1 Tasse

2.4 Aufsteigendes Leber-Yang (Gan Yang Shang Kang)

Innen-Fülle-Mangel-Hitze-Syndrom, Ursache: Yin-Mangel, z. B. Leber-Yin-/Blut-Mangel oder Leber- und Nieren-Yin-Mangel.

Ursachen nach TCM

Chronische, mentale Depression und Ärger und Wut führen zu Leber-Qi-Depression, die sich nach einiger Zeit in Feuer umwandelt und das Yin-Blut im Inneren verbraucht. Folge ist ein überaktives Yang, da die Kontrolle durch ein geschwächtes Yin wegfällt. Konstitutionell bedingtes Defizit von Leber- und Nieren-Yin (z. B. im Alter) und Alkoholmissbrauch.

Nach westlichen Vorstellungen

Schwindel, Morbus *Menière,* klimakterische Beschwerden, Kopfschmerzen, Migräne, Konjunktivitis, Hypertonus, akuter Hörsturz und Tinnitus.

Symptome

Aufsteigendes Leber-Yang: Kopfschmerzen (intensiv klopfend oder platzend, meist seitlich und einseitig supraorbital um Gb 14, im Augen- und Scheitelbereich), Tinnitus und Schwerhörigkeit (oft akut einsetzend wie Maschinenknattern), innere Unruhezustände, Neigung zu Wutausbrüchen, Reizbarkeit, trockene und gerötete Augen, Augenkrankheiten, evtl. Palpitationen, Schlafstörungen mit vielen Träumen, Vergesslichkeit.
Leber-Yin-/Blut-Mangel: Sehstörungen, Gesichtsfeldausfälle, verschwommenes Sehen, Schwindel, Benommenheit und Schlafstörungen.
Yin-Mangel: Mund- und Rachentrockenheit, vor allem abends, Hitzesensationen an Thorax, Handflächen und Fußsohlen.
Bei zusätzlichem Nieren-Yin-Mangel: Schwäche und Schmerzen im LWS- und Kniebereich.

Zunge: Rot, vor allem an den Rändern; trockener, dünner oder fehlender Belag.

Puls: Saitenförmig (Xian), schnell (Shu), evtl. dünn (Xi).

Therapie

Leber-Yin und evtl. Nieren-Yin stärken mit: Sauer und zusammenziehend, Blut nähren mit: Süß und Leber-Yang besänftigen mit: Bitter und kühlend. Bei starkem Flüssigkeitsverlust vorsichtig mit bitter, da bitter austrocknend wirkt. Zucker oder Zitronensaft wirken ausgleichend auf bitter und scharf.
Es sollte darauf geachtet werden, dass kühlend behandelt wird.

Rp.:	Herb. Bursae pastoris	25,0
	Rad. cum Herb. Taraxaci	25,0
	Herb. Passiflorae	20,0
	Fruct. Coriandri	20,0
	Fruct. cum Sem. Cynosbati	20,0

MDS. 2 Teelöffel mit 1/4 l kochendem Wasser übergießen und 10 Min. ziehen lassen.
3 x tgl. 1 Tasse.

Evtl.:

Rp.: Hepar-SL forte Kps (N2) (Artischockenblätter-Trockenextrakt)
DS. 3 x tgl. eine Kps.

und/oder:

Rp.: Hepar-Pasc 100 Tbl. (N2) (Mariendistelfrüchte-Trockenextrakt)
DS. 3 x tgl. eine Tbl.

Bei Kopfschmerzen zusätzlich

Rp.: Assalix Drg. (Weidenrinde)
DS. 1 bis 2 Drg. tgl.

Bei Schwindel und Tinnitus

Rp.: Gingopret Tbl. (N1)
DS. 3 x tgl. 2 Tbl.

Rp.:	Flos Lavandulae	40,0
	Herb. Passiflorae	30,0
	Fruct. cum Sem. Cynosbati	20,0

MDS. 2 Teelöffel mit 1/4 l kochendem Wasser übergießen und 10 Min. ziehen lassen.
3 x tgl. 1 Tasse.

Begleitend bei Hypertonus

Rp.:	Fol. Betulae	30,0
	Herb. Passiflorae	30,0
	Flos Lavandulae	20,0
	Rad. cum Herb. Taraxaci	20,0
	Herb. Leonuri cardiacae	10,0

MDS. 2 Teelöffel mit 1/4 l kochendem Wasser übergießen und 10 Min. ziehen lassen.
3 x tgl. 1 Tasse.

Bei klimakterischen Beschwerden

Rp.: Klimadynon Tbl. (N1) (Cimicifugawurzelstock-Trockenextrakt)
DS. morgens und abends 1 Tbl. einnehmen.

Rp.:	Rad. cum Herb. Taraxaci	30,0
	Herb. Passiflorae	30,0
	Herb. Millefolii	20,0
	Herb. Bursae pastoris	20,0
	Fol. Melissae	10,0

MDS. 2 Teelöffel mit 1/4 l kochendem Wasser übergießen und 10 Min. ziehen lassen.
3 x tgl. 1 Tasse.

2.5 Leber-Yin-Mangel (Gan Yin Xu)

Innen-Mangel-Hitze-Syndrom, oft verursacht durch aufsteigendes Leber-Yang.

Ursachen nach TCM

Insuffiziente Blutproduktion durch Milz-Qi- und Milz-Yang-Mangel aufgrund nährstoff- und proteinarmer Ernährung, exzessiver Blutverlust, Verbrauch des Leber-Blutes durch chronische Erkrankungen (Nieren-Essenz-Jing-Mangel). Meist nach extremer psychischer Belastung, Überanstrengung und Stress. Chronisch mentale Depression, Ärger und Wut führen zu Leber-Qi-Depression, die sich nach einiger Zeit in Feuer umwandelt und das Yin-Blut im Inneren verbraucht. Konstitutionell bedingtes Defizit von Leber- und Nieren-Yin (z. B. im Alter) und Alkoholmissbrauch.

Nach westlichen Vorstellungen

Menstruationsstörungen, klimakterische Beschwerden, Hypertonus, tränendes Auge, Myopie, Strabismus, Schwindel, Tinnitus, Schmerzen im Hypochondrium und Anämie.

Symptome

Leber-Yin und Blut-Mangel: Schwindel, verschwommenes Sehen, Tinnitus (hochfrequent), Parästhesien der Extremitäten, Blässe, dumpfer Hinter- und Seitenkopfschmerz, Schlafstörungen, Benommenheit, Augentrockenheit, Sehstörungen und Gesichtsfeldausfälle.
Yin-Mangel: Mund- und Rachentrockenheit, Hitzesensationen in Thorax, Handflächen und Fußsohlen, Hitzewallungen, Wangenröte, Nachtschweiß und Obstipation.

Zunge: Rot, trocken, wenig oder kein Belag.

Puls: Dünn (Xi), rau (Se), saitenförmig (Xian) und schnell (Shu).

Therapie

Leber-Yin und evtl. Nieren-Yin stärken mit: Sauer und zusammenziehend, Blut nähren mit: Süß und Leber-Yang besänftigen mit: Bitter und kühlend. Bei starkem Flüssigkeitsverlust vorsichtig mit bitter, da bitter austrocknend wirkt.
Es können auch Rezepte von „Aufsteigendem Leber-Yang" übernommen werden.
Es sollte darauf geachtet werden, dass kühlend behandelt wird.

Rp.: Hepar-SL forte Kps. (N2) (Artischockenblätter-Trockenextrakt)
DS. 3 x tgl. eine Kps.

und/oder:

Rp.: Hepar-Pasc 100 Tbl. (N2) (Mariendistelfrüchte-Trockenextrakt)
DS. 3 x tgl. eine Tbl.

Rp.: Gingopret Tbl. (N1)
DS. 3 x tgl. 2 Tbl.

Rp.:	Herb. Stellariae mediae	30,0
	Herb. Agrimoniae	30,0
	Rad. cum Herb. Taraxaci	20,0
	Herb. Bursae pastoris	20,0
	Fruct. cum Sem. Cynosbati	10,0

MDS. 2 Teelöffel mit 1/4 l kochendem Wasser übergießen und 5 Min. ziehen lassen.
3 x tgl. 1 Tasse.

Bei Schlafstörungen zusätzlich

Rp.:	Lupuli Strobulus	40,0
	Fol. Melissae	40,0
	Fruct. cum Sem. Cynosbati	20,0

MDS. 2 Teelöffel mit 1/4 l kochendem Wasser übergießen und 15 Min. ziehen lassen.
1 Tasse 1/2 Std. vor dem Schlafen trinken.

2.6 Aufkommender Leber-Wind (Gan Feng Nei Dong)

Innen-Fülle-Syndrom, „endogener Wind", Ursache nach TCM: Leber-Disharmonie mit akuter, schwerer Symptomatik: Schwindel, plötzlicher Bewusstseinsverlust, Tremor, Krämpfe, Paresen vor allem in der oberen Körperhälfte und Parästhesien.

Leber-Wind durch Leber-Yang (Gan Yang Hua Feng)

Innen-Fülle-Hitze-Syndrom.

Leber-Wind durch Blut-Mangel (Xue Xu Sheng Feng)

Innen-Mangel-Fülle-Syndrom.

Ursachen nach TCM

Leber-Wind durch Leber-Yang: Mögliche Weiterentwicklung von aufsteigendem Leber-Yang, konstitutionelles Defizit von Yin und Exzess von Yang durch Adipositas, drastische emotionale Wechsel, Überanstrengung, Stress und exzessiver Alkoholabusus.
Leber-Wind durch Blut-Mangel: Leber-Blut-Mangel führt in der Weiterentwicklung zur Mangelernährung der Muskeln und Sehnen und aufkommendem Wind, es entstehen Spasmen.

Nach westlichen Vorstellungen

Leber-Wind durch Leber-Yang: Apoplex im Akutstadium, Epilepsie, Kopfschmerzen, schwere Migräneattacken, Hypertonus, hypertone Krise und Schwindel.
Leber-Wind durch Blut-Mangel: Schwindel, Epilepsie, Apoplex und Kopfschmerzen.

Symptome

Leber-Wind durch Leber-Yang (Gan Yang Hua Feng): Heftigste Kopfschmerzen und Schwindelattacken, Zittern, Krämpfe, Parästhesien in den Extremitäten, Sprachstörungen. In schweren Fällen: Plötzliche Desorientiertheit, plötzlicher Kollaps, Synkope, Koma, Halbseitenlähmung, Aphasie, Zungensteifigkeit und -deviation und Krampfanfälle.
Leber-Wind durch Blut-Mangel (Xue Xu Sheng Feng): Tics im Augenbereich, Parästhesien und Tremor der Extremitäten, Muskelzuckungen und Spasmen der Gesichts- und Extremitätenmuskeln, plötzlicher, starker Schwindel, akut auftretende Sehstörungen (z. B. Augenflimmern), Sprachstörungen, Stottern, gestörte motorische Zungenbeweglichkeit und fahle Blässe.

Zunge bei Leber-Wind durch Leber-Yang: Rot, trocken, Zungenbeweglichkeit evtl. eingeschränkt oder zittrig, fehlender oder wechselnder Belag.
Zunge bei Leber-Wind durch Blut-Mangel: Blass, trocken, kein oder wenig Belag.

Puls bei Leber-Wind durch Leber-Yang: Saitenförmig (Xian), evtl. dünn (Xi) und schnell (Shu).
Puls bei Leber-Wind durch Blut-Mangel: Saitenförmig (Xian), dünn (Xi) und rau (Se).

Therapie

Wind zerstreuen mit: Scharf, Leber-Yin nähren mit: Sauer und zusammenziehend, Leber-Yang besänftigen mit: Bitter, Blut nähren mit: Süß.
Auf jeden Fall muss kühlend behandelt werden.
Bei Apoplex, Epilepsie und Hypertonus im akuten Stadium muss die Intensivmedizin im Krankenhaus die Therapie übernehmen. Der Therapieverlauf muss sorgfältigst überwacht werden!

Bei Leber-Wind durch Leber-Yang

Rp.: Gingopret Tbl. (N1)
DS. 3 x tgl. 2 Tbl.

Rp.:	Fol. Betulae	25,0
	Herb. Passiflorae	25,0
	Flos Lavandulae	20,0
	Rad. cum Herb. Taraxaci	20,0
	Herb. Leonuri cardiacae	10,0
	Fol. Menthae piperitae	10,0
	Fruct. cum Sem. Cynosbati	10,0

MDS. 2 Teelöffel mit 1/4 l kochendem Wasser übergießen und 10 Min. ziehen lassen.
3 x tgl. 1 Tasse.

Bei Kopfschmerzen und Schwindel

Rp.: Gingopret Tbl. (N1)
DS. 3 x tgl. 2 Tbl.

Rp.:	Flos Lavandulae	30,0
	Herb. Passiflorae	30,0
	Rad. cum Herb. Taraxaci	10,0
	Fruct. Coriandri	10,0
	Fruct. cum Sem. Cynosbati	10,0

MDS. 2 Teelöffel mit 1/4 l kochendem Wasser übergießen und 10 Min. ziehen lassen.
3 x tgl. 1 Tasse.

Evtl.:

Rp.: Assalix Drg. (Weidenrinde)
DS. 1 bis 2 Drg. tgl.

Begleitend bei Hypertonus

Rp.:	Fol. Betulae	30,0
	Herb. Passiflorae	30,0
	Flos Lavandulae	20,0
	Rad. cum Herb. Taraxaci	20,0
	Herb. Leonuri cardiacae	10,0

MDS. 2 Teelöffel mit 1/4 l kochendem Wasser übergießen und 10 Min. ziehen lassen.
3 x tgl. 1 Tasse.

Bei Leber-Wind durch Blut-Mangel

Bei Kopfschmerzen und Schwindel

Rp.: Gingopret Tbl. (N1)
DS. 3 x tgl. 2 Tbl.

Rp.:	Flos Lavandulae	40,0
	Fol. Melissae	30,0
	Herb. Passiflorae	20,0
	Rad. Liquiritae	20,0

MDS. 2 Teelöffel mit 1/4 l kochendem Wasser übergießen und 10 Min. ziehen lassen.
3 x tgl. 1 Tasse.

Evtl.:

Rp.: Assalix Drg. (Weidenrinde)
DS. 1 bis 2 Drg. tgl.

2.7 Loderndes Leber-Feuer (Gan Huo Shang Yan)

Innen-Fülle-Hitze-Syndrom.

Ursachen nach TCM

Meist aufgrund chronischer Leber-Qi-Depression durch psychische Faktoren wie unterdrückte Wut, Zorn, Frustration und Stress; chronischer Alkoholabusus, mangelnde Ruhephasen, Tabak und fettiges Essen.

Nach westlichen Vorstellungen

Kopfschmerzen und Migräne, Konjunktivitis, Hypertonus, klimakterische Beschwerden, Schwindel und M. *Menière,* Hyperthyreose, Tinnitus und Schwerhörigkeit, akuter Hörsturz, Schlafstörungen und Depression.

Symptome

Aufsteigendes Leber-Feuer: Starke, intensiv pochende Kopfschmerzen und -druck (Lokal. meist temporal oder im Augenbereich); ausgeprägter Schwindel, Tinnitus (plötzlicher Beginn, keine Besserung durch Handdruck auf das Ohr, wellenartiges, hochfrequentes Geräusch); plötzliche Schwerhörigkeit, Hörsturz oder Taubheit, Konjunktivitis, Augenflimmern, Mundtrockenheit mit bitterem Mundgeschmack (den ganzen Tag – Abgrenzung zum Lodernden Herz-Feuer: hier nur morgens nach schlechtem Schlaf); Hitzegefühl im Kopf und Gesichtsrötung.
Hitzezeichen: Ausgeprägte Unruhezustände, Wutausbrüche, Schlaflosigkeit, unruhige Träume, Obstipation und wenig dunkelgelber Urin.
Im Lebermeridian: Brennender Schmerz in der Rippengegend und im Hypochondrium. Evtl. Blutungen, Hypermenorrhö, Hämatemesis, Hämoptysis und Nasenbluten.

Zunge: Rot vor allem an den Rändern; gelber, trockener Belag.

Puls: Schnell (Shu) und saitenförmig (Xian); evtl. voll (Shi) und überflutend (Hong).

Therapie

Leber besänftigen und Leber-Feuer entfernen mit: Bitter und kühl. Qi-Fluss aktivieren mit: Scharf.
Es sollte darauf geachtet werden, dass kühlend behandelt wird.

Rp.: Immunopret Tbl. (N2) (Purpursonnenhutkraut)
DS. 3 x tgl. 1 Tbl.

Rp.:	Herb. Hyperici	30,0
	Herb. Passiflorae	30,0
	Rad. cum Herb. Taraxaci	20,0
	Fol. Menthae piperitae	10,0
	Fruct. Coriandri	10,0

MDS. 2 Teelöffel mit 1/4 l kochendem Wasser übergießen und 10 Min. ziehen lassen.
3 x tgl. 1 Tasse.

Evtl.:

Rp.: Hepar-SL forte Kps (N2) (Artischockenblätter-Trockenextrakt)
DS. 3 x tgl. eine Kps.

und/oder:

Rp.: Hepar-Pasc 100 Tbl. (N2) (Mariendistelfrüchte-Trockenextrakt)
DS. 3 x tgl. eine Tbl.

Bei Schwindel und Tinnitus

Rp.: Gingopret Tbl. (N1)
DS. 3 x tgl. 2 Tbl.

Rp.:	Flos Lavandulae	40,0
	Herb. Passiflorae	40,0
	Rad. cum Herb. Taraxaci	20,0

MDS. 2 Teelöffel mit 1/4 l kochendem Wasser übergießen und 10 Min. ziehen lassen.
3 x tgl. 1 Tasse.

Bei Kopfschmerzen

Rp.:	Flos Lavandulae	35,0
	Herb. Passiflorae	35,0
	Rad. cum Herb. Taraxaci	15,0
	Fruct. Coriandri	15,0

MDS. 2 Teelöffel mit 1/4 l kochendem Wasser übergießen und 10 Min. ziehen lassen.
3 x tgl. 1 Tasse.

Evtl.:

Rp.: Assalix Drg. (Weidenrinde)
DS. 1 bis 2 Drg. tgl.

Begleitend bei Hypertonus

Rp.:	Fol. Betulae	30,0
	Herb. Passiflorae	30,0
	Flos Lavandulae	20,0
	Rad. cum Herb. Taraxaci	10,0
	Herb. Leonuri cardiacae	10,0

MDS. 2 Teelöffel mit 1/4 l kochendem Wasser übergießen und 10 Min. ziehen lassen.
3 x tgl. 1 Tasse.

Bei klimakterischen Beschwerden

Rp.: Klimadynon Tbl. (N1) (Cimicifugawurzelstock-Trockenextrakt)
DS. Morgens und abends 1 Tbl. einnehmen.

Rp.:	Rad. cum Herb. Taraxaci	30,0
	Herb. Passiflorae	30,0
	Herb. Millefolii	20,0
	Herb. Bursae pastoris	10,0
	Fol. Melissae	10,0

MDS. 2 Teelöffel mit 1/4 l kochendem Wasser übergießen und 10 Min. ziehen lassen.
3 x tgl. 1 Tasse.

Bei Schlafstörungen zusätzlich

Rp.:	Strob. Lupuli	40,0
	Fol. Melissae	40,0

MDS. 2 Teelöffel mit 1/4 l kochendem Wasser übergießen und 15 Min. ziehen lassen.
1 Tasse 1/2 Std. vor dem Schlafen.

Bei Obstipation zusätzlich

Rp.: Cholhepan Lax Schuck Tbl. (N2) (Sennesfrüchte)
DS. 3 x tgl. 1 Tbl. zu den Mahlzeiten einnehmen.

Bei Blutungen
Cave: Nicht ohne schulmedizinische Abklärung behandeln!

Rp.:	Fol. Salviae	30,0
	Fol. Hamamelidis	30,0
	Flos Matricariae	20,0
	Herb. Passiflorae	20,0
	Flos Lavandulae	10,0

MDS. 2 Teelöffel mit 1/4 l kochendem Wasser übergießen und 10 Min. ziehen lassen.
3 x tgl. 1 Tasse.

2.8 Feuchte-Hitze in Leber und Gallenblase (Gan Dan Shi Re)

Innen-Fülle-Hitze-Syndrom.

Ursachen nach TCM

Invasion von äußerer Hitze und Feuchtigkeit, chronischer Alkoholabusus, übermäßiges, fettes Essen, unregelmäßiger Lebensstil führen über Milz-Yang- oder Milz-Qi-Mangel zur Feuchtigkeits- und Schleimbildung und -retention; durch Leber-Qi-Depression kann Leber-Feuer entstehen und sich mit der Feuchtigkeit verbinden, durch äußere klimatische Feuchte-Hitze (z. B. im Sommer, in den Tropen: Infektionserkrankungen).

Nach westlichen Vorstellungen

Hepatitis, Cholelithiasis und Cholezystitis, Fluor vaginalis und Schmerzen im Hypochondrium.

Symptome

Feuchte-Hitze mit Leber-Qi-Depression: Völle- und Druckgefühl im Hypochondrium und Oberbauch (Verstärkung durch lokalen Druck und Wärme), Ikterus (Yang-Ikterus), bitterer Mundgeschmack, ständig subfebrile Temperaturen und Dysurie mit wenig, tiefgelbem Urin.
Milz-Qi- und Yang-Mangel: Appetitmangel, Übelkeit, Brechreiz, Erbrechen, Spannungs- und Völlegefühl im Abdomen.
Feuchte-Hitze im Leber-Meridian: Ekzem und Hitzegefühl am Skrotum, Schwellung und Brennschmerz in den Hoden, gelber, faulig riechender Fluor vaginalis, begleitet von juckender Vulva und Hautjuckreiz im Bereich der unteren Körperhälfte.

Zunge: Evtl. rot; dicker, gelber und schmieriger Belag.

Puls: Schnell (Shu), schlüpfrig (Hua) und saitenförmig (Xian).

Therapie

Feuchtigkeit auflösen mit: Bitter, Leber- und Gallenblasen-Qi verteilen mit: Scharf, Hitze klären und ausleiten mit: Bitter und kühl.

Cave: Hepatitis muss von der Schulmedizin behandelt werden! Cholezystitis und Cholelithiasis müssen sorgfältigst abgeklärt werden.

Rp.: Immunopret Tbl. (N2) (Purpursonnenhutkraut)
DS. 3 x tgl. 1 Tbl.

Rp.: Hepar-SL forte Kps. (N2) (Artischockenblätter-Trockenextrakt)
DS. 3 x tgl. 1 Kps.

und/oder:

Rp.: Hepar-Pasc 100 Tbl. (N2) (Mariendistelfrüchte-Trockenextrakt)
DS. 3 x tgl. eine Tbl.

Rp.:	Flos Matricariae	30,0
	Fol. Melissae	30,0
	Fruct. Coriandri	20,0
	Fol. Menthae piperitae	10,0
	Herb. Centaurii	10,0

MDS. 2 Teelöffel mit 1/4 l kochendem Wasser übergießen und 10 Min. ziehen lassen.
3 x 1 Tasse.

Bei Hautjuckreiz und Dysurie

Rp.: Hepar-SL forte Kps. (N2) (Artischockenblätter-Trockenextrakt)
DS. 3 x tgl. 1 Kps.

und/oder:

Rp.: Hepar-Pasc 100 Tbl. (N2) (Mariendistelfrüchte-Trockenextrakt)
DS. 3 x tgl. eine Tbl.

Rp.: Immunopret Tbl. (N2) (Purpursonnenhutkraut)
S. 3 x tgl. 1 Tbl.

Rp.:	Herb. Urticae	30,0
	Flos Matricariae	30,0
	Fol. Melissae	20,0
	Flos Lamii albi	10,0
	Herb. Centaurii	10,0

MDS. 2 Teelöffel mit 1/4 l kochendem Wasser übergießen und 10 Min. ziehen lassen.
3 x tgl. 1 Tasse.

Bei Fluor, Juckreiz und Brennen der unteren Körperhälfte

Rp.: Hepar-SL forte Kps. (N2) (Artischockenblätter-Trockenextrakt)
DS. 3 x tgl. 1 Kps.

und/oder:

Rp.: Hepar-Pasc 100 Tbl. (N2) (Mariendistelfrüchte-Trockenextrakt)
DS. 3 x tgl. eine Tbl.

Rp.: Immunopret Tbl. (N2) (Purpursonnenhutkraut)
DS. 3 x tgl. 1 Tbl.

Rp.:	Flos Lamii albi	30,0
	Herb. Alchemillae	30,0
	Fruct. Coriandri	20,0
	Herb. Urticae	10,0
	Herb. Centaurii	10,0

MDS. 2 Teelöffel mit 1/4 l kochendem Wasser übergießen und 10 Min. ziehen lassen.
3 x tgl. 1 Tasse.

2.9 Leber-Yang-Mangel (Gan Han Yu Ju)

Kälte-Stagnation im Lebermeridian.

Ursachen nach TCM

Kälte-Stagnation im Lebermeridian durch Kälte-Invasion, die in den Lebermeridian eindringt, häufig bedingt durch Schwäche-Syndrome wie Yang-Mangel-Syndrome anderer Organe.

Nach westlichen Vorstellungen

Prostatadynie und vegetatives Urogenitalsyndrom.

Symptome

Harndrang bei Kälte und Stress, Harntröpfeln, Schmerzen und Spannungsgefühl im Unterbauch mit „nach unten drängenden Empfindungen" in Hoden und Skrotum, Sexualstörungen, Schmerzen mit Kältegefühl in der Peniswurzel mit Ausstrahlung inguinal und in die Oberschenkelinnenseite, Wärme bessert.

Zunge: Blass; weißer Belag.

Puls: Tief (Chen), langsam (Chi) und saitenförmig (Xian).

Therapie

Kälte vertreiben, Lebermeridian erwärmen und Qi-Zirkulation fördern mit: Scharf und warm. Qi auffüllen mit: Süß.
Cave: Schulmedizinische Abklärung!

Rp.: Steiprostat Kps. (N1) (Sägepalmenfrüchte)
DS. 1 x tgl. 2 Kps. unzerkaut mit reichlich Flüssigkeit einnehmen.

Rp.: Eleutherococcus Lomapharm Drg. (N2)
DS. 3 x tgl. 1 Drg.

Rp.:	Rad. Angelicae	35,0
	Fol. Boldo	35,0
	Fruct. Foeniculi	35,0

MDS. 2 Teelöffel mit 1/4 l kochendem Wasser übergießen und 10 Min. ziehen lassen.
3 x tgl. 1 Tasse.

2 A Leber attackiert die Milz (Gan Qi Fan Pi)

Innen-Mangel-Fülle-Syndrom, Leber-Qi-Depression attackiert die Milz.

Ursachen nach TCM

Depression oder Wut verletzt die Leber, unregelmäßige Nahrungsaufnahme, Überanstrengung und Stress verletzen die Milz, so dass die Leber leichter angreifen kann.

Nach westlichen Vorstellungen

Diarrhö, entzündliche Darmerkrankungen, irritables Kolon und psychovegetatives Syndrom.

Symptome

Leber-Qi-Depression: Spannungsgefühl im Hypochondrium und Thorax, mentale Depression oder Unruhezustände, Reizbarkeit, Ratlosigkeit und häufiges Seufzen.
Milz-Qi-Mangel: Appetitmangel, abdominales Völle- und Druckgefühl, Obstipation oder weiche Stühle bis zur Diarrhö (wechseln ab), Meteorismus und Flatulenz.

Zunge: Normal oder blass, an den Rändern gerötet; dünner und weißer Belag.

Puls: Saitenförmig (Xian), schlüpfrig (Hua) oder saitenförmig, schwach (Ruo) und leer (Xu).

Therapie

Leber-Qi-Fluss aktivieren mit: Scharf, Milz stärken mit: Süß, Ausscheidungsstörungen behandeln mit: Zusammenziehend. Bei aufsteigendem Leber-Yang auch mit: Bitter.
Es sollte darauf geachtet werden, dass nicht zu erhitzend behandelt wird, da die Gefahr des aufsteigenden Leber-Yang besteht.
Cave: Entzündliche Darmerkrankungen sorgfältigst abklären.

Rp.:	Herb. Chelidonii	30,0
	Fol. Melissae	30,0
	Fruct. Coriandri	20,0
	Fol. Menthae piperitae	15,0
	Rad. Liquiritae	15,0
	Fruct. Foeniculi	10,0

MDS. 2 Teelöffel mit $\frac{1}{4}$ l kochendem Wasser übergießen und 10 Min. ziehen lassen.
3 x tgl. 1 Tasse.

Bei Diarrhö und entzündlicher Darmerkrankung

Rp.:	Herb. Salicariae	30,0
	Fol. Juglandis	20,0
	Fol. Melissae	15,0
	Herb. Chelidonii	15,0
	Fruct. Coriandri	15,0
	Fruct. Foeniculi	15,0

MDS. 2 Teelöffel mit $\frac{1}{4}$ l kochendem Wasser übergießen und 10 Min. ziehen lassen.
3 x tgl. 1 Tasse.

Evtl.:

Rp.: Myrrhinil-Intest Drg. (N2) (Myrrhe 100 mg, Kaffeekohle 50 mg und Kamillenblüten 100 mg)
DS. 3 x tgl. 4 Drg.

Evtl.:

Rp.: Imbak Tbl. (Acidophilus-Bakterien, entbitterte medizinische Hefe, Wacholderbeeren und Ingwerwurzel)
DS. 3 x tgl. 3 bis 5 Tbl., evtl. Stoßtherapie

und

Rp.: Immunopret Tbl. (N2) (Purpursonnenhutkraut)
DS. 3 x tgl. 1 Tbl.

Evtl.:

Rp.: Colina (N1 = 20 Beutel)
DS. 3 x tgl. 1 bis 2 Beutel $1\frac{1}{2}$ Std. vor oder nach der Einnahme anderer Medikamente.
(Hier kann man auch Heilerde einsetzen.)

Bei Depressionen

Rp.:	Herb. Hyperici	30,0
	Rad. Valerianae	20,0
	Fol. Melissae	20,0
	Herb. Chelidonii	10,0
	Fruct. Coriandri	10,0
	Rad. Liquiritae	10,0

MDS. 2 Teelöffel mit $\frac{1}{4}$ l kochendem Wasser übergießen und 10 Min. ziehen lassen.
3 x 1 Tasse.

Bei Reizbarkeit

Rp.:	Rad. Valerianae	30,0
	Flos Lavandulae	30,0
	Strob. Lupuli	20,0
	Herb. Chelidonii	15,0
	Fol. Rosmarini	10,0
	Rad. Liquiritae	10,0

MDS. 2 Teelöffel mit $\frac{1}{4}$ l kochendem Wasser übergießen und 10 Min. ziehen lassen.
3 x tgl. 1 Tasse.

2 B Leber attackiert den Magen (Gan Qi Fan Wei)

Innen-Fülle-Syndrom, Leber-Qi-Depression attackiert die Magenfunktionen.

Ursachen nach TCM

Depression oder Irritation verletzt die Leber, unregelmäßige Nahrungsaufnahme Überanstrengung und Stress verletzen den Magen, Hyperaktivität der Leber und Magen-Mangel-Syndrom.

Nach westlicher Vorstellung

Singultus, Gastritis, Ulcus ventriculi und duodeni.

Symptome

Leber-Qi-Depression: Druckgefühl und Schmerzen in der Rippenregion, im Hypochondrium und Epigastrium, Depression oder Unruhezustände.
Leber-Qi attackiert die Magenfunktion: Appetitmangel, saures Aufstoßen, Übelkeit, Erbrechen, Sodbrennen, epigastrisches Leeregefühl und Unbehagen.

Zunge: Normal oder blass oder gerötet an den Rändern; weißer und dünner Belag.

Puls: Links saitenförmig (Xian), rechts schwach (Ruo).

Therapie

Leber-Qi-Fluss aktivieren mit: Scharf, Magen tonisieren mit: Bitter, Magen und Milz-Qi stärken mit: Süß.
Es sollte darauf geachtet werden, dass nicht zu erhitzend behandelt wird, da die Gefahr des aufsteigenden Leber-Yang besteht. Bei der Entwicklung zum Lodernden Magen-Feuer muss mit: Bitter und kalt das Feuer beruhigt werden.
Cave: Magen-Ca.

Rp.: Immunopret Tbl. (N2) (Purpursonnenhutkraut)
DS. 3 x tgl. 1 Tbl.

Rp.:	Herb. Chelidonii	30,0
	Flos. Matricariae	30,0
	Fol. Melissae	20,0
	Fruct. Coriandri	15,0
	Fol. Menthae piperitae	15,0

MDS. 2 Teelöffel mit ¼ l kochendem Wasser übergießen und 10 Min. ziehen lassen.
3 x tgl. 1 Tasse.

Evtl.:

Rp.: Hepar-SL forte Kps. (N2) (Artischockenblätter-Trockenextrakt)
DS. 3 x tgl. 1 Kps.

und/oder:

Rp.: Hepar-Pasc 100 Tbl. (N2) (Mariendistelfrüchte-Trockenextrakt)
DS. 3 x tgl. eine Tbl.

Bei Singultus, Gastritis und Ulkus

Rp.:	Rad. cum Herb. Taraxaci	30,0
	Flos Matricariae	30,0
	Fol. Menthae piperitae	20,0
	Rad. Liquiritae	20,0

MDS. 2 Teelöffel mit ¼ l kochendem Wasser übergießen und 10 Min. ziehen lassen.
3 x tgl. 1 Tasse.

Evtl.:

Rp.: Colina (N1 = 20 Beutel)
DS. 3 x tgl. 1 bis 2 Beutel 1½ Std. vor oder nach der Einnahme anderer Medikamente.
(Hier kann man auch Heilerde einsetzen.)

2 C Leber- und Nieren-Yin-Mangel (Gan Shen Yin Xu)

Innen-Mangel-Hitze-Syndrom, verursacht oft Aufsteigendes Leber-Yang (Wasser kann das Holz nicht mehr ernähren).

Ursachen nach TCM

Wie bei Nieren-Yin-Mangel und Leber-Blut-Mangel, meist nach extremer psychischer Belastung, Überanstrengung, Stress und chronischer Erkrankung.

Nach westlicher Vorstellung

Hypertonus, Nasenbluten, chronische Otitis media, Myopie, Strabismus, Schwindel, Lähmungen, Muskelatrophiesyndrome, Tinnitus, Multiple Sklerose und M. *Parkinson*.

Symptome

Leber-Yin- und Leber-Blut-Mangel: Schwindel, verschwommenes Sehen, Tinnitus (hochfrequent), Parästhesien der Extremitäten, Blässe, dumpfer Hinter- oder Seitenkopfschmerz, Augentrockenheit und Sehstörungen.
Yin-Mangel: Mund- und Rachentrockenheit, Hitzesensationen in Thorax, Handflächen und Fußsohlen, Hitzewallungen, Wangenrötung, Nachtschweiß und Obstipation.
Nieren-Yin-Mangel: Schlafstörungen, Vergesslichkeit, nächtliche Spermatorrhö, Schwächegefühl und Schmerzen in der LWS- und Knieregion.
Leber-Blut- und Nieren-Jing-Mangel: Hypomenorrhö, Amenorrhö, verspätete Menstruation und Sterilität.

Zunge: Rot, trocken, rissig; wenig oder kein Belag.

Puls: Dünn (Xi), schnell (Shu) oder rau (Se), evtl. Trommelpuls (Ge), bei aufsteigendem Leber-Yang auch saitenförmig (Xian).

Therapie

Leber-Yin stärken mit: Sauer, zusammenziehend und kühl, Nieren-Yin stärken mit: Sauer, zusammenziehend, süß und kühl, evtl. aufsteigendes Leber-Yang besänftigen mit: Bitter und kühl.

Rp.: Gingopret Tbl. (N1)
DS. 3 x tgl. 2 Tbl.

Rp.:	Herb. Bursae pastoris	15,0
	Herb. Agrimoniae	15,0
	Rad. cum Herb. Taraxaci	15,0
	Herb. Stellariae mediae	15,0
	Herb. Solidaginis	15,0
	Flos. Malvae	15,0
	Fruct. cum Sem. Cynosbati	15,0

MDS. 2 Teelöffel mit ¼ l kochendem Wasser übergießen und 10 Min. ziehen lassen.
3 x tgl. 1 Tasse.

Evtl.:

Rp.: Immunopret Tbl. (N2) (Purpursonnenhutkraut)
DS. 3 x tgl. 1 Tbl.

Rp.: Hepar-SL forte Kps. (N2) (Artischockenblätter-Trockenextrakt)
DS. 3 x tgl. 1 Kps.

und/oder:

Rp.: Hepar-Pasc 100 Tbl. (N2) (Mariendistelfrüchte-Trockenextrakt)
DS. 3 x tgl. eine Tbl.

Begleitend bei Hypertonus Cave: Genaue Abklärung!

Rp.: Gingopret Tbl. (N1)
DS. 3 x tgl. 2 Tbl.

Rp.: Fol. Betulae 25,0
Herb. Passiflorae 25,0
Flos Lavandulae 15,0
Herb. Stellariae mediae 10,0
Herb. Leonuri cardiacae 10,0
Herb. Agrimoniae 10,0
Herb. Bursae pastoris 10,0
Flos. Malvae 10,0

MDS. 2 Teelöffel mit 1/4 l kochendem Wasser übergießen und 10 Min. ziehen lassen.
3 x tgl. 1 Tasse.

Bei Tinnitus und Schwindel

Rp.: Immunopret Tbl. (N2) (Purpursonnenhutkraut)
DS. 3 x tgl. 1 Tbl.

Rp.: Gingopret Tbl. (N1)
DS. 3 x tgl. 2 Tbl.

Rp.: Flos Lavandulae 40,0
Herb. Passiflorae 30,0
Herb Stellariae mediae 15,0
Herb. Agrimoniae 15,0
Fruct. cum Sem. Cynosbati 15,0

MDS. 2 Teelöffel mit 1/4 l kochendem Wasser übergießen und 10 Min. ziehen lassen.
3 x tgl. 1 Tasse.

Bei Nasenbluten zusätzlich

Rp.: Styptysat Bürger Lösung (N1) (Hirtentäschelkraut)
DS. 1,5 bis 2,5 ml Lösung auf ein Glas Wasser, Nase damit leicht austamponieren.

Bei LWS- und Kniebeschwerden zusätzlich

Rp.: Defencid Tbl. (Teufelskrallen-Wurzel)
DS. 3 x tgl. 2 Tbl. etwa 10 Min. vor den Mahlzeiten einnehmen.

Rp.: Rheumakaps (N2) (Weidenrinde)
DS. 1 bis 2 x tgl. 1 Kps. mit reichlich Flüssigkeit einnehmen.

Evtl.:

Rp.: Phlogenzym Tbl. (N1) (Bromelain, Trypsin, Rutosid)
DS. 3 x tgl. 2 Tbl. unzerkaut mit reichlich Flüssigkeit 1 bis 1/2 Std. vor einer Mahlzeit einnehmen.

Bei Obstipation zusätzlich

Rp.: Plantoletten Drg. (N2) (Rhabarberwurzel 30 mg und Extr. Aloes 80 mg)
DS. Erw. abends 1 bis 3 Drg.
(nicht länger als 2 Wochen einnehmen lassen)

oder

Rp.: Aristo L Kps. (Aloe capensis)
DS. 1 x 1 Kps.
(nicht länger als 2 Wochen einnehmen lassen)

oder

Rp.: Laxativum N Truw Drg. (Sennesfrüchte)
DS. 2 bis 3 x tgl. 1 Drg.
(nicht länger als 2 Wochen einnehmen lassen).

Bei Schlafstörungen zusätzlich

Rp.: Strobul. Lupuli 40,0
Herb. Passiflorae 30,0
Fruct. cum Sem. Cynosbati 20,0

MDS. 2 Teelöffel mit 1/4 l kochendem Wasser übergießen und 10 Min. ziehen lassen.
1 Tasse 1/2 Std. vor dem Schlafen trinken

oder

Rp.: Lactidorm Drg. (Gland. Lupuli elect.)
DS. 2 bis 3 Drg. 1/2 Std. vor dem Schlafen einnehmen.

Bei Kopfschmerzen zusätzlich

Rp.: Assalix Drg. (Weidenrinde)
DS. 1 bis 2 Drg. tgl.

Bei Menstruationsstörungen

Rp.: Gingopret Tbl. (N1)
DS. 3 x tgl. 2 Tbl.

Rp.: Herb. Stellariae mediae 20.0
Rad. cum Herb. Taraxaci 20,0
Herb. Alchemillae 20,0
Fol. Rosmarini 20,0
Herb. Anserinae 20,0
Fruct. cum Sem. Cynosbati 20,0

MDS. 2 Teelöffel mit 1/4 l kochendem Wasser übergießen und 5 Min. ziehen lassen.
3 x tgl. 1 Tasse.

Evtl.:

Rp.: Agnolyt Kps. (N1) (Fruct. Agni casti)
DS. Morgens 1 Kps. unzerkaut mit etwas Flüssigkeit einnehmen.

Evtl.:

Rp.: Cefakliman mono Kps. (Cimicifuga-Wurzelstock)
DS. 2 x tgl. 1 Kps.

3. Rezepte, welche die Syndrome der Gallenblase (Dan) behandeln

3.1 Gallenblasen-Qi-Mangel (Dan Qi Xu)

Innen-Mangel-Syndrom.

Ursachen nach TCM

Chronisch psychische Belastungen und Leber-Blut-Mangel.

Nach westlichen Vorstellungen

Schlafstörungen (zusammen mit Herz-Qi-Mangel).

Symptome

Gallenblasen-Qi-Mangel: Leichter Schwindel, leichte Sehstörungen wie verschwommenes Sehen, Unruhezustände, Reizbarkeit und Depression, der Patient ist furchtsam und gehemmt mit Entscheidungsschwierigkeiten, Ängstlichkeit, Schreckhaftigkeit und Seufzen.
Qi-Mangel: Blässe und Erschöpfungszustände.
Herz- und Gallenblasen-Qi-Mangel: Erwachen in den frühen Morgenstunden ohne Wiedereinschlafen, oberflächlicher Schlaf mit vielen Träumen, Kurzatmigkeit, Palpitationen, Müdigkeit, passiver und ängstlicher Charakter.

Zunge: Eher blass, vor allem an den Rändern; (evtl. Furchen im Herzareal); dünner und weißer Belag.

Puls: Saitenförmig (Xian), dünn (Xi) oder schwach (Ruo) (evtl. leer [Xu]).

Therapie

Leber- und Gallenblasen-Qi stärken und wärmen mit: Sauer, zusammenziehend und warm. Blut nähren mit: Süß.

Rp.: Gingopret Tbl. (N1)
DS. 3 x tgl. 2 Tbl.

Rp.:	Flor. cum Fol. Crataegi	40,0
	Herb. Hyperici	30,0
	Fruct. Foeniculi	20,0
	Herb. Chelidonii	10,0
	Rad. Liquiritae	10,0

MDS. 2 Teelöffel mit 1/4 l kochendem Wasser übergießen und 10 Min. ziehen lassen.
3 x tgl. 1 Tasse.

Bei Schlafstörungen zusätzlich

Rp.: Cefasedativ Tropfen (Rad. Valerianae 5g, Flor. Humuli lup. 5 g und Crataegi 5 g)
DS. 50 Tropfen vor dem Schlafengehen einnehmen.
Danach 1 Essl. Honig essen.

3.2 Feuchte-Hitze in der Gallenblase (Dan Shi Re)

Innen Fülle-Hitze-Syndrom, ähnelt Feuchte-Hitze in Leber und Gallenblasen-Syndrom.

Ursachen nach TCM

Leber-Qi-Depression mit Hitze-Entwicklung, meist auf dem Boden lange angestauter Zorn- und Wutgefühle, die Hitze verbindet sich mit der Feuchtigkeit (entsteht durch übermäßiges Essen fettiger Nahrung) und führt zum Feuchte-Hitze-Syndrom, klimabedingte Feuchte-Hitze-Invasion z. B. in den Tropen.

Nach westlichen Vorstellungen

Cholelithiasis, Cholezystitis und Schmerzen im Hypochondrium.

Symptome

Übelkeit, Erbrechen, Schmerzen und Spannungsgefühl im Hypochondrium, Fettverdauungsstörungen, Ikterus (Yang-Ikterus), wenig, dunkelgelber Urin, Fieber, Durst ohne Trinkverlangen und bitterer Mundgeschmack.

Zunge: Schmieriger, dicker und gelber Belag.

Puls: Saitenförmig (Xian), schlüpfrig (Hua) und schnell (Shu).

Therapie

Feuchtigkeit auflösen mit: Bitter, Leber- und Gallenblasen-Qi verteilen mit: Scharf, Hitze klären und ausleiten mit: Bitter und kühl.
Cave: Cholelithiasis und Cholezystitis müssen sorgfältigst abgeklärt werden.

Rp.: Immunopret Tbl. (N2) (Purpursonnenhutkraut)
DS. 3 x tgl. 1 Tbl.

Rp.: Hepar-SL forte Kps. (N2) (Artischockenblätter-Trockenextrakt)
DS. 3 x tgl. 1 Kps.

und/oder:

Rp.: Hepar-Pasc 100 Tbl. (N2) (Mariendistelfrüchte-Trockenextrakt)
DS. 3 x tgl. eine Tbl.

Rp.:	Flos Matricariae	30,0
	Fol. Melissae	30,0
	Fruct. Coriandri	20,0
	Fol. Menthae piperitae	10,0
	Herb. Centaurii	10,0

MDS. 2 Teelöffel mit 1/4 l kochendem Wasser übergießen und 10 Min. ziehen lassen.
3 x 1 Tasse.

4. Rezepte, welche die Syndrome des Herzens (Xin) behandeln

4.1 Herz-Qi-Mangel (Xin Qi Xu)

Innen-Mangel-Syndrom.

Ursachen nach TCM

Chronische Erkrankungen, starkes Schwitzen (z. B. kann Lungen-Qi-Mangel auch zu Herz-Qi-Mangel führen), hohes Lebensalter oder kongenitales Defizit, Verbrauch des Qi (v. a. des Yang-Qi) durch akute, schwere Erkrankungen, akuter und chronischer Blutverlust (z. B. bei Menorrhagie), chronisch psychische Belastungen (v. a. in Verbindung mit Traurigkeit).

Nach westlicher Vorstellung

Funktionelle kardiovaskuläre Störungen und chronische Herzinsuffizienz.

Symptome

Herz-Qi-Mangel: Palpitationen, Herzrasen oder -stolpern (meist tagsüber und belastungsabhängig).

Qi-Mangel: Spontanschweiß, Blässe, Erschöpfungszustände, Müdigkeit, Kraftlosigkeit, Lethargie, schwache Stimme und Belastungsdyspnoe (Belastungsabhängigkeit als Leitsymptom)

Zunge: Blass, evtl. leicht geschwollen oder schlaff; dünner und weißer Belag.

Puls: Schwach (Ruo), leer (Xu), dünn (Xi) und evtl. unregelmäßig (Jie).

Therapie

Herz-Qi stärken mit: Bitter und warm, Qi sammeln mit: Sauer, zusammenziehend und warm, Blut und Qi nähren mit: Süß und warm.
Dauermedikamente zur Unterstützung des Herzens dürfen nicht ohne weiteres abgesetzt werden.
Nachfolgende Rezepte können begleitend eingesetzt werden:

Rp.: Gingopret Tbl. (N1)
DS. 3 x tgl. 2 Tbl.

Rp.:	Flor. cum Fol. Crataegi	70,0
	Fruct. Foeniculi	25,0
	Herb. Leonuri cardiacae	20,0
	Fol. Melissae	15,0

MDS. 2 Teelöffel mit 1/4 l kochendem Wasser übergießen und 10 Min. ziehen lassen.
3 x tgl. 1 Tasse.

Bei Schlafstörungen zusätzlich

Rp.: Cefasedativ Tropfen (Rad. Valerianae 5g, Flor. Humuli lup. 5 g und Crataegi 5 g)
DS. 50 Tropfen vor dem Schlafengehen einnehmen.
Danach 1 Essl. Honig essen.

4.2 Herz-Yang-Mangel (Xin Yang Xu)

Innen-Mangel-Kälte-Syndrom.

Ursachen nach TCM

Wie Herz-Qi-Mangel, chronische Erkrankungen, hohes Lebensalter oder kongenital, Qi-Verbrauch aufgrund einer akuten, schweren Erkrankung (z. B. Trauma).

Nach westlicher Vorstellung

Angina pectoris, chronische Herzinsuffizienz und Herzrhythmusstörungen.

Symptome

Wie Herz-Qi-Mangel, aber verstärkte Symptomatik und stärkere Beeinträchtigung der Blutzirkulation, Palpitationen, Herzrasen, Herzrhythmusstörungen, Müdigkeit, Erschöpfungszustände, Blässe, Spontanschweiß, Belastungsdyspnoe, thorakales Beklemmungsgefühl, evtl. Herzschmerzen (durch kältebedingte Qi- und Blut-Stagnation) und Ödeme, zusätzlich Kältezeichen wie Frösteln, Kälteaversion, kalte Extremitäten und Zyanose von Lippen und Zunge.

Zunge: Blass, geschwollen, schlaff, feucht oder blau-violett (zyanotisch).

Puls: Schwach (Ruo), dünn (Xi), tief (Chen), rau (Se), regelmäßig unregelmäßig (Dai) oder unregelmäßig (Jie).

Therapie

Herz-Yang stärken und erwärmen mit: Bitter und warm, evtl. zusätzlich Nieren-Yang stärken mit: Scharf und Blut nähren mit Süß und warm.
Dauermedikamente zur Unterstützung des Herzens dürfen nicht ohne weiteres abgesetzt werden.
Nachfolgende Rezepte können begleitend eingesetzt werden:

Rp.: Ginseng Curarina Kps.
DS. 2 x tgl. 2 Kps. zum Essen.

Rp.: Gingopret Tbl. (N1)
DS. 3 x tgl. 2 Tbl.

Rp.:	Flor. cum Fol. Crataegi	40,0
	Herb. Leonuri cardiacae	30,0
	Rad. Primulae	20,0
	Fruct. Foeniculi	20,0
	Pericarp. Aurantii	10,0

MDS. 2 Teelöffel mit 1/4 l kochendem Wasser übergießen und 15 Min. ziehen lassen.
3 x tgl. 1 Tasse.

Bei Stenokardien zusätzlich

Rp.: steno-loges N Tropfen (N2) (Ammi-visnaga-Früchte)
DS. 3 x tgl. 20 Tropfen

oder

Rp.: Petadolex-Kapseln (Petasitidis extr. e rad.) (wirkt auch diuretisch)
DS. 3 x tgl. 1 bis 3 Kps.

Bei Ödemen oder Oligourie zusätzlich
Cave: Kalium und digitalisierte Patienten!

Rp.: Kneipp Petersilie Tbl. N
DS. 3 x tgl. 4 Tbl. nach den Mahlzeiten einnehmen.

Bei Schlafstörungen zusätzlich

Rp.: Sedalint Baldrian Tbl. (N1)
DS. 2 Tbl. 1/2 Std. vor dem Schlafen.

4.3 Herz-Blut-Stagnation (Xin Xue Yu Zu)

Innen-Mangel-Fülle-Syndrom, Thorax-Bi-Syndrom.

Ursachen nach TCM

Weiterentwicklung aus anderen Herz-Syndromen – meist Herz-Yang-Mangel, aber auch Herz-Blut-Mangel oder Loderndes Herz-Feuer. Psychische Belastungen, Erregungs- und Angstzustände oder unterdrückter Zorn führen zu Herz-Qi-Stagnation mit nachfolgender Herz-Blut-Stagnation, übermäßige körperliche Belastung führt zu Qi-Mangel und Blut-Stagnation, mangelnde körperliche Aktivität führt zu Qi- und Blut-Stagnation, Schleimretentionen durch fettreiche Ernährung und Alkoholabusus.

Nach westlichen Vorstellungen

Angina pectoris, chronische Herzinsuffizienz und Herzrhythmusstörungen.

Symptome

Herz-Qi-Mangel: Palpitationen und evtl. Tachykardie.
Herz-Yang-Mangel: Lippen- und Nagelzyanose, blau-violettes Gesicht (Zeichen der Qi- und Blut-Stagnation durch Herz-Yang-Mangel).
Herz-Blut-Stagnation: Stechende Schmerzen in der Herzgegend oder retrosternal, starkes thorakales Beklemmungs- und/oder Druckgefühl, evtl. mit Ausstrahlung in den Arm im Verlauf des Herzmeridians, Druckgefühl v. a. bei zusätzlicher Schleimretention.
Qi-Mangel: Dyspnoe, Müdigkeit und Erschöpfungszustände.
Yang-Mangel: Kalte Extremitäten.
Schwere Fälle: Dyspnoe, Zyanose, extrem kalte Extremitäten, kalter Spontanschweiß und Lippenzyanose.

Zunge: Blau-violett, evtl. mit blau-violetten Punkten; wenig Belag, evtl. schmierig bei zusätzlicher Schleimretention.

Puls: Oft saitenförmig (Xian: Schmerzzeichen), dünn (Xi), unregelmäßig (Jie) und evtl. rau (Se).

Therapie

Im anfallsfreien Intervall: Herz-Yang stärken und erwärmen mit: Bitter und warm, Qi- und Blutzirkulation aktivieren und Stagnationen beseitigen mit: Scharf und warm, Niere erwärmen mit: Scharf und warm, Milz erwärmen mit: Süß und warm.
Dauermedikamente zur Unterstützung des Herzens dürfen nicht ohne weiteres abgesetzt werden.
Nachfolgende Rezepte können begleitend eingesetzt werden:

Rp.: Gingopret Tbl. (N1)
DS. 3 x tgl. 2 Tbl.

Rp.: Ginseng Curarina Kps.
DS. 2 x tgl. 2 Kps. zum Essen.

Rp.:	Herb. Leonuri cardiacae	30,0
	Flos Primulae	20,0
	Flor. cum Fol. Crataegi	20,0
	Rad. Valerianae	15,0
	Fol. Melissae	15,0
	Pericarp. Aurantii	20,0

MDS. 2 Teelöffel mit 1/4 l kochendem Wasser übergießen und 10 Min. ziehen lassen.
3 x tgl. 1 Tasse.

Bei Stenokardien zusätzlich

Rp.: steno-loges N Tropfen (N2) (Ammi-visnaga-Früchte)
DS. 3 x tgl. 20 Tropfen

oder

Rp.: Petadolex-Kapseln (Petasitidis extr. e rad.) (wirkt auch diuretisch)
DS. 3 x tgl. 1 bis 3 Kps.

Bei Ödemen zusätzlich
Cave: Kalium und digitalisierte Patienten!

Rp.: Kneipp Petersilie Tbl. N
DS. 3 x tgl. 4 Tbl. nach den Mahlzeiten einnehmen.

Bei Schlafstörungen zusätzlich

Rp.: Sedalint Baldrian Tbl. (N1)
DS. 2 Tbl. 1/2 Std. vor dem Schlafen.

4.4 Herz-Blut-Mangel (Xin Xue Xu)

Innen-Mangel-Syndrom.

Ursachen nach TCM

Schwache Körperkonstitution nach chronischen Erkrankungen, starkem Blutverlust, fieberhaften Erkrankungen, mangelnde, nährstoffarme Ernährung (führt zu Milz-Qi-Mangel mit nicht ausreichender Blutbildung und nachfolgendem Herz-Blut-Mangel), psychische Dauerbelastung wie chronische Angstzustände, Sorgen und Stress (verbraucht Herz-Blut und -Yin).

Nach westlicher Vorstellung

Herzrhythmusstörungen, Wochenbettdepression, leichtgradiger Tinnitus (tiefer Ton, allmählicher Erkrankungsbeginn und intermittierend), Anämie.

Symptome

Herz-Blut-Mangel: Palpitationen (meist morgens in Ruhe mit Angstzuständen).
Herz-Blut ist unfähig, Geist-Shen zu beherbergen: Schlafstörungen mit vielen Träumen, Vergesslichkeit, Angstzustände, Schreckhaftigkeit und Ruhelosigkeit.
Blut-Mangel: Diffuser Schwindel, Müdigkeit, Erschöpfungszustände, Gesicht und Lippen sind mattblass.

Zunge: Blass, evtl. dünner und verkleinerter Zungenkörper; weißer, dünner und evtl. trockener Belag.

Puls: Dünn (Xi), schwach (Ruo) und rau (Se).

Therapie

Blut und Yin stärken mit: Süß, saurer und zusammenziehend, Herz stärken mit: Bitter und warm, Milz stärken mit: Süß und warm (Milz als Quelle der Blutbildung).
Es sollte darauf geachtet werden, dass nicht zu erhitzend, sondern nur leicht warm behandelt wird.
Dauermedikamente zur Unterstützung des Herzens dürfen nicht ohne weiteres abgesetzt werden.
Behandlungsbedürftige Anämie ausschließen.
Nachfolgende Rezepte können begleitend eingesetzt werden:

Rp.: Gingopret Tbl. (N1)
DS. 3 x tgl. 2 Tbl.

Rp.:	Flor. cum Fol. Crataegi	40,0
	Rad. Angelicae	25,0
	Fol. Melissae	25,0
	Rad. Liquiritae	20,0
	Fruct. Foeniculi	10,0

MDS. 2 Teelöffel mit 1/4 l kochendem Wasser übergießen und 15 Min. ziehen lassen.
3 x tgl. 1 Tasse.

Bei Wochenbettdepression zusätzlich

Rp.: Hyperforat Drg. (Johanniskraut)
DS. 3 x tgl. 2 Drg.

Bei Schlafstörungen zusätzlich

Rp.: Cefasedativ Tropfen (Rad. Valerianae 5g, Flor. Humuli lup. 5 g und Crataegi 5 g)
DS. 50 Tropfen vor dem Schlafengehen mit 1 Essl. Zucker einnehmen

oder

Rp.: Nervoregin forte Drg. (N2) (Baldrianwurzel 80 mg, Hopfenzapf. 20 mg und Passionsbl. 67,5 mg)
DS. 2 Drg. 1/2 Std. vor dem Schlafengehen einnehmen.

4.5 Herz-Yin-Mangel (Xin Yin Xu)

Innen-Mangel-Syndrom.

Ursachen nach TCM

Nach fieberhaften Erkrankungen und wie Herz-Blut-Mangel.

Nach westlicher Vorstellung

Chronische Herzinsuffizienz, Herzrhythmusstörungen, Hyperthyreose und Schlafstörungen.

Symptome

Palpitationen, tachykarde Herzrhythmusstörungen, Ein- und Durchschlafstörungen, evtl. mit Träumen, Vergesslichkeit, Reizbarkeit, Schreckhaftigkeit, Angst- und Erregungszustände.
Allgemeiner Yin-Mangel: Subfebrile Temperaturen, v. a. nachmittags, Nachtschweiß, Hitzesensationen, v. a. thorakal sowie an Handflächen und Fußsohlen, Mund- und Rachentrockenheit, Durst und Anorexie.

Zunge: Rot v. a. an der Zungenspitze evtl. mit roten Punkten, tiefer, medianer Riss bis zur Spitze; wenig trockener Belag oder belaglos.

Puls: Dünn (Xi) und schnell (Shu).

Therapie

Herz-Yin stärken und ernähren mit: Süß, sauer und kühl, evtl. Nieren-Yin stärken und ernähren mit: Sauer, zusammenziehend und kühl.
Dauermedikamente zur Unterstützung des Herzens dürfen nicht ohne weiteres abgesetzt werden.
Nachfolgende Rezepte können begleitend eingesetzt werden:

Rp.: Gingopret Tbl. (N1)
DS. 3 x tgl. 2 Tbl.

Rp.:	Herb. Leonuri cardiacae	30,0
	Flor. cum Fol. Crataegi	30,0
	Fol. Melissae	20,0
	Herb. Bursae pastoris	20,0
	Flos Hibisci	20,0
	Rad. Liquiritae	10,0

MDS. 2 Teelöffel mit 1/4 l kochendem Wasser übergießen und 10 Min. ziehen lassen.
3 x tgl. 1 Tasse.

Nicht digitalisierte Patienten können evtl. mit Herzglykosiden 2. Ordnung gestützt werden
Cave: Kalium und Kalzium!

Rp.: cor-loges Drg. (N1) (Scilla- und Convallaria-Gesamtauszug)
DS. 3 x tgl. 1 Drg. unzerkaut einnehmen.

Bei Schlafstörungen zusätzlich

Rp.:	Fol. Melissae	20,0
	Strob. Lupuli	20,0
	Rad. Liquiritae	20,0
	Flor. cum Fol. Crataegi	10,0

MDS. 2 Teelöffel mit 1/4 l kochendem Wasser übergießen und 10 Min. ziehen lassen.
1 Tasse 1/2 Std. vor dem Schlafen trinken.

Bei Schilddrüsenüberfunktion
Cave: Schulmedizinische Abklärung!

Rp.: Lycoaktin M Tbl. (Wolfstrappkraut)
DS. 2 bis 3 x tgl. 1 Tbl. vor den Mahlzeiten auf der Zunge zergehen lassen.

Nicht plötzlich absetzen, sondern ausschleichen!

Rp.: Gingopret Tbl. (N1)
DS. 3 x tgl. 2 Tbl.

Rp.:	Herb. Bursae pastoris	40,0
	Flor. cum Fol. Crataegi	30,0
	Fol. Melissae	20,0
	Flos Hibisci	20,0
	Strob. Lupuli	10,0

MDS. 2 Teelöffel mit 1/4 l kochendem Wasser übergießen und 10 Min. ziehen lassen.
3 x tgl. 1 Tasse.

4.6 Loderndes Herz-Feuer (Xin Huo Shang Yan)

Innen-Fülle-Hitze-Syndrom.

Ursachen nach TCM

Weiterentwicklung aus einem Herz-Yin-Mangel; schwere psychische Störungen wie ständige Sorgen, psychische Erregungszustände und Depressionen, führen zu Geist-Shen-Störungen und Qi-Stagnation, die sich in Hitze umwandeln kann; übermäßiger Gebrauch von stark gewürzten, fettigen Speisen, Alkohol, Tabak, erwärmenden Heilkräutern oder chronisches Überessen.
Herz-Feuer wird oft durch Übergriff von Loderndem Leber-Feuer verursacht und kann daher indirekt auch durch Zorn, Frustration und Wut (Ursachen für Leber-Feuer) entstehen.

Nach westlicher Vorstellung

Dysurie (bei Hitze-Lin-Syndrom), Harnwegsinfekt, Stomatitis, Hyperthyreose und Schlafstörungen.

Symptome

Loderndes Herz-Feuer: Palpitationen, Erregungszustände wie Reizbarkeit, Schlafstörungen mit vielen Träumen, Angstzustände, extreme Ruhelosigkeit bis zur Manie, Gesichtsrötung und Hitzewellen.
Körperflüssigkeitsverbrauch durch Hitze: Mundtrockenheit, Durst, Stomatitis, evtl. bitterer Mundgeschmack morgens, dunkler, konzentrierter Urin, evtl. juckende Hautauschläge und schmerzende Haut.
Schwere Fälle: Schmerzen und Blutungen bei der Miktion (Fülle-Hitze im Dünndarm: Herz-Feuer greift auf den Dünndarm über).

Zunge: Rot, v. a. an der Zungenspitze gerötet und geschwollen, Risse in der Zungenmitte teilweise bis zur Spitze; trockener, dünner und gelber Belag.

Puls: Voll (Shi), schnell (Shu) und evtl. überflutend (Hong), v. a. an der vorderen Position.

Therapie

Herz-Feuer klären mit: Bitter und kalt, Herz-Yin befeuchten mit: Süß, sauer, zusammenziehend und kalt. Es ist zu beachten, dass bitter austrocknet!
Dauermedikamente zur Unterstützung des Herzens dürfen nicht ohne weiteres abgesetzt werden.
Nachfolgende Rezepte können begleitend eingesetzt werden:

Rp.: Gingopret Tbl. (N1)
DS. 3 x tgl. 2 Tbl.

Rp.:

Herb. Leonuri	30,0
Herb. Bursae pastoris	30,0
Cort. Cinchonae	20,0
Flor. cum Fol. Crataegi	10,0
Fruct. cum Sem. Cynosbati	10,0

MDS. 2 Teellöffel mit 1/4 l kochendem Wasser übergießen und 10 Min. ziehen lassen.
3 x tgl. 1 Tasse.

Bei Schlafstörungen zusätzlich

Rp.: Lactidorm Drg. (Lupuli elect.)
DS. 2 Drg. 1/2 Std. vor dem Schlafen.

Bei Stomatitis zusätzlich

Rp.: Salbei Curarina Tropfen (N2)
DS. 1 bis 2 Teelöffel auf ein Glas lauwarmes Wasser.
Alle 2 Std. den Mund eine Min. lang spülen.

Bei Erregungszuständen

Rp.: Gingopret Tbl. (N1)
DS. 3 x tgl. 2 Tbl.

Rp.:

Herb. Leonuri cardiacae	30,0
Herb. Passiflorae	20,0
Strob. Lupuli	20,0
Fol. Melissae	20,0
Flos Hibisci	20,0

MDS. 2 Teelöffel mit 1/4 l kochendem Wasser übergießen und 10 Min. ziehen lassen.
3 x tgl. 1 Tasse.

Bei Hautausschlägen

Rp.: Gingopret Tbl. (N1)
DS. 3 x tgl. 2 Tbl.

Rp.:

Herb. Leonuri cardiacae	30,0
Herb. Urticae	30,0
Fol. Betulae	20,0
Flos Hibisci	20,0

MDS. 2 Teelöffel mit 1/4 l kochendem Wasser übergießen und 10 Min. ziehen lassen.
3 x tgl. 1 Tasse.

Bei Dysurie
Cave: Genaue Abklärung, Flüssigkeitsverlust, Kalium und Kalzium beachten!

Rp.: Gingopret Tbl. (N1)
DS. 3 x tgl. 2 Tbl.

Rp.:

Herb. Leonuri cardiacae	20,0
Herb. Solidaginis	20,0
Herb. Urticae	20,0
Herb. Melissae	20,0
Fruct. cum Sem. Cynosbati	20,0

MDS. 2 Teelöffel mit 1/4 l kochendem Wasser übergießen und 10 Min. ziehen lassen.
3 x tgl. 1 Tasse.

Bei Hämaturie
Cave: Schulmedizinische Abklärung, Flüssigkeitsverlust, Kalium und Kalzium beachten!

Rp.: Gingopret Tbl. (N1)
DS. 3 x tgl. 2 Tbl.

Rp.:

Herb. Solidaginis	20,0
Herb. Millefolii	20,0
Fol. Betulae	20,0
Herb. Bursae pastoris	20,0
Rad. Liquiritae	20,0

MDS. 2 Teelöffel mit 1/4 l kochendem Wasser übergießen und 10 Min. ziehen lassen.
3 x tgl. 1 Tasse.

Bei Schilddrüsenüberfunktion
Cave: Schulmedizinische Abklärung!

Rp.: Gingopret Tbl. (N1)
DS. 3 x tgl. 2 Tbl.

Rp.: Lycoaktin M Tbl. (Wolfstrappkraut)
DS. 2 bis 3 x tgl. 1 Tbl. vor den Mahlzeiten auf der Zunge zergehen lassen.

Nicht plötzlich absetzen, sondern ausschleichen!

Rp.:

Herb. Bursae pastoris	30,0
Herb. Leonuri cardiacae	30,0
Herb. Passiflorae	20,0

Rad. Liquiritae	20,0
Strob. Lupuli	10,0

MDS. 2 Teelöffel mit 1/4 l kochendem Wasser übergießen und 10 Min. ziehen lassen.
3 x tgl. 1 Tasse.

4.7 Schleim-Feuer erregt das Herz (Tan Huo Rao Xin)

Innen-Fülle-Hitze-Syndrom.

Ursachen nach TCM

Meist langdauernde psychische Belastungen (z. B. Depression), die zur Qi-Stagnation mit sich entwickelndem Feuer führen, übermäßiger Verzehr von scharf gewürzten und fettigen Speisen und/oder Alkoholabusus mit endogener Hitze- und Schleimretention, auch bei fieberhafter Erkrankung, die das Perikard befällt.

Nach westlicher Vorstellung

Apoplex mit Bewusstseinsstörungen und Epilepsie.

Symptome

Erregungszustände mit aggressivem Charakter bis zur Manie und agitierter Psychose: Fantasieren und zusammenhangloses Sprechen, grundloses, unkontrolliertes Lachen und Weinen, Verwirrtheit, Schreien, Schlafstörungen mit Albträumen, Gesichtsrötung, bitterer Mundgeschmack, Obstipation, tiefgelber Urin, evtl. auch Depression und Abgestumpftheit, in schweren Fällen Aphasie und Koma.

Zunge: Rot, medianer Riss, evtl. mit erhabenen gelblichen Papillen, gerötete, geschwollene Zungenspitze; gelber und schmieriger Belag.

Puls: Saitenförmig (Xian), schlüpfrig (Hua), schnell (Shu), evtl. schnell und voll (Shi) oder schnell überflutend (Hong).

Therapie

Herz-Feuer klären mit: Bitter und kalt, Herzöffnungen durch Schleimbeseitigung wieder durchgängig machen mit: Salzig, süß und kalt.
Dauermedikamente zur Unterstützung des Herzens und Kreislaufs dürfen nicht ohne weiteres abgesetzt werden.
Bei Apoplex und Epilepsie im akuten Stadium muss die Intensivmedizin im Krankenhaus die Therapie übernehmen.
Der Therapieverlauf muss sorgfältigst überwacht werden!
Folgendes Rezept ist dazu gedacht, im Frühstadium dem Schleim-Feuer entgegenzuwirken:

Rp.:	Herb. Passiflorae	20,0
	Flos Primulae	20,0
	Herb. Scrophulariae	20,0
	Herb. Meliloti	10,0
	Herb. Leonuri cardiacae	10,0
	Cort. Cinchonae	10,0

MDS. 2 Teelöffel mit 1/4 l kochendem Wasser übergießen und 10 Min. ziehen lassen.
3 x tgl. 1 Tasse.

4.8 Schleim-Kälte benebelt das Herz (Han Tan Mi Xin Qiao)

Innen-Fülle-Kälte-Syndrom.

Ursachen nach TCM

Erblich bedingt bei Kindern, chronische Einwirkung von Schleimretention (z. B. durch Übermaß an öligen, kalten und rohen Nahrungsmitteln), Depression.

Nach westlicher Vorstellung

Residualzustände nach Apoplex, Entwicklungsverzögerung bei Kindern (geistig und sprachlich).

Symptome

Depression, Introvertiertheit, Selbstgespräche, Aphasie, Lethargie, Somnolenz bis zum Bewusstseinsverlust, Stupor, plötzlicher Kollaps, Koma mit gurgelnden Rasselgeräuschen im Rachen.

Zunge: Geschwollen, evtl. medianer Riss; dicker, weißer und schmieriger Belag.

Puls: Schlüpfrig (Hua) und langsam (Chi).

Therapie

Schleim transformieren mit: Salzig und süß und neutral, die Herzöffnungen und Meridiane durchgängig machen mit: Scharf, bitter und warm. Es sollte darauf geachtet werden, dass die bittere Energetik nicht überwiegt.
Dauermedikamente zur Unterstützung des Herzens und Kreislaufs dürfen nicht ohne weiteres abgesetzt werden.
Nachfolgende Rezepte können begleitend eingesetzt werden.

Rp.: Ginseng Curarina Kps.
DS. 2 x tgl. 2 Kps. zum Essen.

Rp.:	Herb. Scrophulariae	30,0
	Rad. Liquiritae	25,0
	Fol. Melissae	20,0
	Fruct. Foeniculi	20,0

MDS. 2 Teelöffel mit 1/4 l kochendem Wasser übergießen und 10 Min. ziehen lassen.
3 x tgl. 1 Tasse.

Bei starker Verschleimung zusätzlich

Rp.: Cerivikehl Tropfen (Isländisch Moos Urtinktur)
2 x tgl. 5 bis 10 Tr.

Zu empfehlen sind auch:

Behandlungen mit Emser Salz.

4 A Herz- und Milz-Qi-/Blut-Mangel (Xin Pi Liang Xu)

Innen-Mangel-Syndrom.

Ursachen nach TCM

Rekonvaleszenz nach schwerer Erkrankung, chronische Blutung, Ärger, Überanstrengung und Stress.
Milz-Qi-Mangel: Unregelmäßige Nahrungsaufnahme, Mangelernährung, Überarbeitung und mentale Belastung, konstitutionelle Schwäche der Verdauungsorgane, langfristige Exposition gegenüber Feuchtigkeit, chronische Erkrankungen.

Nach westlicher Vorstellung

Schlafstörungen, Anämie und Schwäche in der Rekonvaleszenz.

Symptome

Blut- und Qi-Mangel: Blässe, generelle Erschöpfungszustände.
Herz-Blut-Mangel: Palpitationen, Ruhelosigkeit, Schreckhaftigkeit, Vergesslichkeit, Schlafstörungen mit vielen Träumen und Schlaflosigkeit.
Milz-Qi-Mangel: Appetitmangel, Druck- und Völlegefühl im Abdomen, Meteorismus und weiche Stühle.
Blut- und Qi-Mangel schwächen den Chong Mai: Unregelmäßige und spärliche Menstruation.

Zunge: Blass; dünner und weißer Belag.

Puls: Leer (Xu), schwach (Ruo) und evtl. rau (Se).

Therapie

Blut stärken mit: Süß und zusammenziehend, Herz-Qi stärken mit: Bitter und warm, Milz-Qi stärken mit: Süß und warm.

Rp.: Gingopret Tbl. (N1)
DS. 3 x tgl. 2 Tbl.

Rp.:	Flor. cum Fol. Crataegi	40,0
	Rad. Liquiritae	25,0
	Fol. Melissae	20,0
	Fruct. Coriandri	15,0
	Fruct. Foeniculi	10,0

MDS. 2 Teelöffel mit 1/4 l kochendem Wasser übergießen und 15 Min. ziehen lassen.
3 x tgl. 1 Tasse.

Bei Schlafstörungen zusätzlich

Rp.: Dormarist Schlafkapseln (N1) (Baldrianwurzel 95 mg und Melisseblätter 85 mg)
DS. 2 Kps. 1/2 Std. vor dem Schlafen mit etwas Flüssigkeit und 1Teel. Honig einnehmen.

4 B Disharmonie zwischen Herz und Niere (Xin Shen Bu Jiao)

Innen-Mangel-Hitze-Syndrom, Syn.: „Herz und Niere verbinden sich nicht".

Ursachen nach TCM

Langdauernde konsumierende Erkrankungen, chronische Überanstrengung und Stress, chronisch psychische Belastungen, z. B. starke Angstzustände, Traurigkeit und Depressionen.

Nach westlicher Vorstellung

Leitsymptom Tinnitus, Schwerhörigkeit, Ejakulationsstörungen, klimakterische Beschwerden, psychovegetatives Syndrom und Schlafstörungen.

Symptome

Herz-Feuer: Innere Unruhezustände, Palpitationen und Schlaflosigkeit.
Nieren-Yin-Mangel: Vergesslichkeit, Schwindel, Tinnitus, Schmerzen in der LWS-Region, nächtliche Spermatorrhö mit erotischen Träumen.
Yin-Mangel: Mund- und Rachentrockenheit, subfebrile Temperaturen, v. a. nachmittags, Nachtschweiß, Hitzesensationen, Wangenrötung; wenig, dunkelgelber Urin und Obstipation.

Zunge: Rot, v. a. an der Spitze; wenig, trockener Belag, evtl. belaglos.

Puls: Dünn (Xi) und schnell (Shu).

Therapie

Nieren-Yin nähren mit: sauer, zusammenziehend, salzig und kalt, Herz-Yin stärken mit: Süß, sauer und kalt, Herz-Feuer klären mit: Bitter und kalt.
Dauermedikamente zur Unterstützung des Herzens dürfen nicht ohne weiteres abgesetzt werden.
Nachfolgende Rezepte können begleitend eingesetzt werden.
Für ausreichend Flüssigkeitszufuhr sorgen.

Bei Tinnitus

Rp.: Immunopret Tbl. (N2) (Purpursonnenhutkraut)
DS. 3 x tgl. 1 Tbl.

Rp.: Gingopret Tbl. (N1)
DS. 3 x tgl. 2 Tbl.

Rp.:	Flos Lavandulae	40,0
	Herb. Passiflorae	30,0
	Herb. Stellariae mediae	20,0
	Fruct. cum Sem. Cynosbati	15,0
	Flor. cum Fol. Crataegi	15,0

MDS. 2 Teelöffel mit 1/4 l kochendem Wasser übergießen und 10 Min. ziehen lassen.
3 x tgl. 1 Tasse.

Bei LWS-Beschwerden

Rp.: Gingopret Tbl. (N1)
DS. 3 x tgl. 2 Tbl.

Rp.:	Herb. Leonuri cardiacae	35,0
	Flor. cum Fol. Crataegi	25,0
	Herb. Stellariae mediae	20,0
	Fruct. cum Sem. Cynosbati	20,0

MDS. 2 Teelöffel mit 1/4 l kochendem Wasser übergießen und 10 Min. ziehen lassen.
3 x tgl. 1 Tasse.

Evtl. zusätzlich:

Rp.: Defencid Tbl. (Teufelskrallen-Wurzel)
DS. 3 x tgl. 2 Tbl. etwa 10 Min. vor den Mahlzeiten einnehmen.

Rp.: Rheumakaps (N2) (Weidenrinde)
DS. 1 bis 2 x tgl. 1 Kps. mit reichlich Flüssigkeit einnehmen.

Evtl.:

Rp.: Phlogenzym Tbl. (N1) (Bromelain, Trypsin, Rutosid)
DS. 3 x tgl. 2 Tbl. unzerkaut mit reichlich Flüssigkeit 1 bis 1/2 Std. vor einer Mahlzeit einnehmen.

Bei Schlafstörungen zusätzlich

Rp.:	Strobul. Lupuli	40,0
	Herb. Passiflorae	25,0
	Fruct. cum Sem. Cynosbati	15,0
	Fol. Melissae	15,0

MDS. 2 Teelöffel mit 1/4 l kochendem Wasser übergießen und 10 Min. ziehen lassen.
1 Tasse 1/2 Std. vor dem Schlafen trinken

oder

Rp.: Lactidorm Drg. (Gland. Lupuli elect.)
DS. 2 bis 3 Drg. 1/2 Std. vor dem Schlafen einnehmen.

Bei klimakterischen Beschwerden

Rp.: Gingopret Tbl. (N1)
DS. 3 x tgl. 2 Tbl.

Rp.:	Herb. Stellariae mediae	30,0
	Herb. Millefolii	30,0
	Herb. Leonuri cardiacae	20,0
	Herb. Bursae pastoris	20,0
	Fol. Melissae	15,0
	Flor. cum Fol. Crataegi	15,0

MDS. 2 Teelöffel mit 1/4 l kochendem Wasser übergießen und 10 Min. ziehen lassen.
3 x tgl. 1 Tasse.

Evtl.:

Rp.: Klimadynon Tbl. (N1) (Cimicifugawurzelstock-Trockenextrakt)
DS. Morgens und abends 1 Tbl. einnehmen.

Bei psychovegetativem Syndrom

Rp.: Gingopret Tbl. (N1)
DS. 3 x tgl. 2 Tbl.

Rp.:	Herb. Hyperici	40,0
	Herb. Passiflorae	20,0
	Herb. Leonuri cardiacae	20,0
	Herb. Stellariae mediae	20,0
	Flor. cum Fol. Crataegi	15,0
	Fruct. cum Sem. Cynosbati	15,0

MDS. 2 Teelöffel mit 1/4 l kochendem Wasser übergießen und 10 Min. ziehen lassen.
3 x tgl. 1 Tasse.

Bei Prostatabeschwerden

Rp.: Gingoprot Tbl. (N1)
DS. 3 x tgl. 2 Tbl.

Rp.: Immunopret Tbl. (N2) (Purpursonnenhutkraut)
DS. 3 x tgl. 1 Tbl.

Rp.:	Herb. Leonuri cardiacae	30,0
	Sem. Cucurbitae cont.	30,0
	Herb. Urticae	20,0
	Gem. Populi cont.	20,0

MDS. 2 Teelöffel mit 1/4 l kochendem Wasser übergießen und 10 Min. ziehen lassen.
3 x tgl. 1 Tasse

oder

Rp.: Uvirgan mono Kps. (N1) (Sem. Cucurbitae)
DS. 2 x tgl. 1 Kps.

5. Rezepte, welche die Syndrome des Dünndarms (Xiao Chang) behandeln

5.1 Dünndarm-Schwäche mit Kälte (Xiao Chang Xu Han)

Innen-Mangel-Kälte-Syndrom, entspricht meist dem Milz-Yang-Mangel und ist kaum davon trennbar.

Ursachen nach TCM

Unterfunktion des Dünndarms oder äußere pathogene Kälte attackieren den Dünndarm, z. B. durch übermäßigen Verzehr von kalten und rohen Nahrungsmitteln.

Nach westlicher Vorstellung

Diarrhö, Meteorismus, Malabsorption und Maldigestion.

Symptome

Milz-Yang-Mangel: Milder, intermittierender, dumpfer Abdominalschmerz, Besserung durch Druck und Wärme auf den Bauch, Verlangen nach warmen Getränken, Diarrhö, viel blassgelber Urin, evtl. häufiger Harndrang, Kälteobstruktion des Darms: Blähungsgeräusche und Abdominalschmerz.

Zunge: Blass; weißer Belag.

Puls: Schwach (Ruo), langsam (Chi), evtl. tief (Chen) und leer (Xu).

Therapie

Milz stärken mit: Süß und warm, Dünndarm stärken und wärmen mit: Zusammenziehend und warm, Kälte vertreiben mit: Scharf und warm. Evtl. Magen tonisieren mit: Bitter und warm. Bei chronischer Dünndarmschwäche sollte auch an eine Symbioselenkung gedacht werden. Weiter darf hier nicht der Vitamin- und Mineralstoffmangel übersehen werden. Evtl. müssen auch Enzyme gegeben werden.

Rp.: Ginseng Curarina Kps.
DS. 2 x tgl. 2 Kps. zum Essen.

Rp.: Colina (N1 = 20 Beutel)
DS. 3 x tgl. 1 bis 2 Beutel 1 1/2 Std. vor oder nach der Einnahme anderer Medikamente.

Rp.:

Herb. Salicariae	20,0
Fol. Juglandis	20,0
Rad. Angelicae	20,0
Fruct. Foeniculi	15,0
Pericarp. Aurantii	15,0

MDS. 2 Teelöffel mit 1/4 l kochendem Wasser übergießen und 10 Min. ziehen lassen.
3 x tgl. 1 Tasse

oder

Rp.: Imbak Tbl. (Acidophilus-Bakterien, entbitterte medizinische Hefe, Wacholderbeeren und Ingwerwurzel)
DS. 3 x tgl. 3 bis 5 Tbl., evtl. Stoßtherapie.

5.2 Fülle-Hitze im Dünndarm (Xiao Chang Shi Re)

Innen-Fülle-Hitze-Syndrom, entspricht dem Lodernen Herz-Feuer, das auf den Dünndarm übergreift (Xin Yi Re Yu Xiao Chang).

Ursachen nach TCM

Wie Loderndes Herz-Feuer:
Weiterentwicklung aus einem Herz-Yin-Mangel; schwere psychische Störungen, wie ständige Sorgen, psychische Erregungszustände und Depressionen, führen zu Geist-Shen-Störungen und Qi-Stagnationen, die sich in Hitze umwandeln kann; übermäßiger Gebrauch von stark gewürzten, fettigen Speisen, Alkohol, Tabak, erwärmenden Heilkräutern oder chronisches Überessen.
Herz-Feuer wird oft durch Übergriff von Loderndem Leber-Feuer verursacht und kann daher indirekt auch durch Zorn, Frustration und Wut (Ursachen für Leber-Feuer) entstehen.

Nach westlicher Vorstellung

Harnwegsinfekt, Dysurie unter Hitze-Lin-Syndrom.

Symptome

Fülle-Hitze im Unteren San Jiao: Völlegefühl und Schmerzen im Unterbauch, Druck auf den Unterbauch verschlimmert, häufiger, dringender Harndrang, Hämaturie, Dysurie, dunkelgelber, konzentrierter und übelriechender Urin.
Herz-Feuer: Reizbarkeit, Unruhezustände, Stomatitis und brennende Schmerzen im Mund, Halsschmerzen und Durst.

Zunge: Rot mit geröteter Spitze; gelber Belag.

Puls: Schnell (Shu), schlüpfrig (Hua) und überflutend (Hong).

Therapie

Hitze aus Herz und dem Unteren San Jiao ausleiten mit: Bitter und kalt, Yin befeuchten mit: Süß, sauer, zusammenziehend und kalt.

Bei Dysurie
Cave: Genaue Abklärung, Flüssigkeitsverlust, Kalium und Kalzium beachten!

Rp.: Gingopret Tbl. (N1)
DS. 3 x tgl. 2 Tbl.

Rp.:

Herb. Solidaginis	20,0
Herb. Leonuri cardiacae	20,0
Herb. Urticae	15,0
Fol. Melissae	15,0
Fruct. cum Sem. Cynosbati	15,0
Rad. Liquiritae	15,0

MDS. 2 Teelöffel mit 1/4 l kochendem Wasser übergießen und 10 Min. ziehen lassen.
3 x tgl. 1 Tasse.

Bei entsprechender Indikation zusätzlich

Rp.: Cystinol akut Drg. (Bärentraubenblätter)
DS. 3 x 2 Drg.

Rp.: Alkala N Pulver (Natriumzitrat, Kaliumhydrogenkarbonat und Natriumhydrogenkarbonat)
DS. 1 gestrichenen Messlöffel in 1/2 Glas Wasser auflösen und zusammen mit den Cystinol Drg. einnehmen (das Arbutin in Fol. Uvae ursi wirkt nur im alkalischen Harn).

Bei Hämaturie
Cave: Schulmedizinische Abklärung, Flüssigkeitsverlust, Kalium und Kalzium beachten!

Rp.: Gingopret Tbl. (N1)
DS. 3 x tgl. 2 Tbl.

Rp.:

Herb. Solidaginis	20,0
Herb. Millefolii	20,0
Fol. Betulae	20,0
Herb. Bursae pastoris	20,0
Rad. Liquiritae	20,0

MDS. 2 Teelöffel mit 1/4 l kochendem Wasser übergießen und 10 Min. ziehen lassen.
3 x tgl. 1 Tasse.

6. Rezepte, welche die Syndrome der Milz (Pi) behandeln

6.1 Milz-Qi-Mangel (Pi Qi Xu)

Innen-Mangel-Syndrom, meist in Kombination mit Magen-Qi-Mangel als „Mitte-Qi-Mangel".

Ursachen nach TCM

Unregelmäßige Nahrungsaufnahme, Mangelernährung, Überarbeitung und mentale Belastung, konstitutionelle Schwäche der Verdauungsorgane, langfristige Exposition gegenüber Feuchtigkeit und chronische Erkrankungen.

Nach westlicher Vorstellung

Diarrhö, entzündliche Darmerkrankungen, Muskelatrophie-Syndrom (Wei-Syndrom), Malabsorptionssyndrome und Schwäche in der Rekonvaleszenz.

Symptome

Milz-Qi-Mangel: Appetitmangel, Anorexie, unvollständige Verdauung mit unverdauten Nahrungsresten im Stuhl, Diarrhö oder weiche Stühle, Meteorismus, Völle- und Druckgefühl im Bauch, v. a. nach dem Essen, besser durch Druck oder Massage auf den Bauch, Muskelschwäche und evtl. Ödeme.
Allgemeiner Qi-Mangel: Körperliche Schwäche, allgemeine Müdigkeit und Kraftlosigkeit, der Patient mag nicht sprechen, schwache und tiefe Stimme, blassgelbe und fahle Gesichtsfarbe.

Zunge: Blass, geschwollen, schlaff (evtl. Zahneindrücke); dünner und weißer Belag.

Puls: Leer (Xu), schwach (Ruo) und evtl. langsam (Chi).

Therapie

Milz und Magen-Qi stärken mit: Süß, Milz-Qi bewegen mit: Scharf, Ausscheidungsstörungen beheben mit: Zusammenziehend. Hier ist zu beachten, dass Milz-Qi aufsteigend und Magen-Qi absteigend ist. Milz liebt Trockenheit und Magen Feuchtigkeit. Unter Umständen können hier auch bittere Heilmittel eingesetzt werden. Bitter tonisiert den Magen, speziell das Herabführen.
Das Temperaturverhalten sollte ausgeglichen oder leicht wärmend sein, d. h. nicht zu kalt und nicht zu warm.

Rp.: Eleutherococcus Lomapharm Drg. (N2)
DS. 3 x tgl. 1 Drg.

Rp.:	Rad. Angelicae	40,0
	Fol. Melissae	30,0
	Fruct. Foeniculi	20,0
	Fol. Rosmarini	20,0

MDS. 2 Teelöffel mit 1/4 l kochendem Wasser übergießen und 10 Min. ziehen lassen.
3 x tgl. 1 Tasse.

Bei Milz-Qi- und Magen-Qi-Mangel = Mitte-Qi-Mangel

Rp.: Ginseng Curarina Kps.
DS. 2 x tgl. 2 Kps. zum Essen.

Rp.:	Rad. Angelicae	20,0
	Herb. Centaurii	20,0
	Fruct. Foeniculi	20,0
	Flos Matricariae	20,0

MDS. 2 Teelöffel mit 1/4 l kochendem Wasser übergießen und 10 Min. ziehen lassen.
3 x tgl. 1 Tasse.

Bei Diarrhö und entzündlicher Darmerkrankung

Rp.: Eleutherococcus Lomapharm Drg. (N2)
DS. 3 x tgl. 1 Drg.

Rp.:	Herb. Salicariae	30,0
	Fol. Juglandis	30,0
	Rad. Angelicae	20,0
	Fruct. Foeniculi	20,0
	Rad. Liquiritae	10,0
	Flos Hibisci	10,0

MDS. 2 Teelöffel mit 1/4 l kochendem Wasser übergießen und 10 Min. ziehen lassen.
3 x tgl. 1 Tasse

oder

Rp.: Myrrhinil-Intest Drg. (N2) (Myrrhe 100 mg, Kaffeekohle 50 mg und Kamillenblüten 100 mg)
DS. 3 x tgl. 4 Drg.

Evtl.:

Rp.: Imbak Tbl. (Acidophilus-Bakterien 30 mg, entbitterte medizinische Hefe 50 mg, Wacholderbeeren 40 mg und Ingwerwurzel 5 mg)
DS. 3 x tgl. 3 bis 5 Tbl., evtl. Stoßtherapie.

Evtl.:

Rp.: Colina (N1 = 20 Beutel)
DS. 3 x tgl. 1 bis 2 Beutel 1 1/2 Std. vor oder nach der Einnahme anderer Medikamente.
(Hier kann man auch Heilerde einsetzen.)

6.2 Milz-Yang-Mangel (Pi Yang Xu)

Innen-Mangel-Kälte-Syndrom.

Ursachen nach TCM

Weiterentwicklung des Milz-Qi-Mangels, übermäßiger Verzehr von kalter, roher oder fettiger und süßer Nahrung, übermäßiger Gebrauch von kühlenden Kräutern, chronische Exposition von Kälte und Feuchtigkeit.

Nach westlicher Vorstellung

Diarrhö, entzündliche Darmerkrankungen und Malabsorptionssyndrome.

Symptome

Wie Milz-Qi-Mangel und zusätzlich Kältezeichen:
Milz-Qi-Mangel: Appetitmangel, Anorexie, unvollständige Verdauung mit unverdauten Nahrungsresten im Stuhl, Diarrhö oder weiche Stühle, Meteorismus, Völle- und Druckgefühl im Bauch, v. a. nach dem Essen, besser durch Druck oder Massage auf den Bauch, Muskelschwäche und evtl. Ödeme.
Allgemeiner Qi-Mangel: Körperliche Schwäche, allgemeine Müdigkeit und Kraftlosigkeit, der Patient mag nicht sprechen, schwache und tiefe Stimme, blassgelbe und fahle Gesichtsfarbe.
Zusätzlich Kältezeichen: Allgemeines Kältegefühl und kalte Extremitäten, Frösteln, Völlegefühl im Bauch mit Verbesserung der Symptome durch Wärme, wässrige Diarrhö mit unverdauter Nahrung, evtl. zusätzlich Ödeme der Extremitäten und Harnverhaltung.

Zunge: Blass, geschwollen mit Zahneindrücken am Rand; weißer, feuchter, evtl. dicker und schmieriger Belag.

Puls: Tief (Chen), langsam (Chi) und teilweise schwach (Ruo).

Therapie

Milz-Yang stärken und erwärmen mit: Süß und warm, das Innere Li erwärmen mit: Scharf und warm, Ausscheidungs-

störungen beheben mit: Zusammenziehend. Evtl. Magen tonisieren mit: Bitter und warm.
Bei chronischem Milz-Yang-Mangel sollte auch an eine Symbioselenkung gedacht werden. Weiter darf hier nicht der Vitamin- und Mineralstoffmangel übersehen werden. Evtl. müssen auch Enzyme gegeben werden.

Rp.: Eleutherococcus Lomapharm Drg. (N2)
DS. 3 x tgl. 1 Drg.

Rp.: Colina (N1 = 20 Beutel) (oder Heilerde)
DS. 3 x tgl. 1 bis 2 Beutel 1 1/2 Std. vor oder nach der Einnahme anderer Medikamente.

Rp.:	Herb. Salicariae	20,0
	Fol. Juglandis	20,0
	Rad. Angelicae	20,0
	Fruct. Foeniculi	15,0
	Pericarp. Aurantii	15,0

MDS. 2 Teelöffel mit 1/4 l kochendem Wasser übergießen und 10 Min. ziehen lassen.
3 x tgl. 1 Tasse

oder

Rp.: Imbak Tbl. (Acidophilus-Bakterien 30 mg, entbitterte medizinische Hefe 50 mg, Wacholderbeeren 40 mg und Ingwerwurzel 5 mg)
DS. 3 x tgl. 3 bis 5 Tbl., evtl. Stoßtherapie.

Bei Milz-Yang- und Magen-Yang-Mangel

Rp.: Ginseng Curarina Kps.
DS. 2 x tgl. 2 Kps. zum Essen.

Rp.: Colina (N1 = 20 Beutel) (oder Heilerde)
DS. 3 x tgl. 1 bis 2 Beutel 1 1/2 Std. vor oder nach der Einnahme anderer Medikamente.

Rp.:	Herb. Salicariae	20,0
	Flos Matricariae	20,0
	Fol. Juglandis	20,0
	Rad. Angelicae	20,0
	Fruct. Foeniculi	20,0

MDS. 2 Teelöffel mit 1/4 l kochendem Wasser übergießen und 10 Min. ziehen lassen.
3 x tgl. 1 Tasse.

Evtl.:

Rp.: Zintona Kps. (Ingwerwurzelstock)
DS. 3 x tgl. 2 Kps.

Evtl.:

Imbak Tbl. nach Bedarf (siehe oben).

6.3 Milz kontrolliert das Blut nicht (Pi Bu Tong Xue)

Innen-Mangel-Syndrom.

Ursachen nach TCM

Wie bei Milz-Qi/Yang-Mangel:
Unregelmäßige Nahrungsaufnahme, Mangelernährung, Überarbeitung und mentale Belastung, konstitutionelle Schwäche der Verdauungsorgane, langfristige Exposition gegenüber Feuchtigkeit und chronische Erkrankungen.

Weiterentwicklung des Milz-Qi-Mangels: Übermäßiger Verzehr von kalter, roher oder fettiger und süßer Nahrung, übermäßiger Gebrauch von kühlenden Kräutern, chronische Exposition von Kälte und Feuchtigkeit.

Nach westlicher Vorstellung

Metrorrhagie, Zahnfleischbluten, entzündliche Darmerkrankungen mit Blutauflagerungen im Stuhl.

Symptome

Milz-Qi-Mangel: Appetitmangel, Anorexie, unvollständige Verdauung mit unverdauten Nahrungsresten im Stuhl, Diarrhö oder weiche Stühle, Meteorismus, Völle- und Druckgefühl im Bauch, v. a. nach dem Essen, besser durch Druck oder Massage auf den Bauch, Muskelschwäche und evtl. Ödeme.
Allgemeiner Qi-Mangel: Körperliche Schwäche, allgemeine Müdigkeit und Kraftlosigkeit, der Patient mag nicht sprechen, schwache und tiefe Stimme, blassgelbe und fahle Gesichtsfarbe.
Zusätzlich Kältezeichen: Allgemeines Kältegefühl und kalte Extremitäten, Frösteln, Völlegefühl im Bauch mit Verbesserung der Symptome durch Wärme, wässrige Diarrhö mit unverdauter Nahrung, evtl. zusätzlich Ödeme der Extremitäten und Harnverhaltung.
Zusätzlich Blutungszeichen: V. a. in der unteren Körperhälfte, z. B. Purpura, Petechien, blutige Stühle, Hypermenorrhö, Meläna, dysfunktionelle Uterusblutungen, Hämaturie, fahlgelbe Gesichtsfarbe.

Zunge: Blass.

Puls: Dünn (Xi), schwach (Ruo) und leer (Xu).

Therapie

Milz-Qi und Milz-Yang stärken und erwärmen mit: Süß und warm, das Innere-Li erwärmen mit: Scharf und warm, Blutungen beenden mit: Zusammenziehend.

Bei Metrorrhagie
Cave: Schulmedizinische Abklärung!

Rp.: Eleutherococcus Lomapharm Drg. (N2)
DS. 3 x tgl. 1 Drg.

Rp.:	Herb. Salicariae	25,0
	Herb. Millefolii	25,0
	Rhiz. Calami	25,0
	Fruct. Foeniculi	20,0
	Rad. Liquiritae	15,0
	Rad. Angelicae	15,0

MDS. 2 Teelöffel mit 1/4 l kochendem Wasser übergießen und 10 Min. ziehen lassen.
3 x tgl. 1 Tasse.

Bei Zahnfleischblutungen

Rp.:	Fol. Juglandis	60,0
	Cort. Quercus	30,0
	Rad. Liquiritae	20,0

MDS. 2 Esslöffel mit 1/2 l Wasser zum Sieden erhitzen und 5 Min. am Sieden halten, abgießen.
5 x tägl. Mundspülungen durchführen.

Bei Darmerkrankungen mit Blutauflagerungen
Cave: Schulmedizinische Abklärung!

Rp.: Eleutherococcus Lomapharm Drg. (N2)
DS. 3 x tgl. 1 Drg.

Rp.: Colina (N1 = 20 Beutel) (oder Heilerde)
DS. 3 x tgl. 1 bis 2 Beutel 1 1/2 Std. vor oder nach der Einnahme anderer Medikamente.

Rp.:		
	Fol. Hamamelidis	30,0
	Fruct. Juniperi	25,0
	Fol. Juglandis	20,0
	Fruct. Foeniculi	15,0
	Rad. Angelicae	15,0
	Rad. Liquiritae	10,0

MDS. 2 Teelöffel mit 1/4 l kochendem Wasser übergießen und 10 Min. ziehen lassen.
3 x tgl. 1 Tasse

oder

Rp.: Imbak Tbl. (Acidophilus-Bakterien 30 mg, entbitterte medizinische Hefe 50 mg, Wacholderbeeren 40 mg und Ingwerwurzel 5 mg)
DS. 3 x tgl. 3 bis 5 Tbl., evtl. Stoßtherapie.

6.4 Sinkendes Milz-Qi (Pi Xu Xia Xian)

Innen-Mangel-Kälte-Syndrom.

Ursachen nach TCM

Wie bei Milz-Qi-/Yang-Mangel:
Unregelmäßige Nahrungsaufnahme, Mangelernährung, Überarbeitung und mentale Belastung, konstitutionelle Schwäche der Verdauungsorgane, langfristige Exposition gegenüber Feuchtigkeit und chronische Erkrankungen.
Weiterentwicklung des Milz-Qi-Mangels: Übermäßiger Verzehr von kalter, roher oder fettiger und süßer Nahrung, übermäßiger Gebrauch von kühlenden Kräutern, chronische Exposition von Kälte und Feuchtigkeit.

Nach westlicher Vorstellung

Organsenkung v. a. der unteren Körperhälfte (z. B. Descensus uteri et vaginae), Uterusprolaps, Hämorrhoiden, Rektumprolaps, Harninkontinenz und Ptosis des Augenlids.

Symptome

Milz-Qi-Mangel: Appetitmangel, Anorexie, unvollständige Verdauung mit unverdauten Nahrungsresten im Stuhl, Diarrhö oder weiche Stühle, Meteorismus, Völle- und Druckgefühl im Bauch, v. a. nach dem Essen, besser durch Druck oder Massage auf den Bauch, Muskelschwäche und evtl. Ödeme.
Allgemeiner Qi-Mangel: Körperliche Schwäche, allgemeine Müdigkeit und Kraftlosigkeit, der Patient mag nicht sprechen, schwache und tiefe Stimme, blassgelbe und fahle Gesichtsfarbe.
Zusätzlich Kältezeichen: Allgemeines Kältegefühl und kalte Extremitäten, Frösteln, Völlegefühl im Bauch mit Verbesserung der Symptome durch Wärme, wässrige Diarrhö mit unverdauter Nahrung, evtl. zusätzlich Ödeme der Extremitäten und Harnverhaltung.

Zusätzlich Organprolaps: Analprolaps, Descensus uteri et vaginae, Uterusprolaps, Blasen- oder Magensenkung, „nach unten drängendes Gefühl" im Unterbauch, chronische Diarrhö und Harninkontinenz.

Zunge: Blass; dünner und weißer Belag.

Puls: Schwach (Ruo) und leer (Xu).

Therapie

Milz-Qi und Milz-Yang stärken und das Qi anheben (Organprolaps) mit: Süß, scharf und warm, Ausscheidungsstörungen beheben mit: Zusammenziehend.

Bei chronischer Diarrhö

Bei chronischem Milz-Yang-Mangel sollte auch an eine Symbioselenkung gedacht werden. Weiter darf hier nicht der Vitamin- und Mineralstoffmangel übersehen werden. Evtl. müssen auch Enzyme gegeben werden.

Rp.: Eleutherococcus Lomapharm Drg. (N2)
DS. 3 x tgl. 1 Drg.

Rp.: Colina (N1 = 20 Beutel) (oder Heilerde)
DS. 3 x tgl. 1 bis 2 Beutel 1 1/2 Std. vor oder nach der Einnahme anderer Medikamente.

Rp.:		
	Herb. Salicariae	20,0
	Fol. Juglandis	20,0
	Rad. Angelicae	20,0
	Fruct. Foeniculi	20,0
	Rad. Liquiritae	20,0

MDS. 2 Teelöffel mit 1/4 l kochendem Wasser übergießen und 10 Min. ziehen lassen.
3 x tgl. 1 Tasse

oder

Rp.: Imbak Tbl. (Acidophilus-Bakterien 30 mg, entbitterte medizinische Hefe 50 mg, Wacholderbeeren 40 mg und Ingwerwurzel 5 mg)
DS. 3 x tgl. 3 bis 5 Tbl., evtl. Stoßtherapie.

Unterstützend bei Organprolaps

Rp.: Eleutherococcus Lomapharm Drg. (N2)
DS. 3 x tgl. 1 Drg.

Rp.:		
	Fol. Juglandis	40,0
	Fruct. Foeniculi	30,0
	Rad. Angelicae	20,0
	Rad. Liquiritae	20,0

MDS. 2 Teelöffel mit 1/4 l kochendem Wasser übergießen und 10 Min. ziehen lassen.
3 x tgl. 1 Tasse.

Bei Hämorrhoiden

Rp.: Eleutherococcus Lomapharm Drg. (N2)
DS. 3 x tgl. 1 Drg.

Rp.:		
	Herb. Salicariae	20,0
	Herb. Meliloti	20,0
	Fruct. Foeniculi	20,0
	Rad. Angelicae	20,0

Rad. Liquiritae	10,0
Pericarp. Aurantii	20,0

MDS. 2 Teelöffel mit 1/4 l kochendem Wasser übergießen und 10 Min. ziehen lassen.
3 x tgl. 1 Tasse.

Rp.: ANISAN Suppositorien S (Hämorrhoidal-Salbe S)
DS. 2 x tgl. nach dem Stuhlgang 1 Zäpfchen einführen.

(Rosskastaniensamen, Kamillenblüten, basisches Bismutgallat, Hamameliszweige mit -blättern, Johanniskrautöl und Lebertran) In diesem Falle ist die lokal kühlende Behandlung angebracht.

Bei Harninkontinenz

Rp.: Eleutherococcus Lomapharm Drg. (N2)
DS. 3 x tgl. 1 Drg.

Rp.: Urologicum PMD Tbl. (N1) (200 mg Sabal serrulatum, 50 mg Populus tremulus und Milchzucker)
DS. 1 bis 3 x tgl. 1 Tbl.

6.5 Feuchte-Kälte in der Milz (Pi Xu Han Shi Kun)

Innen-Fülle-Kälte-Syndrom.

Ursachen nach TCM

Chronische Exposition von Kälte und Feuchtigkeit (Aufenthalt in feuchten, kalten Räumen, nasse Kleidung und Schuhe), übermäßiger Genuss von kalter und roher Nahrung, Übermaß an endogener Feuchtigkeit.

Nach westlicher Vorstellung

Diarrhö, Kopfschmerzen, Ulcus ventriculi und duodeni und Fluor vaginalis.

Symptome

Feuchte Kälte in der Milz: Völle- und Druckgefühl in Thorax und Abdomen, körperliches Schweregefühl, Appetitmangel, Geschmacksverlust oder süßlicher Mundgeschmack, kein Durst, Ödeme, dickflüssiger Speichel, lockere, weiche Stühle oder Diarrhö, ggf. Übelkeit und Erbrechen, trübe Sekretionen wie weißlicher Fluor vaginalis, flockiger Urin, verklebte Augen und flüssigkeitsgefüllte Hautausschläge, evtl. Harnverhaltung und Harntröpfeln.
Qi-Mangel: Müdigkeit und allgemeiner Erschöpfungszustand.

Zunge: Blass; dicker, weißer, stark feuchter oder schmieriger Belag.

Puls: Schlüpfrig (Hua) und langsam (Chi).

Therapie

Feuchtigkeit lösen mit: Bitter, süß und neutral, Milz und Magen erwärmen mit: Süß und warm, das Innere-Li erwärmen mit: Scharf und warm.

Rp.: Ginseng Curarina Kps.
DS. 2 x tgl. 2 Kps. zum Essen.

Rp.:	Rhiz. Calami	20,0
	Rad. cum Herb. Taraxaci	20,0
	Herb. Absinthii	20,0
	Herb. Thymi	20,0
	Rad.Liquiritae	15,0
	Pericarp. Aurantii	15,0

MDS. 2 Teelöffel mit 1/4 l kochendem Wasser übergießen und 10 Min. ziehen lassen.
3 x tgl. 1 Tasse.

Bei Ulcus ventriculi und duodeni

Rp.: Colina (N1 = 20 Beutel) (oder Heilerde)
DS. 3 x tgl. 1 bis 2 Beutel 1 1/2 Std. vor oder nach der Einnahme anderer Medikamente.

Evtl. Rollkuren ausführen lassen.

Rp.:	Flos Matricariae	30,0
	Pericarp. Aurantii	30,0
	Rad. Liquiritae	30,0

MDS. 2 Teelöffel mit 1/4 l kochendem Wasser übergießen und 10 Min. ziehen lassen.
3 x tgl. 1 Tasse.

Rp.: Zintona Kps. (Ingwerwurzelstock)
DS. 3 x tgl. 2 Kps.

Bei Diarrhö

Rp.: Ginseng Curarina Kps.
DS. 2 x tgl. 2 Kps. zum Essen.

Rp.: Imbak Tbl. (Acidophilus-Bakterien 30 mg, entbitterte medizinische Hefe 50 mg, Wacholderbeeren 40 mg und Ingwerwurzel 5 mg)
DS. 3 x tgl. 3 bis 5 Tbl., evtl. Stoßtherapie.

Bei Kopfschmerzen evtl. zusätzlich

Rp.: Petadolex Kps. (Petasitidis extr. e rad. spiss.)
DS. 2 x tgl. 2 Kps., morgens und abends nach dem Essen einnehmen.

Bei Fluor

Rp.: Ginseng Curarina Kps.
DS. 2 x tgl. 2 Kps. zum Essen.

Rp.:	Herb. Alchemillae	50,0
	Rad. Angelicae	30,0
	Fruct. Foeniculi	30,0

MDS. 2 Teelöffel mit 1/4 l kochendem Wasser übergießen und 10 Min. ziehen lassen.
3 x tgl. 1 Tasse.

Evtl.:

Waschungen mit Schafgarbenkraut und weißen Taubnesselblüten.

Bei Dysurie, flockigem Urin und Ödemen
Cave: Genaue Abklärung, Flüssigkeitsverlust, Kalium und Kalzium beachten!

Rp.: Ginseng Curarina Kps.
DS. 2 x tgl. 2 Kps. zum Essen.

Rp.:	Fruct. Juniperi	30,0
	Fol. Betulae	20,0
	Fruct. Foeniculi	20,0
	Rad. Angelicae	20,0
	Rad. Liquiritae	10,0
	Pericarp. Aurantii	20,0

MDS. 2 Teelöffel mit 1/4 l kochendem Wasser übergießen und 10 Min. ziehen lassen.
3 x tgl. 1 Tasse.

Evtl.:

Rp.: Angocin Anti-Infekt N Tbl. (200 mg Kapuzinerkresse + 80 mg Meerrettich)
DS. 3 x tgl. 4 Tbl. mit etwas Flüssigkeit nach dem Essen.

Bei Hautausschlägen

Rp.: Ginseng Curarina Kps.
DS. 2 x tgl. 2 Kps. zum Essen.

Rp.:	Fol. Juglandis	25,0
	Herb. Urticae	25,0
	Rad. Angelicae	20,0
	Cort. Cinnamomi zeylanici	20,0
	Pericarp. Aurantii	20,0

MDS. 2 Teelöffel mit 1/4 l kochendem Wasser übergießen und 10 Min. ziehen lassen.
3 x tgl. 1 Tasse.

Rp.:	Fol. Juglandis	40,0
	Flos Calendulae	40,0
	Flos Matricariae	40,0

MDS. 2 Eßlöffel mit 1/2 l kochendem Wasser übergießen und 10 Min. ziehen lassen.
5-mal tgl. betroffene Hautstellen mit lauwarmem Heilpflanzeninfus waschen, evtl. Umschläge machen.

6.6 Feuchte-Hitze in Milz und Magen (Pi Wei Shi Re)

Innen-Fülle-Hitze-Syndrom.

Ursachen nach TCM

Exposition von äußerer Hitze und Feuchtigkeit, Übermaß an fettiger und süßer Nahrung oder Alkohol, Lebensmittelvergiftung.

Nach westlicher Vorstellung

Diarrhö, entzündliche Darmerkrankungen, akute ikterische Hepatitis, Rhinitis und Sinusitis, aufwärtssteigende Feuchte-Hitze aus Milz und Magen bei Gerstenkorn, Ulcus ventriculi und duodeni.

Symptome

Völlegefühl und Schmerzen in Ober- und Unterbauch, Appetitmangel, Ekel vor fetten Speisen, Übelkeit, Erbrechen, weiche Stühle mit intensivem Geruch oder Obstipation, Anusbrennen, bitterer Mundgeschmack, Durst ohne Bedürfnis zu trinken oder mit Trinkverlangen in kleinen Schlucken, subfebrile Temperaturen, Müdigkeit, Kraftlosigkeit, körperliches Schweregefühl, Kopfschmerzen, ggf. Urtikaria, wenig, tiefgelber konzentrierter Urin, in schweren Fällen Ikterus.

Zunge: Evtl. rot oder leicht gerötet; dicker, gelber und schmieriger Belag.

Puls: Schnell (Shu) und schlüpfrig (Hua).

Therapie

Milzfunktion stärken mit: Süß, Feuchtigkeit transformieren mit: Süß und neutral und scharf, Hitze klären mit: Bitter und kalt. Bitter tonisiert auch den Magen. Da Innen-Hitze besteht, muss kühlend behandelt werden.
Cave: Hepatitis muss von der Schulmedizin behandelt werden!

Rp.: Immunopret Tbl. (N2) (Purpursonnenhutkraut)
DS. 3 x tgl. 1 Tbl.

Rp.:	Flos Matricariae	30,0
	Fol. Melissae	30,0
	Fruct. Coriandri	20,0
	Fol. Menthae piperitae	10,0
	Herb. Centaurii	10,0
	Rad. Liquiritae	20,0

MDS. 2 Teelöffel mit 1/4 l kochendem Wasser übergießen und 10 Min. ziehen lassen.
3 x tgl. 1 Tasse.

Bei Kopfschmerzen evtl. zusätzlich

Rp.: Assalix Drg. (Weidenrinde)
DS. 1 bis 2 Drg. tgl.

Bei Anusbrennen

Rp.:	Herb. Salicariae	30,0
	Flos Matricariae	30,0
	Fol. Salviae	30,0

MDS. 2 Esslöffel mit 1/2 l kochendem Wasser übergießen und 10 Min. ziehen lassen.
5 x tgl. Waschungen vornehmen

oder

Rp.: Hamamelis-Zäpfchen (Hamamelisblätter/-zweige 61,8 mg und Kamillenextrakt 20,6 mg)
DS. Nach jedem Stuhlgang sowie abends vor dem Einschlafen 1 Zäpfchen in den Enddarm einführen.

Bei Diarrhö und entzündlichen Darmerkrankungen Cave: Exakte Abklärung!

Rp.: Immunopret Tbl. (N2) (Purpursonnenhutkraut)
DS. 3 x tgl. 1 Tbl.

Rp.:	Herb. Salicariae	30,0
	Flos Matricariae	25,0
	Fol. Juglandis	20,0
	Fruct. Coriandri	20,0

Fol. Melissae	20,0
Rad. Liquiritae	15,0

MDS. 2 Teelöffel mit 1/4 l kochendem Wasser übergießen und 10 Min. ziehen lassen. 3 x tgl. 1 Tasse.

Evtl.:

Rp.: Myrrhinil-Intest Drg. (N2) (Myrrhe 100 mg, Kaffeekohle 50 mg und Kamillenblüten 100 mg)
DS. 3 x tgl. 4 Drg.

Evtl.:

Rp.: Colina (N1 = 20 Beutel)
DS. 3 x tgl. 1 bis 2 Beutel 1 1/2 Std. vor oder nach der Einnahme anderer Medikamente.
(Hier kann man auch Heilerde einsetzen.)

Bei Obstipation

Rp.: Plantoletten Drg. (N2) (Rhabarberwurzel 30 mg und Extr. Aloes 80 mg)
DS. Erw. abends 1 bis 3 Drg.
(nicht länger als 2 Wochen einnehmen lassen)

oder

Rp.: Aristo L Kps. (Aloe capensis)
DS. 1 x 1 Kps.
(nicht länger als 2 Wochen einnehmen lassen)

oder

Rp.: Laxativum N Truw Drg. (Sennesfrüchte)
DS. 2 bis 3 x tgl. 1 Drg.
(nicht länger als 2 Wochen einnehmen lassen).

Bei Rhinitis und Sinusitis

Rp.: Immunopret Tbl. (N2) (Purpursonnenhutkraut)
DS. 3 x tgl. 1 Tbl.

Rp.:	Herb. Capilli veneris	20,0
	Fol. Farfarae	10,0
	Fol. Menthae piperitae	20,0
	Flos Malvae	20,0
	Fruct. Coriandri	20,0

MDS. 2 Teelöffel mit 1/4 l kochendem Wasser übergießen und 5 Min. ziehen lassen. 3 x tgl. 1 Tasse.

Rp.: Infiminz China Minz-Oel
DS. 3 bis 4 Tr. in heißes Wasser geben und inhalieren, 5 x tgl. 1 Tr. an jedes Nasenloch tupfen.

Bei Gerstenkorn

Rp.: Euphrasia Augentropfen (N2)
DS. Morgens und mittags 2 bis 3 Tr. in den Bindehautsack träufeln.

Rp.: Ocutrulan Augensalbe (Euphrasia, Ruta, Echinacea)
DS. Vor dem Schlafen einen Salbenstrang in den Bindehautsack geben.

Bei Ulkusleiden
Cave: Exakte Abklärung!

Rp.: Colina (N1 = 20 Beutel)
DS. 3 x tgl. 1 bis 2 Beutel 1 1/2 Std. vor oder nach der Einnahme anderer Medikamente.
(Hier kann man auch Heilerde einsetzen.)

Rp.:	Flos Matricariae	35,0
	Rad. Liquiritae	30,0
	Fol. Menthae piperitae	25,0
	Fruct. Coriandri	20,0

MDS. 2 Teelöffel mit 1/4 l kochendem Wasser übergießen und 10 Min. ziehen lassen. 3 x tgl. 1 Tasse.

6.7 Trüber Schleim blockiert den Kopf (Tan Zhuo Shang Rao)

Innen-Fülle-Kälte-Syndrom „Schleimretention im mittleren San Jiao".

Ursachen nach TCM

Weiterentwicklung der Feuchtigkeitssyndrome der Milz (chronische Exposition von Kälte und Feuchtigkeit, übermäßiger Genuss von kalter und roher Nahrung, Übermaß an endogener Feuchtigkeit), die Blockade oder Schwäche der Milz verläuft chronisch, Schleimstörungen auch bei Lungen-Qi-Mangel (z. B. bei chronischer Bronchitis und Asthma bronchiale).

Nach westlicher Vorstellung

Schwindel, M. *Menière*, Kopfschmerzen und Apoplex.

Symptome

Schleimblockade: Schwindel, starke Benommenheit im Kopf mit Schweregefühl (Gefühl des „Einbandagiertseins"), Verwirrtheits- und Unruhezustände, Schwere-, Steifheits- und Taubheitsgefühl der Extremitäten, Druck- und Völlegefühl in Thorax und Abdomen, Palpitationen, Übelkeit, Erbrechen, weiche Stühle oder Diarrhö.

Zunge: Weißer, schmieriger und dicker Belag.

Puls: Schlüpfrig (Hua), saitenförmig (Xian) und evtl. langsam (Chi).

Therapie

Schleim transformieren mit: Salzig, Feuchtigkeit entfernen mit: Bitter, süß und neutral, Qi-Zirkulation fördern mit: Scharf und warm. Da ein Kälte-Syndrom besteht, muss wärmend behandelt werden.

Rp.: Ginseng Curarina Kps.
DS. 2 x tgl. 2 Kps. zum Essen.

Rp.: Zintona Kps. (Ingwerwurzelstock)
DS. 3 x tgl. 2 Kps.

Rp.:	Herb. Scrophulariae	40,0
	Rad. Liquiritae	30,0
	Herb. Thymi	20,0
	Fruct. Anisi	30,0

MDS. 2 Teelöffel mit 1/4 l kochendem Wasser übergießen und 10 Min. ziehen lassen. 3 x tgl. 1 Tasse.

Bei starker Verschleimung zusätzlich

Rp.: Cerivikehl Tropfen (Isländisch Moos Urtinktur)
2 x tgl. 5 bis 10 Tr.

Zu empfehlen sind auch:

Behandlungen mit Emser Salz.

Bei Kopfschmerzen

Rp.: Petadolex-Kapseln (Petasitidis extr. e rad.) (wirkt auch diuretisch)
DS. 3 x tgl. 1 bis 3 Kps.

Rp.: Ginseng Curarina Kps.
DS. 2 x tgl. 2 Kps. zum Essen.

Bei Schwindel und Menière

Rp.: Ginseng Curarina Kps.
DS. 2 x tgl. 2 Kps. zum Essen.

Rp.: Gingopret Tbl. (N1)
DS. 3 x tgl. 2 Tbl.

Rp.:	Herb. Passiflorae	20,0
	Pericarp. Aurantii	40,0
	Flos Lavandulae	30,0
	Rad. Angelicae	20,0

MDS. 2 Teelöffel mit 1/4 l kochendem Wasser übergießen und 10 Min. ziehen lassen.
3 x tgl. 1 Tasse.

Bei Diarrhö

Rp.: Ginseng Curarina Kps.
DS. 2 x tgl. 2 Kps. zum Essen.

Rp.: Imbak Tbl. (Acidophilus-Bakterien 30 mg, entbitterte medizinische Hefe 50 mg, Wacholderbeeren 40 mg und Ingwerwurzel 5 mg)
DS. 3 x tgl. 3 bis 5 Tbl., evtl. Stoßtherapie.

6 A Milz- und Nieren-Yang-Mangel (Pi Shen Yang Xu)

Innen-Mangel-Kälte-Syndrom.

Ursachen nach TCM

Chronische Erkrankungen (verbraucht Qi, verletzt Yang und breitet sich von der Milz zur Niere aus), durch Nieren-Yang-Mangel wird das Milz-Yang nicht mehr erwärmt, lang einwirkende Kälteexposition verletzt Nieren-Yang.

Nach westlichen Vorstellungen

Singultus, Diarrhö, entzündliche Darmerkrankungen und Ödeme.

Symptome

Blässe, Kälteaversion, kalte Extremitäten, Schwäche-, Kältegefühl und Schmerzen in der LWS- und Knieregion, eingeschränkte körperliche Belastbarkeit, Erschöpfungszustände, Dyspnoe, weiche Stühle oder chronische Diarrhö mit unverdauten Nahrungsresten (v. a. gegen 5 Uhr morgens), Blähungsgeräusche, evtl. Miktionsstörungen oder auch reichlich klarer Urinfluss, Ödeme (Gesicht, Beine und Abdomen), bei Frauen evtl. klarer, wässriger Fluor vaginalis.

Zunge: Blass, schlaff, geschwollen mit Zahneindrücken; dünner, weißer Belag.

Puls: Tief (Chen), schwach (Ruo) und langsam (Chi).

Therapie

Nieren-Yang stärken und erwärmen mit: Scharf, süß und warm, Milz-Yang stärken und erwärmen mit: Süß und warm, Ausscheidungsstörungen beheben mit: Zusammenziehend.
Cave: Ödeme müssen sorgfältigst abgeklärt werden (Herz- und Niereninsuffizienz). Elektolytverluste beachten.

Rp.: Eleutherococcus Lomapharm Drg. (N2)
DS. 3 x tgl. 1 Drg.

Rp.:	Fruct. Juniperi	20,0
	Herb. Solidaginis	20,0
	Rad. Angelicae	20,0
	Fruct. Foeniculi	20,0
	Rad. Liquiritae	20,0
	Pericarp. Aurantii	20,0

MDS. 2 Teelöffel mit 1/4 l kochendem Wasser übergießen und 10 Min. ziehen lassen.
3 x tgl. 1 Tasse.

Bei Diarrhö und entzündlichen Darmerkrankungen

Rp.: Eleutherococcus Lomapharm Drg. (N2)
DS. 3 x tgl. 1 Drg.

Rp.: Colina (N1 = 20 Beutel) (oder Heilerde)
DS. 3 x tgl. 1 bis 2 Beutel 1 1/2 Std. vor oder nach der Einnahme anderer Medikamente.

Rp.:	Herb. Salicariae	30,0
	Fol. Juglandis	20,0
	Rad. Angelicae	15,0
	Fruct. Foeniculi	15,0
	Rad. Liquiritae	15,0

MDS. 2 Teelöffel mit 1/4 l kochendem Wasser übergießen und 10 Min. ziehen lassen.
3 x tgl. 1 Tasse

oder

Rp.: Imbak Tbl. (Acidophilus-Bakterien 30 mg, entbitterte medizinische Hefe 50 mg, Wacholderbeeren 40 mg und Ingwerwurzel 5 mg)
DS. 3 x tgl. 3 bis 5 Tbl., evtl. Stoßtherapie.

Evtl.:

Rp.: Nephroselect M Liquidum (N1)
DS. 3 x tgl. 1 bis 2 Teelöffel.

(Fol. Betulae 2 g, Herb. Equiseti 2 g, Rad. Levistici 1 g, Rad. Ononidis 1 g, Herb. Solidaginis 3 g und Herb. Tropaeoli m. 6,3 g)

7. Rezepte, welche die Syndrome des Magens (Wei) behandeln

7.1 Magen-Qi-Mangel (Wei Qi Xu)

Innen-Mangel-Syndrom, meist in Kombination mit Milz-Qi-Mangel.

Ursachen nach TCM

Nährstoffarme Kost oder Unterernährung, chronisch schwächende Erkrankungen.

Nach westlicher Vorstellung

Meist in Kombination mit Milz-Qi-Mangel („Mitte-Qi-Mangel") z. B. bei Erbrechen und Übelkeit, Appetitlosigkeit bei Kindern, Rektumprolaps und Schwäche in der Rekonvaleszenz.

Symptome

Appetit- und Geschmacksverlust, Oberbauchbeschwerden, weiche Stühle, ständig müde, v. a. morgens, und Extremitätenschwäche.

Zunge: Blass, evtl. geschwollen.

Puls: Leer (Xu) und schwach (Ruo), v. a. rechte mittlere Position.

Therapie

Magen-Qi stärken mit: Bitter, Milz-Qi stärken mit: Süß und warm, Qi anheben mit: Scharf. Hier ist zu beachten, dass Milz-Qi aufsteigend und Magen-Qi absteigend ist. Milz liebt Trockenheit und Magen Feuchtigkeit.
Das Temperaturverhalten sollte ausgeglichen oder leicht wärmend sein, d. h. nicht zu kalt und nicht zu warm.

Rp.:	Herb. Centaurii	25,0
	Flos Matricariae	25,0
	Rad. Angelicae	20,0
	Fruct. Foeniculi	20,0
	Pericarp. Aurantii	20,0
	Fol. Rosmarini	10,0

MDS. 2 Teelöffel mit 1/4 l kochendem Wasser übergießen und 10 Min. ziehen lassen.
3 x tgl. 1 Tasse.

Bei Magen-Qi- und Milz-Qi-Mangel = Mitte-Qi-Mangel

Rp.: Ginseng Curarina Kps.
DS. 2 x tgl. 2 Kps. zum Essen.

Rp.:	Rad. Angelicae	20,0
	Herb. Centaurii	20,0
	Fruct. Foeniculi	20,0
	Flos Matricariae	20,0
	Rad. Liquiritae	15,0

MDS. 2 Teelöffel mit 1/4 l kochendem Wasser übergießen und 10 Min. ziehen lassen.
3 x tgl. 1 Tasse.

7.2 Magen-Qi-Mangel mit Kälte (Wei Qi Xu Han)

Innen-Mangel-Kälte-Syndrom, meist in Kombination mit Milz-Yang-Mangel.

Ursachen nach TCM

Weiterentwicklung von Milz- und Magen-Qi-/Yang-Mangel mit nachfolgender Dysfunktion des Magen-Qi.
Milz-Qi-Mangel: Unregelmäßige Nahrungsaufnahme, Diätfehler, Mangelernährung, Überarbeitung und mentale Belastung, konstitutionelle Schwäche der Verdauungsorgane, langfristige Exposition gegenüber Feuchtigkeit und chronische Erkrankungen.
Magen-Qi-Mangel: Nährstoffarme Kost oder Übermaß an kalter, roher Nahrung und Getränken oder Unterernährung, chronisch schwächende Erkrankungen.
Infektionen.

Nach westlicher Vorstellung

Erbrechen und Übelkeit, Singultus, Diarrhö, Gastritis, Ulcus ventriculi und duodeni.

Symptome

Kältezeichen im Magen mit Funktionsverlust: Kältegefühl und dumpfer, diffuser Schmerz im Epigastrium (Zunahme bei Kälte und nach dem Stuhlgang, Abnahme bei Wärme, Druck auf den Oberbauch, Massage oder Nahrungsaufnahme), Vorliebe für warme Getränke und Essen, Aufstoßen und Erbrechen klarer Flüssigkeit, gurgelnde Geräusche im Epigastrium.
Milz-Yang-Mangel: Appetitmangel, weiche Stühle, kalte Extremitäten, Müdigkeit und Erschöpfungszustände.

Zunge: Blass, evtl. Zahneindrücke (bei zusätzlichem Milz-Qi-Mangel); weißer, feuchter oder schmieriger Belag.

Puls: Schwach (Xu), langsam (Chi), tief (Chen) und evtl. saitenförmig (Xian).

Therapie

Magen-Qi stärken mit: Bitter, Milz-Qi stärken und erwärmen mit: Süß und warm. Evtl. Ausscheidungsstörungen beheben mit: Zusammenziehend.

Rp.: Ginseng Curarina Kps.
DS. 2 x tgl. 2 Kps. zum Essen.

Rp.:	Flos Matricariae	50,0
	Fruct. Foeniculi	30,0
	Rad. Liquiritae	30,0
	Rhiz. Calami	15,0
	Cort. Cinnamomi zeylanici	15,0

MDS. 2 Teelöffel mit 1/4 l kochendem Wasser übergießen und 10 Min. ziehen lassen.
3 x tgl. 1 Tasse.

Bei Magenschmerzen und Sodbrennen zusätzlich

Rp.: Colina (N1 = 20 Beutel)
DS. 3 x tgl. 1 bis 2 Beutel 1 1/2 Std. vor oder nach der Einnahme anderer Medikamente.
(Hier kann man auch Heilerde einsetzen.)

Bei Diarrhö zusätzlich

Rp.: Imbak Tbl. (Acidophilus-Bakterien 30 mg, entbitterte medizinische Hefe 50 mg, Wacholderbeeren 40 mg und Ingwerwurzel 5 mg)
DS. 3 x tgl. 3 bis 5 Tbl., evtl. Stoßtherapie.

Bei Magen-Yang- und Milz-Yang-Mangel

Rp.: Ginseng Curarina Kps.
DS. 2 x tgl. 2 Kps. zum Essen.

Rp.: Colina (N1 = 20 Beutel)
DS. 3 x tgl. 1 bis 2 Beutel 1 1/2 Std. vor oder nach der Einnahme anderer Medikamente.
(Hier kann man auch Heilerde einsetzen.)

Rp.:	Herb. Salicariae	20,0
	Flos Matricariae	20,0
	Fol. Juglandis	20,0
	Rad. Angelicae	20,0
	Fruct. Foeniculi	20,0

MDS. 2 Teelöffel mit 1/4 l kochendem Wasser übergießen und 10 Min. ziehen lassen.
3 x tgl. 1 Tasse.

Evtl.:

Rp.: Zintona Kps. (Ingwerwurzelstock)
DS. 3 x tgl. 2 Kps.

Evtl.:

Imbak Tbl. nach Bedarf (siehe oben).

7.3 Magen-Yin-Mangel (Wei Yin Xu)

Innen-Mangel-Hitze-Syndrom.

Ursachen nach TCM

Meist unregelmäßige Essgewohnheiten, chronische Hitzeerkrankung des Magens, Verbrauch der Yin-Flüssigkeit durch persistierende, pathogene Hitze im späten Stadium einer fieberhaften Erkrankung.

Nach westlicher Vorstellung

Erbrechen und Übelkeit, Gastritis, Ulcus ventriculi und duodeni und Zahnfleischbluten.

Symptome

Hungergefühl mit Appetitmangel, Leere- und Unbehaglichkeitsgefühl im Epigastrium, trockenes Erbrechen und Singultus, Völlegefühl nach dem Essen, Anorexie.
Allgemeiner Yin-Mangel: Mund- und Rachentrockenheit, Durst ohne Flüssigkeitsverlangen oder Bedürfnis nach Trinken in kleinen Schlucken, Völlegefühl nach dem Essen, Obstipation und knotiger Stuhl.

Zunge: Rot, evtl. geschrumpft; belaglos, die Zungenoberfläche ist glatt, glänzend oder nur wenig Belag, der in der Mitte abgeschält (belaglos) ist.

Puls: Schnell (Shu) und dünn (Xi).

Therapie

Magen-Yin stärken mit: Bitter und kalt, Yin-Flüssigkeit ernähren mit: Süß, zusammenziehend und kalt. Es muss daran gedacht werden, dass bitter austrocknet.

Rp.:	Flos Matricariae	25,0
	Herb. Absinthii	25,0
	Rad. Liquiritae	25,0
	Fruct. cum Sem. Cynosbati	25,0

MDS. 2 Teelöffel mit 1/4 l kochendem Wasser übergießen und 10 Min. ziehen lassen.
3 x tgl. 1 Tasse.

Bei Obstipation zusätzlich

Rp.: Plantoletten Drg. (N2) (Rhabarberwurzel 30 mg und Extr. Aloes 80 mg)
DS. Erw. abends 1 bis 3 Drg.
(nicht länger als 2 Wochen einnehmen lassen)

oder

Rp.: Laxativum N Truw Drg. (Sennesfrüchte)
DS. 2 bis 3 x tgl. 1 Drg.
(nicht länger als 2 Wochen einnehmen lassen).

Bei Zahnfleischbluten zusätzlich

Rp.: Styptysat Bürger Lösung (N1) (Hirtentäschelkraut)
DS. 1,5 bis 2,5 ml Lösung auf ein Glas frisch abgekochtes Wasser.
5 x tgl. Mundspülungen durchführen.

Bei Gastritis und Ulkus

Rp.:	Rad. Liquiritae	50,0
	Fol. Salviae	40,0
	Flos Matricariae	20,0

MDS. 2 Teelöffel mit 1/4 l kochendem Wasser übergießen und 10 Min. ziehen lassen.
3 x tgl. 1 Tasse.

Evtl.:

Rp.: Colina (N1 = 20 Beutel)
DS. 3 x tgl. 1 bis 2 Beutel 1 1/2 Std. vor oder nach der Einnahme anderer Medikamente.
(Hier kann man auch Heilerde einsetzen.)

7.4 Loderndes Magenfeuer (Wei Huo Shang Sheng)

Innen-Fülle-Hitze-Syndrom.

Ursachen nach TCM

Übermäßiger Verzehr von scharfen, fettigen Speisen, Nikotinabusus, langdauernde Depression mit Leber-Qi-Depression: Leber attackiert.

Nach westlicher Vorstellung

Singultus, Gastritis, Ulcus ventriculi und duodeni, Stomatitis, Nasenbluten, Zahnfleischbluten, Zahn- und Kieferschmerzen,

Trigeminusneuralgie, Halsentzündungen, Stadium einer fieberhaften (Hitze-)Erkrankung und Kopfschmerzen.

Symptome

Fauliger Mundgeschmack, Zahnfleischschwellung, Zahnfleischschmerzen und -blutungen bis hin zur Stomatitis, evtl. Kopfschmerzen im Stirnbereich.
Magen-Hitze: Brennende Schmerzen im Epigastrium, Magensäurereflux, ständiges Leere- und Hungergefühl in der Magengegend, Mundtrockenheit, Durst auf kalte Getränke, Singultus und Schweißausbrüche, besonders beim Essen.
Hitze: Obstipation, wenig, tiefgelber und konzentrierter Urin.
Bei zusätzlichem Schleim-Feuer: Völlegefühl im Epigastrium, wenig Durst, Stuhl mit Schleimauflagerungen, Schlafstörungen und psychische Dysbalance.

Zunge: Rot; dicker, gelber und trockener Belag, bei Schleim-Feuer zusätzlich schmierig.

Puls: Voll (Shi), schnell (Shu) und bei Schleim-Feuer auch schlüpfrig (Hua).

Therapie

Magen-Feuer klären mit: Bitter und kalt, Magen-Qi-Fluss regulieren mit: Scharf und kalt, Yin nähren mit: Süß und kalt. Die Priorität der Behandlung beruht auf „Magen-Feuer klären".

Rp.: Immunopret Tbl. (N2) (Purpursonnenhutkraut)
DS. 3 x tgl. 1 Tbl.

Rp.: Flos Matricariae 40,0
Fruct. Coriandri 30,0
Fol. Melissae 20,0
Rad. Liquiritae 20,0

MDS. 2 Teelöffel mit 1/4 l kochendem Wasser übergießen und 10 Min. ziehen lassen.
3 x tgl. 1 Tasse.

Bei Stomatitis zusätzlich

Rp.: Salvysat Bürger Lösung (N1) (Salbeiblätter und Rosmarinsäure)
DS. 1 Teelöffel auf 1/2 Glas Wasser zum Spülen und Gurgeln oder unverdünnt auf die betroffene Stelle pinseln.

Bei Nasenbluten und Zahnfleischbluten zusätzlich

Rp.: Styptysat Bürger Lösung (N1) (Hirtentäschelkraut)
DS. 1,5 bis 2,5 ml Lösung auf ein Glas frisch abgekochtes Wasser.
5 x tgl. Mundspülungen durchführen.

Oder: Nasentamponade durchführen.

Bei Halsentzündung zusätzlich

Rp.: Flos Matricariae 40,0
Fol. Salviae 40,0

MDS. 2 Esslöffel mit 1/2 l kochendem Wasser übergießen und 10 Min. ziehen lassen.
5 x tgl. gurgeln.

Bei Kieferschmerzen und Trigeminusschmerzen zusätzlich

Rp.: Infiminz China Minz-Oel
DS. 5 Tropfen in ein Glas Wasser geben und 5 x tgl. an den Schmerzen entlang einreiben.

Bei Obstipation zusätzlich

Rp.: Plantoletten Drg. (N2) (Rhabarberwurzel 30 mg und Extr. Aloes 80 mg)
DS. Erw. abends 1 bis 3 Drg.
(nicht länger als 2 Wochen einnehmen lassen)

oder

Rp.: Laxativum N Truw Drg. (Sennesfrüchte)
DS. 2 bis 3 x tgl. 1 Drg.
(nicht länger als 2 Wochen einnehmen lassen).

Bei Kopfschmerzen

Rp.: Flos Lavandulae 40,0
Herb. Passiflorae 40,0
Flos Matricariae 30,0

MDS. 2 Teelöffel mit 1/4 l kochendem Wasser übergießen und 10 Min. ziehen lassen.
3 x tgl. 1 Tasse.

Rp.: Assalix Drg. (Weidenrinde)
DS. 1 bis 2 Drg. tgl.

Bei: Leber attackiert den Magen

Rp.: Immunopret Tbl. (N2) (Purpursonnenhutkraut)
DS. 3 x tgl. 1 Tbl.

Rp.: Herb. Chelidonii 30,0
Flos Matricariae 30,0
Fol. Melissae 20,0
Fruct. Coriandri 15,0
Fol. Menthae piperitae 15,0

MDS. 2 Teelöffel mit 1/4 l kochendem Wasser übergießen und 10 Min. ziehen lassen.
3 x tgl. 1 Tasse.

Bei Singultus, Gastritis und Ulkus

Rp.: Flos Matricariae 50,0
Fol. Menthae piperitae 20,0
Rad. Liquiritae 20,0

MDS. 2 Teelöffel mit 1/4 l kochendem Wasser übergießen und 10 Min. ziehen lassen.
3 x tgl. 1 Tasse.

Evtl.:

Rp.: Colina (N1 = 20 Beutel)
DS. 3 x tgl. 1 bis 2 Beutel 1 1/2 Std. vor oder nach der Einnahme anderer Medikamente.
(Hier kann man auch Heilerde einsetzen.)

Bei Schleim-Feuer

Rp.: Immunopret Tbl. (N2) (Purpursonnenhutkraut)
DS. 3 x tgl. 1 Tbl.

Rp.: Flos Matricariae 30,0
Fol. Melissae 30,0
Herb. Hyperici 20,0
Fruct. Coriandri 20,0
Fol. Menthae piperitae 10,0
Rad. Liquiritae 10,0

MDS. 2 Teelöffel mit 1/4 l kochendem Wasser übergießen und 10 Min. ziehen lassen.
3 x tgl. 1 Tasse.

7.5 Nahrungsstau im Magen (Shi Zhi Wei Wan)

Innen-Fülle-Syndrom.

Ursachen nach TCM

Unregelmäßige (wahllose) Nahrungsaufnahme, zu schweres und/oder zu reichliches Essen.

Nach westlicher Vorstellung

Erbrechen und Übelkeit, Gastritis, Diarrhö, Meteorismus und Kopfschmerzen.

Symptome

Druck- und Völlegefühl in Epigastrium und Abdomen, verstärkt durch Druck auf den Oberbauch, übelriechendes Aufstoßen und Magensäurereflux, Appetitmangel, Übelkeit, evtl. Erbrechen nach dem Essen, weiche, faulig riechende Stühle oder Obstipation mit zögernder Darmpassage, Anorexie, Schlafstörungen und evtl. Kopfschmerzen.

Zunge: Dicker, quarkiger, evtl. schmieriger Belag (gelb oder weiß).

Puls: Voll (Shi) und schlüpfrig (Hua).

Therapie

Nahrungsstau beseitigen mit: Süß-neutral (dies ist eine relativ mild wirkende Methode, während das Abführen mit: Bitter und kalt eine relativ rau wirkende Methode ist, die man hauptsächlich zur Behandlung einer aktuellen Stuhlanhäufung mit Verklumpung im Darm verwendet).
Magen tonisieren mit: Bitter, Magen-Qi nach unten leiten mit: Scharf und bitter.
Bei Kältesymptomen: Milz und Magen wärmen mit: Süß und warm.
Bei Hitzesymptomen: Hitze kühlen mit: Bitter und kalt.
Bei trüber Nässe: Nässe transformieren mit: Würzig und scharf.
Evtl. Abführen mit: Bitter und kalt.
Den Mittleren San Jiao stärken: Je nach Schwerpunkt, Milz, Magen, Leber, Gallenblase oder Dünndarm tonisieren.

Rp.: Rad. Liquiritae 30,0
Flos Matricariae 30,0
Fruct. Foeniculi 30,0

Obenstehendes Rezept ist energetisch ausgeglichen = neutral und eignet sich besonders, wenn keine Hitze- und Kältesymptome vorhanden sind.

MDS. 2 Teelöffel mit 1/4 l kochendem Wasser übergießen und 10 Min. ziehen lassen.
3 x tgl. 1 Tasse.

Bei Kältesymptomen zusätzlich

Rp.: Zintona Kps. (Ingwerwurzelstock)
DS. 3 x tgl. 2 Kps.

Bei Hitzesymptomen

Rp.: Flos Matricariae 30,0
Fol. Melissae 30,0
Rad. Liquiritae 20,0
Fruct. Foeniculi 20,0
Fruct. Coriandri 15,0

MDS. 2 Teelöffel mit 1/4 l kochendem Wasser übergießen und 10 Min. ziehen lassen.
3 x tgl. 1 Tasse.

Bei Gastritis mit Kältesymptomen

Rp.: Flos Matricariae 30,0
Pericarp. Aurantii 30,0
Rad. Liquiritae 30,0

MDS. 2 Teelöffel mit 1/4 l kochendem Wasser übergießen und 10 Min. ziehen lassen.
3 x tgl. 1 Tasse.

Rp.: Zintona Kps. (Ingwerwurzelstock)
DS. 3 x tgl. 2 Kps.

Evtl.:

Rp.: Colina (N1 = 20 Beutel) (oder Heilerde)
DS. 3 x tgl. 1 bis 2 Beutel 1 1/2 Std. vor oder nach der Einnahme anderer Medikamente.

Evtl. Rollkuren ausführen lassen.

Bei Gastritis mit Hitzesymptomen

Rp.: Rad. Liquiritae 40,0
Fol. Salviae 30,0
Flos Matricariae 20,0
Fol. Menthae piperitae 15,0

MDS. 2 Teelöffel mit 1/4 l kochendem Wasser übergießen und 10 Min. ziehen lassen.
3 x tgl. 1 Tasse.

Evtl.:

Rp.: Colina (N1 = 20 Beutel)
DS. 3 x tgl. 1 bis 2 Beutel 1 1/2 Std. vor oder nach der Einnahme anderer Medikamente.
(Hier kann man auch Heilerde einsetzen.)

Bei Meteorismus und Kältesymptomen

Rp.: Rad. Liquiritae 25,0
Flos Matricariae 25,0
Fruct. Foeniculi 25,0
Rad. Angelicae 15,0
Fruct. Carvi 15,0

MDS. 2 Teelöffel mit 1/4 l kochendem Wasser übergießen und 10 Min. ziehen lassen.
3 x tgl. 1 Tasse.

Bei Kopfschmerzen mit Kältesymptomen

Rp.: Petadolex Kps. (Petasitidis extr. e rad. spiss.)
DS. 2 x tgl. 2 Kps., morgens und abends nach dem Essen einnehmen.

Bei Kopfschmerzen mit Hitzesymptomen

Rp.:	Flos Lavandulae	30,0
	Herb. Passiflorae	30,0
	Flos Matricariae	20,0
	Rad. Liquiritae	20,0

MDS. 2 Teelöffel mit 1/4 l kochendem Wasser übergießen und 10 Min. ziehen lassen
3 x tgl. 1 Tasse.

Rp.: Assalix Drg. (Weidenrinde)
DS. 1 bis 2 Drg. tgl.

Bei Diarrhö mit Kältesymptomen

Rp.: Imbak Tbl. (Acidophilus-Bakterien 30 mg, entbitterte medizinische Hefe 50 mg, Wacholderbeeren 40 mg und Ingwerwurzel 5 mg)
DS. 3 x tgl. 3 bis 5 Tbl., evtl. Stoßtherapie.

Evtl.:

Rp.: Colina (N1 = 20 Beutel)
DS. 3 x tgl. 1 bis 2 Beutel 1 1/2 Std. vor oder nach der Einnahme anderer Medikamente.
(Hier kann man auch Heilerde einsetzen.)

Bei Diarrhö mit Wärmesymptomen

Rp.:	Herb. Salicariae	30,0
	Flos Matricariae	25,0
	Fol. Juglandis	20,0
	Fruct. Coriandri	30,0

MDS. 2 Teelöffel mit 1/4 l kochendem Wasser übergießen und 10 Min. ziehen lassen.
3 x tgl. 1 Tasse.

Evtl.:

Rp.: Myrrhinil-Intest Drg. (N2) (Myrrhe 100 mg, Kaffeekohle 50 mg und Kamillenblüten 100 mg)
DS. 3 x tgl. 4 Drg.

Evtl.:

Rp.: Colina (N1 = 20 Beutel)
DS. 3 x tgl. 1 bis 2 Beutel 1 1/2 Std. vor oder nach der Einnahme anderer Medikamente.
(Hier kann man auch Heilerde einsetzen.)

Bei Obstipation mit Kältesymptomen

Rp.: Sem. Lini 250,0
DS. 2 Esslöffel zerquetscht oder grob gemahlen morgens und abends mit 1/4 l Flüssigkeit einnehmen.

Bei Obstipation mit Wärmesymptomen

Rp.: Plantoletten Drg. (N2) (Rhabarberwurzel 30 mg und Extr. Aloes 80 mg)
DS. Erw. abends 1 bis 3 Drg.
(nicht länger als 2 Wochen einnehmen lassen)

oder

Rp.: Laxativum N Truw Drg. (Sennesfrüchte)
DS. 2 bis 3 x tgl. 1 Drg.
(nicht länger als 2 Wochen einnehmen lassen).

7.6 Blutstagnation im Magen (Wei Xue Yu)

Innen-Fülle-Syndrom.

Ursachen nach TCM

Chronische Zustände von loderndem Magen-Feuer, Nahrungsstau im Magen, Leber attackiert den Magen, oft Folge von chronischer Leber-Qi-Depression.

Nach westlicher Vorstellung

Gastritis.

Symptome

Stehender, bohrender Schmerz in der Magengegend (Zunahme durch Druck auf den Oberbauch, Nahrungsaufnahme und Wärme), Hämatemesis und Teerstuhl.

Zunge: Teilweise in der Mitte oder insgesamt blau-violett, mit blau-violetten Punkten, gestaute Venen an der Zungenunterseite.

Puls: Saitenförmig (Xian) und/oder rau (Se).

Therapie

Blutzirkulation fördern und Stagnationen entfernen mit: Scharf und bitter. Magen tonisieren mit: Bitter, Magen-Qi nach unten leiten mit: Scharf und bitter. Magen- und Milz-Qi stärken mit: Süß.
Bei Blutstagnationen, die durch chronische Zustände von Loderndem-Leber-Feuer und Nahrungsstau im Magen entstanden sind, können Rezepte, die dort beschrieben sind, mit verwendet werden.
Attackiert Leber den Magen, muss aufsteigendes Leber-Yang beachtet werden.
Wenn nicht eindeutige Kältesymptome bestehen, sollte das Temperaturverhalten ausgeglichen oder eher kühlend sein.
Blutungen müssen schulmedizinisch abgeklärt werden!

Bei Gastritis

Rp.:	Flos Matricariae	40,0
	Rad. Liquiritae	40,0
	Fruct. Foeniculi	30,0

MDS. 2 Teelöffel mit 1/4 l kochendem Wasser übergießen und 10 Min. ziehen lassen.
3 x tgl. 1 Tasse.

Evtl.:

Rp.: Colina (N1 = 20 Beutel)
DS. 3 x tgl. 1 bis 2 Beutel 1 1/2 Std. vor oder nach der Einnahme anderer Medikamente.
(Hier kann man auch Heilerde einsetzen.)

Bei Hämatemesis und Teerstuhl
Cave: Schulmedizinische Abklärung!

Rp.:	Herb. Millefolii	40,0
	Flos. Matricariae	30,0
	Rad. Liquiritae	20,0
	Fruct Foeniculi	20,0
	Fol. Menthae piperitae	10,0

MDS. 2 Teelöffel mit 1/4 l kochendem Wasser übergießen und 10 Min. ziehen lassen.
3 x tgl. 1 Tasse.

Evtl.:

Rp.: Colina (N1 = 20 Beutel)
DS. 3 x tgl. 1 bis 2 Beutel 1 1/2 Std. vor oder nach der Einnahme anderer Medikamente.
(Hier kann man auch Heilerde einsetzen.)

7.7 Kälte-Invasion im Magen (Wei Han)

Innen-Fülle-Kälte-Syndrom.

Ursachen nach TCM

Kälte-Exposition oder übermäßiger Verzehr kalter Speisen und Getränke.

Nach westlicher Vorstellung

Erbrechen, Übelkeit und Singultus.

Symptome

Akuter Schmerz epigastral, Abnahme durch Wärmeapplikation oder warme Getränke, Erbrechen klarer Flüssigkeit, Speichelfluss, Zunahme durch kalte Flüssigkeitszufuhr (wird sofort erbrochen), Singultus und Kältegefühl.

Zunge: Dicker, weißer und stark feuchter Belag.

Puls: Saitenförmig (Xian), langsam (Chi) und tief (Chen).

Therapie

Das Innere-Li wärmen mit: Scharf und warm, Magen tonisieren mit: Bitter und warm, Magen-Qi-Fluss absenken mit: Scharf und bitter.

Rp.: Zintona Kps. (Ingwerwurzelstock)
DS. 3 x tgl. 2 Kps.

Rp.:	Flos Matricariae	50,0
	Rhiz. Calami	30,0
	Fruct. Foeniculi	30,0

MDS. 2 Teelöffel mit 1/4 l kochendem Wasser übergießen und 10 Min. ziehen lassen.
3 x tgl. 1 Tasse.

8. Rezepte, welche die Syndrome der Lunge (Fei) behandeln

8.1 Lungen-Qi-Mangel (Fei Qi Xu)

Innen-Mangel-Syndrom.

Ursachen nach TCM

Ererbte Lungen-Schwäche, ständiges Sitzen in gebeugter Haltung (behindert den freien Fluss des Atmungs-Zong-Qi), chronischer Husten, rezidivierende oder nicht richtig austherapierte Erkältungskrankheiten schädigen das Lungen-Qi, chronische Erkrankungen auch anderer Organe (bei Lungen-Qi-Mangel gibt es oft zusätzlich andere Schwächesyndrome, wie z. B. Qi- und Yang-Mangel von Milz und Niere), Energieerschöpfung im Alter, Dauerexposition von Rauch, Staub und Zigaretten, Allergie, Überanstrengung und Stress.

Nach westlichen Vorstellungen

Dyspnoe, Bronchitis, Asthma bronchiale, Rhinitis, Sinusitis, allergische Rhinitis, Harninkontinenz, Infektanfälligkeit und Schwäche in der Rekonvaleszenz.

Symptome

Husten ohne Kraft (Hüsteln), belastungsabhängige Dyspnoe, flache Atmung, Asthma bronchiale mit reichlich klarem und dünnflüssigem Auswurf, Erkältungsanfälligkeit, Lustlosigkeit zu sprechen, Müdigkeit, Blässe, Erschöpfungszustände, Spontanschweiß tagsüber, leise und schwache Stimme.

Zunge: Zart, blass, evtl. geschwollen im vorderen Drittel; dünner und weißer Belag.

Puls: Leer (Xu) und schwach (Ruo).

Therapie

Lungen-Qi stärken mit: Scharf. Yang erwärmen und Qi stärken mit: Süß und warm. Evtl. andere beteiligte Organe wie Milz, Magen und Nieren stärken.

Rp.: Eleutherococcus Lomapharm Drg. (N2)
DS. 3 x tgl. 1 Drg.

Bei Dyspnoe und Bronchitis

Rp.: Eleutherococcus Lomapharm Drg. (N2)
DS. 3 x tgl. 1 Drg.

Rp.:	Fol. Hederae helicis	30,0
	Flos Primulae	30,0
	Herb. Thymi	20,0
	Fruct. Foeniculi	15,0
	Fol. Rosmarini	15,0

MDS. 2 Teelöffel mit 1/4 l kochendem Wasser übergießen und 10 Min. ziehen lassen.
3 x tgl. 1 Tasse.

Dyspnoe und Bronchitis bei zusätzlichem Magen- und Milz-Qi-Mangel

Rp.: Eleutherococcus Lomapharm Drg. (N2)
DS. 3 x tgl. 1 Drg.

Rp.: Fol. Hederae helicis 30,0
Flos Primulae 20,0
Rad. Angelicae 30,0
Fruct. Foeniculi 20,0
Fol. Rosmarini 15,0

MDS. 2 Teelöffel mit 1/4 l kochendem Wasser übergießen und 10 Min. ziehen lassen.
3 x tgl. 1 Tasse.

Dyspnoe und Bronchitis bei zusätzlichem Nieren-Qi-Mangel

Rp.: Eleutherococcus Lomapharm Drg. (N2)
DS. 3 x tgl. 1 Drg.

Rp.: Fol. Hederae helicis 30,0
Flos Primulae 25,0
Rad. cum Herb. Taraxaci 25,0
Fruct. Sabalis serrulati cont. 15,0
Fruct. Foeniculi 15,0
Fol. Rosmarini 15,0

MDS. 2 Teelöffel mit 1/4 l kochendem Wasser übergießen und 10 Min. ziehen lassen.
3 x tgl. 1 Tasse.

Evtl.:

Rp.: Angocin Anti-Infekt N Tbl. (200 mg Kapuzinerkresse + 80 mg Meerrettich)
DS. 3 x tgl. 4 Tbl.

Bei Rhinitis und Sinusitis (evtl. zusätzlich)

Rp.: Angocin Anti-Infekt N Tbl. (200 mg Kapuzinerkresse + 80 mg Meerrettich)
DS. 3 x tgl. 4 Tbl.

Rp.: Gelomyrtol forte Kps. (N1) (Myrtol)
DS. 3 bis 4 x tgl. 1 Kps. unzerkaut 1/2 Std. vor dem Essen.
(Bei chronischen Prozessen 2 x tgl. 1 Kps.)

Bei allergischer Rhinitis (evtl. zusätzlich)

Rp.: Pharhin mild Nasentropfen (Ephedrin, Campher, Eukalyptusöl und Rosmarinöl)
DS. 3 bis 5 x tgl. 2 bis 4 Tr.

Cave: Ephedrinhaltige Arzneimittel vorsichtig dosieren bei organischen Herz- und Gefäßveränderungen und Rhythmusstörungen (steht auf der Dopingliste des IOC und des Deutschen Sportbundes).

Bei Asthma

Rp.: Eleutherococcus Lomapharm Drg. (N2)
DS. 3 x tgl. 1 Drg.

Rp.: Cefedrin N Tropfen (N2) (Herb. Ephedrae sicc., Thymi fluid + Fruct. Ammi visn.)
DS. 3 x tgl. 20 bis 30 Tr.

Cave: Ephedrinhaltige Arzneimittel vorsichtig dosieren bei organischen Herz- und Gefäßveränderungen und Rhythmusstörungen (steht auf der Dopingliste des IOC und des Deutschen Sportbundes).

Evtl.:

Rp.: Gingopret Tbl. (N1)
DS. 3 x tgl. 2 Tbl.

Evtl. zusätzlich:

Rp.: Petadolex Kps. (Petasitidis extr. e rad. spiss.)
DS. 2 x tgl. 2 Kps., morgens und abends nach dem Essen einnehmen.

Beim Asthmaanfall

Rp.: Steno-loges N Tr. (N2) (Ammi visn.)
DS. Beim Anfall 25 Tr. einnehmen.

Bei Harninkontinenz (evtl. zusätzlich)

Rp.: Urologicum PMD Tbl. (N1) (200 mg Sabal serrulatum, 50 mg Populus tremulus und Milchzucker)
DS. 1 bis 3 x tgl. 1 Tbl.

8.2 Lungen-Yin-Mangel (Fei Yin Xu)

Innen-Mangel-Hitze-Syndrom.

Ursachen nach TCM

Lange bestehender Lungen-Qi-Mangel, wie bei chronischem Husten, verbraucht Lungen-Yin. Überanstrengung und Stress, pathogene äußere und innere Hitze- und Trockenheitseinwirkung (meist in Kombination mit Magen-Yin-Mangel durch Fettleibigkeit), unregelmäßiges Essen und/oder Nieren-Yin-Mangel (durch chronische Überarbeitung).

Nach westlicher Vorstellung

Husten, Dyspnoe, chronische Halsentzündungen, Nasenbluten, chronische Rhinitis (auch atrophische) und Sinusitis.

Symptome

Flüssigkeitsmangel durch Lungen-Yin-Mangel: Trockener, unproduktiver und quälender Husten oder schwacher Husten mit spärlichem, zähflüssigem Auswurf (evtl. blutig tingiert: Die Lungengefäße werden durch Husten und Hitze verletzt), schwache, heisere und raue Stimme.
Yin-Mangel: Mund- und Rachentrockenheit, subfebrile Temperaturen oder Hitzegefühle, v. a. nachmittags, Nachtschweiß, Hitzesensationen in Thorax, Handflächen und Fußsohlen, Wangenröte und Anorexie.

Zunge: Rot; wenig, trockener Belag, teilweise abgeschält (kein Belag).

Puls: Schnell (Shu) und dünn (Xi).

Therapie

Lungen-Yin stärken mit: Süß und kalt, Yin-Flüssigkeit ernähren mit: Süß, sauer und zusammenziehend, Mangel-Hitze klären mit: Bitter und kalt, Schleimverfestigungen lösen mit: Salzig.

Bei Husten und Dyspnoe

Rp.: Immunopret Tbl. (N2) (Purpursonnenhutkraut)
DS. 3 x tgl. 1 Tbl.

Rp.: Fol. Plantaginis lanceolatae 25,0
Herb. Capilli veneris 25,0
Flos Verbasci 25,0
Flos Malvae 15,0
Rad. Liquiritae 25,0

MDS. 2 Teelöffel mit 1/4 l kochendem Wasser übergießen und 10 Min. ziehen lassen.
3 x tgl. 1 Tasse.

Die bakteriostatische Wirkung von Arbutin (Hydrochinon) im Lungenkraut wirkt nur im alkalischem Milieu, deshalb jeder Tasse 1/4 Teelöffel Natron (Natriumhydrogenkarbonat) oder ein anderes Basenmittel zufügen oder gesondert einnehmen lassen.

Oder:

Rp.: Alkala N Pulver (Natriumzitrat, Kaliumhydrogenkarbonat und Natriumhydrogenkarbonat)
DS. 1 gestrichenen Messlöffel in 1/2 Glas Wasser auflösen und mit dem Tee trinken (das Arbutin im Lungenkraut wirkt nur im alkalischen Harn).

Evtl.:

Rp.: Isla-Moos Pastillen (Isländisch Moos)
DS. Mehrmals tgl. 1 bis 2 Pastillen langsam im Mund zergehen lassen.

Bei Rhinitis und Sinusitis zusätzlich

Rp.: Infiminz China Minz-Oel
DS. 3 bis 4 Tr. in heißes Wasser geben und inhalieren, 5 x tgl. 1 Tr. an jedes Nasenloch tupfen.

Bei Nasenbluten zusätzlich

Rp.: Styptysat Bürger Lösung (N1) (Hirtentäschelkraut)
DS. 1,5 bis 2,5 ml Lösung auf ein Glas frisch abgekochtes Wasser, unverdünnt auf die betroffene Stelle pinseln oder die Nase damit austamponieren.

Bei Halsentzündung zusätzlich

Rp.: Flos Matricariae 40,0
Fol. Salviae 40,0
Rad. Liquiritae 20,0

MDS. 2 Esslöffel mit 1/2 l kochendem Wasser übergießen und 10 Min. ziehen lassen.
5 x tgl. gurgeln.

8.3 Lungen-Trockenheit (Zao Re Shang Fei)

Mangel-Hitze-Syndrom, Wärme-Trockenheit schädigt das Lungen-Qi auf Abwehr-Wei-Qi-Ebene, daher meist als Außen-Syndrom angesehen.

Ursachen nach TCM

Meist durch exogene, pathogene Trockenheit, z. B. Schlafen in trockenen und heißen Räumen (Nachtspeicherheizung).

Nach westlicher Vorstellung

Husten, Halsentzündung, akute Sinusitis und Nasenbluten.

Symptome

Trockener Husten mit spärlichem Auswurf (zähflüssig, erschwert abzuhusten, evtl. blutig tingiert), Nasen- und Mund- und Rachentrockenheit, evtl. Heiserkeit und Aphonie, Durst, Hitzeaversion und Fieber.

Zunge: Normal, evtl. rötlich; trockener, dünner und gelber Belag.

Puls: Schnell (Shu) und evtl. oberflächlich (Fu).

Therapie

Lunge befeuchten mit: Süß, Yin-Flüssigkeit ernähren mit: Süß, sauer und zusammenziehend, Lungen-Qi stärken mit: Scharf. Da ein Hitze-Syndrom besteht, muss kühlend behandelt werden.

Rp.: Immunopret Tbl. (N2) (Purpursonnenhutkraut)
DS. 3 x tgl. 1 Tbl.

Rp.: Herb. Capilli veneris 25,0
Flos. Malvae 20,0
Fol. Menthae piperitae 25,0
Fol. Plantaginis lanceolatae 15,0
Herb. Thymi 15,0
Rad. Liquiritae 10,0

MDS. 2 Teelöffel mit 1/4 l kochendem Wasser übergießen und 10 Min. ziehen lassen.
3 x tgl. 1 Tasse.

Evtl.:

Rp.: Isla-Moos Pastillen (Isländisch Moos)
DS. Mehrmals tgl. 1 bis 2 Pastillen langsam im Mund zergehen lassen.

Evtl.:

Rp.: Infiminz China Minz-Oel
DS. 3 bis 4 Tr. in heißes Wasser geben und inhalieren, 5 x tgl. 1 Tr. an jedes Nasenloch tupfen.

Zu empfehlen sind auch:

Behandlungen mit Emser Salz.

8.4 Wind-Kälte-Invasion in der Lunge (Feng Han Shu Fei)

Fülle-Kälte-Syndrom, auch Taiyang-Syndrom.

Ursachen nach TCM

Invasion äußerer pathogener Kälte bei oft schwacher Abwehrfunktion.

Nach westlichen Vorstellungen

Dyspnoe, Husten, Bronchitis, Asthma bronchiale, Rhinitis, Sinusitis und Anfangsstadium einer fieberhaften Erkältungskrankheit.

Symptome

Windzeichen allgemein: Husten, Halsschmerzen, Hinterkopf-

und Gliederschmerzen, meist dumpfer Spannungskopfschmerz mit Nackensteifigkeit, Fieber und Schüttelfrost, Windaversion und oberflächlicher Puls.
Wind-Kältezeichen: Starker Schüttelfrost, wenig Fieber, wenig oder kein Schwitzen, Kälteaversion, Kratzen im Hals, raue Stimme, Husten mit weißlichem, wässrigem Auswurf und Nasenverstopfung wechselnd mit wässrigem Fließschnupfen.

Zunge: Dünner, weißer Belag.

Puls: Oberflächlich (Fu) und straff gespannt (Jin), v. a. an der vorderen Pulsposition.

Therapie

Schwitzen induzieren, um Wind und Kälte von der Körperoberfläche zu vertreiben mit: Scharf und warm, Lungen-Qi-Verteilungs- und Absenkungsfunktion stärken mit: Scharf, bitter und heiß, Qi und Blut harmonisieren mit: Süß.

Bei Dyspnoe, Husten und Bronchitis

Rp.: Ginseng Curarina Kps.
DS. 2 x tgl. 2 Kps. zum Essen.

Rp.:	Flos Primulae	30,0
	Fol. Hederae helicis	25,0
	Herb. Thymi	20,0
	Fruct. Foeniculi	20,0
	Fol. Eucalypti	10,0
	Fol. Rosmarini	10,0

MDS. 2 Teelöffel mit 1/4 l kochendem Wasser übergießen und 10 Min. ziehen lassen.
3 x tgl. 1 Tasse.

Evtl.:

Rp.: Angocin Anti-Infekt N Tbl. (200 mg Kapuzinerkresse + 80 mg Meerrettich)
DS. 3 x tgl. 4 Tbl.

Bei Rhinitis und Sinusitis (evtl. zusätzlich)

Rp.: Gelomyrtol forte Kps. (N1) (Myrtol)
DS. 3 bis 4 x tgl. 1 Kps. unzerkaut 1/2 Std. vor dem Essen.
(Bei chronischen Prozessen 2 x tgl. 1 Kps.)

Bei Asthma

Rp.: Ginseng Curarina Kps.
DS. 2 x tgl. 2 Kps. zum Essen.

Rp.: Cefedrin N Tropfen (N2) (Herb. Ephedrae sicc., Thymi fluid + Fruct. Ammi visn.)
DS. 3 x tgl. 20 bis 30 Tr.

Cave: Ephedrinhaltige Arzneimittel vorsichtig dosieren bei organischen Herz- und Gefäßveränderungen und Rhythmusstörungen (steht auf der Dopingliste des IOC und des Deutschen Sportbundes).

Evtl. zusätzlich:

Rp.: Petadolex Kps. (Petasitidis extr. e rad. spiss.)
DS. 2 x tgl. 2 Kps., morgens und abends nach dem Essen einnehmen.

Beim Asthmaanfall

Rp.: Steno-loges N Tr. (N2) (Ammi visn.)
DS. Beim Anfall 25 Tr. einnehmen.

8.5 Wind-Hitze-Invasion in der Lunge (Feng Re Fan Fei)

Fülle-Hitze-Syndrom, äußere Wind-Hitze befällt zunächst die Körperoberfläche mit dem Abwehr-Wei-Qi, wird der Lunge zugeordnet (Außen-Syndrom), auch Wei-Stadium nach der 4-Stadien-Therapie.

Ursachen nach TCM

Invasion äußerer pathogener Hitze und Wind bei schlechter körperlicher Abwehrfunktion oder endogene Umwandlung von Wind-Kälte in Wind-Hitze.

Nach westlichen Vorstellungen

Husten, Bronchitis, Asthma bronchiale, Rhinitis, Sinusitis, Halsentzündungen, Anfangs- und/oder Folgestadium einer fieberhaften Erkältungskrankheit.

Symptome

Allgemeine Windzeichen: Halsschmerzen, Husten, Kopfschmerzen, Fieber und Schüttelfrost, Windaversion und oberflächlicher Puls.
Wind-Hitze-Zeichen: Kopfschmerzen v. a. im Stirnbereich oder Zentrum des Kopfes, z. T. berstender Charakter, Fieber, wenig Frösteln, leichtgradiges Schwitzen, Hitzeaversion, Halsentzündungen mit starkem Wundgefühl und Schluckbeschwerden, trockene Nase, Rachen und Schleimhäute, Husten mit dickem, gelbem Auswurf, Durst, Obstipation, dunkelgelber und konzentrierter Urin.

Zunge: Normal oder rötlich an den Rändern und an der Spitze; dünner und gelber Belag.

Puls: Schnell (Shu) und oberflächlich (Fu).

Therapie

Körperoberfläche befreien und Wind-Hitze vertreiben mit: Scharf und kalt, Lunge in der Qi-Verteilungs- und Absenkungsfunktion stärken mit: Scharf und bitter.

Rp.: Immunopret Tbl. (N2) (Purpursonnenhutkraut)
DS. 3 x tgl. 1 Tbl.

Rp.:	Flos Verbasci	30,0
	Fol. Farfarae	20,0
	Fol. Menthae piperitae	25,0
	Flos Lavandulae	20,0
	Flos Sambuci	10,0
	Herb. Thymi	10,0

MDS. 2 Teelöffel mit 1/4 l kochendem Wasser übergießen und 7 Min. ziehen lassen.
3 x tgl. 1 Tasse

oder

Rp.: Equisil Saft
DS. 3 x tgl. 1 Teelöffel in Wasser einnehmen.

(Herb. Equiset. 13,5 g, Herb. Plantag. 8,5 g, Fol. Castan. 8 g, Rad. Primul. 8,75 g, Flor. Verbasci 6,25 g, Herb. Thymi 5 g, Ephedr. hydrochl. 0,1 g, Kieselsol 17,5 g, Sir. simpl. ad 100 g)

Bei Halsentzündung zusätzlich

Rp.:	Flos Matricariae	30,0
	Fol. Salviae	30,0
	Fol. Farfarae	15,0
	Fol. Menthae piperitae	30,0

MDS. 2 Esslöffel mit 1/2 l kochendem Wasser übergießen und 7 Min. ziehen lassen.
5 x tgl. gurgeln.

Evtl.:

Rp.: Tonsilgon N Drg. (N2)
DS. Mehrmals tgl. 1 Drg. langsam im Mund zergehen lassen.

(Rad. Althaeae, Flor. Chamomillae, Herb. Equiseti, Fol. Juglandis, Herb. Millefolii, Cort. Quercus, Herb. Taraxaci)

Bei Asthma

Rp.: Immunopret Tbl. (N2) (Purpursonnenhutkraut)
DS. 3 x tgl. 1 Tbl.

Rp.:	Herb. Ephedrae	30,0
	Fol. Menthae piperitae	30,0
	Flos Lavendulae	30,0

MDS. 2 Teelöffel mit 1/4 l kochendem Wasser übergießen und 10 Min. ziehen lassen.
3 x tgl. 1 Tasse.

Cave: Ephedrinhaltige Arzneimittel vorsichtig dosieren bei organischen Herz- und Gefäßveränderungen und Rhythmusstörungen (steht auf der Dopingliste des IOC und des Deutschen Sportbundes).

Rp.: Gingopret Tbl. (N1)
DS. 3 x tgl. 2 Tbl.

Evtl. zusätzlich:

Rp.: Khellangan N Drg. (Ammi-Visnaga-Trockenextrakt)
DS. 2 x 1 Drg. mit Flüssigkeit einnehmen.

8.6 Schleim-Feuchtigkeitsretention in der Lunge (Tan Shi Zu Fei)

Innen-Fülle-Kälte-Syndrom.

Ursachen nach TCM

Rezidivierende Erkältungskrankheiten: Äußere pathogene Faktoren schwächen wiederholt Lunge und Milz mit nachfolgender Schleimretention („Milz produziert Schleim, Lunge speichert Schleim"), endogene Schleimbildung und -retention bei Milz-Qi-/Yang-Mangel, Übermaß an fettiger und/oder roher und kalter Nahrung mit Schleimbildung und -retention.

Nach westlicher Vorstellung

Husten, Dyspnoe und Bronchitis.

Symptome

Zeichen der Schleim-Feuchtigkeitsretention: Chronischer, teilweise anfallsartiger Husten mit weißlichem Auswurf (leicht abzuhusten), asthmatische Atmung und belastungsabhängige Dyspnoe, Rasselgeräusche im Hals, thorakales Beklemmungs- und Völlegefühl, weißlicher und teigiger Teint.
Milzdysfunktionszeichen: Appetitmangel, Übelkeit, Erbrechen und Erschöpfungszustände.

Zunge: Blass; dicker, weißer, stark feuchter und evtl. schmieriger Belag.

Puls: Schlüpfrig (Hua), dünn (Xi), evtl. sanft (Ru) und bei Kälte auch langsam (Chi).

Therapie

Schleim auflösen mit: Salzig, Lunge in der Qi-Verteilungs- und Absenkungsfunktion stärken mit: Scharf, bitter und warm, evtl. Milzfunktionen stärken mit: Süß und warm.

Rp.: Ginseng Curarina Kps.
DS. 2 x tgl. 2 Kps. zum Essen.

Rp.:	Fol. Hederae helicis	20,0
	Herb. Thymi	20,0
	Flos Primulae	20,0
	Rad. Angelicae	20,0
	Herb. Chelidonii	10,0
	Rad. Liquiritae	10,0

MDS. 2 Teelöffel mit 1/4 l kochendem Wasser übergießen und 10 Min. ziehen lassen.
3 x tgl. 1 Tasse.

Evtl.:

Rp.: Zintona Kps. (Ingwerwurzelstock)
DS. 3 x tgl. 2 Kps.

Evtl.:

Rp.: Angocin Anti-Infekt N Tbl. (200 mg Kapuzinerkresse + 80 mg Meerrettich)
DS. 3 x tgl. 4 Tbl.

8.7 Schleim-Hitze-Retention in der Lunge (Tan Re Zu Fe)

Innen-Fülle-Hitze-Syndrom.

Ursachen nach TCM

Invasion von äußerer pathogener Hitze oder Feuchter Hitze. Invasion von Wind-Kälte, die sich nach langdauerndem Einfluss endogen in Hitze wandelt und bei der Umwandlung von Körperflüssigkeit in Schleim in endogene Schleim-Hitze transformiert. Milz-Qi-Mangel mit Schleimbildung, Übermaß an reichlichem, fettigem und scharfem Essen und Nikotinabusus.

Nach westlicher Vorstellung

Dyspnoe und Asthma bronchiale.

Symptome

Starker Husten mit Dyspnoe und gelbem, zähflüssigem, evtl. blutig tingiertem Auswurf (faulig riechend), thorakales Druck- und Völlegefühl, thorakale Schmerzen beim Husten, Mundtrockenheit, tiefgelber, konzentrierter Urin und Obstipation.

Zunge: Rot; gelber und schmieriger Belag.

Puls: Schlüpfrig (Hua) und schnell (Shu).

Therapie

Schleim transformieren und Lungen-Qi-Verteilungs- und -Absenkungsfunktion stärken mit: Scharf, salzig und bitter, Hitze klären mit: Bitter und kalt.

Rp.: Immunopret Tbl. (N2) (Purpursonnenhutkraut)
DS. 3 x tgl. 1 Tbl.

Rp.: Gingopret Tbl. (N1)
DS. 3 x tgl. 2 Tbl.

Rp.:	Herb. Ephedrae	25,0
	Fol. Farfarae	25,0
	Fruct. Coriandri	20,0
	Fol. Menthae piperitae	20,0
	Flos Lavandulae	15,0
	Flos Sambuci	15,0
	Fol. Eucalypti	10,0

MDS. 2 Teelöffel mit 1/4 l kochendem Wasser übergießen und 7 Min. ziehen lassen.
3 x tgl. 1 Tasse.

Cave: Ephedrinhaltige Arzneimittel vorsichtig dosieren bei organischen Herz- und Gefäßveränderungen und Rhythmusstörungen (steht auf der Dopingliste des IOC und des Deutschen Sportbundes).

Evtl.:

Rp.: Angocin Bronchialtropfen (Andornkraut)
DS. 3 x tgl. 50 Tr. in etwas Flüssigkeit vor oder zu den Mahlzeiten einnehmen.

Beim Asthmaanfall

Rp.: Steno-loges N Tr. (N2) (Ammi visn.)
DS. Beim Anfall 25 Tr. einnehmen.

Zu empfehlen sind auch:

Behandlungen mit Emser Salz.

8.8 Schleim-Flüssigkeitsretention in der Lunge (Tan Shui Zu Fei)

Innen-Fülle-Kälte-Syndrom.

Ursachen nach TCM

Chronischer Milz-Yang-Mangel, chronische Überanstrengung und mangelhafte Ernährung, Übermaß an fettigem, kaltem und rohem Essen, in China typischer Alterszustand.

Nach westlicher Vorstellung

Dyspnoe und Bronchitis.

Symptome

Husten, Dyspnoe, thorakale Rasselgeräusche, Frösteln, Abhusten von weißem, wäßrigem und schaumigem Sputum.

Zunge: Blass; dicker, weißer und schmieriger Belag.

Puls: Dünn (Xi), schlüpfrig (Hua) oder schwach (Xu) und oberflächlich (Fu).

Therapie

Schleim transformieren mit: Scharf, Lunge und Milz stärken mit: Süß und warm.

Rp.: Eleutherococcus Lomapharm Drg. (N2)
DS. 3 x tgl. 1 Drg.

Rp.:	Fol. Eucalypti	25,0
	Fruct. Foeniculi	20,0
	Fol. Hederae helicis	20,0
	Herb. Thymi	15,0
	Rad. Angelicae	15,0
	Rad. Liquiritae	15,0

MDS. 2 Teelöffel mit 1/4 l kochendem Wasser übergießen und 10 Min. ziehen lassen.
3 x tgl. 1 Tasse.

Evtl.:

Rp.: Angocin Anti-Infekt N Tbl. (200 mg Kapuzinerkresse + 80 mg Meerrettich)
DS. 3 x tgl. 4 Tbl.

Evtl.:

Rp.: Zintona Kps. (Ingwerwurzelstock)
DS. 3 x tgl. 2 Kps.

8 A Lungen- und Milz-Qi-Mangel (Fei Pi Qi Xu)

Innen-Mangel-Syndrom.

Ursachen nach TCM

Langdauernder Husten führt zu Lungen-Qi-Mangel und verletzt nachfolgend die Milz, Milz-Qi/Yang-Mangel schwächt das Lungen-Qi.

Nach westlicher Vorstellung

Chronische Bronchitis, Asthma bronchiale, Rhinitis, Sinusitis und Erschöpfung in der Rekonvaleszenz.

Symptome

Lungen-Qi-Mangel: Chronischer Husten mit viel wässrigem, weißlichem Auswurf, Dyspnoe und Asthma bronchiale.
Milz-Qi-Mangel: Appetitmangel, weiche Stühle und Völlegefühl im Epigastrium nach dem Essen.

Qi-Mangel: Energiemangel, Müdigkeit, Spontanschweiß und schwache Stimme
In schweren Fällen: Aufgedunsenes Gesicht, Gesichts- und Beinödeme.

Zunge: Blass, evtl. geschwollen mit Zahneindrücken; dünner und weißer Belag.

Puls: Schwach (Ruo) und leer (Xu).

Therapie

Lungen-Qi stärken mit: Scharf, Milz-Qi stärken mit: Süß, Ausscheidungsstörungen behandeln mit: Zusammenziehend. Das Temperaturverhalten sollte erwärmend sein.

Bei chronischer Bronchitis

Rp.: Eleutherococcus Lomapharm Drg. (N2)
DS. 3 x tgl. 1 Drg.

Rp.:	Fol. Hederae helicis	25,0
	Herb. Thymi	20,0
	Flos Primulae	20,0
	Rad. Angelicae	25,0
	Fruct. Foeniculi	10,0
	Fol. Rosmarini	10,0
	Rad. Liquiritae	10,0

MDS. 2 Teelöffel mit 1/4 l kochendem Wasser übergießen und 10 Min. ziehen lassen.
3 x tgl. 1 Tasse.

Evtl.:

Rp.: Angocin Anti-Infekt N Tbl. (200 mg Kapuzinerkresse + 80 mg Meerrettich)
DS. 3 x tgl. 4 Tbl.

Bei Rhinitis und Sinusitis (evtl. zusätzlich)

Rp.: Angocin Anti-Infekt N Tbl. (200 mg Kapuzinerkresse + 80 mg Meerrettich)
DS. 3 x tgl. 4 Tbl.

Rp.: Gelomyrtol forte Kps. (N1) (Myrtol)
DS. 3 bis 4 x tgl. 1 Kps. unzerkaut 1/2 Std. vor dem Essen. (Bei chronischen Prozessen 2 x tgl. 1 Kps.)

Bei Asthma

Rp.: Ginseng Curarina Kps.
DS. 2 x tgl. 2 Kps. zum Essen.

Rp.: Cefedrin N Tropfen (N2) (Herb. Ephedrae sicc., Thymi fluid + Fruct. Ammi visn.)
DS. 3 x tgl. 20 bis 30 Tr.

Cave: Ephedrinhaltige Arzneimittel vorsichtig dosieren bei organischen Herz- und Gefäßveränderungen und Rhythmusstörungen (steht auf der Dopingliste des IOC und des Deutschen Sportbundes).

Rp.: Gingopret Tbl. (N1)
DS. 3 x tgl. 2 Tbl.

Evtl. zusätzlich:

Rp.: Petadolex Kps. (Petasitidis extr. e rad. spiss.)
DS. 2 x tgl. 2 Kps., morgens und abends nach dem Essen einnehmen.

Beim Asthmaanfall

Rp.: Steno-loges N Tr. (N2) (Ammi visn.)
DS. Beim Anfall 25 Tr. einnehmen.

Bei Diarrhö evtl. zusätzlich

Rp.: Imbak Tbl. (Acidophilus-Bakterien 30 mg, entbitterte medizinische Hefe 50 mg, Wacholderbeeren 40 mg und Ingwerwurzel 5 mg)
DS. 3 x tgl. 3 bis 5 Tbl., evtl. Stoßtherapie.

Evtl.:

Rp.: Colina (N1 = 20 Beutel)
DS. 3 x tgl. 1 bis 2 Beutel 1 1/2 Std. vor oder nach der Einnahme anderer Medikamente.
(Hier kann man auch Heilerde einsetzen.)

8 B Lungen-Qi- und Nieren-Yang-Mangel (Fei Qi Shen Yang Xu)

Innen-Mangel-Kälte-Syndrom, Syn.: Niere ist unfähig, das Qi zu empfangen.

Ursachen nach TCM

Chronischer Husten, der zunächst die Lunge, dann die Niere angreift, Überanstrengung und Stress.

Nach westlicher Vorstellung

Asthma bronchiale entspricht hier der chronisch-obstruktiven Bronchitis (COLD), Leitsymptom Dyspnoe.

Symptome

Lungen-Qi-Mangel: Husten, Belastungsdyspnoe, behinderte Einatmung, schwache und leise Stimme.
Nieren-Yang-Mangel: Kalte Extremitäten, starker Spontanschweiß mit Kältegefühl, Lethargie, Schwächegefühl und Schmerzen in LWS- und Knieregion, Harninkontinenz bei starkem Husten, evtl. Ödeme.

Zunge: Blass, schlaff, geschwollen; dünner, weißer und feuchter Belag.

Puls: Tief (Chen), schwach (Ruo), evtl. langsam (Chi).

Therapie

Lungen-Qi stärken mit: Scharf und warm, Nieren-Yang stärken mit: Scharf, süß und warm.
Cave: Ödeme müssen sorgfältigst abgeklärt werden (Herz- und Niereninsuffizienz). Elektolytverluste beachten.

Rp.: Eleutherococcus Lomapharm Drg. (N2)
DS. 3 x tgl. 1 Drg.

Rp.:	Fol. Hederae helicis	25,0
	Herb. Thymi	25,0
	Flos Primulae	20,0

Fruct. Juniperi 25,0
Fruct. Foeniculi 10,0
Fol. Rosmarini 10,0

MDS. 2 Teelöffel mit 1/4 l kochendem Wasser übergießen und 10 Min. ziehen lassen.
3 x tgl. 1 Tasse.

Evtl.:

Rp.: Angocin Anti-Infekt N Tbl. (200 mg Kapuzinerkresse + 80 mg Meerrettich)
DS. 3 x tgl. 4 Tbl.

Bei Asthma zusätzlich

Rp.: Cefedrin N Tropfen (N2) (Herb. Ephedrae sicc., Thymi fluid + Fruct. Ammi visn.)
DS. 3 x tgl. 20 bis 30 Tr.

Cave: Ephedrinhaltige Arzneimittel vorsichtig dosieren bei organischen Herz- und Gefäßveränderungen und Rhythmusstörungen (steht auf der Dopingliste des IOC und des Deutschen Sportbundes).

Rp.: Gingopret Tbl. (N1)
DS. 3 x tgl. 2 Tbl.

Beim Asthmaanfall

Rp.: Steno-loges N Tr. (N2) (Ammi visn.)
DS. Beim Anfall 25 Tr. einnehmen.

Bei Harninkontinenz evtl. zusätzlich

Rp.: Urologicum PMD Tbl. (N1) (200 mg Sabal serrulatum, 50 mg Populus tremul. und Milchzucker)
DS. 1 bis 3 x tgl. 1 Tbl.

Evtl.:

Rp.: Nephroselect M Liquidum (N1)
DS. 3 x tgl. 1 bis 2 Teelöffel.

(Fol. Betulae, Herb. Equiseti, Rad. Levistici, Rad. Ononidis, Herb. Solidaginis und Herb. Tropaeoli m.)

Evtl.:

Rp.: Petadolex Kps. (Petasitidis extr. e rad. spiss.)
DS. 2 x tgl. 2 Kps., morgens und abends nach dem Essen einnehmen.

Bei Schmerzen in LWS- und Knieregion

Äußerlich:

Rp.: Leukona-Rheumasalbe (N2) (Campher, Terpentinöl und Rosmarinöl)
DS. 3 x tgl. leicht einreiben (evtl. Salbenverband) (auch bei Atemwegserkrankungen).

8 C Lungen- und Nieren-Yin-Mangel (Fei Shen Yin Xu)

Innen-Mangel-Hitze-Syndrom.

Ursachen nach TCM

Chronischer Husten verletzt die Lunge, Yin-Flüssigkeit wird verbraucht und nachfolgend die Niere verletzt. Überanstrengung und Stress verbrauchen Nieren-Yin, die Lunge wird dadurch nicht mehr ausreichend ernährt.

Nach westlichen Vorstellungen

Rhinitis entspricht hier der chronisch, atrophischen Rhinitis, Sinusitis und Bronchitis.

Symptome

Lungen-Yin-Mangel: Chronisch trockener Husten, mit wenig, zähflüssigem und blutigem Auswurf, Belastungsdyspnoe.
Nieren-Yin-Mangel: Schwächegefühl und Schmerzen in der LWS- und Knieregion, nächtliche Spermatorrhö, Schlaflosigkeit.
Yin-Mangel: Hitzewallungen, subfebrile Temperaturen v. a. nachmittags, Hitzesensationen in Thorax, Handflächen und Fußsohlen, Wangenrötung, Nachtschweiß, Mund- und Rachentrockenheit, Obstipation und dunkelgelber Urin.

Zunge: Rot, evtl. rissig; wenig trockener Belag oder belaglos.

Puls: Dünn (Xi) und schnell (Shu).

Therapie

Lungen-Yin nähren mit: Süß und kalt, Nieren-Yin nähren mit: Sauer, zusammenziehend, salzig und kalt.
Für ausreichend Flüssigkeitszufuhr sorgen.

Rp.: Gingopret Tbl. (N1)
DS. 3 x tgl. 2 Tbl.

Rp.: Herb. Capilli veneris 20,0
Flos Malvae 20,0
Fol. Plantaginis lanceolatae 20,0
Herb. Urticae 20,0
Herb. Stellariae mediae 20,0
Fruct. cum Sem. Cynosbati 20,0

MDS. 2 Teelöffel mit 1/4 l kochendem Wasser übergießen und 10 Min. ziehen lassen.
3 x tgl. 1 Tasse.

Rp.: Eibisch Sirup (N1)
DS. 6 x tgl. 5 ml (1 Messlöffel) einnehmen.

Evtl.:

Rp.: Isla-Moos Pastillen (Isländisch Moos)
DS. Mehrmals tgl. 1 bis 2 Pastillen langsam im Mund zergehen lassen.

Evtl.:

Rp.: Equisil Saft
DS. 3 x tgl. 1 Teelöffel in heißem Wasser oder Tee einnehmen

(Herb. Equiset., Herb. Plantag., Fol. Castan., Rad. Primul., Flor. Verbasci, Herb. Thymi, Ephedr. hydrochl. und Kieselsol)

Evtl.:

Rp.: Cysto Fink Kps. (N2) (Kava-Kava, Humuli lupuli, Cucurbitae pep., Uvae ursi, Rhois aromat., Vit. E)

DS. 3 x tgl. 1 bis 2 Kps. vor den Mahlzeiten mit etwas Flüssigkeit einnehmen.

Bei Rhinitis und Sinusitis zusätzlich

Rp.: Infiminz China Minz-Oel
DS. 3 bis 4 Tr. in heißes Wasser geben und inhalieren, 5 x tgl. 1 Tr. an jedes Nasenloch tupfen

oder

Rp.: Nisita Nasensalbe (N1) (Emser-Salz)
DS. Mehrmals tgl., besonders vor dem Zubettgehen, einen Salbenstrang in die Nase geben und leicht einmassieren.

Bei Schmerzen in LWS- und Knieregion evtl. zusätzlich

Rp.: Defencid Tbl. (Teufelskrallen-Wurzel)
DS. 3 x tgl. 2 Tbl. etwa 10 Min. vor den Mahlzeiten einnehmen.

Rp.: Rheumakaps (N2) (Weidenrinde)
DS. 1 bis 2 x tgl. 1 Kps. mit reichlich Flüssigkeit einnehmen.

Evtl.:

Rp.: Phlogenzym Tbl. (N1) (Bromelain, Trypsin, Rutosid)
DS. 3 x tgl. 2 Tbl. unzerkaut mit reichlich Flüssigkeit 1 bis ½ Std. vor einer Mahlzeit einnehmen.

Bei Schlafstörungen evtl. zusätzlich

Rp.:	Strobul. Lupuli	40,0
	Herb. Passiflorae	30,0
	Fruct. cum Sem. Cynosbati	20,0

MDS. 2 Teelöffel mit ¼ l kochendem Wasser übergießen und 10 Min. ziehen lassen.
1 Tasse ½ Std. vor dem Schlafen trinken

oder

Rp.: Lactidorm Drg. (Gland. Lupuli elect.)
DS. 2 bis 3 Drg. ½ Std. vor dem Schlafen einnehmen.

9. Rezepte, welche die Syndrome des Dickdarms (Da Chang) behandeln

9.1 Flüssigkeitsmangel im Dickdarm (Da Chang Ye Kui)

Innen-Mangel-Hitze-Syndrom.

Ursachen nach TCM

Blut- und Yin-Mangel mit Trockenheit im Magen und Dickdarm bei alten Patienten, Patienten mit schlankem Körperbau mit Yin-Mangel, Frauen postpartal mit starkem Blutverlust (Körperflüssigkeiten sind verbraucht) und spätes Stadium einer fieberhaften Erkrankung.

Nach westlicher Vorstellung

Obstipation v. a. bei alten Patienten, Laxantienabusus oder nach der Geburt.

Symptome

Trockene, harte Stühle, Obstipation, Mund- und Rachentrockenheit und dünne Statur.

Zunge: Rot oder blass; wenig, trockener, gelber Belag oder belaglos.

Puls: Dünn (Xi) und evtl. rau (Se).

Therapie

Den Darm befeuchten mit: Süß, den Stuhlgang fördern mit: Salzig und süß, Yin nähren mit: Sauer, zusammenziehend und kalt.
Cave: Laxanzienmissbrauch!

Rp.:	Fruct. Pruni spinosae	50,0
	Flos Hibisci	30,0
	Rad. Liquiritae	30,0

MDS. 2 Teelöffel mit ¼ l Wasser langsam zum Kochen bringen und abseihen.
1 bis 3 x tgl. 1 Tasse.

Evtl.:

Rp.: Mucofalk Orange/Apfel (N2) (Indische Flohsamenschalen)
DS. 3 x tgl. 1 Portionsbeutel in reichlich Flüssigkeit rühren und trinken.

Evtl.: Glaubersalz.

9.2 Dickdarm-Schwäche mit Kälte (Da Chang Xu Han)

Innen-Mangel-Kälte-Syndrom.

Ursachen nach TCM

Allgemeiner Qi-Mangel, Qi-Mangel von Milz, Magen und Dickdarm mit evtl. sinkendem Milz-Qi bei Hämorrhoiden oder Analprolaps, Milz-Yang-Mangel, evtl. zusätzlich Nieren-Yang-Mangel.

Nach westlicher Vorstellung

Obstipation, chronische Diarrhö (mit Milz-Qi-Mangel), Hämorrhoiden und Analprolaps (mit sinkendem Milz-Qi) und Meteorismus.

Symptome

Obstipation mit weichem Stuhl und ohne Stuhldrang, chronische Diarrhö mit weichem Stuhl und Meteorismus, Schwäche und Schweißneigung nach dem Stuhlgang, evtl. Hämorrhoiden und Analprolaps, Kältegefühle, kalte Extremitäten, Appetitmangel, Erschöpfungszustände, Durst auf warme Getränke, Besserung durch Bauchmassage, evtl. Ödeme.
Mit Nieren-Yang-Mangel: Zusätzlich chronische Diarrhö in den frühen Morgenstunden.

Zunge: Blass, weißer Belag.

Puls: Tief (Chen), schwach (Ruo) und langsam (Chen).

Therapie

Milz- und Magen-Qi stärken mit: Süß, Qi anheben mit: Süß, scharf und warm, Dickdarmfunktion stärken mit: Zusammenziehend.
Bei chronischer Dickdarm-Schwäche sollte auch an eine Symbioselenkung gedacht werden. Weiter darf hier nicht der Vitamin- und Mineralstoffmangel übersehen werden. Evtl. müssen auch Enzyme gegeben werden.

Bei chronischer Diarrhö

Rp.: Eleutherococcus Lomapharm Drg. (N2)
DS. 3 x tgl. 1 Drg.

Rp.: Colina (N1 = 20 Beutel) (oder Heilerde)
DS. 3 x tgl. 1 bis 2 Beutel 1½ Std. vor oder nach der Einnahme anderer Medikamente.

Rp.: Herb. Salicariae 30,0
Fol. Juglandis 20,0
Rad. Angelicae 15,0
Fruct. Foeniculi 15,0
Rad. Liquiritae 15,0

MDS. 2 Teelöffel mit ¼ l kochendem Wasser übergießen und 10 Min. ziehen lassen.
3 x tgl. 1 Tasse

oder

Rp.: Imbak Tbl. (Acidophilus-Bakterien 30 mg, entbitterte medizinische Hefe 50 mg, Wacholderbeeren 40 mg und Ingwerwurzel 5 mg)
DS. 3 x tgl. 3 bis 5 Tbl., evtl. Stoßtherapie.

Bei Hämorrhoiden

Rp.: Eleutherococcus Lomapharm Drg. (N2)
DS. 3 x tgl. 1 Drg.

Rp.: Herb. Meliloti 30,0
Herb. Bursae pastoris 20,0
Fruct. Foeniculi 25,0
Rad. Angelicae 20,0
Rad. Liquiritae 20,0

MDS. 2 Teelöffel mit ¼ l kochendem Wasser übergießen und 10 Min. ziehen lassen.
3 x tgl. 1 Tasse.

Rp.: ANISAN Suppositorien S (Hämorrhoidal-Salbe S)
DS. 2 x tgl. nach dem Stuhlgang 1 Zäpfchen einführen.

(Rosskastaniensamen, Kamillenblüten, basisches Bismutgallat, Hamameliszweige mit -blättern, Johanniskrautöl und Lebertran) In diesem Falle ist die lokal kühlende Behandlung angebracht.

Bei Obstipation

Rp.: Eleutherococcus Lomapharm Drg. (N2)
DS. 3 x tgl. 1 Drg.

Rp.: Rad. Angelicae 25,0
Fruct. Foeniculi 25,0
Rad. Liquiritae 25,0
Rhiz. Calami 25,0

MDS. 2 Teelöffel mit ¼ l kochendem Wasser übergießen und 10 Min. ziehen lassen.
3 x tgl. 1 Tasse.

Rp.: Sem. Lini 200,0
DS. 2 Esslöffel zerquetscht oder grob gemahlen morgens und abends mit ¼ l Flüssigkeit einnehmen.

9.3 Feuchte-Hitze im Dickdarm (Da Chang Shi Re)

Innen-Fülle-Hitze-Syndrom.

Ursachen nach TCM

Lebensmittelvergiftung, Infektion und übermäßiger Verzehr von heißer und fettiger Nahrung.

Nach westlicher Vorstellung

Diarrhö und entzündliche Darmerkrankungen.

Symptome

Feuchte-Hitze im Dickdarm: Meist akute Bauchschmerzen und Tenesmen mit Diarrhö, oft faulig riechender Stuhl, evtl. mit Blut- und Schleimbeimischungen, heftiger Stuhldrang, anhaltend auch nach der Entleerung, evtl. hellrote Rektumblutungen vor oder nach dem Stuhlgang und brennende Schmerzen am Anus.
Feuchte-Hitze im Körper: Evtl. Fieber, Durst ohne Wunsch zu trinken, wenig, dunkler Urin, bitterer Mundgeschmack, Schweregefühl des Körpers und der Extremitäten, Völlegefühl in Thorax und Epigastrium.

Zunge: Normal oder gerötet, evtl. mit hervorragenden roten Papillen am Zungengrund; dicker, gelber, schmieriger oder quarkiger Belag.

Puls: Schnell (Shu), schlüpfrig (Hua), evtl. voll (Shi) und saitenförmig (Xian).

Therapie

Feuchtigkeit auflösen mit: Bitter und kalt, Dünn- und Dickdarm harmonisieren mit: Zusammenziehend, Qi-Zirkulation fördern mit: Scharf.

Cave: Elektrolytverluste und Vitaminmangel beachten!

Cave: Infektionskrankheiten.

Rp.: Immunopret Tbl. (N2) (Purpursonnenhutkraut)
DS. 3 x tgl. 1 Tbl.

Rp.: Fol. Menthae piperitae 25,0
Flos. Matricariae 25,0
Fruct. Coriandri 25,0
Fol. Hamamelidis 25,0

MDS. 2 Teelöffel mit ¼ l kochendem Wasser übergießen und 10 Min. ziehen lassen.
3 x tgl. 1 Tasse.

Rp.: Traxaton Tbl. (N1) (Eichenrinde)
DS. 3 bis 4 x tgl. 1 Tbl.

Evtl.:

Rp.: Myrrhinil-Intest Drg. (N2) (Myrrhe 100 mg, Kaffeekohle 50 mg und Kamillenblüten 100 mg)
DS. 3 x tgl. 4 Drg.

Evtl.:

Rp.: Omniflora N Kps. (Lactobacillus Gasseri und Bifidobacterium longum)
DS. 3 x tgl. 1 Kps. (evtl. 3 x tgl. 2 Kps.), nach Abklingen der Beschwerden 1 x tgl. 1 Kps.

Evtl.:

Rp.: Kohle-Compretten (N2)
3 x tgl. 2 bis 4 Tbl.

Evtl.:

Rp.: Colina (N1 = 20 Beutel) (oder Heilerde)
DS. 3 x tgl. 1 bis 2 Beutel 1½ Std. vor oder nach der Einnahme anderer Medikamente.

Evtl.:

Rp.: ANISAN Suppositorien S (Hämorrhoidal-Salbe S)
DS. 2 x tgl. nach dem Stuhlgang 1 Zäpfchen einführen.

(Rosskastaniensamen, Kamillenblüten, basisches Bismutgallat, Hamameliszweige mit -blättern, Johanniskrautöl und Lebertran)

9.4 Kälte im Dickdarm mit Qi-Stagnation (Da Chang Han Jie)

Innen-Fülle-Kälte-Syndrom.

Ursachen nach TCM

Exposition von Feuchtigkeit und Kälte hemmt den Dickdarm-Qi-Fluss.

Nach westlicher Vorstellung

Bauchschmerzen, bei Feuchter Kälte: Diarrhö.

Symptome

Bei Kälte und Qi-Stagnation im Dickdarm: Obstipation mit tief empfundenem Bauchschmerz, örtliche Wärme bessert.
Bei Feuchte-Kälte mit Qi-Stagnation im Dickdarm: Akut einsetzende, schmerzhafte und wässrige Diarrhö, plötzlicher Bauchschmerz nach Exposition von Kälte und Feuchtigkeit, allgemeines und abdominales Kältegefühl, Wärme bessert.

Zunge: Weißer, evtl. dicker Belag.

Puls: Langsam (Chi), saitenförmig (Xian) und evtl. tief (Chen), bei Feuchter Kälte evtl. schlüpfrig (Hua).

Therapie

Qi-Zirkulation im Dickdarm fördern mit: Scharf, den Unteren San Jiao wärmen.

Rp.: Eleutherococcus Lomapharm Drg. (N2)
DS. 3 x tgl. 1 Drg.

Rp.:	Fruct. Foeniculi	30,0
	Fruct. Carvi	30,0
	Fruct. Coriandri	15,0
	Rad. Angelicae	15,0

MDS. 2 Teelöffel mit ¼ l kochendem Wasser übergießen und 10 Min. ziehen lassen.
3 x tgl. 1 Tasse.

Evtl.:

Rp.: Sem. Lini 200,0
DS. 2 Esslöffel zerquetscht oder grob gemahlen morgens und abends mit ¼ l Flüssigkeit einnehmen.

Bei Diarrhö

Rp.: Eleutherococcus Lomapharm Drg. (N2)
DS. 3 x tgl. 1 Drg.

Rp.:	Fol. Juglandis	40,0
	Fruct. Carvi	30,0
	Fruct. Juniperi	20,0
	Pericarp. Aurantii	20,0

MDS. 2 Teelöffel mit ¼ l kochendem Wasser übergießen und 10 Min. ziehen lassen.
3 x tgl. 1 Tasse

oder

Rp.: Imbak Tbl. (Acidophilus-Bakterien, entbitterte medizinische Hefe, Wacholderbeeren und Ingwerwurzel)
DS. 3 x tgl. 3 bis 5 Tbl., evtl. Stoßtherapie.

Evtl.:

Rp.: Kohle-Compretten (N2)
3 x tgl. 2 bis 4 Tbl.

Evtl.:

Rp.: Colina (N1 = 20 Beutel) (oder Heilerde)
DS. 3 x tgl. 1 bis 2 Beutel 1½ Std. vor oder nach der Einnahme anderer Medikamente.

10. Rezepte, welche die Syndrome der Niere (Shen) behandeln

10.1 Nieren-Jing-Mangel (Essenz-Leere) (Shen Jing Xu)

Je nach Yin- oder Yang-Mangel siehe dort.

10.2 Nieren-Qi ist nicht fest (Shen Qi Bu Gu)

Innen-Mangel-Syndrom, lässt sich aus Nieren-Yang-Mangel ableiten.

Ursachen nach TCM

Ausschweifendes Sexualleben, viele kurz aufeinanderfolgende Geburten als häufigste Ursache, erblich bedingter Nieren-Jing-Mangel im Kindesalter, Abnahme des Nierenessenz-Jing im Alter, körperliche und seelische Erschöpfung durch Überanstrengung, Stress und chronische Erkrankung.

Nach westlicher Vorstellung

Psychovegetatives Syndrom, Ejakulationsstörungen, Prostatabeschwerden, chronische Prostatitis, Harninkontinenz, Hyperhidrosis und Fluor vaginalis.

Symptome

Wie bei Nieren-Yang-Mangel, jedoch weniger Kältegefühl: Blässe, lumbale Schwäche und Schmerz, Lockerung der Zähne, Antriebsmangel, Müdigkeit, schnelle Erschöpfung, Schwindel, Leeregefühl im Kopf, mangelnde Willenskraft, evtl. Tinnitus (wie Rauschen), Schwerhörigkeit und evtl. Ödeme.
Zusätzlich Zeichen der Unfähigkeit, die Körperflüssigkeiten festzuhalten: Harninkontinenz, häufige Miktion von viel, klarem Urin, Harntröpfeln nach der Miktion, kalter Schweiß, Spermatorrhö und Ejaculatio praecox bei Männern, klarer, dünnflüssiger Fluor vaginalis bei Frauen.

Zunge: Blass, evtl. schlaff; weißer und dünner Belag.

Puls: Schwach (Ruo) und tief (Chen) v. a. an der Nierenposition.

Therapie

Nieren-Qi stärken mit: Scharf, süß und warm, Nieren-Qi festigen mit: Zusammenziehend.

Bei Harninkontinenz

Rp.: Eleutherococcus Lomapharm Drg. (N2)
DS. 3 x tgl. 1 Drg.

Rp.:	Fruct. Sabalis serrulati cont.	40,0
	Cort. Cinnamomi zeylanici	30,0
	Herb. Urticae	20,0
	Fol. Melissae	20,0

MDS. 2 Teelöffel mit 1/4 l kochendem Wasser übergießen und 10 Min. ziehen lassen.
3 x tgl. 1 Tasse

oder

Rp.: Hewesabal comp. Tropfen (N1)
DS. 3 Tage 6 x tgl. 30 Tr., danach 3 x tgl. 30 Tr.

(Sabal serrulatum, Solidago virg., Petroselinum, Bucco, Equisetum arvense, Populus tremul., Urtica)

Bei Prostatabeschwerden

Rp.: Eleutherococcus Lomapharm Drg. (N2)
DS. 3 x tgl. 1 Drg.

Rp.:	Fruct. Sabalis serrulati cont.	50,0
	Cort. Cinnamomi zeylanici	30,0
	Herb. Urticae	20,0
	Pericarp. Aurantii	20,0

MDS. 2 Teelöffel mit 1/4 l kochendem Wasser übergießen und 10 Min. ziehen lassen.
3 x tgl. 1 Tasse

oder

Rp.: Steiprostat Kps. (N1) (Sabal serrulatum)
DS. 2 x tgl. 1 Kps.

und

Rp.: Uvirgan mono Kps. (N1) (Sem. Cucurbitae)
DS. 1 x tgl. 1 Kps.

Bei Hyperhidrosis

Rp.: Eleutherococcus Lomapharm Drg. (N2)
DS. 3 x tgl. 1 Drg.

Rp.:	Fol. Salviae	50,0
	Fruct. Sabalis serrulati cont.	20,0
	Rad. Angelicae	20,0
	Cort. Cinnamomi zeylanici	20,0
	Pericarp. Aurantii	10,0

MDS. 2 Teelöffel mit 1/4 l kochendem Wasser übergießen und 10 Min. ziehen lassen.
3 x tgl. 1 Tasse.

Bei Fluor

Rp.: Eleutherococcus Lomapharm Drg. (N2)
DS. 3 x tgl. 1 Drg.

Rp.:	Herb. Millefolii	25,0
	Flos Lamii albi	20,0
	Fruct. Sabalis serrulati	25,0
	Rad. Angelicae	20,0
	Cort. Cinnamomi zeylanici	20,0

MDS. 2 Teelöffel mit 1/4 l kochendem Wasser übergießen und 10 Min. ziehen lassen.
3 x tgl. 1 Tasse.

Bei psychovegetativem Syndrom

Rp.: Eleutherococcus Lomapharm Drg. (N2)
DS. 3 x tgl. 1 Drg.

Rp.:	Herb. Hyperici	50,0
	Fruct. Foeniculi	30,0
	Rad. Angelicae	20,0
	Fruct. Sabalis serrulatis cont.	20,0

MDS. 2 Teelöffel mit 1/4 l kochendem Wasser übergießen und 10 Min. ziehen lassen.
3 x tgl. 1 Tasse.

Bei Enuresis

Rp.: Eleutherococcus Lomapharm Drg. (N2)
DS. 3 x tgl. 1 Drg.

Rp.:	Herb. Hyperici	50,0
	Rad. Angelicae	20,0
	Fruct. Sabalis serrulatis cont.	20,0
	Cort. Cinnamomi zeylanici	20,0
	Pericarp. Aurantii	10,0

MDS. 2 Teelöffel mit 1/4 l kochendem Wasser übergießen und 10 Min. ziehen lassen.
3 x tgl. 1 Tasse.

10.3 Nieren-Yang-Mangel (Shen Yang Xu)

Innen-Mangel-Kälte-Syndrom, Syn.: Versiegen des Mingmen.

Ursachen nach TCM

Konstitutioneller Yang-Mangel, Kälteexposition, Feuchtigkeitsretention bei Milz-Qi-/Yang-Mangel kann zu Nieren-Yang-Mangel führen, körperliche Erschöpfung verbraucht Nieren-Yang (z. B. nach chronischen Erkrankungen), Konstitution, Alter, psychischer Stress, Angstzustände, ausschweifendes Sexualverhalten und viele Geburten.

Nach westlicher Vorstellung

Dysurie, Harnverhaltung, Harninkontinenz, Prostatitis, Impotenz, Sterilität beim Mann, Ejakulationsstörungen, Menstruationsstörungen, Amenorrhö, Metrorrhagie, klimakterische Beschwerden, Ödeme, Hyperhidrosis, Kopfschmerzen, Schwindel, Tinnitus, Schwerhörigkeit, schmerzhafte Gelenkerkrankungen, HWS-Beschwerden, Kniebeschwerden, LWS-Beschwerden, Hypothyreose, mit Milz-Yang-Mangel bei entzündlichen Darmerkrankungen.

Symptome

Helle Blässe, Kälteaversion, Fröstelgefühle, kalte Extremitäten, Schwäche-, Kältegefühl und Schmerz (wie Wundgefühl) der LWS- und Knieregion (Besserung durch Wärme), Lockerung der Zähne, Antriebsmangel, Müdigkeit, schnelle Erschöpfung, Schwindel, Leeregefühl im Kopf, mangelnde Willenskraft, Tinnitus (wie Rauschen), Schwerhörigkeit, Taubheit, Nykturie, klarer und reichlicher Urin, Harninkontinenz oder auch Harnträufeln, Ödeme, Morgendiarrhö (5 Uhr, charakteristisch v. a. mit Milz-Yang-Mangel), bei Männern evtl. Impotenz und Spermatorrhö, bei Frauen evtl. Libidomangel, Amenorrhö und Sterilität.

Zunge: Blass, schlaff; evtl. dünner, weißer und feuchter Belag.

Puls: Tief (Chen), schwach (Ruo) und evtl. langsam (Chi).

Therapie

Mingmen stärken mit: Zusammenziehend, Nieren-Yang stärken und wärmen mit: Scharf, süß und warm.
Cave: Ödeme müssen sorgfältigst abgeklärt werden (Herz- und Niereninsuffizienz). Elektrolytverluste beachten.

Bei Dysurie, Harnverhaltung und Ödeme

Rp.: Eleutherococcus Lomapharm Drg. (N2)
DS. 3 x tgl. 1 Drg.

Rp.: Fruct. Juniperi 40,0
Fruct. Sabalis serrulati cont. 30,0
Cort. Cinnamomi zeylanici 30,0
Fruct. Foeniculi 20,0

MDS. 2 Teelöffel mit 1/4 l kochendem Wasser übergießen und 10 Min. ziehen lassen.
3 x tgl. 1 Tasse

oder

Rp.: Nephroselect M Liquidum (N1)
DS. 3 x tgl. 1 bis 2 Teelöffel.

(Fol. Betulae, Herb. Equiseti, Rad. Levistici, Rad. Ononidis, Herb. Solidaginis und Herb. Tropaeoli m.)

Evtl.:

Rp.: Angocin Anti-Infekt N Tbl. (200 mg Kapuzinerkresse + 80 mg Meerrettich)
DS. 3 x tgl. 4 Tbl.

Bei Harninkontinenz

Rp.: Eleutherococcus Lomapharm Drg. (N2)
DS. 3 x tgl. 1 Drg.

Rp.: Fruct. Sabalis serrulati cont. 60,0
Cort. Cinnamomi zeylanici 30,0
Pericarp. Aurantii 20,0
Herb. Urticae 20,0

MDS. 2 Teelöffel mit 1/4 l kochendem Wasser übergießen und 10 Min. ziehen lassen.
3 x tgl. 1 Tasse

oder

Rp.: Hewesabal comp. Tropfen (N1)
DS. 3 Tage 6 x tgl. 30 Tr., danach 3 x tgl. 30 Tr.

(Sabal serrulatum, Solidago virg., Petroselinum, Bucco, Equisetum arvense, Populus tremul., Urtica)

Bei Prostatabeschwerden

Rp.: Eleutherococcus Lomapharm Drg. (N2)
DS. 3 x tgl. 1 Drg.

Rp.: Fruct. Sabalis serrulati cont. 60,0
Cort. Cinnamomi zeylanici 30,0
Herb. Urticae 20,0
Pericarp. Aurantii 20,0

MDS. 2 Teelöffel mit 1/4 l kochendem Wasser übergießen und 10 Min. ziehen lassen.
3 x tgl. 1 Tasse

oder

Rp.: Steiprostat Kps. (N1) (Sabal serrulatum)
DS. 2 x tgl. 1 Kps.

und

Rp.: Uvirgan mono Kps. (N1) (Sem. Cucurbitae)
DS. 1 x tgl. 1 Kps.

Bei Hyperhidrosis

Rp.: Eleutherococcus Lomapharm Drg. (N2)
DS. 3 x tgl. 1 Drg.

Rp.: Fol. Salviae 50,0
Fruct. Sabalis serrulati cont. 20,0
Rad. Angelicae 20,0
Pericarp. Aurantii 10,0

MDS. 2 Teelöffel mit 1/4 l kochendem Wasser übergießen und 10 Min. ziehen lassen.
3 x tgl. 1 Tasse.

Bei Amenorrhö

Rp.: Eleutherococcus Lomapharm Drg. (N2)
DS. 3 x tgl. 1 Drg.

Rp.: Fruct. Foeniculi 30,0
Rad. Liquiritae 30,0
Rad. Angelicae 30,0

MDS. 2 Teelöffel mit 1/4 l kochendem Wasser übergießen und 5 Min. ziehen lassen.
3 x tgl. 1 Tasse.

Rp.: Agnolyt Kps. (N1) (Agni casti fructus)
DS. Morgens 1 Kps. unzerkaut mit etwas Flüssigkeit. (Agnolyt hier nicht als Einzelmedikament verabreichen, sondern nur energetisch ausgeglichen.)

Bei Metrorrhagie

Rp.: Eleutherococcus Lomapharm Drg. (N2)
DS. 3 x tgl. 1 Drg.

Rp.: Herb. Millefolii 20,0
Herb. Salicariae 15,0
Herb. Bursae pastoris 15,0
Cort. Cinnamomi zeylanici 30,0
Rad. Angelicae 20,0
Rad. Liquiritae 10,0
Pericarp. Aurantii 20,0

MDS. 2 Teelöffel mit 1/4 l kochendem Wasser übergießen und 10 Min. ziehen lassen.
3 x tgl. 1 Tasse.

Evtl.:

Rp.: Klimadynon Tbl. (N1) (Cimicifugawurzelstock-Trockenextrakt)
DS. Morgens und abends 1 Tbl. einnehmen

(Klimadynon hier nicht als Einzelmedikament verabreichen, sondern nur energetisch ausgeglichen.)

Bei klimakterischen Beschwerden

Rp.: Eleutherococcus Lomapharm Drg. (N2)
DS. 3 x tgl. 1 Drg.

Rp.: Pericarp. Aurantii 30,0
Rad. Angelicae 30,0
Fruct. Sabalis serrulati cont. 30,0

MDS. 2 Teelöffel mit 1/4 l kochendem Wasser übergießen und 7 Min. ziehen lassen.
3 x tgl. 1 Tasse

und

Rp.: Klimadynon Tbl. (N1) (Cimicifugawurzelstock-Trockenextrakt)
DS. 2 x tgl. (morgens und abends) 1 Tbl.

oder

Rp.: Agnucaston Tbl. (N1) (Vitex Agni casti e fruct. spir. sicc.)
DS. 1 x tgl. (morgens) 1 Tbl.

(Klimadynon oder Agnucaston hier nicht als Einzelmedikamente verabreichen, sondern nur energetisch ausgeglichen.)

Bei zusätzlichen nervösen und psychischen Beschwerden

Rp.: Mitchellando – N Tropfen
DS. 1 bis 3 x tgl. 5 Tropfen, bei akuten Zuständen alle halbe bis ganze Stunde 5 Tropfen.

(Valeriana 0,8 ml, Cimicifuga 0,06 ml, Cocculus 0,02 ml, Lilium tigrinum 0,02 ml und Cypripedium pubescens 0,02 ml pro 100 ml)

Bei Depression

Rp.: Eleutherococcus Lomapharm Drg. (N2)
DS. 3 x tgl. 1 Drg.

Rp.: Herb. Hyperici 50,0
Fruct. Foeniculi 30,0
Rad. Angelicae 20,0
Fruct. Sabalis serrulati cont. 20,0

MDS. 2 Teelöffel mit 1/4 l kochendem Wasser übergießen und 10 Min. ziehen lassen.
3 x tgl. 1 Tasse.

Bei Kopfschmerzen

Rp.: Eleutherococcus Lomapharm Drg. (N2)
DS. 3 x tgl. 1 Drg.

Rp.: Petadolex Kps. (Petasitidis extr. e rad. spiss.)
DS. 2 x tgl. 2 Kps., morgens und abends nach dem Essen einnehmen.

Bei Tinnitus

Rp.: Eleutherococcus Lomapharm Drg. (N2)
DS. 3 x tgl. 1 Drg.

Rp.: Cefavora Tropfen (N1) (Ginkgo biloba, Viscum album und Crataegus)
DS. 3 bis 4 x tgl. 20 bis 30 Tropfen.

10.4 Die Niere ist unfähig, das Qi aufzunehmen (Shen Bu Na Qi)

Innen-Mangel-Kälte-Syndrom.

Ursachen nach TCM

Kongenitale Lungen- und Nierenschwäche, extreme sportliche Betätigung, v. a. während der Adoleszenz, übermäßiges Heben und Stehen und chronische Erkrankungen.

Nach westlicher Vorstellung

Dyspnoe und Asthma bronchiale.

Symptome

Wie bei Nieren-Yang-Mangel:
Helle Blässe, Kälteaversion, Fröstelgefühle, kalte Extremitäten, Schwäche-, Kältegefühl und Schmerz (wie Wundgefühl) der LWS- und Knieregion (Besserung durch Wärme), Lockerung der Zähne, Antriebsmangel, Müdigkeit, schnelle Erschöpfung, Schwindel, Leeregefühl im Kopf, mangelnde Willenskraft,

Tinnitus (wie Rauschen), Schwerhörigkeit, Taubheit, Nykturie, klarer und reichlicher Urin, Harninkontinenz oder auch Harnträufeln, Ödeme, Morgendiarrhö (5 Uhr, charakteristisch v. a. mit Milz-Yang-Mangel), bei Männern evtl. Impotenz und Spermatorrhö, bei Frauen evtl. Libidomangel, Amenorrhö und Sterilität.
Zusätzlich: Dyspnoe mit erschwerter Inspiration, v. a. bei Belastung, Husten, evtl. Harninkontinenz (klarer Urin) bei Hustenattacken, evtl. schnelle und flache Atmung, Gesichtsödeme, Asthenie, Lethargie, evtl. Ödeme der Extremitäten.

Zunge: Blass, schlaff, evtl. geschwollen; stark feuchter, dünner und weißer Belag.

Puls: Tief (Chen), schwach (Ruo) und evtl. langsam (Chi).

Therapie

Nieren-Qi-Aufnahmefunktion stärken mit: Süß und warm, Niere stärken und wärmen mit: Scharf, süß, zusammenziehend und warm, Lungen-Qi-Verteilungsfunktion unterstützen mit: Scharf.
Cave: Ödeme müssen sorgfältigst abgeklärt werden (Herz- und Niereninsuffizienz). Elektolytverluste beachten.

Rezepte siehe Nieren-Yang-Mangel und nachfolgend.

Bei Dyspnoe

Rp.: Eleutherococcus Lomapharm Drg. (N2)
DS. 3 x tgl. 1 Drg.

Rp.:

Fruct. Sabalis serrulati cont.	30,0
Herb. Serpylli	20,0
Herb. Thymi	20,0
Fol. Hederae helicis	20,0
Fruct. Foeniculi	10,0

MDS. 2 Teelöffel mit 1/4 l kochendem Wasser übergießen und 10 Min. ziehen lassen.
3 x tgl. 1 Tasse.

Bei Asthma

Rp.: Eleutherococcus Lomapharm Drg. (N2)
DS. 3 x tgl. 1 Drg.

Rp.: Cefedrin N Tropfen (N2) (Herb. Ephedrae sicc., Thymi fluid + Fruct. Ammi visn.)
DS. 3 x tgl. 20 bis 30 Tr.

Cave: Ephedrinhaltige Arzneimittel vorsichtig dosieren bei organischen Herz- und Gefäßveränderungen und Rhythmusstörungen (steht auf der Dopingliste des IOC und des Deutschen Sportbundes).

Evtl. zusätzlich:

Rp.: Petadolex Kps. (Petasitidis extr. e rad. spiss.)
DS. 2 x tgl. 2 Kps., morgens und abends nach dem Essen einnehmen.

Beim Asthmaanfall

Rp.: Steno-loges N Tr. (N2) (Ammi visn.)
DS. Beim Anfall 25 Tr. einnehmen.

10.5 Wasserüberschuss (Shen Xu Shui Fan)

Innen-Mangel-Fülle-Kälte-Syndrom, beinhaltet 4 Yang-Mangel-Zustände von Zang-Organen: Yang-Mangel der Niere, Lunge, Milz und des Herzens mit Zeichen der Stagnation im Wasserkreislauf.

Ursachen nach TCM

Chronische Feuchtigkeitsretention schädigt die Nierenfunktion, Übermaß an kaltem, rohem Essen mit nachfolgendem Milz-Yang-Mangel, Herzbeteiligung durch Herz-Yang-Mangel bei schwacher Konstitution oder starken psychischen Problemen, Lungen-Qi-Mangel durch äußere Kälte-Invasion.

Nach westlicher Vorstellung

Ödeme, Herzinsuffizienz, Diarrhö und Dyspnoe.

Symptome

Nieren-Yang-Mangel: Verminderte Urinausscheidung von klarem Urin, Ödeme, v. a. der Beine und Knöchel, Schmerz-/Kälte- und Schwächegefühl im LWS- und Kniebereich.
Wasserüberfluss in der Lunge: Belastungsdyspnoe, Husten, Asthma bronchiale, reichlich wässriges und evtl. schaumiges Sputum.
Wasserüberfluss im Herzen: Palpitationen, kalte Hände, bei Blut-Stagnation auch Lippen- und Gesichtszyanose.
Milz-Yang-Mangel: Evtl. Oberbauchbeschwerden, Meteorismus und Völlegefühl oder anhaltend wässrige Diarrhö.

Zunge: Blass, feucht, geschwollen, evtl. blau-violett (Herz-Blut-Stagnation); weißer, evtl. dicker und zäher Belag.

Puls: Tief (Chen), schwach (Ruo), langsam (Chi) und evtl. rau (Se) als Zeichen der Blut-Stagnation.

Therapie

Nieren-Yang stärken und wärmen mit: Scharf und warm, Milz-Yang stärken und wärmen mit: Süß und warm, Feuchtigkeit ausleiten mit: Süß, geschmacklos und neutral oder bitter, evtl. Herz-Qi stärken mit: Bitter und warm, evtl. Lungen-Qi stärken mit: Scharf.
Cave: Genaue Abklärung, Elektrolytverluste und Vitaminmangel beachten, Herzglykoside 2. Ordnung verstärken die Digitaliswirkung!

Rp.: Ginseng Curarina Kps.
DS. 2 x tgl. 2 Kps. zum Essen.

Rp.: Gingopret Tbl. (N1)
DS. 3 x tgl. 2 Tbl.

Rp.: DS Crataegus Tbl.
DS. 3 x tgl. 1 bis 2 Tbl.

(Flores Crataegi 50 mg, Bulbus Scillae 12,5 mg, Cactus grandiflorus 25,0 mg, Herb. Equiseti 12,5 mg, Herb. Visci albi 50,0 mg, Fruct. Juniperi 12,5 mg, Herb. Convallariae maj. 12,5 mg, Saccharomyces Cerevisiae 325,0 mg)

Rp.:

Rad. Angelicae	20,0
Rad. Liquiritae	20,0
Rad. cum Herb. Taraxaci	20,0
Flos Primulae	20,0

Fruct. Foeniculi 10,0
Pericarp. Aurantii 10,0

MDS. 2 Teelöffel mit 1/4 l kochendem Wasser übergießen und 10 Min. ziehen lassen.
3 x tgl. 1 Tasse.

Bei vorwiegend Ödemen

Rp.: Ginseng Curarina Kps.
DS. 2 x tgl. 2 Kps. zum Essen.

Rp.: Gingopret Tbl. (N1)
DS. 3 x tgl. 2 Tbl.

Rp.: Nephroselect M Liquidum (N1)
DS. 3 x tgl. 1 bis 2 Teelöffel.

(Fol. Betulae, Herb. Equiseti, Rad. Levistici, Rad. Ononidis, Herb. Solidaginis und Herb. Tropaeoli m.)

oder

Rp.: Asparagus-P Tbl. (N1) (Spargelwurzeln und Petersilienkraut)
DS. 3 x tgl. 4 Tbl.

Bei vorwiegend Herzinsuffizienz

Rp.: Ginseng Curarina Kps.
DS. 2 x tgl. 2 Kps. zum Essen.

Rp.: Gingopret Tbl. (N1)
DS. 3 x tgl. 2 Tbl.

Rp.: Flor. cum Fol. Crataegi 40,0
Herb. Leonuri cardiacae 30,0
Flos Primulae 20,0
Fruct. Foeniculi 20,0

MDS. 2 Teelöffel mit 1/4 l kochendem Wasser übergießen und 10 Min. ziehen lassen.
3 x tgl. 1 Tasse

oder

Rp.: Ginseng Curarina Kps.
DS. 2 x tgl. 2 Kps. zum Essen.

Rp.: Cefavora Tropfen (Ginkgo 1,3 g, Mistel 2,7 g und Weißdorn 7,5 g)
DS. 3 bis 4 x tgl. 20 bis 30 Tr.

Bei Stenokardien zusätzlich

Rp.: steno-loges N Tropfen (N2) (Ammi-visnaga-Früchte)
DS. 3 x tgl. 20 Tropfen

oder

Rp.: Petadolex-Kapseln (Petasitidis extr. e rad.) (wirkt auch diuretisch)
DS. 3 x tgl. 1 bis 3 Kps.

Bei vorwiegend Dyspnoe

Rp.: Ginseng Curarina Kps.
DS. 2 x tgl. 2 Kps. zum Essen.

Rp.: Gingopret Tbl. (N1)
DS. 3 x tgl. 2 Tbl.

Rp.: Herb. Thymi 30,0
Fol. Hederae helicis 20,0
Flos Primulae 20,0
Herb. Leonuri cardiacae 10,0
Herb. Solidaginis 10,0
Fruct. Foeniculi 20,0

MDS. 2 Teelöffel mit 1/4 l kochendem Wasser übergießen und 10 Min. ziehen lassen.
3 x tgl. 1 Tasse.

Bei vorwiegend Diarrhö

Rp.: Ginseng Curarina Kps.
DS. 2 x tgl. 2 Kps. zum Essen.

Rp.: Gingopret Tbl. (N1)
DS. 3 x tgl. 2 Tbl.

Rp.: Colina (N1 = 20 Beutel) (oder Heilerde)
DS. 3 x tgl. 1 bis 2 Beutel 1 1/2 Std. vor oder nach der Einnahme anderer Medikamente.

Rp.: Herb. Salicariae 25,0
Fol. Juglandis 20,0
Rad. Angelicae 15,0
Fruct. Juniperi 15,0
Fruct. Foeniculi 15,0
Rad. Liquiritae 15,0

MDS. 2 Teelöffel mit 1/4 l kochendem Wasser übergießen und 10 Min. ziehen lassen.
3 x tgl. 1 Tasse

oder

Rp.: Imbak Tbl. (Acidophilus-Bakterien 30 mg, entbitterte medizinische Hefe 50 mg, Wacholderbeeren 40 mg und Ingwerwurzel 5 mg)
DS. 3 x tgl. 3 bis 5 Tbl., evtl. Stoßtherapie.

10.6 Nieren-Yin-Mangel (Shen Yin Xu)

Innen-Mangel-Hitze-Syndrom, bei zusätzlichem Mangel-Feuer: Innen-Mangel-Fülle-Hitze-Syndrom.

Ursachen nach TCM

Nach langer und schwerer Erkrankung, Blutverlust, Drogen, Alkoholgenuss, Konstitution, Mangelernährung in der Kindheit, chronische Depression kann Nieren-Yin verbrauchen, nach hochfieberhaften Erkrankungen, nach chronischer Überarbeitung, durch exzessives Sexualleben, Überdosierung von „heißen Arzneien“, bei Mangel-Feuer zusätzlich psychische Probleme mit chronischen Angstzuständen.

Nach westlicher Vorstellung

Schwindel, Zahn- und Kieferschmerzen, Halsentzündungen, Kopfschmerzen, Tinnitus, Schwerhörigkeit, Hypertonus, Harninkontinenz, Menstruationsstörungen, Amenorrhö, Metrorrhagie, klimakterische Beschwerden, Sterilität, HWS-Beschwerden, LWS-Beschwerden, Obstipation und psychovegetatives Syndrom.

Symptome

Allgemeiner Yin-Mangel: Wangenröte, Hitzesensationen in Thorax, Handflächen und Fußsohlen, Hitzeunverträglichkeit, subfebrile Temperaturen v. a. nachmittags, Nachtschweiß, Mund- und Rachentrockenheit, Durst, wenig, dunkelgelber Urin und Obstipation.
Nieren-Yin-Mangel: Unterernährung des Gehirns, der Knochen und der Reproduktionsorgane, Vergesslichkeit, schwacher Schwindel, Tinnitus (z. B. Rauschen und Sausen mit allmählichem und langsamem Beginn), Schwerhörigkeit, Schlafstörungen mit vielen Träumen, nächtliche Spermatorrhö, Ejaculatio praecox, Schwächegefühl und Schmerzen in der LWS-Region und in den Knien.
Bei zusätzlicher Mangel-Hitze: Stärkere Hitzezeichen, geistige und sexuelle Übererregbarkeit, erotische Träume, psychische Rastlosigkeit, vage, nicht fassbare, aber deutlich wahrnehmbare Ängste und evtl. Hämaturie.

Zunge: Rot, evtl. Risse und Einfurchungen; trocken und wenig Belag oder belaglos.

Puls: Dünn (Xi) und schnell (Shu).

Therapie

Nieren-Yin stärken mit: Sauer, zusammenziehend, süß und kalt, evtl. Mangel-Hitze klären und den Geist-Shen beruhigen mit: Bitter und kalt. Auf reichlich Flüssigkeitszufuhr achten.

Bei Harninkontinenz

Rp.: Immunopret Tbl. (N2) (Purpursonnenhutkraut)
DS. 3 x tgl. 1 Tbl.

Rp.: Granufink Kürbiskerne
DS. 2 x tgl. 1 bis 2 Esslöffel gemahlen (zerkaut) mit Flüssigkeit einnehmen.

Rp.:

Herb. Urticae	30,0
Gem. Populi cont.	30,0
Herb. Stellariae mediae	20,0
Rad. Liquiritae	15,0
Fruct. cum Sem. Cynosbati	15,0

MDS. 2 Teelöffel mit 1/4 l kochendem Wasser übergießen und 10 Min. ziehen lassen.
3 x tgl. 1 Tasse

oder

Rp.: Immunopret Tbl. (N2) (Purpursonnenhutkraut)
DS. 3 x tgl. 1 Tbl.

Rp.: Cysto Fink Kps. (N2) (Kava-Kava, Humuli lupuli, Cucurbitae pep., Uvae ursi, Rhois aromat., Vit. E)
DS. 3 x tgl. 1 bis 2 Kps. vor den Mahlzeiten mit etwas Flüssigkeit einnehmen.

Rp.: Alkala N Pulver (Natriumzitrat, Kaliumhydrogenkarbonat und Natriumhydrogenkarbonat)
DS. 1 gestrichenen Messlöffel in 1/2 Glas Wasser auflösen und zusammen mit Cysto Fink Kps. einnehmen (das Arbutin in Uvae ursi wirkt nur im alkalischen Harn).

Bei Amenorrhö

Rp.: Immunopret Tbl. (N2) (Purpursonnenhutkraut)
DS. 3 x tgl. 1 Tbl.

Rp.:

Herb. Stellariae mediae	30.0
Rad. Liquiritae	30,0
Fruct. cum Sem. Cynosbati	30,0

MDS. 2 Teelöffel mit 1/4 l kochendem Wasser übergießen und 10 Min. ziehen lassen.
3 x tgl. 1 Tasse.

Rp.: Agnolyt Kps. (N1) (Fruct. Agni casti)
DS. Morgens 1 Kps. unzerkaut mit etwas Flüssigkeit einnehmen.

Bei Metrorrhagie

Rp.: Immunopret Tbl. (N2) (Purpursonnenhutkraut)
DS. 3 x tgl. 1 Tbl.

Rp.:

Herb. Millefolii	30,0
Herb. Salicariae	20,0
Herb. Bursae pastoris	15,0
Flos Lamii albi	15,0
Herb. Stellariae mediae	10,0
Fruct. cum Sem. Cynosbati	10,0

MDS. 2 Teelöffel mit 1/4 l kochendem Wasser übergießen und 10 Min. ziehen lassen.
3 x tgl. 1 Tasse.

Evtl.:

Rp.: Cefakliman mono Kps. (Cimicifuga-Wurzelstock)
DS. 2 x tgl. 1 Kps.

Bei klimakterischen Beschwerden

Rp.: Immunopret Tbl. (N2) (Purpursonnenhutkraut)
DS. 3 x tgl. 1 Tbl.

Rp.:

Herb. Stellariae mediae	30,0
Herb. Passiflorae	30,0
Herb. Millefolii	20,0
Herb. Bursae pastoris	20,0
Fol. Melissae	10,0

MDS. 2 Teelöffel mit 1/4 l kochendem Wasser übergießen und 10 Min. ziehen lassen.
3 x tgl. 1 Tasse.

Evtl.:

Rp.: Klimadynon Tbl. (N1) (Cimicifugawurzelstock-Trockenextrakt)
DS. Morgens und abends 1 Tbl. einnehmen.

Bei psychovegetativem Syndrom

Rp.: Immunopret Tbl. (N2) (Purpursonnenhutkraut)
DS. 3 x tgl. 1 Tbl.

Rp.:

Herb. Hyperici	40,0
Herb. Passiflorae	30,0
Herb. Stellariae mediae	15,0
Fruct. cum Sem. Cynosbati	15,0
Rad. Liquiritae	10,0

MDS. 2 Teelöffel mit 1/4 l kochendem Wasser übergießen und 10 Min. ziehen lassen.
3 x tgl. 1 Tasse.

Begleitend bei Hypertonus
Cave: Genaue Abklärung!

Rp.: Immunopret Tbl. (N2) (Purpursonnenhutkraut)
DS. 3 x tgl. 1 Tbl.

Rp.:

Fol. Betulae	30,0
Herb. Passiflorae	30,0
Flos Lavandulae	20,0
Herb. Stellariae mediae	20,0
Herb. Leonuri cardiacae	10,0
Fruct. cum Sem. Cynosbati	10,0

MDS. 2 Teelöffel mit 1/4 l kochendem Wasser übergießen und 10 Min. ziehen lassen.
3 x tgl. 1 Tasse.

Bei Tinnitus und Schwindel

Rp.: Immunopret Tbl. (N2) (Purpursonnenhutkraut)
DS. 3 x tgl. 1 Tbl.

Rp.: Gingopret Tbl. (N1)
DS. 3 x tgl. 2 Tbl.

Rp.:

Flos Lavandulae	40,0
Herb. Passiflorae	30,0
Herb Stellariae mediae	20,0
Fruct. cum Sem. Cynosbati	20,0

MDS. 2 Teelöffel mit 1/4 l kochendem Wasser übergießen und 10 Min. ziehen lassen.
3 x tgl. 1 Tasse.

Bei Kopfschmerzen zusätzlich

Rp.: Assalix Drg. (Weidenrinde)
DS. 1 bis 2 Drg. tgl.

Bei HWS- und BWS-Beschwerden

Rp.: Immunopret Tbl. (N2) (Purpursonnenhutkraut)
DS. 3 x tgl. 1 Tbl.

Rp.: Defencid Tbl. (Teufelskrallen-Wurzel)
DS. 3 x tgl. 2 Tbl. etwa 10 Min. vor den Mahlzeiten einnehmen.

Rp.: Assalix Drg. (Weidenrinde)
DS. 1 bis 2 Drg. tgl.

Evtl.:

Rp.: Phlogenzym Tbl. (N1) (Bromelain, Trypsin, Rutosid)
DS. 3 x tgl. 2 Tbl. unzerkaut mit reichlich Flüssigkeit 1 bis 1/2 Std. vor einer Mahlzeit einnehmen.

Bei Obstipation zusätzlich

Rp.: Plantoletten Drg. (N2) (Rhabarberwurzel 30 mg und Extr. Aloes 80 mg)
DS. Erw. abends 1 bis 3 Drg.
(nicht länger als 2 Wochen einnehmen lassen)

oder

Rp.: Aristo L Kps. (Aloe capensis)
DS. 1 x 1 Kps.
(nicht länger als 2 Wochen einnehmen lassen)

oder

Rp.: Laxativum N Truw Drg. (Sennesfrüchte)
DS. 2 bis 3 x tgl. 1 Drg.
(nicht länger als 2 Wochen einnehmen lassen).

Bei Schlafstörungen zusätzlich

Rp.:

Strobul. Lupuli	40,0
Herb. Passiflorae	30,0
Fruct. cum Sem. Cynosbati	20,0

MDS. 2 Teelöffel mit 1/4 l kochendem Wasser übergießen und 10 Min. ziehen lassen.
1 Tasse 1/2 Std. vor dem Schlafen trinken

oder

Rp.: Lactidorm Drg. (Gland. Lupuli elect.)
DS. 2 bis 3 Drg. 1/2 Std. vor dem Schlafen einnehmen.

Bei Halsentzündung zusätzlich

Rp.: Isla-Moos Pastillen (Isländisch Moos)
DS. Mehrmals tgl. 1 bis 2 Pastillen langsam im Mund zergehen lassen

oder

Rp.: Tonsilgon N Drg. (N2)
DS. Mehrmals tgl. 1 Drg. langsam im Mund zergehen lassen.

(Rad. Althaeae, Flor. Chamomillae, Herb. Equiseti, Fol. Juglandis, Herb. Millefolii, Cort. Quercus, Herb. Taraxaci)

Bei Kieferschmerzen zusätzlich

Rp.: Infiminz China Minz-Oel
DS. Mehrmals tgl. 1 Tr. über dem Schmerzgebiet einmassieren.

Bei Zahnfleischentzündung zusätzlich

Rp.: Pyralvex Lösung (Rhabarberextrakt, Salicylsäure)
DS. 3 x tgl. ausgiebig bepinseln.

10.7 Nieren-Yin-Mangel mit Mangel-Hitze

siehe Nieren-Yin-Mangel und:

Bei Angstzuständen

Rp.:

Herb. Hyperici	40,0
Herb. Passiflorae	40,0
Herb. Stellariae mediae	10,0
Fruct. cum Sem. Cynosbati	10,0
Rad. Liquiritae	10,0

MDS. 2 Teelöffel mit 1/4 l kochendem Wasser übergießen und 10 Min. ziehen lassen.
3 x tgl. 1 Tasse.

Evtl.:

Rp.: Cefakava 150 Tbl. (Kava-Kava) (Energetik unbekannt)
DS. 4 x tgl. 1 Tbl. unzerkaut mit etwas Flüssigkeit einnehmen.

11. Rezepte, welche die Syndrome der Harnblase (Pang Guang) behandeln

11.1 Feuchte-Hitze in der Blase (Pang Guang Shi Re)

Innen-Fülle-Hitze-Syndrom, Lin-Syndrom.

Ursachen nach TCM

Invasion äußerer pathogener Feuchte-Hitze oder Feuchte-Kälte in die Harnblase, übermäßiger Verzehr von scharfen, fettigen und süßen Speisen, lange bestehende unterdrückte Misstrauens- und Eifersuchtsgefühle.

Nach westlicher Vorstellung

Entzündliche Erkrankungen der Blase und der ableitenden Harnwege wie Harnwegsinfekte, Dysurie, Harninkontinenz, Harnsteine und Prostatitis.

Symptome

Blasenfunktionsstörungen: Harndrang, Dys- und Pollakisurie, Harntröpfeln oder evtl. Harnverhaltung, trüber und dunkelgelber Urin.
Schleim-Hitze: Evtl. Hämaturie oder Harnsteine, evtl. Völle- und Druckgefühl im Unterbauch und Schmerzen im LWS-Bereich.
Hitze: Durst und evtl. Fieber.

Zunge: Rot; dicker, gelber und schmieriger Belag, v. a. an der Wurzel.

Puls: Schnell (Shu), schlüpfrig (Hua) und evtl. saitenförmig (Xian).

Therapie

Feuchte-Hitze im Unteren San Jiao klären mit: Bitter und kalt, Schleim und Feuchtigkeit transformieren mit: Aromatisch, scharf und kalt, die Diurese fördern mit: Bitter.

Bei Dysurie und Harninkontinenz

Rp.: Immunopret Tbl. (N2) (Purpursonnenhutkraut)
DS. 3 x tgl. 1 Tbl.

Rp.: Cystinol akut Drg. (Fol. Uvae ursi)
DS. 3 x tgl. 2 Drg. mit reichlich Flüssigkeit einnehmen.

Rp.: Alkala N Pulver (Natriumzitrat, Kaliumhydrogenkarbonat und Natriumhydrogenkarbonat)
DS. 1 gestrichenen Messlöffel in 1/2 Glas Wasser auflösen und zusammen mit Cystinol akut Drg. einnehmen (das Arbutin in Uvae ursi wirkt nur im alkalischen Harn)

und

Rp.: Herb. Solidaginis	30,0
Fol. Betulae	25,0
Fol. Menthae piperitae	25,0
Flos Sambuci	20,0

MDS. 2 Teelöffel mit 1/4 l kochendem Wasser übergießen und 10 Min. ziehen lassen.
3 x tgl. 1 Tasse

oder

Rp.: Sidroga Nieren- und Blasentee neu
DS. 2 Teebeutel für 1 Tasse, mit siedendem Wasser übergießen und 5 Min. ziehen lassen.
3 x tgl. 1 Tasse.

(Bärentraubenblätter 35 g, Orthosiphonblätter 30 g, Birkenblätter 15 g, Schachtelhalmkraut 15 g)

und

Rp.: Alkala N Pulver (Natriumzitrat, Kaliumhydrogenkarbonat und Natriumhydrogenkarbonat)
DS. 1 gestrichenen Messlöffel in 1/2 Glas Wasser auflösen und zusammen mit dem Tee trinken (das Arbutin in den Bärentraubenblättern wirkt nur im alkalischen Harn).

Bei Harnsteinen

Rp.: Immunopret Tbl. (N2) (Purpursonnenhutkraut)
DS. 3 x tgl. 1 Tbl.

Rp.: Uro Fink Nieren- und Blasentee
DS. 1 Beutel mit 1/4 l siedendem Wasser übergießen und 8 Min. ziehen lassen.
3 bis 5 x tgl. 1 Tasse.

(Fol. Betulae 20 g, Herb. Solidaginis 20 g, Fol. Orthosiphonis 20 g, Fol. Ribis nigri 10 g, Fol. Uvae ursi 20 g)

und

Rp.: Alkala N Pulver (Natriumzitrat, Kaliumhydrogenkarbonat und Natriumhydrogenkarbonat)
DS. 1 gestrichenen Messlöffel in 1/2 Glas Wasser auflösen und zusammen mit dem Tee trinken (das Arbutin in den Bärentraubenblättern wirkt nur im alkalischen Harn).

Evtl.:

Rp.: Prostatin F Tbl. (N1) (Fol. Uvae ursi und Rad. Urticae)
DS. 3 x tgl. 2 Tbl. nach den Mahlzeiten einnehmen

und

Rp.: Alkala N Pulver (Natriumzitrat, Kaliumhydrogenkarbonat und Natriumhydrogenkarbonat)
DS. 1 gestrichenen Messlöffel in 1/2 Glas Wasser auflösen und zusammen mit den Prostatin F Tbl. einnehmen (das Arbutin in Prostatin wirkt nur im alkalischen Harn).

Bei Prostatitis
Cave: Schulmedizinische Abklärung!

Rp.: Immunopret Tbl. (N2) (Purpursonnenhutkraut)
DS. 3 x tgl. 1 Tbl.

Rp.: Prosta Fink N Kps. (N1) (Kürbissamen 400 mg, Kürbissamenöl 340 mg und Sägepalmenfrucht 75 mg)
DS. 3 x tgl. 1 Kps. vor dem Essen

oder

Rp.: Prostamed Tbl. (Kürbisglobulin und -mehl, Goldrutenkraut und Zitterpappelblätter)

DS. 3 x tgl. 2 bis 4 Tbl. ganz oder zerkaut mit Flüssigkeit einnehmen

oder

Rp.: Prostatin F Tbl. (N1) (Fol. Uvae ursi und Rad. Urticae)
DS. 3 x tgl. 2 Tbl. nach den Mahlzeiten einnehmen

und

Rp.: Alkala N Pulver (Natriumzitrat, Kaliumhydrogenkarbonat und Natriumhydrogenkarbonat)
DS. 1 gestrichenen Messlöffel in 1/2 Glas Wasser auflösen und zusammen mit den Prostatin F Tbl. einnehmen (das Arbutin in Prostatin wirkt nur im alkalischen Harn).

12. Differenzierung nach dem 6-Schichten-Modell

Theorie für durch Kälte induzierte, fieberhafte Erkrankungen (weiterführende Interpretationen gehen auf alle 6 klimatischen Exzesse ein).

12.1 Taiyang-Syndrome (Blasen-Dünndarm-Syndrome)

Erkrankung der äußeren Yang-Schicht: Biao Shi (Außen-Fülle und Biao Xu (Außen-Mangel).

12.1.1 Biao Shi (Außen-Fülle)

Ursachen

Blockierung der Oberfläche (Biao) durch Kälte bei intaktem Aufrechtem Zheng-Qi (Resistenzkraft).

Symptome

Kopfschmerzen, Nackensteifigkeit, Glieder- und Gelenkschmerzen, Würg- und Brechreiz, Frösteln, Schüttelfrost und Fieber, Schweißlosigkeit, Kälteaversion, evtl. Miktionsbeschwerden und ein schmerzhaft gespanntes Abdomen.

Zunge: Normal oder schmutzig, weißer Belag.

Puls: Oberflächlich (Fu) und gespannt (Jin).

Therapie

Schwitzen induzieren, um Wind und Kälte von der Körperoberfläche zu vertreiben mit: Scharf und warm, Lungen-Qi-Verteilungs- und Absenkungsfunktion stärken mit: Scharf, bitter und heiß, Qi und Blut harmonisieren mit: Süß.

Rp.: Ginseng Curarina Kps.
DS. 2 x tgl. 2 Kps. zum Essen.

Rp.:	Flos Tiliae	30,0
	Herb. Thymi	25,0
	Pericarp. Aurantii	25,0
	Cort. Cinnamomi zeylanici	25,0

MDS. 2 Teelöffel mit 1/4 l kochendem Wasser übergießen und 10 Min. ziehen lassen, heiß trinken.
3 x tgl. 1 Tasse.

Evtl.:

Rp.: Zintona Kps. (Ingwerwurzelstock)
DS. 3 x tgl. 2 Kps.

Bei Dyspnoe, Husten und Bronchitis

Rp.:	Flos Primulae	30,0
	Fol. Hederae helicis	25,0
	Herb. Thymi	20,0
	Fruct. Foeniculi	20,0
	Fol. Eucalypti	10,0
	Fol. Rosmarini	10,0

MDS. 2 Teelöffel mit 1/4 l kochendem Wasser übergießen und 10 Min. ziehen lassen.
3 x tgl. 1 Tasse.

Rp.: Ginseng Curarina Kps.
DS. 2 x tgl. 2 Kps. zum Essen.

Evtl.:

Rp.: Angocin Anti-Infekt N Tbl. (200 mg Kapuzinerkresse + 80 mg Meerrettich)
DS. 3 x tgl. 4 Tbl.

Bei Rhinitis und Sinusitis (evtl. zusätzlich)

Rp.: Gelomyrtol forte Kps. (N1) (Myrtol)
DS. 3 bis 4 x tgl. 1 Kps. unzerkaut 1/2 Std. vor dem Essen. (Bei chronischen Prozessen 2 x tgl. 1 Kps.)

Evtl.:

Rp.: Petadolex Kps. (Petasitidis extr. e rad. spiss.)
DS. 2 x tgl. 2 Kps., morgens und abends nach dem Essen einnehmen.

12.1.2 Biao Xu (Außen-Mangel)

Ursachen

Geschwächtes Aufrechtes Zheng-Qi lässt Wind und Kälte eindringen. Disharmonie zwischen Nähr-Ying-Qi und Abwehr-Wei-Qi.

Symptome

Kopfschmerzen, Nackensteifigkeit, Glieder- und Gelenkschmerzen, Würg- und Brechreiz, Frösteln, Schüttelfrost und Fieber, spontane Schweißausbrüche, Kälteaversion und Windaversion, evtl. Miktionsbeschwerden und ein schmerzhaft gespanntes Abdomen.

Zunge: Dünner, weißer und schlüpfriger Belag.

Puls: Oberflächlich (Fu).

Therapie

Abwehr-Qi stärken mit: Sauer. Oberfläche befreien und Wind ausleiten mit: Scharf und warm.

Rp.: Ginseng Curarina Kps.
DS. 2 x tgl. 2 Kps. zum Essen.

Rp.: Angocin Anti-Infekt N Tbl. (200 mg Kapuzinerkresse + 80 mg Meerrettich)
DS. 3 x tgl. 4 Tbl.

Rp.:	Flor. cum Fol. Crataegi	50,0
	Fruct. cum Sem. Cynosbati	50,0

MDS. 2 Teelöffel mit 1/4 l kochendem Wasser übergießen und 10 Min. ziehen lassen.
3 x tgl. 1 Tasse.

Bei Dyspnoe, Husten und Bronchitis evtl.

Rp.: Ginseng Curarina Kps.
DS. 2 x tgl. 2 Kps. zum Essen.

Rp.: Angocin Anti-Infekt N Tbl. (200 mg Kapuzinerkresse + 80 mg Meerrettich)
DS. 3 x tgl. 4 Tbl.

Rp.:	Flor. cum Fol. Crataegi	25,0
	Fruct. cum Sem. Cynosbati	25,0
	Fol. Hederae helicis	25,0
	Herb. Thymi	25,0

MDS. 2 Teelöffel mit 1/4 l kochendem Wasser übergießen und 10 Min. ziehen lassen.
3 x tgl. 1 Tasse.

Bei Halsschmerzen zusätzlich

Rp.:	Rad. Pimpinellae	70,0

DS. 2 Teelöffel mit 1/2 l kaltem Wasser langsam zum Sieden bringen und 1 Min. kochen, danach abseihen.
5 bis 6 x tgl. gurgeln.

12.2 Shaoyang-Syndrome (San-Jiao-Gallenblasen-Syndrome)

Erkrankung der Yang-Schicht halb außen (Biao) und halb innen (Li).

12.2.1 Shaoyang Bian Zheng

Ursachen

Pathogene Faktoren pendeln zwischen Innen und Außen.

Symptome

Wechsel zwischen Kälte (Frösteln) und Hitze, Spannungsgefühl im Hypochondrium und im Brustkorb (Aufstoßen bessert), Schwindel, Reizbarkeit, Augenflimmern, trockene Kehle und bitteren Mundgeschmack.

Zunge: Dünner, weißer und schlüpfriger Belag.

Puls: Saitenförmig (Xian).

Therapie

Shaoyang harmonisieren mit: Scharf und bitter (gleichzeitige Gabe von aufsteigenden und absenkenden Kräutern). Qi stärken mit: Süß und warm. Hitze abfließen lassen und Toxine ausleiten mit: Bitter und kalt.
Auf keinen Fall saure und zusammenziehende Kräuter verwenden, sie würden die Erkrankung noch mehr nach innen ziehen.
Das Temperaturverhalten sollte ausgeglichen (nicht zu erhitzend oder zu kühlend bzw. der Kälte oder Hitze entgegenwirkend) sein.

Rp.: Angocin Anti-Infekt N Tbl. (200 mg Kapuzinerkresse + 80 mg Meerrettich)
DS. 3 x tgl. 4 Tbl.

Rp.: Immunopret Tbl. (N2) (Purpursonnenhutkraut)
DS. 3 x tgl. 1 Tbl.

Rp.:	Herb. Chelidonii	30,0
	Rad. cum Herb. Taraxaci	30,0
	Fol. Menthae piperitae	20,0
	Pericarp. Aurantii	20,0
	Rad. Liquiritae	15,0

MDS. 2 Teelöffel mit 1/4 l kochendem Wasser übergießen und 10 Min. ziehen lassen.
3 x tgl. 1 Tasse.

Bei Kopfschmerzen

Wie oben, aber statt Immunopret:

Rp.: Rheumakaps (N2) (Weidenrinde)
DS. 1 bis 2 x tgl. 1 Kps. mit reichlich Flüssigkeit einnehmen

12.2.2 Übergangsform: Taiyang-Shaoyang Bian Zheng

Erkrankung halb außen (Biao) und halb innen (Li).

Ursachen

Pathogene Faktoren pendeln zwischen Innen und Außen.

Symptome

Diffuse Körper- und/oder Gliederschmerzen, besonders in den Schultergelenken. Wechsel zwischen Kälte (Frösteln) und Hitze, evtl. mäßiges Fieber, Schwindel, Kopfschmerzen, Reizbarkeit, evtl. Stenokardien, Augenflimmern, Magenübelkeit, bitterer Mundgeschmack und Singultus (Aufstoßen bessert).

Zunge: Dicker, weißlicher und schlüpfriger Belag.

Puls: Saitenförmig (Xian) und oberflächlich (Fu).

Therapie

Shaoyang harmonisieren mit: Scharf und bitter (gleichzeitige Gabe von aufsteigenden und absenkenden Kräutern). Qi stärken mit: Süß und warm. Hitze abfließen lassen und Toxine ausleiten mit: Bitter und kalt.
Auf keinen Fall saure und zusammenziehende Kräuter verwenden, sie würden die Erkrankung noch mehr nach innen ziehen.
Das Temperaturverhalten sollte ausgeglichen (nicht zu erhitzend oder zu kühlend bzw. der Kälte entgegenwirkend) sein.

Rp.: Angocin Anti-Infekt N Tbl. (200 mg Kapuzinerkresse + 80 mg Meerrettich)
DS. 3 x tgl. 4 Tbl.

Rp.: Immunopret Tbl. (N2) (Purpursonnenhutkraut)
DS. 3 x tgl. 1 Tbl.

Rp.:	Herb. Thymi	25,0
	Herb. Menthae piperitae	25,0
	Herb. Chelidonii	25,0
	Rad. cum Herb. Taraxaci	25,0
	Pericarp. Aurantii	15,0
	Rad. Liquiritae	15,0

MDS. 2 Teelöffel mit 1/4 l kochendem Wasser übergießen und 10 Min. ziehen lassen.
3 x tgl. 1 Tasse.

Bei Kopfschmerzen

Wie oben, aber statt Immunopret:

Rp.: Rheumakaps (N2) (Weidenrinde)
DS. 1 bis 2 x tgl. 1 Kps. mit reichlich Flüssigkeit einnehmen.

12.2.3 Übergangsform: Shaoyang-Yangming Bian Zheng

Erkrankung halb außen (Biao) und halb innen (Li), aber die Erkrankung dringt in die Tiefe mit Hitzeentwicklung.

Ursachen

Pathogene Faktoren pendeln zwischen Innen und Außen.

Symptome

Intermittierendes Fieber mit abendlichem Höhepunkt, Unruhe, schmerzhaftes Spannungsgefühl in der Brust und an den Rippenbögen, geblähtes Abdomen, Obstipation, Schwindel, Augenflimmern, trockene Kehle, bitterer Mundgeschmack, Würgereiz und Durst.

Zunge: Rot, gelber und dicker Belag.

Puls: Tief (Chen) und saitenförmig (Xian).

Therapie

Shaoyang harmonisieren mit: Scharf und bitter (gleichzeitige Gabe von aufsteigenden und absenkenden Kräutern). Qi stärken mit: Süß und warm. Hitze abfließen lassen und Toxine ausleiten mit: Bitter und kalt.
Auf keinen Fall saure und zusammenziehende Kräuter verwenden, sie würden die Erkrankung noch mehr nach innen ziehen.
Das Temperaturverhalten sollte ausgeglichen (nicht zu erhitzend) sein. Nimmt die Hitze überhand, muss vordergründig die Hitze gekühlt werden mit: Bitter und kalt.

Rp.: Angocin Anti-Infekt N Tbl. (200 mg Kapuzinerkresse + 80 mg Meerrettich)
DS. 3 x tgl. 4 Tbl.

Rp.: Immunopret Tbl. (N2) (Purpursonnenhutkraut)
DS. 3 x tgl. 1 Tbl.

Rp.:	Rad. Angelicae	25,0
	Flos Matricariae	20,0
	Herb. Chelidonii	20,0
	Herb. Menthae piperitae	15,0
	Rad. Rhei	20,0
	Rad. Liquiritae	15,0

MDS. 2 Teelöffel mit 1/4 l kochendem Wasser übergießen und 10 Min. ziehen lassen.
3 x tgl. 1 Tasse.

Nimmt die Hitze überhand evtl. zusätzlich

Rp.: Rheumakaps (N2) (Weidenrinde)
DS. 1 bis 2 x tgl. 1 Kps. mit reichlich Flüssigkeit einnehmen.

12.3 Yangming-Syndrome (Magen-Dickdarm-Syndrome)

Die vier Großen (Si Da): Starkes Hitzegefühl (Da Re), starkes Schwitzen (Da Han), starker Durst (Da Ke) und großer Puls (Da Mai). Erkrankung der Inneren Yang-Schicht.

12.3.1 Yangming Jing Bian Zheng (Meridiansyndrom)

Ursachen

Äußere Faktoren dringen in die Tiefe und treffen auf ein noch kräftiges, Aufrechtes Zheng-Qi (Resistenzkraft) mit kräftigem Puls. Es kommt zur Transformation in Hitze, welche die Körperflüssigkeit nach außen drängt und zu übermäßigem Schwitzen führt. Wird der Prozess nicht rechtzeitig aufgehalten, zehren Schweiß und Hitze die Körpersäfte auf.

Symptome

Hohes Fieber, Hitze- und Hitzewallungen, übermäßiges Schwitzen, starker Durst, Oligurie, Kopfschmerzen und Unruhe.

Zunge: Rot, dicker und gelber Belag.

Puls: Groß (Da).

Therapie

Hitze kühlen mit: Bitter und kalt, Körpersäfte befeuchten und schützen mit: Süß und kalt. Viel trinken lassen.

Rp.: Immunopret Tbl. (N2) (Purpursonnenhutkraut)
DS. 3 x tgl. 1 Tbl.

Rp.: Assalix Drg. (Weidenrinde)
DS. 1 bis 2 Drg. tgl.

Rp.:	Fol. Salviae	20,0
	Cort. Cinchonae	20,0
	Rad. Liquiritae	30,0
	Rad. cum Herb. Taraxaci	15,0

MDS. 2 Teelöffel mit 1/4 l kochendem Wasser übergießen und 10 Min. ziehen lassen.
3 x tgl. 1 Tasse.

Bei Stomatitis zusätzlich

Rp.: Salvysat Bürger Lösung (N1) (Salbeiblätter und Rosmarinsäure)
DS. 1 Teelöffel auf 1/2 Glas Wasser zum Spülen und Gurgeln oder unverdünnt auf die betroffene Stelle pinseln.

12.3.2 Yangming Fu Bian Zheng (Funktionskreissyndrom)

Ursachen

Äußere Faktoren dringen in die Tiefe und treffen auf ein noch kräftiges, Aufrechtes Zheng-Qi (Resistenzkraft) mit kräftigem Puls. Es kommt zur Transformation in Hitze, welche die Körperflüssigkeit nach außen drängt und zu übermäßigem Schwitzen führt. Hitze schädigt die Körpersäfte und behindert den Qi-Fluss im Magen und Dickdarm. Dies führt zu trockener Obstipation.

Symptome

Hohes Fieber, Hitze- und Hitzewallungen, übermäßiges Schwitzen, Durst, Oligurie, Kopfschmerzen und Unruhe. Obstipation, gespanntes und schmerzhaftes Abdomen (Druck verschlimmert), Delirium, intermittierendes Fieber mit hohem Nachmittagsfieber.

Zunge: Rot, dicker und gelber Belag, zusätzlich trocken mit grauen oder schwarzen Papillen.

Puls: Tief (Chen) und voll (Shi).

Therapie

Hitze kühlen und mit dem Stuhl ausleiten mit: Bitter und kalt, Körpersäfte befeuchten und schützen mit: Süß und kalt. Viel trinken lassen.

Rp.: Immunopret Tbl. (N2) (Purpursonnenhutkraut)
DS. 3 x tgl. 1 Tbl.

Rp.: Assalix Drg. (Weidenrinde)
DS. 1 bis 2 Drg. tgl.

Rp.: Plantoletten Drg. (N2) (Rhabarberwurzel 30 mg und Extr. Aloes 80 mg)
DS. Erw. abends 1 bis 3 Drg.
(nicht länger als 2 Wochen einnehmen lassen)

oder

Rp.: Laxativum N Truw Drg. (Sennesfrüchte)
DS. 2 bis 3 x tgl. 1 Drg.
(nicht länger als 2 Wochen einnehmen lassen).

Rp.:

Rad. Liquiritae	30,0
Rad. cum Herb. Taraxaci	30,0
Fol. Melissae	30,0

MDS. 2 Teelöffel mit 1/4 l kochendem Wasser übergießen und 10 Min. ziehen lassen.
3 x tgl. 1 Tasse.

12.3.3 Yangming-Ikterus (Sonderform)

Ursachen

Äußere Faktoren und Feuchtigkeit dringen in die Tiefe und verwandeln sich in Feuchte-Hitze.

Symptome

Hellgelber Ikterus, Fieber, Müdigkeit, Appetitlosigkeit, Übelkeit, Durst, Völle- und Spannungsgefühl im Oberbauch, dunkelgelber bis brauner Urin und Obstipation.

Zunge: Gelber und klebriger Belag.

Puls: Schlüpfrig (Hua) und schnell (Shu).

Therapie

Hitze klären und Feuchtigkeit ausleiten mit: Bitter und kalt. Stagnationen lösen mit: Scharf.
Cave: Hepatitis muss von der Schulmedizin behandelt werden! Cholezystitis und Cholelithiasis müssen sorgfältigst abgeklärt werden.

Rp.: Hepar-SL forte Kps. (N2) (Artischockenblätter-Trockenextrakt)
DS. 3 x tgl. 1 Kps.

und/oder:

Rp.: Hepar-Pasc 100 Tbl. (N2) (Mariendistelfrüchte-Trockenextrakt)
DS. 3 x tgl. eine Tbl.

Rp.: Immunopret Tbl. (N2) (Purpursonnenhutkraut)
DS. 3 x tgl. 1 Tbl.

Rp.:

Flos Matricariae	30,0
Fol. Melissae	30,0
Fruct. Coriandri	20,0
Herb. Centaurii	10,0

MDS. 2 Teelöffel mit 1/4 l kochendem Wasser übergießen und 10 Min. ziehen lasen.
3 x 1 Tasse.

Bei Obstipation evtl. zusätzlich

Rp.: Plantoletten Drg. (N2) (Rhabarberwurzel 30 mg und Extr. Aloes 80 mg)
DS. Erw. abends 1 bis 3 Drg.
(nicht länger als 2 Wochen einnehmen lassen)

oder

Rp.: Laxativum N Truw Drg. (Sennesfrüchte)
DS. 2 bis 3 x tgl. 1 Drg.
(nicht länger als 2 Wochen einnehmen lassen).

12.4 Taiyin-Syndrome (Milz-Lungen-Syndrome)

Erkrankung der äußeren Yin-Schicht durch eingedrungene Kälte mit Schädigung des Milz-Qi und Anhäufungen von Feuchtigkeit.

12.4.1 Taiyin Bing (Taiyin-Krankheit)

Ursachen

Schwaches, Aufrechtes Zheng-Qi (Resistenzkraft). Falsch oder unbehandeltes Yangming-Syndrom und eingedrungene Kälte schädigen Milz-Yang mit Anhäufungen von pathologischer Feuchtigkeit.

Symptome

Frieren, kein Durst, Schmerzen im Epigastrium (besser auf Druck), Völlegefühl, Erbrechen und Durchfall, Müdigkeit und Schlafbedürfnis.

Zunge: Blass mit Zahneindrücken, feuchter und dicker Belag.

Puls: Schlüpfrig (Hua), schwach (Ruo) und träge (Huan).

Therapie

Mittleren San Jiao wärmen und Milz und Magen stärken mit: Süß und warm. Qi-Stagnationen beseitigen und Nässe transformieren mit: Scharf und warm, evtl. Magen stärken mit: Bitter und warm.

Rp.: Eleutherococcus Lomapharm Drg. (N2)
DS. 3 x tgl. 1 Drg.

Rp.:	Rad. Angelicae	25,0
	Fol. Juglandis	25,0
	Herb. Salicariae	20,0
	Fruct. Foeniculi	15,0
	Rad. Liquiritae	15,0

MDS. 2 Teelöffel mit 1/4 l kochendem Wasser übergießen und 10 Min. ziehen lassen.
3 x tgl. 1 Tasse.

Evtl:

Rp.: Zintona Kps. (Ingwerwurzelstock)
DS. 3 x tgl. 2 Kps.

Bei Diarrhö evtl. zusätzlich

Rp.: Imbak Tbl. (Acidophilus-Bakterien 30 mg, entbitterte medizinische Hefe 50 mg, Wacholderbeeren 40 mg und Ingwerwurzel 5 mg)
DS. 3 x tgl. 3 bis 5 Tbl., evtl. Stoßtherapie.

12.4.2 Taiyin-Ikterus (Sonderform)

Ursachen

Schwaches, Aufrechtes Zheng-Qi (Resistenzkraft). Falsch oder unbehandeltes Yangming-Syndrom und eingedrungene Kälte schädigen Milz mit Feuchtigkeitsanhäufungen und Hitze-Stagnation in der Gallenblase.

Symptome

Dunkelgelber Ikterus und dunkelgelber Urin, Frieren, kein Durst, Schmerzen im Epigastrium (besser auf Druck), Völlegefühl, Appetitlosigkeit, Erbrechen und Durchfall, Müdigkeit und Schlafbedürfnis.

Zunge: Blass mit Zahneindrücken, weißer und schmieriger Belag.

Puls: Schlüpfrig (Hua), schwach (Ruo) und träge (Huan).

Therapie

Mittleren San Jiao wärmen mit: Süß, scharf und warm. Feuchtigkeit umwandeln und ausleiten mit: Geschmacklos oder süß und neutral. Stagnation der Gallenblase lösen mit: Scharf, evtl. Magen tonisieren mit: Bitter.
Cave: Hepatitis muss von der Schulmedizin behandelt werden! Cholezystitis und Cholelithiasis müssen sorgfältigst abgeklärt werden.

Rp.: Eleutherococcus Lomapharm Drg. (N2)
DS. 3 x tgl. 1 Drg.

Rp.:	Cort. Cinnamomi zeylanici	15,0
	Rad. Liquiritae	15,0
	Pericarp. Aurantii	15,0
	Fol. Menthae piperitae	15,0
	Fol. Juglandis	15,0
	Fruct. Foeniculi	15,0
	Herb. Chelidonii	15,0

MDS. 2 Teelöffel mit 1/4 l kochendem Wasser übergießen und 10 Min. ziehen lassen.
3 x tgl. 1 Tasse.

12.5 Shaoyin-Syndrome (Herz-Nieren-Syndrome)

Eingedrungene Kälte schädigt vor allem Herz- und Nierenmeridian. Erkrankung der Yin-Schicht, halb außen und halb innen.

12.5.1 Shaoyin-Kältetyp (Mangel von Herz und Niere)

Ursachen

Zerfall des Aufrechten Zheng-Qi (Resistenzkraft) und Schwächung des Yang. Das Mingmen kann die Erdphase nicht erwärmen.

Symptome

Kalte Glieder, Kälteaversion, Müdigkeit und Schlafbedürfnis, Apathie, Diarrhö frühmorgens mit unverdauter Nahrung, kein Durst oder Verlangen nach warmen Getränken.

Zunge: Blass, weißer und schmieriger Belag.

Puls: Tief (Chen) und verschwindend (Wei).

Therapie

Herz-Yang stärken mit: Bitter und warm, Nieren-Yang stärken und erwärmen mit: Scharf, salzig und warm, Yang anheben mit: Süß und warm.

Rp.: Ginseng Curarina Kps.
DS. 2 x tgl. 2 Kps. zum Essen.

Rp.:	Fol. Juglandis	20,0
	Flor. cum Fol. Crataegi	25,0

Fruct. Juniperi	20,0
Fruct. Foeniculi	10,0
Pericarp. Aurantii	25,0
Cort. Cinnamomi zeylanici	10,0

MDS. 2 Teelöffel mit 1/4 l kochendem Wasser übergießen und 10 Min. ziehen lassen. 3 x tgl. 1 Tasse.

Evtl.:

Rp.: Zintona Kps. (Ingwerwurzelstock)
DS. 3 x tgl. 2 Kps.

12.5.2 Shaoyin-Hitzetyp (Mangelhitze)

Ursachen

Chronische Schädigung des Yin durch pathogene Faktoren, Yang überwiegt und Mangel-Hitze entsteht.

Symptome

Reizbarkeit, Schlaflosigkeit, Palpitationen, Vergesslichkeit, Schwindel, Durst, trockene Kehle, Nachtschweiß und Hitzesensationen.

Zunge: Rot und trocken, wenig Belag.

Puls: Tief (Chen), schnell (Shu) fein und dünn (Xi).

Therapie

Hitze kühlen mit: Bitter und kalt. Yin stärken mit: Süß, sauer, zusammenziehend und kalt. Für ausreichend Flüssigkeitszufuhr sorgen.

Rp.: Immunopret Tbl. (N2) (Purpursonnenhutkraut)
DS. 3 x tgl. 1 Tbl.

Rp.: Gingopret Tbl. (N1)
DS. 3 x tgl. 2 Tbl.

Rp.:

Herb. Lycopi	10,0
Herb. Leonuri cardiacae	10,0
Herb. Solidaginis	10,0
Fruct. cum Sem. Cynosbati	25,0
Rad. Liquiritae	25,0
Cort. Cinchonae	10,0
Herb. Stellariae mediae	10,0

MDS. 2 Teelöffel mit 1/4 l kochendem Wasser übergießen und 10 Min. ziehen lassen. 3 x tgl. 1 Tasse.

12.5.3 Yang-Schwäche mit fehlender Kontrolle des Wassers

Ursachen

Schwaches Yang kann das Wasser nicht kontrollieren.

Symptome

Generalisierte Ödeme, häufig kleine Urinmengen, Energiemangel, Kälteaversion und kalte Extremitäten mit Schweregefühl und Schmerzempfindungen in den vier Extremitäten.

Zunge: Blass, feucht und weißer Belag.

Puls: Dünn und fein (Xi).

Therapie

Yang stärken und wärmen mit: Scharf und warm, Feuchtigkeit ausleiten mit: Süß, geschmacklos und neutral oder bitter. Herz-Qi stärken mit: Bitter.

Rp.: Ginseng Curarina Kps.
DS. 2 x tgl. 2 Kps. zum Essen.

Rp.:

Fruct. Juniperi	30,0
Rad. Angelicae	25,0
Rad. Liquiritae	20,0
Pericarp. Aurantii	15,0
Cort. Cinnamomi zeylanici	15,0

MDS. 2 Teelöffel mit 1/4 l kochendem Wasser übergießen und 10 Min. ziehen lassen. 3 x tgl. 1 Tasse.

Evtl.:

Rp.: Angocin Anti-Infekt N Tbl. (200 mg Kapuzinerkresse + 80 mg Meerrettich)
DS. 3 x tgl. 4 Tbl.

12.6 Jueyin-Syndrome (Leber-Perikard-Syndrome)

Blockade und Funktionsstörung des Qi führen zu schnellem Wechsel von Kälte- und Hitzesyndromen. Kräftiges Aufrechtes Zheng-Qi (Resistenzkraft) bewirkt Fieber, und starke pathogene Faktoren verursachen Schüttelfrost. Erkrankung der inneren Yin-Schicht.

12.6.1 Jueyin-Syndrom mit komplexer Kälte und Hitze

Ursachen

Ungleichgewicht zwischen Yin und Yang. Yang steigt auf, und Yin sinkt ab. Es herrscht Energiemangel in der unteren Körperhälfte.

Symptome

Komplexe Kälte und Hitze, Gliederschmerzen, Schmerzen im Epigastrium, Durst, Hunger – aufgenommene Nahrung wird aber sofort wieder erbrochen.

Zunge: Blass, weißer oder gelblicher Belag.

Puls: Dünn und fein (Xi), saitenförmig (Xian) und evtl. schnell (Shu).

Therapie

Erwärmen und Qi-Stagnationen beseitigen mit: Scharf und warm. Aufsteigendes Yang senken mit: Bitter, Yin anheben mit: Süß und kalt. (Gleichzeitiges Wärmen und Kühlen.)

Rp.:

Herb. Chelidonii	10,0
Fruct. Cardui mariae	15,0

Herb. Leonuri cardiacae	10,0
Flor. cum Fol. Crataegi	10,0
Pericarp. Aurantii	10,0
Cort. Cinnamomi zeylanici	10,0
Rad. Liquiritae	20,0
Flos Matricariae	10,0
Fol. Melissae	10,0

MDS. 2 Teelöffel mit 1/4 l kochendem Wasser übergießen und 10 Min. ziehen lassen.
3 x tgl. 1 Tasse.

12.6.2 Jueyin-Syndrom mit Kältesymptomatik der vier Extremitäten

Ursachen

Ungleichgewicht zwischen Yin und Yang und Mangel an Qi und Blut.

Symptome

Kalte Hände und Füße, Kälteschmerz am Scheitel (innerer Verlauf des Lebermeridians), erfolgloses Erbrechen und Speichelfluss.

Zunge: Blasser Körper, weißer Belag und viel Speichel.

Puls: Dünn und fein (Xi) und verschwindend (Wei).

Therapie

Yang anheben mit: Scharf, süß und warm, Magen tonisieren mit: Bitter und warm.

Rp.: Zintona Kps. (Ingwerwurzelstock)
DS. 3 x tgl. 2 Kps.

Rp.:

Pericarp. Aurantii	15,0
Herb. Chelidonii	30,0
Cort. Cinnamomi zeylanici	20,0
Rad. Angelicae	20,0
Fruct. Foeniculi	15,0

MDS. 2 Teelöffel mit 1/4 l kochendem Wasser übergießen und 10 Min. ziehen lassen.
3 x tgl. 1 Tasse.

12.6.3 Jueyin-Syndrom mit Hitzeproblematik durch Stagnation

Ursachen

Stagnation des Yang-Qi führt zu innerer Hitze und ungenügender Erwärmung der Extremitäten.

Symptome

Hitze-Symptome, und mäßig kalte Hände und Füße, reizbar, Durst, Schmerzen am Rippenbogen und im Abdomen.

Zunge: Rot und trockener Belag.

Puls: Dünn und fein (Xi) und saitenförmig (Xian).

Therapie

Leber-Qi-Fluss aktivieren und verteilen mit: Scharf, Stagnationen beseitigen mit: Scharf, aufsteigendem Leber-Yang entgegenwirken mit: Bitter.
Es sollte darauf geachtet werden, dass nicht zu erhitzend behandelt wird, da die Gefahr des Aufsteigenden Leber-Yang besteht.

Rp.: Immunopret Tbl. (N2) (Purpursonnenhutkraut)
DS. 3 x tgl. 1 Tbl.

Rp.:

Herb. Chelidonii	30,0
Fol. Boldo	30,0
Rad. cum Herb. Taraxaci	20,0
Fruct. Coriandri	20,0

MDS. 2 Teelöffel mit 1/4 l kochendem Wasser übergießen und 10 Min. ziehen lassen.
3 x tgl. 1 Tasse.

13. Differenzierung nach der 4-Stadien-Theorie

Theorie für durch Wärme (Hitze) induzierte fieberhafte Erkrankungen.

13.1 Wei-Stadium (Äußeres Abwehrstadium)

13.1.1 Wind-Hitze im Wei-Stadium

Akute fieberhafte Erkrankung im Winter oder Frühjahr.

Ursachen

Durch Nase oder Mund dringt Wind-Hitze in den Körper und blockiert zuerst das Abwehr-Wei-Qi (Windaversion, kein Schweiß) und später die zerstreuende Funktion des Lungen-Qi (Husten und Kälteaversion).

Symptome

Frösteln mit Windaversion, Fieber, Schüttelfrost, evtl. Husten mit dickem gelbem Auswurf oder leichte Kälteaversion, Kopfschmerzen, v. a. im Stirnbereich oder im Zentrum des Kopfes, Halsschmerzen mit starkem Wundgefühl und Schluckbeschwerden, kein oder leichtes Schwitzen und leichter Durst.

Zunge: Normal oder rötlich an den Rändern.

Puls: Oberflächlich (Fu) und schnell (Shu).

Therapie

Oberfläche öffnen mit: Scharf und kalt.

Rp.: Immunopret Tbl. (N2) (Purpursonnenhutkraut)
DS. 3 x tgl. 1 Tbl.

Rp.:

Fol. Menthae piperitae	30,0
Fol. Farfarae	20,0
Fol. Melissae	20,0
Flos Sambuci	10,0
Fol. Rosmarini	20,0

MDS. 2 Teelöffel mit 1/4 l kochendem Wasser übergießen und 7 Min. ziehen lassen.
3 x tgl. 1 Tasse.

Bei Halsschmerzen

Rp.:	Flos Matricariae	30,0
	Fol. Salviae	30,0
	Fol. Farfarae	15,0
	Fol. Menthae piperitae	30,0

MDS. 2 Teelöffel mit 1/4 l kochendem Wasser übergießen und 7 Min. ziehen lassen.
5 x tgl. gurgeln.

Bei Kopfschmerzen

Rp.:	Fol. Menthae piperitae	30,0
	Fol. Melissae	30,0
	Fol. Rosmarini	20,0

MDS. 2 Teelöffel mit 1/4 l kochendem Wasser übergießen und 10 Min. ziehen lassen.
3 x tgl. 1 Tasse.

13.1.2 Feuchte-Hitze im Wei-Stadium

Feuchte-Hitze ist im Gegensatz zur Sommer-Hitze durch eher langsame Entwicklung charakterisiert, da pathogene Feuchtigkeit die Dynamik bremst. Feuchte-Hitze-Erkrankungen können in allen 4 Jahreszeiten auftreten, bevorzugen aber die 2 Monate im Spätsommer, in der Wandlungsphase Erde. Funktionskreise Milz und Magen sind meistens betroffen. Die Erkrankung bevorzugt das Qi-Stadium.

Ursachen

Der pathogene Faktor dringt von außen als Feuchte-Hitze über Haut und Muskeln oder bei Ernährungsfehlern über die Nahrung in den Körper (Übermaß an fettiger und süßer Nahrung oder Alkohol, Lebensmittelvergiftung).

Symptome

Kopfschmerzen, Nachmittagsfieber, Gliederschmerzen, Rhinitis, Sinusitis, Gerstenkorn, Völlegefühl und Schmerzen in Ober- und Unterbauch, Appetitmangel, Ekel vor fetten Speisen, Übelkeit und Erbrechen, körperliches Schweregefühl, weiche Stühle mit intensivem Geruch.

Zunge: Dicker und klebriger Belag.

Puls: Oberflächlich (Fu), schnell (Shu) und schlüpfrig (Hua).

Therapie

Feuchtigkeit transformieren mit: Geschmacklos und neutral oder süß und kühl oder scharf und kalt. Hitze klären mit: Bitter und kalt.
Cave: Es dürfen keine schweißtreibenden, abführenden oder Yin stärkenden Arzneien gegeben werden.

Rp.:	Flos Matricariae	30,0
	Fol. Melissae	30,0
	Fruct. Coriandri	20,0
	Fol. Menthae piperitae	10,0
	Herb. Centaurii	10,0
	Rad. Liquiritae	20,0

MDS. 2 Teelöffel mit 1/4 l kochendem Wasser übergießen und 10 Min. ziehen lassen.
3 x tgl. 1 Tasse.

Bei Diarrhö
Cave: Exakte Abklärung!

Rp.:	Herb. Salicariae	30,0
	Flos Matricariae	25,0
	Fol. Juglandis	20,0
	Fruct. Coriandri	20,0
	Fol. Melissae	20,0
	Rad. Liquiritae	15,0

MDS. 2 Teelöffel mit 1/4 l kochendem Wasser übergießen und 10 Min. ziehen lassen.
3 x tgl. 1 Tasse.

Evtl.:

Rp.: Colina (N1 = 20 Beutel)
DS. 3 x tgl. 1 bis 2 Beutel 1 1/2 Std. vor oder nach der Einnahme anderer Medikamente.
(Hier kann man auch Heilerde einsetzen.)

Bei Rhinitis und Sinusitis

Rp.: Immunopret Tbl. (N2) (Purpursonnenhutkraut)
DS. 3 x tgl. 1 Tbl.

Rp.:	Herb. Capilli veneris	20,0
	Fol. Farfarae	10,0
	Fol. Menthae piperitae	20,0
	Flos Malvae	20,0
	Fruct. Coriandri	20,0

MDS. 2 Teelöffel mit 1/4 l kochendem Wasser übergießen und 5 Min. ziehen lassen.
3 x tgl. 1 Tasse.

Rp.: Infiminz China Minz-Oel
DS. 3 bis 4 Tr. in heißes Wasser geben und inhalieren, 5 x tgl. 1 Tr. an jedes Nasenloch tupfen.

Bei Gerstenkorn

Rp.: Euphrasia Augentropfen (N2)
DS. Morgens und mittags 2 bis 3 Tr. in den Bindehautsack träufeln.

Rp.: Ocutrulan Augensalbe (Euphrasia, Ruta, Echinacea)
DS. Vor dem Schlafen einen Salbenstrang in den Bindehautsack geben.

13.1.3 Trockenheit-Hitze im Wei-Stadium

Trockenheit-Hitze dringt im Frühherbst, Trockenheit-Kälte im Spätherbst ein.

Ursachen

Trockenheit-Hitze dringt durch Nase und Mund in den Körper und blockiert zuerst das Abwehr-Wei-Qi (Schlafen in trockenen und heißen Räumen).

Symptome

Fieber, Frösteln, trockener Husten mit spärlichem Auswurf (zähflüssig, erschwert abzuhusten), leichte Kälteaversion, kein oder nur leichtes Schwitzen, Kopfschmerzen, trockene Kehle und Nase, Durst, trockene Haut, Hitzeaversion, Heiserkeit und Aphonie. Es besteht Säftemangel.

Zunge: Normal, evtl. rötlich, trockener, dünner und gelber Belag.

Puls: Oberflächlich (Fu) und schnell (Shu).

Therapie

Oberfläche öffnen mit: Scharf und kühl, Flüssigkeit nähren mit: Süß.

Rp.: Immunopret Tbl. (N2) (Purpursonnenhutkraut)
DS. 3 x tgl. 1 Tbl.

Rp.:

Fol. Menthae piperitae	30,0
Herb. Capilli veneris	25,0
Flos. Malvae	20,0
Herb. Thymi	15,0
Rad. Liquiritae	10,0

MDS. 2 Teelöffel mit 1/4 l kochendem Wasser übergießen und 10 Min. ziehen lassen.
3 x tgl. 1 Tasse.

Evtl.:

Rp.: Isla-Moos Pastillen (Isländisch Moos)
DS. Mehrmals tgl. 1 bis 2 Pastillen langsam im Mund zergehen lassen.

Evtl.:

Rp.: Infiminz China Minz-Oel
DS. 3 bis 4 Tr. in heißes Wasser geben und inhalieren, 5 x tgl. 1 Tr. an jedes Nasenloch tupfen

Zu empfehlen sind auch:

Behandlungen mit Emser Salz.

13.2 Qi-Stadium (Inneres Abwehr-Stadium)

13.2.1 Hitze in der Lunge

Ursachen

Fortschreitendes Eindringen der Wind-Hitze in die Tiefe, dadurch Blockade des Lungen-Qi durch Akkumulation von Hitze. Eindringen von Sommer-Hitze unter Umgehung des Wei-Stadiums schädigt die Säfte und konsumiert das Qi.
Trockenheit-Hitze dringt im Frühherbst ein, schädigt die Säfte und konsumiert das Qi.

Symptome

Hohes Fieber, Schweiß, Durst, Husten, Asthma, Dyspnoe, Unruhe, Spannung und Schmerz im Thorax.

Zunge: Gelblicher Belag.

Puls: Voll (Shi), schnell (Shu) und schlüpfrig (Hua).

Therapie

Hitze der Lunge klären mit: Bitter und kalt, zerstreuende und absenkende Funktion der Lunge unterstützen mit: Scharf und bitter, Lungen-Yin befeuchten mit: Süß.

Rp.: Immunopret Tbl. (N2) (Purpursonnenhutkraut)
DS. 3 x tgl. 1 Tbl.

Rp.: Gingopret Tbl. (N1)
DS. 3 x tgl. 2 Tbl.

Rp.: Cerivikehl Tropfen (Isländisch Moos Urtinktur)
2 x tgl. 5 bis 10 Tr.

Rp.:

Cort. Cinchonae	20,0
Fol. Malvae	20,0
Flos Verbasci	20,0
Fol. Farfarae	20,0
Fol. Menthae piperitae	20,0

MDS. 2 Teelöffel mit 1/4 l kochendem Wasser übergießen und 10 Min. ziehen lassen.
3 x tgl. 1 Tasse.

Bei Asthma

Rp.:

Herb. Ephedrae	30,0
Fol. Menthae piperitae	30,0
Flos Verbasci	30,0

MDS. 2 Teelöffel mit 1/4 l kochendem Wasser übergießen und 10 Min. ziehen lassen.
3 x tgl. 1 Tasse.

Cave: Ephedrinhaltige Arzneimittel vorsichtig dosieren bei organischen Herz- und Gefäßveränderungen und Rhythmusstörungen (steht auf der Dopingliste des IOC und des Deutschen Sportbundes).

Beim Asthmaanfall

Rp.: Steno-loges N Tr. (N2) (Ammi visn.)
DS. Beim Anfall 25 Tr. einnehmen.

13.2.2 Hitze im Yangming oder Magen

Kontinuierliche Wandlung der Wind-Hitze (Winter bis Frühjahr) vom Wei-Stadium ins Qi-Stadium.
Eine durch Yin-Mangel transformierte, im Winter entstandene (Frühlings-Hitze), durch Kälte indizierte fieberhafte Erkrankung, die im Winter nicht vollständig ausgeheilt ist, bricht im folgenden Frühjahr akut aus und beginnt im Qi-Stadium, da sie bereits im Inneren weilt.
Eindringen von Sommer-Hitze schädigt die Säfte und konsumiert das Qi.
Akuter Beginn nach einer Inkubationszeit im Herbst oder Winter (nach Exposition durch Sommer-Hitze). Protrahierter und schwerer Verlauf, je nach Konstitution verschiedene Formen (gleichzeitiger Befall von Wei- und Qi-Stadium, gleichzeitiger Befall von Wei- und Ying-Stadium).
Trockenheit-Hitze im Frühherbst schädigt die Säfte und konsumiert das Qi.

Ursachen

Fortschreitendes Eindringen der pathogenen Faktoren in die

Tiefe. Fülle-Hitze im Yangming schädigt die Säfte und konsumiert das Qi.

Symptome

Hohes Fieber, Hitzeaversion, übermäßiges Schwitzen, Kopfschmerzen, Oligurie, Unruhe, starker Durst und Verlangen nach kalten Getränken.

Zunge: Roter Körper, dicker, klebriger und gelber Belag.

Puls: Voll (Shi) und groß (Da).

Therapie

Hitze kühlen mit: Bitter und kalt, Körpersäfte befeuchten und schützen mit: Süß und kalt. Viel trinken lassen.

Rp.: Immunopret Tbl. (N2) (Purpursonnenhutkraut)
DS. 3 x tgl. 1 Tbl.

Rp.: Assalix Drg. (Weidenrinde)
DS. 1 bis 2 Drg. tgl.

Rp.:	Fol. Salviae	20,0
	Cort. Cinchonae	20,0
	Rad. Liquiritae	30,0
	Rad. cum Herb. Taraxaci	15,0

MDS. 2 Teelöffel mit 1/4 l kochendem Wasser übergießen und 10 Min. ziehen lassen.
3 x tgl. 1 Tasse.

Bei Brennen im Epigastrium

Wie oben, zusätzlich Qi-Fluss regulieren mit: Scharf.

Rp.:	Flos. Matricariae	50,0
	Fol. Menthae piperitae	20,0
	Fol. Melissae	15,0
	Rad. Liquiritae	15,0

MDS. 2 Teelöffel mit 1/4 l kochendem Wasser übergießen und 10 Min. ziehen lassen.
3 x tgl. 1 Tasse.

13.2.3 Hitze im Dickdarm

Ursachen

Eingedrungene Hitze im Yangming oder Magen schädigt die Körpersäfte, behindert den Qi-Fluss im Magen und Dickdarm trocknet den Stuhl aus (Wind-, Frühling-, Trockenheit-Hitze siehe Hitze im Yangming oder Magen).

Symptome

Ansammlungen von trockenen Stuhlmassen im Dickdarm mit stinkenden, wässrigen Entleerungen schmerzhaft aufgetriebenes Abdomen, undulierendes Fieber.

Zunge: Trockener, gelber Belag.

Puls: Tief (Chen) und voll (Shi).

Therapie

Stuhl erweichen mit: Süß und salzig, Hitze klären durch reinigendes Abführen mit: Bitter und kalt. Säfte ergänzen durch genügend Flüssigkeitsaufnahme.

Rp.: Immunopret Tbl. (N2) (Purpursonnenhutkraut)
DS. 3 x tgl. 1 Tbl.

Rp.:	Rad. Rhei	40,0
	Rad. Liquiritae	30,0
	Fruct. Coriandri	20,0

MDS. 1 bis 2 Teelöffel mit 1/4 l kochendem Wasser übergießen und 10 Min. ziehen lassen.
3 x tgl. 1 Tasse.

Evtl.:

Glaubersalz.

13.2.4 Feuchte-Hitze in Milz und Magen

Feuchte-Hitze ist im Gegensatz zur Sommer-Hitze durch eher langsame Entwicklung charakterisiert, da pathogene Feuchtigkeit die Dynamik bremst. Feuchte-Hitze-Erkrankungen können in allen 4 Jahreszeiten auftreten, bevorzugen aber die 2 Monate im Spätsommer, in der Wandlungsphase Erde. Funktionskreise Milz und Magen sind meistens betroffen. Die Erkrankung bevorzugt das Qi-Stadium.

Ursachen

Der pathogene Faktor dringt von außen als Feuchte-Hitze über Haut und Muskeln oder bei Ernährungsfehlern über die Nahrung in die Tiefe mit Beeinträchtigung der Qi-Funktion in Milz und Magen (Übermaß an fettiger und süßer Nahrung, Alkohol oder Lebensmittelvergiftung).

Symptome

Völlegefühl und Schmerzen in Ober- und Unterbauch, Appetitmangel, Ekel vor fetten Speisen, Übelkeit, Erbrechen, Diarrhö, weiche Stühle mit intensivem Geruch oder Obstipation, Ausbrennen, bitterer Mundgeschmack, Durst ohne Bedürfnis zu trinken oder mit Trinkverlangen in kleinen Schlucken, subfebrile Temperaturen, Müdigkeit, Kraftlosigkeit, körperliches Schweregefühl, Rhinitis, Sinusitis, Gerstenkorn, Ulcus ventriculi und duodeni, Kopfschmerzen, ggf. Urtikaria, wenig, tiefgelber konzentrierter Urin, in schweren Fällen Ikterus.

Zunge: Evtl. rot oder leicht gerötet; dicker, gelber und schmieriger Belag.

Puls: Schnell (Shu) und schlüpfrig (Hua).

Therapie

Milzfunktion stärken mit: Süß, Feuchtigkeit transformieren mit: Geschmacklos und neutral oder scharf und kühl, Hitze klären mit: Bitter und kalt. Bitter tonisiert auch den Magen.
Cave: Hepatitis muss von der Schulmedizin behandelt werden!

Rp.: Immunopret Tbl. (N2) (Purpursonnenhutkraut)
DS. 3 x tgl. 1 Tbl.

Rp.:	Flos Matricariae	30,0
	Fol. Melissae	30,0
	Fruct. Coriandri	20,0
	Fol. Menthae piperitae	10,0

Herb. Centaurii	10,0
Rad. Liquiritae	20,0

MDS. 2 Teelöffel mit 1/4 l kochendem Wasser übergießen und 10 Min. ziehen lassen.
3 x tgl. 1 Tasse.

Bei Kopfschmerzen evtl. zusätzlich

Rp.: Assalix Drg. (Weidenrinde)
DS. 1 bis 2 Drg. tgl.

Bei Anusbrennen

Rp.:	Herb. Salicariae	30,0
	Flos Matricariae	30,0
	Fol. Salviae	30,0

MDS. 2 Esslöffel mit 1/2 l kochendem Wasser übergießen und 10 Min. ziehen lassen.
5 x tgl. Waschungen vornehmen

oder

Rp.: Hamamelis-Zäpfchen (Hamamelisblätter/-zweige 61,8 mg und Kamillenextrakt 20,6 mg)
DS. Nach jedem Stuhlgang sowie abends vor dem Einschlafen 1 Zäpfchen in den Enddarm einführen.

Bei Diarrhö

Rp.: Immunopret Tbl. (N2) (Purpursonnenhutkraut)
DS. 3 x tgl. 1 Tbl.

Rp.:	Herb. Salicariae	30,0
	Flos Matricariae	25,0
	Fol. Juglandis	20,0
	Fruct. Coriandri	20,0
	Fol. Melissae	20,0
	Rad. Liquiritae	15,0

MDS. 2 Teelöffel mit 1/4 l kochendem Wasser übergießen und 10 Min. ziehen lassen.
3 x tgl. 1 Tasse.

Evtl.:

Rp.: Myrrhinil-Intest Drg. (N2) (Myrrhe 100 mg, Kaffeekohle 50 mg und Kamillenblüten 100 mg)
DS. 3 x tgl. 4 Drg.

Evtl.:

Rp.: Colina (N1 = 20 Beutel)
DS. 3 x tgl. 1 bis 2 Beutel 1 1/2 Std. vor oder nach der Einnahme anderer Medikamente.
(Hier kann man auch Heilerde einsetzen.)

Bei Obstipation

Rp.: Plantoletten Drg. (N2) (Rhabarberwurzel 30 mg und Extr. Aloes 80 mg)
DS. Erw. abends 1 bis 3 Drg.
(nicht länger als 2 Wochen einnehmen lassen)

oder

Rp.: Aristo L Kps. (Aloe capensis)
DS. 1 x 1 Kps.
(nicht länger als 2 Wochen einnehmen lassen)

oder

Rp.: Laxativum N Truw Drg. (Sennesfrüchte)
DS. 2 bis 3 x tgl. 1 Drg.
(nicht länger als 2 Wochen einnehmen lassen).

Bei Rhinitis und Sinusitis

Rp.: Immunopret Tbl. (N2) (Purpursonnenhutkraut)
DS. 3 x tgl. 1 Tbl.

Rp.:	Herb. Capilli veneris	20,0
	Fol. Farfarae	10,0
	Fol. Menthae piperitae	20,0
	Flos Malvae	20,0
	Fruct. Coriandri	20,0

MDS. 2 Teelöffel mit 1/4 l kochendem Wasser übergießen und 5 Min. ziehen lassen.
3 x tgl. 1 Tasse.

Rp.: Infiminz China Minz-Oel
DS. 3 bis 4 Tr. in heißes Wasser geben und inhalieren, 5 x tgl. 1 Tr. an jedes Nasenloch tupfen.

Bei Gerstenkorn

Rp.: Euphrasia Augentropfen (N2)
DS. Morgens und mittags 2 bis 3 Tr. in den Bindehautsack träufeln

Rp.: Ocutrulan Augensalbe (Euphrasia, Ruta, Echinacea)
DS. Vor dem Schlafen einen Salbenstrang in den Bindehautsack geben.

Bei Ulkusleiden
Cave: Exakte Abklärung!

Rp.: Colina (N1 = 20 Beutel)
DS. 3 x tgl. 1 bis 2 Beutel 1 1/2 Std. vor oder nach der Einnahme anderer Medikamente.
(Hier kann man auch Heilerde einsetzen.)

Rp.:	Flos Matricariae	35,0
	Rad. Liquiritae	30,0
	Fol. Menthae piperitae	25,0
	Fruct. Coriandri	20,0

MDS. 2 Teelöffel mit 1/4 l kochendem Wasser übergießen und 10 Min. ziehen lassen.
3 x tgl. 1 Tasse.

13.2.5 Feuchte-Hitze im Dickdarm

Feuchte-Hitze ist im Gegensatz zur Sommer-Hitze durch eher langsame Entwicklung charakterisiert, da pathogene Feuchtigkeit die Dynamik bremst. Feuchte-Hitze-Erkrankungen können in allen 4 Jahreszeiten auftreten, bevorzugen aber die 2 Monate im Spätsommer, in der Wandlungsphase Erde. Funktionskreise Milz und Magen sind meistens betroffen. Die Erkrankung bevorzugt das Qi-Stadium.

Ursachen

Fortschreitendes Eindringen von Feuchter Hitze in die Tiefe mit Beeinträchtigung der Qi-Funktion in Magen und Dickdarm

(Lebensmittelvergiftung, Infektionen, übermäßiger Verzehr von heißer und fettiger Nahrung).

Symptome

Meist akute Bauchschmerzen und Tenesmen mit Diarrhö, oft faulig riechender Stuhl, evtl. mit Blut- und Schleimbeimischungen, heftiger Stuhldrang, anhaltend auch nach der Entleerung, evtl. hellrote Rektumblutungen vor oder nach dem Stuhlgang und brennende Schmerzen am Anus. Evtl. Fieber, Durst ohne Wunsch zu trinken, wenig, dunkler Urin, bitterer Mundgeschmack, Schweregefühl des Körpers und der Extremitäten, Völlegefühl in Thorax und Epigastrium.

Zunge: Normal oder gerötet, evtl. mit hervorragenden roten Papillen am Zungengrund; dicker, gelber, schmieriger oder quarkiger Belag.

Puls: Schnell (Shu), schlüpfrig (Hua), evtl. voll (Shi) und saitenförmig (Xian).

Therapie

Feuchtigkeit auflösen und Magen harmonisieren mit: Bitter und kalt, Dünn- und Dickdarm harmonisieren mit: Zusammenziehend, Qi-Zirkulation fördern mit: Scharf.

Cave: Elektrolytverluste und Vitaminmangel beachten!

Cave: Infektionskrankheiten.

Rp.: Immunopret Tbl. (N2) (Purpursonnenhutkraut)
DS. 3 x tgl. 1 Tbl.

Rp.:	Fol. Menthae piperitae	25,0
	Flos. Matricariae	25,0
	Fruct. Coriandri	25,0
	Fol. Hamamelidis	25,0

MDS. 2 Teelöffel mit 1/4 l kochendem Wasser übergießen und 10 Min. ziehen lassen.
3 x tgl. 1 Tasse.

Rp.: Traxaton Tbl. (N1) (Eichenrinde)
DS. 3 bis 4 x tgl. 1 Tbl.

Evtl.:

Rp.: Myrrhinil-Intest Drg. (N2) (Myrrhe 100 mg, Kaffeekohle 50 mg und Kamillenblüten 100 mg)
DS. 3 x tgl. 4 Drg.

Evtl.:

Rp.: Omniflora N Kps. (Lactobacillus gasseri und Bifidobacterium longum)
DS. 3 x tgl. 1 Kps. (evtl. 3 x tgl. 2 Kps.) nach Abklingen der Beschwerden 1 x tgl. 1 Kps.

Evtl.:

Rp.: Kohle-Compretten (N2)
3 x tgl. 2 bis 4 Tbl.

Evtl.:

Rp.: Colina (N1 = 20 Beutel) (oder Heilerde)
DS. 3 x tgl. 1 bis 2 Beutel 1 1/2 Std. vor oder nach der Einnahme anderer Medikamente.

Evtl.:

Rp.: ANISAN Suppositorien S (Hämorrhoidal-Salbe S)
DS. 2 x tgl. nach dem Stuhlgang 1 Zäpfchen einführen.

(Rosskastaniensamen, Kamillenblüten, basisches Bismutgallat, Hamameliszweige mit -blättern, Johanniskrautöl und Lebertran)

13.2.6 Feuchte-Hitze in der Gallenblase

Feuchte-Hitze ist im Gegensatz zur Sommer-Hitze durch eher langsame Entwicklung charakterisiert, da pathogene Feuchtigkeit die Dynamik bremst. Feuchte-Hitze-Erkrankungen können in allen 4 Jahreszeiten auftreten, bevorzugen aber die 2 Monate im Spätsommer, in der Wandlungsphase Erde. Funktionskreise Milz und Magen sind meistens betroffen. Die Erkrankung bevorzugt das Qi-Stadium.

Ursachen

Fortschreitendes Eindringen von Feuchter Hitze (bei Ernährungsfehlern über die Nahrung) in die Tiefe mit Beeinträchtigung der Qi-Funktion. (Klimabedingte Feuchte-Hitze-Invasion z. B. in den Tropen.)

Symptome

Übelkeit, Erbrechen, Schmerzen und Spannungsgefühl im Hypochondrium, Fettverdauungsstörungen, Ikterus (Yang-Ikterus), Cholelithiasis, Cholezystitis, wenig, dunkelgelber Urin, Fieber, Durst ohne Trinkverlangen und bitterer Mundgeschmack.

Zunge: Schmieriger, dicker und gelber Belag.

Puls: Saitenförmig (Xian), schlüpfrig (Hua) und schnell (Shu).

Therapie

Feuchtigkeit auflösen mit: Bitter, Leber- und Gallenblasen-Qi verteilen mit: Scharf, Hitze klären und ausleiten mit: Bitter und kühl.
Cave: Cholelithiasis und Cholezystitis müssen sorgfältigst abgeklärt werden.

Rp.: Immunopret Tbl. (N2) (Purpursonnenhutkraut)
DS. 3 x tgl. 1 Tbl.

Rp.: Hepar-SL forte Kps. (N2) (Artischockenblätter-Trockenextrakt)
DS. 3 x tgl. 1 Kps.

und/oder:

Rp.: Hepar-Pasc 100 Tbl. (N2) (Mariendistelfrüchte-Trockenextrakt)
DS. 3 x tgl. eine Tbl.

Rp.:	Flos Matricariae	30,0
	Fol. Melissae	30,0
	Fruct. Coriandri	20,0
	Fol. Menthae piperitae	10,0
	Herb. Centaurii	10,0

MDS. 2 Teelöffel mit 1/4 l kochendem Wasser übergießen und 10 Min. ziehen lassen.
3 x 1 Tasse.

13.2.7 Feuchte-Hitze in der Blase

Feuchte-Hitze ist im Gegensatz zur Sommer-Hitze durch eher langsame Entwicklung charakterisiert, da pathogene Feuchtigkeit die Dynamik bremst. Feuchte-Hitze-Erkrankungen können in allen 4 Jahreszeiten auftreten, bevorzugen aber die 2 Monate im Spätsommer in der Wandlungsphase Erde. Funktionskreise Milz und Magen sind meistens betroffen. Die Erkrankung bevorzugt das Qi-Stadium.

Ursachen

Invasion äußerer pathogener Feuchte-Hitze in die Harnblase (übermäßiger Verzehr von scharfen, fettigen und süßen Speisen, lange bestehende Misstrauens- und Eifersuchtsgefühle).

Symptome

Entzündliche Erkrankung der Blase und der ableitenden Harnwege, Harndrang, Dys- und Pollakisurie, Harninkontinenz, Harntröpfeln oder evtl. Harnverhaltung, trüber und dunkelgelber Urin. Evtl. Hämaturie, Prostatitis, Harnsteine, evtl. Völle- und Druckgefühl im Unterbauch und Schmerzen im LWS-Bereich. Durst und evtl. Fieber.

Zunge: Rot; dicker, gelber und schmieriger Belag, v. a. an der Wurzel.

Puls: Schnell (Shu), schlüpfrig (Hua) und evtl. saitenförmig (Xian).

Therapie

Feuchte-Hitze im Unteren San Jiao klären mit: Bitter und kalt, Schleim und Feuchtigkeit transformieren mit: Aromatisch, scharf und kalt, die Diurese fördern mit: Bitter.

Rp.: Immunopret Tbl. (N2) (Purpursonnenhutkraut)
DS. 3 x tgl. 1 Tbl.

Rp.: Cystinol akut Drg. (Fol. Uvae ursi)
DS. 3 x tgl. 2 Drg. mit reichlich Flüssigkeit einnehmen.

Rp.: Alkala N Pulver (Natriumzitrat, Kaliumhydrogenkarbonat und Natriumhydrogenkarbonat)
DS. 1 gestrichenen Messlöffel in 1/2 Glas Wasser auflösen und zusammen mit Cystinol akut Drg. einnehmen (das Arbutin in Uvae ursi wirkt nur im alkalischen Harn)

und

Rp.:	Herb. Solidaginis	30,0
	Fol. Betulae	25,0
	Fol. Menthae piperitae	25,0
	Flos Sambuci	20,0

MDS. 2 Teelöffel mit 1/4 l kochendem Wasser übergießen und 10 Min. ziehen lassen.
3 x tgl. 1 Tasse

oder

Rp.: Sidroga Nieren- und Blasentee neu
DS. 2 Teebeutel für 1 Tasse, mit siedendem Wasser übergießen und 5 Min. ziehen lassen
3 x tgl. 1 Tasse

(Bärentraubenblätter 35 g, Orthosiphonblätter 30 g, Birkenblätter 15 g, Schachtelhalmkraut 15 g)

und

Rp.: Alkala N Pulver (Natriumzitrat, Kaliumhydrogenkarbonat und Natriumhydrogenkarbonat)
DS. 1 gestrichenen Messlöffel in 1/2 Glas Wasser auflösen und zusammen mit dem Tee trinken (das Arbutin in den Bärentraubenblättern wirkt nur im alkalischen Harn).

13.3 Ying-(Nähr-/Bauenergie-)Stadium (Ying Fen Zheng)

13.3.1 Lungen-Yin wird geschädigt durch Hitze

Ursachen

Eindringen von Wind-Hitze ins Ying-Stadium. Schädigung des Yin und gestörte Kontrolle über den Blutfluss in den Netzgefäßen.

Symptome

Unruhe, trockener, unproduktiver und quälender Husten oder schwacher Husten mit spärlichem, zähflüssigem Auswurf (evtl. blutig tingiert). Die Lungengefäße werden durch Husten und Hitze verletzt), schwache, heisere und raue Stimme, Mund- und Rachentrockenheit, Nachmittagsfieber, blasse Hautausschläge (Zhen – hirsekorngroße tastbare Papulae), Blutungen, evtl. auch Delirium.

Zunge: Hell und tiefrot, fehlender oder dünner Belag.

Puls: Schnell (Shu) und dünn und fein (Xi).

Therapie

Lungen-Yin stärken mit: Süß und kalt, Yin-Flüssigkeit ernähren mit: Süß, sauer und zusammenziehend, Mangel-Hitze klären mit: Bitter und kalt, Schleimverfestigungen lösen mit: Salzig.

Bei Husten und Dyspnoe

Rp.: Immunopret Tbl. (N2) (Purpursonnenhutkraut)
DS. 3 x tgl. 1 Tbl.

Rp.:	Fol. Plantaginis lanceolatae	25,0
	Herb. Capilli veneris	25,0
	Flos Verbasci	25,0
	Flos Malvae	15,0
	Rad. Liquiritae	25,0

MDS. 2 Teelöffel mit 1/4 l kochendem Wasser übergießen und 10 Min. ziehen lassen.
3 x tgl. 1 Tasse.

Die bakteriostatische Wirkung von Arbutin (Hydrochinon) im Lungenkraut wirkt nur im alkalischem Milieu, deshalb jeder Tasse 1/4 Teelöffel Natron (Natriumhydrogenkarbonat) oder ein anderes Basenmittel zufügen oder gesondert einnehmen lassen.

Oder

Rp.: Alkala N Pulver (Natriumzitrat, Kaliumhydrogenkarbonat und Natriumhydrogenkarbonat)
DS. 1 gestrichenen Messlöffel in 1/2 Glas Wasser auflösen und mit dem Tee trinken (das Arbutin im Lungenkraut wirkt nur im alkalischen Harn).

Evtl.:

Rp.: Isla-Moos Pastillen (Isländisch Moos)
DS. Mehrmals tgl. 1 bis 2 Pastillen langsam im Mund zergehen lassen.

Bei Nasenbluten zusätzlich

Rp.: Styptysat Bürger Lösung (N1) (Hirtentäschelkraut)
DS. 1,5 bis 2,5 ml Lösung auf ein Glas frisch abgekochtes Wasser unverdünnt auf die betroffene Stelle pinseln oder die Nase damit austamponieren.

Bei Halsentzündung zusätzlich

Rp.:	Flos Matricariae	40,0
	Fol. Salviae	40,0
	Rad. Liquiritae	20,0

MDS. 2 Esslöffel mit 1/2 l kochendem Wasser übergießen und 10 Min. ziehen lassen.
5 x tgl. gurgeln.

Bei Hautausschlägen

Zusätzlich Wind zerstreuen mit: Scharf und kalt.

Rp.: Immunopret Tbl. (N2) (Purpursonnenhutkraut)
DS. 3 x tgl. 1 Tbl.

Rp.:	Fol. Plantaginis lanceolatae	15,0
	Herb. Capilli veneris	15,0
	Flos Verbasci	15,0
	Flos Malvae	15,0
	Rad. Liquiritae	10,0
	Fol. Betulae	10,0
	Flos Calendulae	15,0
	Fol. Melissae	10,0

MDS. 2 Teelöffel mit 1/4 l kochendem Wasser übergießen und 10 Min. ziehen lassen.
3 x tgl. 1 Tasse.

Die bakteriostatische Wirkung von Arbutin (Hydrochinon) im Lungenkraut wirkt nur im alkalischen Milieu, deshalb jeder Tasse 1/4 Teelöffel Natron (Natriumhydrogenkarbonat) oder ein anderes Basenmittel zufügen oder gesondert einnehmen lassen

oder

Rp.: Alkala N Pulver (Natriumzitrat, Kaliumhydrogenkarbonat und Natriumhydrogenkarbonat)
DS. 1 gestrichenen Messlöffel in 1/2 Glas Wasser auflösen und mit dem Tee trinken (das Arbutin im Lungenkraut wirkt nur im alkalischen Harn).

Evtl.:

Rp.:	Flos Calendulae	50,0
	Fol. Melissae	50,0

MDS. 2 Essl. mit 1 l kochendem Wasser übergießen und 10 Min. ziehen lassen.
Nach dem Abkühlen die Haut damit befeuchten.

13.3.2 Perikard- und Herz-Yin werden geschädigt durch Hitze

Ursachen

Eindringen von Wind-Hitze ins Ying-Stadium und gestörte Kontrolle über den Blutfluss in den Netzgefäßen.

Symptome

Palpitationen, tachykarde Herzrhythmusstörungen, Hautausschläge, Blutungen, Bewusstseinstrübung, Hitzesensationen, Nachmittagsfieber, Nachtschweiß, Mund- und Rachentrockenheit, Durst, Anorexie; Ein- und Durchschlafstörungen, evtl. mit Träumen; Vergesslichkeit, Reizbarkeit, Schreckhaftigkeit, Angst- und Erregungszustände.

Zunge: Rot, v. a. an der Zungenspitze, evtl. mit roten Punkten, tiefer, medianer Riss bis zur Spitze; fehlender oder dünner Belag.

Puls: Dünn (Xi) und schnell (Shu) und fein (Xi).

Therapie

Yin stärken und ernähren mit: Süß, sauer und kühl, evtl. Nieren Yin stärken und ernähren mit: Sauer, zusammenziehend und kühl. Hitze klären mit: Bitter und kühl.
Dauermedikamente zur Unterstützung des Herzens dürfen nicht ohne weiteres abgesetzt werden.
Nachfolgende Rezepte können begleitend eingesetzt werden:

Rp.: Gingopret Tbl. (N1)
DS. 3 x tgl. 2 Tbl.

Rp.:	Herb. Leonuri cardiacae	20,0
	Flor. cum Fol. Crataegi	20,0
	Herb. Meliloti	30,0
	Fol. Melissae	10,0
	Herb. Bursae pastoris	15,0
	Flos Hibisci	5,0
	Rad. Liquiritae	5,0

MDS. 2 Teelöffel mit 1/4 l kochendem Wasser übergießen und 10 Min. ziehen lassen.
3 x tgl. 1 Tasse.

Nicht digitalisierte Patienten können evtl. mit Herzglykosiden 2. Ordnung gestützt werden
Cave: Kalium und Kalzium!

Rp.: cor-loges Drg. (N1) (Scilla- und Convallaria-Gesamtauszug)
DS. 3 x tgl. 1 Drg. unzerkaut einnehmen.

13.3.3 Sonderform: Blockade des Perikards

Ni Chuan: Sprunghafte Wandlung von Wind-Hitze vom Wei-Stadium direkt ins Ying-Stadium mit Befall des Perikards.
Eine durch Yin-Mangel transformierte, im Winter entstandene,

durch Kälte induzierte fieberhafte Erkrankung, die im Winter nicht vollständig ausgeheilt ist, bricht im Frühjahr (Frühlings-Hitze) akut aus und beginnt im Qi-Stadium, da sie bereits im Inneren weilt. Bei weiterem Eindringen ins Ying-Stadium Schädigung der Netzgefäße und Blockade des Perikards.
Eindringen von Sommer-Hitze ins Ying-Stadium mit Schädigung der Netzgefäße und Befall des Perikards (u. a. auch Hitzschlag).

Ursachen

Eindringen von Hitze ins Ying-Stadium und Schädigung der Netzgefäße. Blockade des Perikards durch Übergreifen von Hitze.

Symptome

Fieber und kalte Extremitäten, Bewusstlosigkeit und Delirium.

Zunge: Tiefrot, evtl. medianer Riss.

Puls: Dünn und fein (Xi), schnell (Shu) und saitenförmig (Xian).

Therapie

Hitze vom Perikard klären und zum Bewusstsein erwecken.
Cave: Intensivmedizinische Behandlung.

13.4 Xue-(Blut-)Stadium (Xue Fen Zheng)

13.4.1 Intensive Hitze im Qi, Ying und Xue

Eine durch Yin-Mangel transformierte, im Winter entstandene, durch Kälte induzierte fieberhafte Erkrankung, die im Winter nicht vollständig ausgeheilt ist, bricht im Frühjahr (Frühlings-Hitze) akut aus und beginnt im Qi-Stadium, da sie bereits im Inneren weilt. Bei weiterem Eindringen Schädigung des Xue.
Fortschreitendes Eindringen von Sommer-Hitze in die Tiefe.
Fortschreitendes Eindringen von Trockenheit-Hitze in die Tiefe.

Ursachen

Intensive Hitze dringt vom Qi- ins Ying- und Xue-Stadium. Betrifft vor allem Niere und Leber.

Symptome

Fieber, Schwitzen und Durst im Qi-Stadium, Hämatemesis, Epistaxis und Hautausschläge im Ying- und Xue-Stadium.

Zunge: Roter Körper, dicker und gelblicher Belag.

Puls: Anfangs voll (Shi) und groß (Da), später fein und dünn (Xi), schnell (Shu) und evtl. saitenförmig (Xian).

Therapie

Hitze kühlen mit: Bitter und kühl, Blutungen stillen mit: Zusammenziehend, Yin stärken mit: Süß und kühl, vor allem Leber- und Nieren-Yin.
Cave: Schulmedizinische Abklärung!

Rp.:	Herb. Bursae pastoris	15,0
	Herb. Millefolii	15,0
	Herb. Agrimoniae	10,0
	Rad. cum Herb. Taraxaci	10,0
	Herb. Stellariae mediae	10,0
	Herb. Solidaginis	10,0
	Flos. Malvae	10,0
	Cort. Cinchonae	10,0

MDS. 2 Teelöffel mit $^1/_4$ l kochendem Wasser übergießen und 10 Min. ziehen lassen.
3 x tgl. 1 Tasse.

Bei Hautausschlägen

Rp.:	Cort. Cinchonae	15,0
	Herb. Salicariae	15,0
	Herb. Urticae	10,0
	Fruct. Myrtilli	10,0
	Rad. Primulae	10,0
	Herb. Stellariae mediae	10,0
	Rad. cum Herb. Taraxaci	10,0

MDS. 2 Teelöffel mit $^1/_4$ l kochendem Wasser übergießen und 10 Min. ziehen lassen.
3 x tgl. 1 Tasse.

13.4.2 Blutungen durch Hitze und Toxine

Eine durch Yin-Mangel transformierte, im Winter entstandene, durch Kälte induzierte fieberhafte Erkrankung, die im Winter nicht vollständig ausgeheilt ist, bricht im Frühjahr (Frühlings-Hitze) akut aus und beginnt im Qi-Stadium, da sie bereits im Inneren weilt. Bei weiterem Eindringen Schädigung des Xue.
Fortschreitendes Eindringen von Sommer-Hitze in die Tiefe.
Fortschreitendes Eindringen von Trockenheit-Hitze in die Tiefe.

Ursachen

Eindringen von Hitze ins Xue-Stadium, welche das Blut aus den Gefäßen drängt und zu Blut-Stagnation führt.
Betrifft vor allem Leber und Niere.

Symptome

Großflächige Hautausschläge, Blutungen aus allen Körperöffnungen, Bewusstseinsverlust und Delirium. Als Ausdruck der Blutstagnation livide Fingernägel, Lippen und Gesicht.

Zunge: Tief-dunkelrot.

Puls: Dünn und fein (Xi), schnell (Shu), rau (Se) und evtl. saitenförmig (Xian).

Therapie

Intensivmedizin.

14. San-Jiao-Theorie (San Jiao Bian Zheng)

Theorie für durch Wärme induzierte fieberhafte Erkrankung der 3 Wärmebereiche.

14.1 Pathogene Wärme im Oberen San Jiao (Shang Jiao)

Ursachen

Eindringen pathogener (Wärme-)Faktoren in den Oberen San Jiao.

Symptome

Fieber, Schweiß, Durst, Husten, Asthma, Palpitationen, Unruhe, Spannung und Schmerz im Thorax.

Zunge: Gelblicher Belag.

Puls: Voll (Shi), schnell (Shu) und schlüpfrig (Hua).

Therapie

Hitze der Lunge klären mit: Bitter und kalt, zerstreuende und absenkende Funktion der Lunge unterstützen mit: Scharf und bitter, Lungen-Yin befeuchten mit: Süß.

Rp.: Immunopret Tbl. (N2) (Purpursonnenhutkraut)
DS. 3 x tgl. 1 Tbl.

Rp.: Gingopret Tbl. (N1)
DS. 3 x tgl. 2 Tbl.

Rp.:	Cort. Cinchonae	15,0
	Flos Verbasci	15,0
	Fol. Farfarae	15,0
	Fol. Menthae piperitae	15,0
	Herb. Leonuri cardiacae	15,0
	Fol. Rosmarini	15,0
	Fol. Malvae	25,0

MDS. 2 Teelöffel mit 1/4 l kochendem Wasser übergießen und 10 Min. ziehen lassen.
3 x tgl. 1 Tasse.

Evtl.:

Rp.: Cerivikehl Tropfen (Isländisch Moos Urtinktur)
2 x tgl. 5 bis 10 Tr.

Bei Asthma

Rp.:	Herb. Ephedrae	30,0
	Fol. Menthae piperitae	30,0
	Flos Verbasci	30,0

MDS. 2 Teelöffel mit 1/4 l kochendem Wasser übergießen und 10 Min. ziehen lassen.
3 x tgl. 1 Tasse.

Cave: Ephedrinhaltige Arzneimittel vorsichtig dosieren bei organischen Herz- und Gefäßveränderungen und Rhythmusstörungen (steht auf der Dopingliste des IOC und des Deutschen Sportbundes).

Beim Asthmaanfall

Rp.: Steno-loges N Tr. (N2) (Ammi visn.)
DS. Beim Anfall 25 Tr. einnehmen.

14.2 Pathogene Wärme im Mittleren San Jiao (Zhong Jiao) mit Säftemangel

Ursachen

Das Eindringen pathogener (Wärme-)Faktoren in den Mittleren San Jiao verursacht Hitze und Säftemangel.

Symptome

Hohes Fieber, Hitzeaversion, übermäßiges Schwitzen, Kopfschmerzen und Unruhe, Oligurie, starker Durst und Verlangen nach kalten Getränken.

Zunge: Roter Körper, dicker, klebriger und gelber Belag.

Puls: Voll (Shi) und groß (Da).

Therapie

Hitze kühlen mit: Bitter und kalt, Körpersäfte befeuchten und schützen mit: Süß und kalt. Viel trinken lassen.

Rp.: Immunopret Tbl. (N2) (Purpursonnenhutkraut)
DS. 3 x tgl. 1 Tbl.

Rp.: Assalix Drg. (Weidenrinde)
DS. 1 bis 2 Drg. tgl.

Rp.:	Fol. Salviae	20,0
	Cort. Cinchonae	20,0
	Rad. Liquiritae	30,0
	Rad. cum Herb. Taraxaci	15,0

MDS. 2 Teelöffel mit 1/4 l kochendem Wasser übergießen und 10 Min. ziehen lassen.
3 x tgl. 1 Tasse.

14.3 Pathogene Wärme im Mittleren San Jiao (Zhong Jiao) mit Feuchtigkeitsbelastung

Ursachen

Das Eindringen pathogener (Wärme/Feuchtigkeit) Faktoren in den Mittleren San Jiao verursacht Hitze und Feuchtigkeitsbelastung.

Symptome

Völlegefühl und Schmerzen in Ober- und Unterbauch, Appetitmangel, Ekel vor fetten Speisen, Übelkeit, Erbrechen, Diarrhö, weiche Stühle mit intensivem Geruch oder Obstipation, Anusbrennen, bitterer Mundgeschmack, Durst ohne Bedürfnis zu trinken oder mit Trinkverlangen in kleinen Schlucken, subfebrile Temperaturen, Müdigkeit, Kraftlosigkeit, körperliches Schweregefühl, Rhinitis, Sinusitis, Gerstenkorn, Ulcus ventriculi und duodeni, Kopfschmerzen, ggf. Urtikaria, wenig, tiefgelber konzentrierter Urin, in schweren Fällen Ikterus.

Zunge: Evtl. rot oder leicht gerötet; dicker, gelber und schmieriger Belag.

Puls: Schnell (Shu) und schlüpfrig (Hua).

Therapie

Milzfunktion stärken mit: Süß, Feuchtigkeit transformieren mit: Geschmacklos und neutral oder scharf und kühl, Hitze klären mit: Bitter und kalt. Magen tonisieren mit: Bitter.

Cave: Hepatitis muss von der Schulmedizin behandelt werden!

Rp.: Immunopret Tbl. (N2) (Purpursonnenhutkraut)
DS. 3 x tgl. 1 Tbl.

Rp.:	Flos Matricariae	30,0
	Fol. Melissae	30,0
	Fruct. Coriandri	20,0
	Fol. Menthae piperitae	10,0
	Herb. Centaurii	10,0
	Rad. Liquiritae	20,0

MDS. 2 Teelöffel mit 1/4 l kochendem Wasser übergießen und 10 Min. ziehen lassen.
3 x tgl. 1 Tasse.

Bei Kopfschmerzen evtl. zusätzlich

Rp.: Assalix Drg. (Weidenrinde)
DS. 1 bis 2 Drg. tgl.

Bei Anusbrennen

Rp.:	Herb. Salicariae	30,0
	Flos Matricariae	30,0
	Fol. Salviae	30,0

MDS. 2 Esslöffel mit 1/2 l kochendem Wasser übergießen und 10 Min. ziehen lassen.
5 x tgl. Waschungen vornehmen

oder

Rp.: Hamamelis-Zäpfchen (Hamamelisblätter/-zweige 61,8 mg und Kamillenextrakt 20,6 mg)
DS. Nach jedem Stuhlgang sowie abends vor dem Einschlafen 1 Zäpfchen in den Enddarm einführen.

Bei Diarrhö

Rp.: Immunopret Tbl. (N2) (Purpursonnenhutkraut)
DS. 3 x tgl. 1 Tbl.

Rp.:	Herb. Salicariae	30,0
	Flos Matricariae	25,0
	Fol. Juglandis	20,0
	Fruct. Coriandri	20,0
	Fol. Melissae	20,0
	Rad. Liquiritae	15,0

MDS. 2 Teelöffel mit 1/4 l kochendem Wasser übergießen und 10 Min. ziehen lassen.
3 x tgl. 1 Tasse.

Evtl.:

Rp.: Myrrhinil-Intest Drg. (N2) (Myrrhe 100 mg, Kaffeekohle 50 mg und Kamillenblüten 100 mg)
DS. 3 x tgl. 4 Drg.

Evtl.:

Rp.: Colina (N1 = 20 Beutel)
DS. 3 x tgl. 1 bis 2 Beutel 1 1/2 Std. vor oder nach der Einnahme anderer Medikamente.
(Hier kann man auch Heilerde einsetzen.)

Bei Obstipation

Rp.: Plantoletten Drg. (N2) (Rhabarberwurzel 30 mg und Extr. Aloes 80 mg)
DS. Erw. abends 1 bis 3 Drg.
(nicht länger als 2 Wochen einnehmen lassen)

oder

Rp.: Aristo L Kps. (Aloe capensis)
DS. 1 x 1 Kps.
(nicht länger als 2 Wochen einnehmen lassen)

oder

Rp.: Laxativum N Truw Drg. (Sennesfrüchte)
DS. 2 bis 3 x tgl. 1 Drg.
(nicht länger als 2 Wochen einnehmen lassen).

Bei Rhinitis und Sinusitis

Rp.: Immunopret Tbl. (N2) (Purpursonnenhutkraut)
DS. 3 x tgl. 1 Tbl.

Rp.:	Herb. Capilli veneris	20,0
	Fol. Farfarae	10,0
	Fol. Menthae piperitae	20,0
	Flos Malvae	20,0
	Fruct. Coriandri	20,0

MDS. 2 Teelöffel mit 1/4 l kochendem Wasser übergießen und 5 Min. ziehen lassen.
3 x tgl. 1 Tasse.

Rp.: Infiminz China Minz-Oel
DS. 3 bis 4 Tr. in heißes Wasser geben und inhalieren,
5 x tgl. 1 Tr. an jedes Nasenloch tupfen.

Bei Gerstenkorn

Rp.: Euphrasia Augentropfen (N2)
DS. Morgens und mittags 2 bis 3 Tr. in den Bindehautsack träufeln.

Rp.: Ocutrulan Augensalbe (Euphrasia, Ruta, Echinacea)
DS. Vor dem Schlafen einen Salbenstrang in den Bindehautsack geben.

Bei Ulkusleiden
Cave: Exakte Abklärung!

Rp.: Colina (N1 = 20 Beutel)
DS. 3 x tgl. 1 bis 2 Beutel 1 1/2 Std. vor oder nach der Einnahme anderer Medikamente.
(Hier kann man auch Heilerde einsetzen.)

Rp.:	Flos Matricariae	35,0
	Rad. Liquiritae	30,0
	Fol. Menthae piperitae	25,0
	Fruct. Coriandri	20,0

MDS. 2 Teelöffel mit 1/4 l kochendem Wasser übergießen und 10 Min. ziehen lassen.
3 x tgl. 1 Tasse.

14.4 Pathogene Wärme im Unteren San Jiao (Xia Jiao)

Ursachen

Das Eindringen pathogener (Wärme-)Faktoren in den Unteren San Jiao verursacht Mangel-Hitze und Mangel-Wind. Betrifft hauptsächlich Niere und Leber.

Symptome

Blasenfunktionsstörungen, Harndrang, Dys- und Pollakisurie; trüber, dunkelgelber, übelriechender Urin, Harnträufeln, Harnverhaltung; schmerzhaft aufgetriebenes Abdomen; trockene Stuhlmassen im Dickdarm mit stinkender, wässriger Entleerung, Obstipation, Schwindel, Tinnitus, Schwerhörigkeit, Gleichgewichtsstörungen, Muskelschwäche, Schwächegefühl in der LWS-Region und in den Knien, Schlafstörungen mit erotischen Träumen, geistige und sexuelle Übererregbarkeit, psychische Rastlosigkeit; vage nicht fassbare, aber deutlich wahrnehmbare Ängste, Vergesslichkeit, Ejaculatio praecox, Menstruationsstörungen, Nachmittagsfieber, Nachtschweiß und Hitzesensationen.

Zunge: Rot, evtl. Risse und Einfurchungen, trockener oder gelber Belag.

Puls: Dünn (Xi), schnell (Shu), evtl. saitenförmig (Xian), evtl. schlüpfrig (Hua).

Therapie

Nieren- und Leber-Yin stärken, damit Mangel-Hitze und Mangel-Wind kontrolliert werden können. Leber-Yin stärken mit: Sauer, zusammenziehend und kühl und Nieren-Yin stärken mit: Sauer, zusammenziehend, süß und kühl, evtl. aufsteigendes Leber-Yang besänftigen mit: Bitter und kühl.

Rp.: Gingopret Tbl. (N1)
DS. 3 x tgl. 2 Tbl.

Rp.:

Herb. Bursae pastoris	15,0
Herb. Agrimoniae	15,0
Rad. cum Herb. Taraxaci	15,0
Herb. Stellariae mediae	15,0
Herb. Solidaginis	15,0
Flos. Malvae	15,0
Fruct. cum Sem. Cynosbati	15,0

MDS. 2 Teelöffel mit 1/4 l kochendem Wasser übergießen und 10 Min. ziehen lassen.
3 x tgl. 1 Tasse.

Evtl.:

Rp.: Immunopret Tbl. (N2) (Purpursonnenhutkraut)
DS. 3 x tgl. 1 Tbl.

Rp.: Hepar-SL forte Kps. (N2) (Artischockenblätter-Trockenextrakt)
DS. 3 x tgl. 1 Kps.

und/oder:

Rp.: Hepar-Pasc 100 Tbl. (N2) (Mariendistelfrüchte-Trockenextrakt)
DS. 3 x tgl. eine Tbl.

Bei Tinnitus und Schwindel

Rp.: Immunopret Tbl. (N2) (Purpursonnenhutkraut)
DS. 3 x tgl. 1 Tbl.

Rp.: Gingopret Tbl. (N1)
DS. 3 x tgl. 2 Tbl.

Rp.:

Flos Lavandulae	40,0
Herb. Passiflorae	30,0
Herb Stellariae mediae	15,0
Herb. Agrimoniae	15,0
Fruct. cum Sem. Cynosbati	15,0

MDS. 2 Teelöffel mit 1/4 l kochendem Wasser übergießen und 10 Min. ziehen lassen.
3 x tgl. 1 Tasse.

Bei LWS- und Kniebeschwerden zusätzlich

Rp.: Defencid Tbl. (Teufelskrallen-Wurzel)
DS. 3 x tgl. 2 Tbl. etwa 10 Min. vor den Mahlzeiten einnehmen.

Rp.: Rheumakaps (N2) (Weidenrinde)
DS. 1 bis 2 x tgl. 1 Kps. mit reichlich Flüssigkeit einnehmen.

Evtl.:

Rp.: Phlogenzym Tbl. (N1) (Bromelain, Trypsin, Rutosid)
DS. 3 x tgl. 2 Tbl. unzerkaut mit reichlich Flüssigkeit 1 bis 1/2 Std. vor einer Mahlzeit einnehmen.

Bei Obstipation zusätzlich

Rp.: Plantoletten Drg. (N2) (Rhabarberwurzel 30 mg und Extr. Aloes 80 mg)
DS. Erw. abends 1 bis 3 Drg.
(nicht länger als 2 Wochen einnehmen lassen)

oder

Rp.: Aristo L Kps. (Aloe capensis)
DS. 1 x 1 Kps.
(nicht länger als 2 Wochen einnehmen lassen)

oder

Rp.: Laxativum N Truw Drg. (Sennesfrüchte)
DS. 2 bis 3 x tgl. 1 Drg.
(nicht länger als 2 Wochen einnehmen lassen).

Bei Schlafstörungen zusätzlich

Rp.:

Strobul. Lupuli	40,0
Herb. Passiflorae	30,0
Fruct. cum Sem. Cynosbati	20,0

MDS. 2 Teelöffel mit 1/4 l kochendem Wasser übergießen und 10 Min. ziehen lassen.
1 Tasse 1/2 Std. vor dem Schlafen trinken

oder

Rp.: Lactidorm Drg. (Gland. Lupuli elect.)
DS. 2 bis 3 Drg. 1/2 Std. vor dem Schlafen einnehmen.

Bei Kopfschmerzen zusätzlich

Rp.: Assalix Drg. (Weidenrinde)
DS. 1 bis 2 Drg. tgl.

15. Gelenk-Bi-Syndrome

Ist eine Unterform des Bi-Syndroms und ist auf die Gelenke beschränkt (Arthrose, Arthritis).

15.1 Wind-Bi-Syndrom

Ursachen

Invasion von Wind ins Meridiansystem (Jing Luo) bei geschwächtem Abwehr-Wei-Qi und/oder Folge von Traumen, Verrenkungen oder Verstauchungen führen zur Obstruktion von Qi und Blut in den Meridianen, im Gelenk-, Muskel- und Sehnenbereich.

Symptome

Meist anfallsartige Schmerzen in Gelenken und Muskeln mit wechselnder Lokalisation sowie Bewegungseinschränkung und Taubheitsgefühl.

Zunge: Dünner Belag, evtl. schmierig.

Puls: Saitenförmig (Xian), evtl. schnell (Shu) und oberflächlich (Fu).

Therapie

Wind befreien und Schmerzen lindern mit: Scharf und warm.

Rezept siehe Kälte-Bi-Syndrom

15.2 Kälte-Bi-Syndrom

Ursachen

Invasion von Kälte ins Meridiansystem (Jing Luo) bei geschwächtem Abwehr-Wei-Qi und/oder Folge von Traumen, Verrenkungen oder Verstauchungen führen zur Obstruktion von Qi und Blut in den Meridianen, im Gelenk-, Muskel- und Sehnenbereich.

Symptome

Fixierte, stark stechende und bohrende Schmerzen. Besser tagsüber und durch Wärme, schlechter nachts und durch Kälte, Steifheit, Bewegungseinschränkung und oft lokales Kältegefühl.

Zunge: Dünner und weißer Belag.

Puls: Saitenförmig (Xian).

Therapie

Kälte vertreiben und Schmerzen lindern mit: Scharf und warm.

Rp.: Ginseng Curarina Kps.
DS. 2 x tgl. 2 Kps. zum Essen.

Rp.: Zintona Kps. (Ingwerwurzelstock)
DS. 3 x tgl. 2 Kps.

Rp.:	Herb. Chelidonii	25,0
	Herb. Urticae	25,0
	Rad. Angelicae	20,0
	Fruct. Juniperi	20,0
	Fruct. Carvi	20,0
	Fol. Betulae	15,0

MDS. 2 Teelöffel mit 1/4 l kochendem Wasser übergießen und 10 Min. ziehen lassen.
3 x tgl. 1 Tasse.

Evtl.:

Rp.: Petadolex Kps. (Petasitidis extr. e rad. spiss.)
DS. 2 x tgl. 2 Kps., morgens und abends nach dem Essen einnehmen.

15.3 Kälte-Bi- und Feuchtigkeit-Bi-Syndrom

Ursachen

Invasion von Kälte und Feuchtigkeit ins Meridiansystem (Jing Luo) bei geschwächtem Abwehr-Wei-Qi und/oder Folge von Traumen, Verrenkungen oder Verstauchungen führen zur Obstruktion von Qi und Blut in den Meridianen, im Gelenk-, Muskel- und Sehnenbereich.

Symptome

Fixierte Schmerzen in Muskeln und Gelenken, dumpf, bohrend evtl. stechend. Besser tagsüber, durch leichte Bewegung und durch Wärme. Schlimmer morgens, durch Ruhe und feucht-kaltes Wetter. Schwere und Taubheitsgefühl, Steifigkeit und Muskelkontraktion, Schwellungen der Muskeln und Gelenke.

Zunge: Weißer und schmieriger Belag.

Puls: Tief (Chen), langsam (Chi) und schlüpfrig (Hua).

Therapie

Kälte vertreiben und Schmerzen lindern mit: Scharf und warm und Feuchtigkeit lösen mit: Bitter.

Rp.: Ginseng Curarina Kps.
DS. 2 x tgl. 2 Kps. zum Essen.

Rp.: Zintona Kps. (Ingwerwurzelstock)
DS. 3 x tgl. 2 Kps.

Rp.:	Fol. Betulae	20,0
	Herb. Urticae	20,0
	Herb. Chelidonii	20,0
	Rad. Angelicae	15,0
	Fruct. Juniperi	20,0
	Fruct. Carvi	20,0

MDS. 2 Teelöffel mit 1/4 l kochendem Wasser übergießen und 10 Min. ziehen lassen.
3 x tgl. 1 Tasse.

Evtl.:

Rp.: Petadolex Kps. (Petasitidis extr. e rad. spiss.)
DS. 2 x tgl. 2 Kps., morgens und abends nach dem Essen einnehmen.

15.4 Hitze-Bi-Syndrom

Ursachen

Invasion von Hitze ins Meridiansystem (Jing Luo) bei geschwächtem Abwehr-Wei-Qi und/oder Folge von Traumen, Verrenkungen oder Verstauchungen führen zur Obstruktion von Qi und Blut in den Meridianen, im Gelenk-, Muskel- und Sehnenbereich.

Symptome

Intensiv pochende Schmerzen, übererwärmte, gerötete und geschwollene Haut/Muskulatur, Bewegungseinschränkung, evtl. Fieber und Mundtrockenheit.

Zunge: Gelber Belag.

Puls: Schlüpfrig (Hua) und schnell (Shu).

Therapie

Hitze beseitigen mit: Scharf, bitter und kühl.

Rp.:	Fol. Betulae	20,0
	Herb. Urticae	20,0
	Flos Sambuci	20,0
	Fol. Melissae	20,0
	Fol. Menthae piperitae	15,0
	Flos Lavandulae	15,0

MDS. 2 Teelöffel mit 1/4 l kochendem Wasser übergießen und 10 Min. ziehen lassen.
3 x tgl. 1 Tasse.

15.5 Hitze-Bi- und Feuchtigkeit-Bi-Syndrom

Ursachen

Invasion von Hitze und Feuchtigkeit ins Meridiansystem (Jing Luo) bei geschwächtem Abwehr-Wei-Qi und/oder Folge von Traumen, Verrenkungen oder Verstauchungen führen zur Obstruktion von Qi und Blut in den Meridianen, im Gelenk-, Muskel- und Sehnenbereich.

Symptome

Dumpf pochende Schmerzen, übererwärmte, gerötete und geschwollene Haut, Schwellung der Muskulatur und Gelenke, Schwere- und Taubheitsgefühl, Bewegungseinschränkung, evtl. Fieber und Mundtrockenheit.

Zunge: Gelber und oft schmieriger Belag.

Puls: Schnell (Shu) und schlüpfrig (Hua).

Therapie

Hitze beseitigen mit: Scharf, bitter und kühl, Feuchtigkeit lösen mit: Bitter.

Rp.:	Fol. Betulae	20,0
	Herb. Urticae	20,0
	Flos Sambuci	15,0
	Fol. Melissae	15,0
	Fol. Menthae piperitae	10,0
	Flos Lavandulae	10,0
	Rad. Liquiritae	30,0

MDS. 2 Teelöffel mit 1/4 l kochendem Wasser übergießen und 10 Min. ziehen lassen.
3 x tgl. 1 Tasse.

15.6 Feuchtigkeit-Bi-Syndrom

Ursachen

Invasion von Feuchtigkeit ins Meridiansystem (Jing Luo) bei geschwächtem Abwehr-Wei-Qi und/oder Folge von Traumen, Verrenkungen oder Verstauchungen führen zur Obstruktion von Qi und Blut in den Meridianen, im Gelenk-, Muskel- und Sehnenbereich. Oft in Kombination mit Hitze- oder Kälte-Bi-Syndrom.

Symptome

Fixierter, mäßig dumpfer Schmerz in Muskeln und Gelenken, Schwellung der Muskeln und Gelenke, Schwere und Taubheitsgefühl.

Zunge: Weißer Belag, oft schmierig.

Puls: Langsam (Chi), evtl. schlüpfrig (Hua).

Therapie

Nässe umwandeln mit: Scharf, würzig und wohlriechend, Nässe drainieren mit: Süß oder geschmacklos und neutral oder leicht kalt, evtl. Feuchtigkeit lösen mit: Bitter.

Rp.:	Rad. Liquiritae	50,0
	Herb. Urticae	20,0
	Rad. cum Herb. Taraxaci	20,0
	Herb. Equiseti	20,0
	Flos Sambuci	10,0

MDS. 2 Teelöffel mit 1/4 l kochendem Wasser übergießen und 15 Min. ziehen lassen.
3 x tgl. 1 Tasse.

KAPITEL 3

In Betracht kommende Heilpflanzen

16. Heilpflanzen, welche für die Syndrome der Leber (Gan) geeignet sind

16.1 In Betracht kommende Heilpflanzen bei Leber-Blut-Mangel

Angelikawurzel = Rad. Angelicae (+)

Berberitzenblätter (Wurzel, Rinde, Frucht) = Fol. Berberidis (Rad. Berberidis, Cort. B., Fruct. B.) (-)
Blutweiderichkraut = Herb. Salicariae (o)

Ebereschenbeeren = Fruct. Sorbi (-)
Eibischwurzel (Blätter) = Rad. Althaeae (Fol. Althaeae) (+)
Eichenrinde = Cort. Quercus (+)

Fenchelfrüchte = Fruct. Foeniculi (+)

Gänsefingerkraut = Herb. Anserinae (+)
Ginkgoblätter = Fol. Ginkgo bilobae (+)

Hagebutten = Fruct. cum Sem. Cynosbati (-)
Hirtentäschelkraut = Herb. Bursae pastoris (+)

Ingwerwurzel = Rhiz. Zingiberis Tinct. (+)

Keuschlammfrüchte = Fruct. Agni casti (+)

Leinsamen (Öl) = Sem. Lini (Oleum Lini) (+)
Löwenzahnkraut mit Wurzeln = Rad. cum Herb. Taraxaci (+)
Lungenkraut = Herb. Pulmonariae (-)

Malvenblüten (Blätter) = Flos Malvae (Fol. Malvae) (+)
Manna – Esche = Suss. Manna (+)
Melissenblätter = Fol. Melissae (+)
Mistelkraut = Herb. Visci (+)

Sandelholz, weißes = Santalilignum album (+)
Schafgarbenkraut = Herb. Millefolii (+)
Schlehdornblüten = Flos Pruni spinosae (+)
Schlüsselblumenwurzeln (Blüten) = Rad. Primulae (Flos Primulae) (+)
Schneeballbaumrinde = Cort. Viburni prunifolii (o)
Seifenwurzel, rote = Rad. Saponariae rubrae (+)
Sibirischer Ginseng = Rad. Eleutherococci (+)
Süßholzwurzel = Rad. Liquiritae (+)

Vogelmierenkraut = Herb. Stellariae mediae (selten: Alsine = Alsine media) (o)

Walnussblätter = Fol. Juglandis (+)
Weißdornblüten und -blätter = Flor. cum Fol. Crataegi (+)

Zimtrinde (Öl) = Cort. Cinnamomi zeylanici (Aetheroleum Cinnamomi zeylanici) (+)

16.2 In Betracht kommende Heilpflanzen bei Leber-Qi-Depression

Aloe (Tinktur) Extrakt = Tinct. Aloes (Extr. Aloes) (+)
Artischockenblätter = Fol. Cynarae (+)

Baldrianwurzel = Rad. Valerianae (+)
Boldoblätter = Fol. Boldo (+)

Cimicifugawurzelstock = Rhiz. Cimicifugae (+)

Frauenmantelkraut = Herb. Alchemillae (+)

Hopfenzapfen = Strobulus Lupuli (+)

Johanniskraut = Herb. Hyperici (+)

Kamillenblüten = Flos Matricariae (+)
Keuschlammfrüchte = Fruct. Agni casti (+)
Korianderfrüchte = Fruct. Coriandri (+)

Löwenzahnkraut mit Wurzeln = Rad. cum Herb. Taraxaci (+)

Mariendistelfrüchte = Fruct. Cardui mariae (+)
Melissenblätter = Fol. Melissae (+)

Pfefferminzblätter (Öl) = Fol. Menthae piperitae (Aetheroleum Menthae piperitae) (+)

Rautenkraut = Herb. Rutae graveolentis (-)
Rosmarinblätter = Fol. Rosmarini (+)

Schöllkraut = Herb. Chelidonii (+)
Nur: Wenn mit kühlender Pflanze kompensiert wird, sonst besteht die Gefahr, dass Leber-Feuer entsteht!
Sonnenhutwurzel (Blätter) = Rad. Echinaceae (-) (Fol. Echinaceae [+])

Tausendgüldenkraut = Herb. Centaurii (+)

Wermutkraut = Herb. Absinthii (+)
Wolfstrappkraut = Herb. Lycopi (+)

16.3 In Betracht kommende Heilpflanzen bei Leber-Blut-Stagnation

Aloe (Tinktur) Extrakt = Tinct. Aloes (Extr. Aloes) (+)

Boldoblätter = Fol. Boldo (+)

Cimicifugawurzelstock = Rhiz. Cimicifugae (+)

Frauenmantelkraut = Herb. Alchemillae (+)

Gänsefingerkraut = Herb. Anserinae (+)

Hirtentäschelkraut = Herb. Bursae pastoris (+)
Hopfenzapfen = Strobulus Lupuli (+)

Johanniskraut = Herb. Hyperici (+)

Kamillenblüten = Flos Matricariae (+)
Keuschlammfrüchte = Fruct. Agni casti (+)
Korianderfrüchte = Fruct. Coriandri (+)

Löwenzahnkraut mit Wurzeln = Rad. cum Herb. Taraxaci (+)

Melissenblätter = Fol. Melissae (+)

Pfefferminzblätter (Öl) = Fol. Menthae piperitae (Aetheroleum Menthae piperitae) (+)

Rautenkraut = Herb. Rutae graveolentis (-)
Rosmarinblätter = Fol. Rosmarini (+)

Salbeiblätter (Öl) = Fol. Salviae (Aetheroleum Salviae) (+)
Schöllkraut = Herb. Chelidonii (+)
Nur: Wenn mit kühlender Pflanze kompensiert wird, sonst besteht die Gefahr, dass Leber-Feuer entsteht!
Sonnenhutwurzel (Blätter) = Rad. Echinaceae (-) (Fol. Echinaceae [+])

Tausendgüldenkraut = Herb. Centaurii (+)

Wermutkraut = Herb. Absinthii (+)

16.4 In Betracht kommende Heilpflanzen bei Aufsteigendem Leber-Yang

Artischockenblätter = Fol. Cynarae (+)
Augentrostkraut = Herb. Euphrasiae (-)

Benediktenkraut = Herb. Cnici benedicti (+)
Berberitzenblätter (Wurzel, Rinde, Frucht) = Fol. Berberidis (Rad. Berberidis, Cort. B., Fruct. B.) (-)
Birkenblätter = Fol. Betulae (+)

Cimicifugawurzelstock = Rhiz. Cimicifugae (+)

Ebereschenbeeren = Fruct. Sorbi (-)

Gänsefingerkraut = Herb. Anserinae (+)
Gelbwurzel = Rhiz. Curcumae longae pulvis (+)
Ginkgoblätter = Fol. Ginkgo bilobae (+)

Hagebutten = Fruct. cum Sem. Cynosbati (-)
Herzgespannkraut = Herb. Leonuri cardiacae (+)
Hirtentäschelkraut = Herb. Bursae pastoris (+)
Hopfenzapfen = Strobulus Lupuli (+)

Isländisch Moos = Lichen Cetrariae (+)

Johanniskraut = Herb. Hyperici (+)

Kamillenblüten = Flos Matricariae (+)
Keuschlammfrüchte = Fruct. Agni casti (+)
Korianderfrüchte = Fruct. Coriandri (+)
Kürbissamen = Sem. Cucurbitae (+)

Lavendelblüten = Flos Lavandulae (+)
Löwenzahnkraut mit Wurzeln = Rad. cum Herb. Taraxaci (+)

Manna – Esche = Succ. Manna (+)
Mariendistelfrüchte = Fruct. Cardui mariae (+)
Melissenblätter = Fol. Melissae (+)

Odermennigkraut = Herb. Agrimoniae (+)
Olivenöl = Oleum Olivae (-)

Passionsblumenkraut = Herb. Passiflorae (+)

Salbeiblätter (Öl) = Fol. Salviae (Aetheroleum Salviae) (+)
Sandelholz, weißes = Santalilignum album (+)
Schafgarbenkraut = Herb. Millefolii (+)
Selleriekraut (Frucht, Wurzel) = Herb. Apii graveolentis (-)
Steinkleekraut = Herb. Meliloti (+)
Storchenschnabelkraut (Wurzel) = Herb. Geranii robertiani (Rad. Geranii robertiani) (o)
Süßholzwurzel = Rad. Liquiritae (Liquiritae Succ.) (+)

Vogelmierenkraut = Herb. Stellariae mediae (selten: Alsine = Alsine media) (o)

Weidenrinde = Cort. Salicis (+)

16.5 In Betracht kommende Heilpflanzen bei Leber-Yin-Mangel

Artischockenblätter = Fol. Cynarae (+)
Augentrostkraut = Herb. Euphrasiae (-)

Benediktenkraut = Herb. Cnici benedicti (+)
Berberitzenblätter (Wurzel, Rinde, Frucht) = Fol. Berberidis (Rad. Berberidis, Cort. B., Fruct. B.) (-)
Birkenblätter = Fol. Betulae (+)

Cimicifugawurzelstock = Rhiz. Cimicifugae (+)

Ebereschenbeeren = Fruct. Sorbi (-)

Gänsefingerkraut = Herb. Anserinae (+)
Gelbwurzel = Rhiz. Curcumae longae pulvis (+)
Ginkgoblätter = Fol. Ginkgo bilobae (+)

Hagebutten = Fruct. cum Sem. Cynosbati (-)
Herzgespannkraut = Herb. Leonuri cardiacae (+)
Hirtentäschelkraut = Herb. Bursae pastoris (+)

Isländisch Moos = Lichen Cetrariae (+)

Johanniskraut = Herb. Hyperici (+)

Kamillenblüten = Flos Matricariae (+)
Korianderfrüchte = Fruct. Coriandri (+)
Keuschlammfrüchte = Fruct. Agni casti (+)
Kürbissamen = Sem. Cucurbitae (-)

Lavendelblüten = Flos Lavandulae (+)
Löwenzahnkraut mit Wurzeln = Rad. cum Herb. Taraxaci (+)

Manna – Esche = Succ. Manna (+)
Mariendistelfrüchte = Fruct. Cardui mariae (+)
Melissenblätter = Fol. Melissae (+)

Odermennigkraut = Herb. Agrimoniae (+)
Olivenöl = Oleum Olivae (-)

Passionsblumenkraut = Herb. Passiflorae (+)

Salbeiblätter (Öl) = Fol. Salviae (Aetheroleum Salviae) (+)
Sandelholz, weißes = Santalilignum album (+)
Schafgarbenkraut = Herb. Millefolii (+)
Selleriekraut (Frucht, Wurzel) = Herb. Apii graveolentis (-)
Steinkleekraut = Herb. Meliloti (+)
Storchenschnabelkraut (Wurzel) = Herb. Geranii robertiani (Rad. Geranii robertiani) (o)
Süßholzwurzel = Rad. Liquiritae (Liquiritae Succ.) (+)

Vogelmierenkraut = Herb. Stellariae mediae (selten: Alsine = Alsine media) (o)

Weidenrinde = Cort. Salicis (+)

16.6 In Betracht kommende Heilpflanzen bei Aufkommendem Leber-Wind

Angelikawurzel = Rad. Angelicae (+)
Nur zusammen mit kühlender Pflanze geben, damit Leber-Yang besänftigt wird!
Augentrostkraut = Herb. Euphrasiae (-)

Birkenblätter = Fol. Betulae (+)
Boldoblätter = Fol. Boldo (+)

Ebereschenbeeren = Fruct. Sorbi (-)

Gelbwurzel = Rhiz. Curcumae longae pulvis (+)
Ginkgoblätter = Fol. Ginkgo bilobae (+)
Ginsengwurzel = Rad. Ginseng (+)
Nur zusammen mit kühlender Pflanze geben, damit Leber-Yang besänftigt wird!

Hagebutten = Fruct. cum Sem. Cynosbati (-)
Herzgespannkraut = Herb. Leonuri cardiacae (+)
Hopfenzapfen = Strobulus Lupuli (+)

Johanniskraut = Herb. Hyperici (+)

Kamillenblüten = Flos Matricariae (+)
Korianderfrüchte = Fruct. Coriandri (+)
Keuschlammfrüchte = Fruct. Agni casti (+)

Lavendelblüten = Flos Lavandulae (+)
Löwenzahnkraut mit Wurzeln = Rad. cum Herb. Taraxaci (+)

Melissenblätter = Fol. Melissae (+)

Passionsblumenkraut = Herb. Passiflorae (+)
Pfefferminzblätter (Öl) = Fol. Menthae piperitae (Aetheroleum Menthae piperitae) (+)

Sibirischer Ginseng = Rad. Eleutherococci (+)
Nur zusammen mit kühlender Pflanze geben, damit Leber-Yang besänftigt wird!
Süßholzwurzel = Rad. Liquiritae (Liquiritae Succ.) (+)

Tausendgüldenkraut = Herb. Centaurii (+)

Weidenrinde = Cort. Salicis (+)
Wermutkraut = Herb. Absinthii (+)

16.7 In Betracht kommende Heilpflanzen bei Loderndem Leber-Feuer

Artischockenblätter = Fol. Cynarae (+)
Augentrostkraut = Herb. Euphrasiae (-)

Benediktenkraut = Herb. Cnici benedicti (+)
Berberitzenblätter (Wurzel, Rinde, Frucht) = Fol. Berberidis (Rad. Berberidis, Cort. B., Fruct. B.) (-)
Birkenblätter = Fol. Betulae (+)

Ginkgoblätter = Fol. Ginkgo bilobae (+)

Herzgespannkraut = Herb. Leonuri cardiacae (+)
Hopfenzapfen = Strobulus Lupuli (+)

Johanniskraut = Herb. Hyperici (+)

Kamillenblüten = Flos Matricariae (+)
Korianderfrüchte = Fruct. Coriandri (+)

Lavendelblüten = Flos Lavandulae (+)
Löwenzahnkraut mit Wurzeln = Rad. cum Herb. Taraxaci (+)

Mariendistelfrüchte = Fruct. Cardui mariae (+)

Passionsblumenkraut = Herb. Passiflorae (+)

Pfefferminzblätter (Öl) = Fol. Menthae piperitae (Aetheroleum Menthae piperitae) (+)

Salbeiblätter (Öl) = Fol. Salviae (Aetheroleum Salviae) (+)
Sanikelkraut = Herb. Saniculae (+)
Sonnenhutwurzel (Blätter) = Rad. Echinaceae (-) (Fol. Echinaceae [+])

Virginische Zauberstrauchblätter = Fol. Hamamelidis (+)

Weidenrinde = Cort. Salicis (+)
Wolfstrappkraut = Herb. Lycopi (+)

16.8 In Betracht kommende Heilpflanzen bei Feuchter Hitze in Leber und Gallenblase

Artischockenblätter = Fol. Cynarae (+)

Bitterkleeblätter = Fol. Trifolii fibrini (+)
Boldoblätter = Fol. Boldo (+)
Brennnesselkraut (Wurzel) = Herb. Urticae (Rad. Urticae) (+)

Chinarinde = Cort. Cinchonae (+)

Enzianwurzel = Rad. Gentianae (+)

Frauenmantelkraut = Herb. Alchemillae (+)

Kamillenblüten = Flos Matricariae (+)
Kondurangorinde = Cort. Condurango (+)
Korianderfrüchte = Fruct. Coriandri (+)

Mariendistelfrüchte = Fruct. Cardui mariae (+)
Melissenblätter = Fol. Melissae (+)

Pfefferminzblätter (Öl) = Fol. Menthae piperitae (Aetheroleum Menthae piperitae) (+)

Sonnenhutwurzel (Blätter) = Rad. Echinaceae (-) (Fol. Echinaceae [+])

Taubnesselblüten = Flos Lamii albi (+)
Tausendgüldenkraut = Herb. Centaurii (+)

16.9 In Betracht kommende Heilpflanzen bei Leber-Yang-Mangel

Angelikawurzel = Rad. Angelicae (+)
Anisfrüchte = Fruct. Anisi (+)

Bärlauchkraut (Zwiebel) = Herb. Allii ursini (Bulb. Allii ursini) (o)
Baldrianwurzel = Rad. Valerianae (+)
Beifußkraut = Herb. Artemisiae (-)
Boldoblätter = Fol. Boldo (+)

Fenchelfrüchte = Fruct. Foeniculi (+)

Ginsengwurzel = Rad. Ginseng (+)

Ingwerwurzel = Rhiz. Zingiberis Tinct. (+)

Kalmuswurzel = Rhiz. Calami (o)
Kapuzinerkressenkraut = Herb. Tropaeoli (+)
Kümmelfrüchte = Fruct. Carvi (+)

Leinsamen = Sem. Lini (+)
Liebstöckelwurzel = Rad. Levistici (+)

Meerrettichwurzel = Rad. Armoraciae (+)
Mistelkraut = Herb. Visci (+)
Myrrhe = Tinct. Myrrhae (+)

Pestwurzelstock = Rhiz. Petasitidis (+)
Petersilienwurzel = Rad. Petroselini (+)

Sägepalmfrüchte = Fruct. Sabalis serrulati (+)
Schöllkraut = Herb. Chelidonii (+)
Sibirischer Ginseng = Rad. Eleutherococci (+)

Walnussblätter = Fol. Juglandis (+)

Zimtrinde = Cort. Cinnamomi zeylanici (+)

17. Heilpflanzen, welche für die Syndrome der Gallenblase (Dan) geeignet sind

17.1 In Betracht kommende Heilpflanzen bei Gallenblasen-Qi-Mangel

Angelikawurzel = Rad. Angelicae (+)

Baldrianwurzel = Rad. Valerianae (+)
Hier nicht einzeln, sondern in Verbindung mit energetisch ausgleichenden Pflanzen geben.

Ebereschenbeeren = Fruct. Sorbi (-)
Hier nicht einzeln, sondern in Verbindung mit energetisch ausgleichenden Pflanzen geben.

Fenchelfrüchte = Fruct. Foeniculi (+)

Ginsengwurzel = Rad. Ginseng (+)

Hagebutten = Fruct. cum Sem. Cynosbati (-)

Ingwerwurzel = Rhiz. Zingiberis Tinct. (+)

Johanniskraut = Herb. Hyperici (+)
Hier nicht einzeln, sondern in Verbindung mit energetisch ausgleichenden Pflanzen geben.

Schöllkraut = Herb. Chelidonii (+)
Hier nicht einzeln, sondern in Verbindung mit energetisch ausgleichenden Pflanzen geben.
Sibirischer Ginseng = Rad. Eleutherococci (+)
Süßholzwurzel = Rad. Liquiritae (Liquiritae Succ.) (+)

Weißdornblüten und -blätter = Flor. cum Fol. Crataegi (+)

Zimtrinde = Cort. Cinnamomi zeylanici (+)

17.2 In Betracht kommende Heilpflanzen bei Feuchter Hitze in der Gallenblase

Artischockenblätter = Fol. Cynarae (+)

Bitterkleeblätter = Fol. Trifolii fibrini (+)
Boldoblätter = Fol. Boldo (+)
Brennnesselkraut (Wurzel) = Herb. Urticae (Rad. Urticae) (+)

Chinarinde = Cort. Cinchonae (+)

Enzianwurzel = Rad. Gentianae (+)

Frauenmantelkraut = Herb. Alchemillae (+)

Kamillenblüten = Flos Matricariae (+)
Kondurangorinde = Cort. Condurango (+)
Korianderfrüchte = Fruct. Coriandri (+)

Mariendistelfrüchte = Fruct. Cardui mariae (+)
Melissenblätter = Fol. Melissae (+)

Pfefferminzblätter (Öl) = Fol. Menthae piperitae (Aetheroleum Menthae piperitae) (+)

Sonnenhutwurzel (Blätter) = Rad. Echinaceae (-) (Fol. Echinaceae [+])

Taubnesselblüten = Flos Lamii albi (+)
Tausendgüldenkraut = Herb. Centaurii (+)

18. Heilpflanzen, welche für die Syndrome des Herzens (Xin) geeignet sind

18.1 In Betracht kommende Heilpflanzen bei Herz-Qi-Mangel

Alantwurzelstock = Rhiz. Helenii (-)
Angelikawurzel = Rad. Angelicae (+)

Baldrianwurzel = Rad. Valerianae (+)
Hier nicht einzeln, sondern in Verbindung mit energetisch ausgleichenden Pflanzen geben.

Ebereschenbeeren = Fruct. Sorbi (-)
Hier nicht einzeln, sondern in Verbindung mit energetisch ausgleichenden Pflanzen geben.

Fenchelfrüchte = Fruct. Foeniculi (+)

Ginkgoblätter = Fol. Ginkgo bilobae (+)
Ginsengwurzel = Rad. Ginseng (+)

Ingwerwurzel = Rhiz. Zingiberis Tinct. (+)

Kalmuswurzel = Rhiz. Calami (o)
Kampferöl = Oleum Camphoratum (+)

Leinsamen = Sem. Lini (+)

Meerzwiebel = Tinct. Bulbus Scillae (+)

Meerträubchenkraut = Herb. Ephedrae (+)
Melissenblätter = Fol. Melissae (+)
Mistelkraut = Herb. Visci (+)

Schlüsselblumenwurzeln (Blüten) = Rad. Primulae (Flos Primulae) (+)
Süßholzwurzel = Rad. Liquiritae (Liquiritae Succ.) (+)

Walnussblätter = Fol. Juglandis (+)
Weißdornblüten und -blätter = Flor. cum Fol. Crataegi (+)

18.2 In Betracht kommende Heilpflanzen bei Herz-Yang-Mangel

Ackerschachtelhalmkraut = Herb. Equiseti (+)
Ammi visnaga (Früchte) = Fruct. Ammeos visnagae (-)
Angelikawurzel = Rad. Angelicae (+)
Anisfrüchte = Fruct. Anisi (+)

Baldrianwurzel = Rad. Valerianae (+)
Beifußkraut = Herb. Artemisiae (-)
Bockshornkleesamen = Sem. Foenugraeci pulv. (+)

Fenchelfrüchte = Fruct. Foeniculi (+)

Herzgespannkraut = Herb. Leonuri cardiacae (+)
Hier nicht einzeln, sondern mit anderen Heilpflanzen, die energetisch ausgleichen.

Ginkgoblätter = Fol. Ginkgo bilobae (+)
Ginsengwurzel = Rad. Ginseng (+)

Ingwerwurzel = Rhiz. Zingiberis Tinct. (+)

Kalmuswurzel (Öl) = Rhiz. Calami (Aetheroleum Calami) (o)
Kampferöl = Oleum Camphoratum (+)
Kümmelfrüchte = Fruct. Carvi (+)

Leinsamen = Sem. Lini (+)
Liebstöckelwurzel = Rad. Levistici (+)

Meerträubchenkraut = Herb. Ephedrae (+)
Mistelkraut = Herb. Visci (+)
Myrrhe = Tinct. Myrrhae (+)

Pestwurzelstock = Rhiz. Petasitidis (+)
Petersilienwurzel = Rad. Petroselini (+)
Pomeranzenschale = Pericarpium Aurantii (+)

Schlüsselblumenwurzeln (Blüten) = Rad. Primulae (Flos Primulae) (+)
Süßholzwurzel = Rad. Liquiritae (Liquiritae Succ.) (+)
Spargelwurzel = Rhiz. Asparagi (+)
Hier nur zusammen mit warmen Heilpflanzen geben.

Walnussblätter = Fol. Juglandis (+)
Weißdornblüten und -blätter = Flor. cum Fol. Crataegi (+)

Zimtrinde = Cort. Cinnamomi zeylanici (+)

18.3 In Betracht kommende Heilpflanzen bei Herz-Blut-Stagnation

Ammi visnaga (Früchte) = Fruct. Ammeos visnagae (-)
Angelikawurzel = Rad. Angelicae (+)
Anisfrüchte = Fruct. Anisi (+)

Baldrianwurzel = Rad. Valerianae (+)
Beifußkraut = Herb. Artemisiae (-)

Fenchelfrüchte = Fruct. Foeniculi (+)

Ginkgoblätter = Fol. Ginkgo bilobae (+)
Ginsengwurzel = Rad. Ginseng (+)

Herzgespannkraut = Herb. Leonuri cardiacae (+)
Hier nicht einzeln, sondern mit anderen Heilpflanzen, die energetisch ausgleichen.

Ingwerwurzel = Rhiz. Zingiberis Tinct. (+)

Johanniskraut = Herb. Hyperici (+)

Kampferöl = Oleum Camphoratum (+)
Kümmelfrüchte = Fruct. Carvi (+)

Meerträubchenkraut = Herb. Ephedrae (+)
Melissenblätter = Fol. Melissae (+)
Hier nicht einzeln, sondern in Verbindung mit energetisch ausgleichenden Pflanzen geben.

Pestwurzelstock = Rhiz. Petasitidis (+)
Petersilienwurzel = Rad. Petroselini (+)
Pomeranzenschale = Pericarpium Aurantii (+)

Schlüsselblumenwurzeln (Blüten) = Rad. Primulae (Flos Primulae) (+)

Weißdornblüten und -blätter = Flor. cum Fol. Crataegi (+)

Zimtrinde = Cort. Cinnamomi zeylanici (+)

18.4 In Betracht kommende Heilpflanzen bei Herz-Blut-Mangel

Angelikawurzel = Rad. Angelicae (+)

Baldrianwurzel = Rad. Valerianae (+)
Hier zusammen mit einer energetisch ausgleichenden Heilpflanze oder mit lauwarmer Honigmilch!

Fenchelfrüchte = Fruct. Foeniculi (+)

Ginkgoblätter = Fol. Ginkgo bilobae (+)
Ginsengwurzel = Rad. Ginseng (+)

Hagebutten = Fruct. cum Sem. Cynosbati (-)
Hibiskusblüten = Flos Hibisci (-)
Heidelbeerfrüchte = Fruct. Myrtilli (+)

Ingwerwurzel = Rhiz. Zingiberis Tinct. (+)

Johanniskraut = Herb. Hyperici (+)

Leinsamen = Sem. Lini (+)

Manna – Esche = Succ. Manna (+)
Maiglöckchentinktur = Tinct. Convallariae (+)
Meerzwiebel = Tinct. Bulbus Scillae (+)
Melissenblätter = Fol. Melissae (+)
Hier nicht einzeln, sondern in Verbindung mit energetisch ausgleichenden Pflanzen geben.
Mistelkraut = Herb. Visci (+)

Olivenöl = Oleum Olivae (-)

Passionsblumenkraut = Herb. Passiflorae (+)

Schlüsselblumenwurzeln (Blüten) = Rad. Primulae (Flos Primulae) (+)
Süßholzwurzel = Rad. Liquiritae (Liquiritae Succ.) (+)

Walnussblätter = Fol. Juglandis (+)
Weißdornblüten und -blätter = Flor. cum Fol. Crataegi (+)
Wolfstrappkraut = Herb. Lycopi (+)

Zimtrinde = Cort. Cinnamomi zeylanici (+)

18.5 In Betracht kommende Heilpflanzen bei Herz-Yin-Mangel

Baldrianwurzel = Rad. Valerianae (+)
Hier nicht einzeln, sondern in Verbindung mit energetisch ausgleichenden Pflanzen geben.

Chinarinde = Cort. Cinchonae (+)

Ebereschenbeeren = Fruct. Sorbi (-)
Eibischwurzel (Blätter) = Rad. Althaeae (Fol. Althaeae) (+)

Ginkgoblätter = Fol. Ginkgo bilobae (+)

Hagebutten = Fruct. cum Sem. Cynosbati (-)
Herzgespannkraut = Herb. Leonuri cardiacae (+)
Hier nicht einzeln, sondern in Verbindung mit energetisch ausgleichenden Pflanzen geben.
Hibiskusblüten = Flos Hibisci (-)
Hirtentäschelkraut = Herb. Bursae pastoris (+)
Hopfenzapfen = Strobulus Lupuli (+)
Hier nicht einzeln, sondern in Verbindung mit energetisch ausgleichenden Pflanzen geben.
Huflattichblätter = Fol. Farfarae (+)

Manna – Esche = Succ. Manna (+)
Maiglöckchentinktur = Tinct. Convallariae (+)
Meerzwiebeltinktur = Tinct. Bulbus Scillae (+)
Melissenblätter = Fol. Melissae (+)

Olivenöl = Oleum Olivae (-)

Rosskastaniensamen = Sem. Hippocastani (+)

Schlehdornfrüchte = Fruct Pruni spinosae (+)
Schlüsselblumenwurzeln (Blüten) = Rad. Primulae (Flos Primulae) (+)
Süßholzwurzel = Rad. Liquiritae (Liquiritae Succ.) (+)

Weißdornblüten und -blätter = Flor. cum Fol. Crataegi (+)
Wolfstrappkraut = Herb. Lycopi (+)

18.6 In Betracht kommende Heilpflanzen bei Loderndem Herz-Feuer

Berberitzenblätter (Wurzel, Rinde, Frucht) = Fol. Berberidis (Rad. Berberidis, Cort. B., Fruct. B.) (-)
Birkenblätter = Fol. Betulae (+)
Blutweiderichkraut = Herb. Salicariae (o)
Brennnesselkraut (Wurzel) = Herb. Urticae (Rad. Urticae) (+)

Chinarinde = Cort. Cinchonae (+)

Eichenrinde = Cort. Quercus (+)
Eibischwurzel (Blätter) = Rad. Althaeae (Fol. Althaeae) (+)

Ginkgoblätter = Fol. Ginkgo bilobae (+)
Goldrutenkraut = Herb. Solidaginis (+)

Hagebutten = Fruct. cum Sem. Cynosbati (-)
Heidekraut (Blüten) = Herb. Ericae (Flos Ericae) (-)
Herzgespannkraut = Herb. Leonuri cardiacae (+)
Hibiskusblüten = Flos Hibisci (-)
Hirtentäschelkraut = Herb. Bursae pastoris (+)
Hopfenzapfen = Strobulus Lupuli (+)
Huflattichblätter = Fol. Farfarae (+)

Immergrünkraut = Herb. Vincae minoris (-)

Johanniskraut = Herb. Hyperici (+)

Kamillenblüten = Flos Matricariae (+)

Lavendelblüten = Flos Lavandulae (+)
Hier nicht einzeln, sondern in Verbindung mit energetisch ausgleichenden Pflanzen geben.
Löwenzahnkraut mit Wurzeln = Rad. cum Herb. Taraxaci (+)

Maiglöckchentinktur = Tinct. Convallariae (+)
Manna – Esche = Succ. Manna (+)
Meerzwiebeltinktur = Tinct. Bulbus Scillae (+)
Melissenblätter = Fol. Melissae (+)

Olivenöl = Oleum Olivae (-)

Passionsblumenkraut = Herb. Passiflorae (+)

Rosskastaniensamen = Sem. Hippocastani (+)
Rubrechtskraut = Herb. Geranii robertiani (o)

Salbeiblätter = Fol. Salviae (+)
Sanikelkraut = Herb. Saniculae (+)
Schlehdornfrüchte = Fruct. Pruni spinosae (+)
Selleriekraut (Frucht, Wurzel) = Herb. Apii graveolentis (Fruct. /Rad. Apii graveolentis) (-)
Schafgarbenkraut = Herb. Millefolii (+)
Schlüsselblumenwurzeln (Blüten) = Rad. Primulae (Flos Primulae) (+)
Steinkleekraut = Herb. Meliloti (+)
Süßholzwurzel = Rad. Liquiritae (Liquiritae Succ.) (+)

Taubnesselblüten = Flos Lamii albi (+)

Vogelmierenkraut = Herb. Stellariae mediae (selten: Alsine = Alsine media) (o)

Weißdornblüten und -blätter = Flor. cum Fol. Crataegi (+)
Wolfstrappkraut = Herb. Lycopi (+)

18.7 In Betracht kommende Heilpflanzen bei: Schleim-Feuer erregt das Herz

Braunwurzelkraut = Herb. Scrophulariae (o)

Chinarinde = Cort. Cinchonae (+)

Eibischwurzel (Blätter) = Rad. Althaeae (Fol. Althaeae) (+)

Frauenhaarblätter = Herb. Capilli veneris (o)

Herzgespannkraut = Herb. Leonuri cardiacae (+)

Immergrünkraut = Herb. Vincae minoris (-)
Isländisch Moos = Lichen Cetrariae (+)

Johanniskraut = Herb. Hyperici (+)

Lavendelblüten = Flos Lavandulae (+)
Hier nicht einzeln, sondern mit einer energetisch ausgleichenden Heilpflanze geben.

Maiglöckchentinktur = Tinct. Convallariae (+)
Manna – Esche = Succ. Manna (+)
Meerzwiebeltinktur = Tinct. Bulbus Scillae (+)
Melissenblätter = Fol. Melissae (+)

Olivenöl = Oleum Olivae (-)

Passionsblumenkraut = Herb. Passiflorae (+)

Rhabarberwurzel = Rad. Rhei (+)

Sanikelkraut = Herb. Saniculae (+)
Schlüsselblumenwurzeln (Blüten) = Rad. Primulae (Flos Primulae) (+)
Hier nicht einzeln, sondern in Verbindung mit energetisch ausgleichenden Pflanzen geben.
Seifenwurzel, rote = Rad. Saponariae rubrae (+)
Sennesblätter (Früchte) = Fol. Sennae (Fruct. Sennae) (+)
Steinkleekraut = Herb. Meliloti (+)
Süßholzwurzel = Rad. Liquiritae (Liquiritae Succ.) (+)

18.8 In Betracht kommende Heilpflanzen bei: Schleim-Kälte benebelt das Herz

Alantwurzelstock = Rhiz. Helenii (Fol. Helenii, Rad. oder Fol. Inulae) (-)

Ammi visnaga (Früchte) = Fruct. Ammeos visnagae (-)

Anisfrüchte = Fruct. Anisi (+)

Baldrianwurzel = Rad. Valerianae (+)

Beifußkraut = Herb. Artemisiae (-)

Bibernellwurzel = Rad. Pimpinellae (+)

Birkenblätter = Fol. Betulae (+)
Hier nicht einzeln, sondern in Verbindung mit energetisch ausgleichenden Pflanzen geben.

Bockshornkleesamen = Sem. Foenugraeci pulv. (+)

Braunwurzelkraut = Herb. Scrophulariae (o)
Hier nicht einzeln, sondern in Verbindung mit energetisch ausgleichenden Pflanzen geben.

Eukalyptusblätter = Fol. Eucalypti (Aetheroleum Eucalypti) (+)

Ginsengwurzel = Rad. Ginseng (+)

Isländisch Moos = Lichen Cetrariae (+)
Hier nicht einzeln, sondern in Verbindung mit energetisch ausgleichenden Pflanzen geben.

Kalmuswurzel (Öl) = Rhiz. Calami (Aetheroleum Calami) (o)

Kapuzinerkressenkraut = Herb. Tropaeoli (+)

Kümmelfrüchte = Fruct. Carvi (+)

Liebstöckelwurzel = Rad. Levistici (+)

Meerrettichwurzel = Rad. Armoraciae (+)

Meerträubchenkraut = Herb. Ephedrae (+)

Mistelkraut = Herb. Visci (+)

Myrrhe = Tinct. Myrrhae (+)

Quendelkraut = Herb. Serpylli (+)

Pestwurzelstock = Rhiz. Petasitidis (+)

Petersilienwurzel = Rad. Petroselini (+)

Pomeranzenschale = Pericarpium Aurantii (+)

Schöllkraut = Herb. Chelidonii (+)

Süßholzwurzel = Rad. Liquiritae (Liquiritae Succ.) (+)

Thymiankraut = Herb. Thymi (+)

19. Heilpflanzen, welche für die Syndrome das Dünndarms (Xiao Chang) geeignet sind

19.1 In Betracht kommende Heilpflanzen bei Dünndarm-Schwäche mit Kälte

Ammi visnaga (Früchte) = Fruct. Ammeos visnagae (-)

Angelikawurzel = Rad. Angelicae (+)

Anisfrüchte = Fruct. Anisi (+)

Bärlauchkraut (Zwiebel) = Herb. Allii ursini (Bulb. Allii ursini) (o)

Baldrianwurzel = Rad. Valerianae (+)

Beifußkraut = Herb. Artemisiae (-)

Bockshornkleesamen = Sem. Foenugraeci pulv. (+)

Blutweiderichkraut = Herb. Salicariae (o)
Hier nicht einzeln, sondern in Verbindung mit energetisch ausgleichenden Pflanzen geben.

Blutwurzwurzel = Rhiz. Tormentillae (+)
Hier nicht einzeln, sondern in Verbindung mit energetisch ausgleichenden Pflanzen geben.

Eichenrinde = Cort. Quercus (+)
Hier nicht einzeln, sondern in Verbindung mit energetisch ausgleichenden Pflanzen geben.

Fenchelfrüchte = Fruct. Foeniculi (+)

Ginsengwurzel = Rad. Ginseng (+)

Heidelbeerfrüchte = Fruct. Myrtilli (+)

Ingwerwurzelstock = Rhiz. Zingiberis Tinct. (+)

Kalmuswurzel (Öl) = Rhiz. Calami (Aetheroleum Calami) (o)

Kamillenblüten = Flos Matricariae (+)
Hier nicht einzeln, sondern in Verbindung mit energetisch ausgleichenden Pflanzen geben.

Knoblauchzwiebel = Bulbus Allii sativi (+)

Kümmelfrüchte = Fruct. Carvi (+)

Leinsamen = Sem. Lini (+)

Liebstöckelwurzel = Rad. Levistici (+)

Melissenblätter = Fol. Melissae (+)
Hier nicht einzeln, sondern in Verbindung mit energetisch ausgleichenden Pflanzen geben.

Myrrhe = Tinct. Myrrhae (+)

Petersilienwurzel = Rad. Petroselini (+)

Pomeranzenschale = Pericarpium Aurantii (+)

Rosmarinblätter = Fol. Rosmarini (+)
Hier nicht einzeln, sondern in Verbindung mit energetisch ausgleichenden Pflanzen geben.

Sägepalmfrüchte = Fruct. Sabalis serrulati (+)

Sibirischer Ginseng = Rad. Eleutherococci (+)

Süßholzwurzel = Rad. Liquiritae (Liquiritae Succ.) (+)

Thymiankraut = Herb. Thymi (+)

Virginische Zauberstrauchblätter = Fol. Hamamelidis (+)
Hier nicht einzeln, sondern in Verbindung mit energetisch ausgleichenden Pflanzen geben.

Wacholderbeeren = Fruct. Juniperi (+)

Walnussblätter = Fol. Juglandis (+)

Zimtrinde = Cort. Cinnamomi zeylanici (+)

19.2 In Betracht kommende Heilpflanzen bei Fülle-Hitze im Dünndarm

Bärentraubenblätter = Fol. Uvae ursi (+)
Berberitzenblätter (Wurzel, Rinde, Frucht) = Fol. Berberidis (Rad. Berberidis, Cort. B., Fruct. B.) (-)
Brennnesselkraut (Wurzel) = Herb. Urticae (Rad. Urticae) (+)

Chinarinde = Cort. Cinchonae (+)

Ginkgoblätter = Fol. Ginkgo bilobae (+)

Hirtentäschelkraut = Herb. Bursae pastoris (+)

Manna – Esche = Succ. Manna (+)
Melissenblätter = Fol. Melissae (+)

Olivenöl = Oleum Olivae (-)

Passionsblumenkraut = Herb. Passiflorae (+)

Rubrechtskraut = Herb. Geranii robertiani (o)

Sandelholz, weißes = Santalilignum album (+)
Sanikelkraut = Herb. Saniculae (+)
Schlüsselblumenwurzeln (Blüten) = Rad. Primulae (Flos Primulae) (+)
Hier nicht einzeln, sondern in Verbindung mit energetisch ausgleichenden Pflanzen geben.
Steinkleekraut = Herb. Meliloti (+)

Wintergrünkraut = Herb. Chimaphilae (o)

Zitterpappelknospen = Gem. Populi (+)

20. Heilpflanzen, welche für die Syndrome der Milz (Pi) geeignet sind

20.1 In Betracht kommende Heilpflanzen bei Milz-Qi-Mangel

Ammi visnaga (Früchte) = Fruct. Ammeos visnagae (-)
Angelikawurzel = Rad. Angelicae (+)
Anisfrüchte = Fruct. Anisi (+)

Blutweiderichkraut = Herb. Salicariae (o)
Blutwurzwurzel = Rhiz. Tormentillae (+)
Brennnesselkraut (Wurzel) = Herb. Urticae (Rad. Urticae) (+)

Eichenrinde = Cort. Quercus (+)

Fenchelfrüchte = Fruct. Foeniculi (+)

Ginsengwurzel = Rad. Ginseng (+)

Heidelbeerfrüchte = Fruct. Myrtilli (+)
Hibiskusblüten = Flos Hibisci (-)

Ingwerwurzel = Rhiz. Zingiberis Tinct. (+)

Kalmuswurzel (Öl) = Rhiz. Calami (Aetheroleum Calami) (o)
Kamillenblüten = Flos Matricariae (+)
Knoblauchzwiebel = Bulbus Allii sativi (+)
Kümmelfrüchte = Fruct. Carvi (+)

Leinsamen = Sem. Lini (+)

Melissenblätter = Fol. Melissae (+)

Rosmarinblätter = Fol. Rosmarini (+)

Sägepalmfrüchte = Fruct. Sabalis serrulati (+)
Sibirischer Ginseng = Rad. Eleutherococci (+)
Süßholzwurzel = Rad. Liquiritae (Liquiritae Succ.) (+)

Virginische Zauberstrauchblätter = Fol. Hamamelidis (+)

Wacholderbeeren = Fruct. Juniperi (+)
Walnussblätter = Fol. Juglandis (+)

Zimtrinde = Cort. Cinnamomi zeylanici (+)

20.2 In Betracht kommende Heilpflanzen bei Milz-Yang-Mangel

Ammi visnaga (Früchte) = Fruct. Ammeos visnagae (-)
Angelikawurzel = Rad. Angelicae (+)
Anisfrüchte = Fruct. Anisi (+)

Bärlauchkraut (Zwiebel) = Herb. Allii ursini (Bulb. Allii ursini) (o)
Baldrianwurzel = Rad. Valerianae (+)
Beifußkraut = Herb. Artemisiae (-)
Bockshornkleesamen = Sem. Foenugraeci pulv. (+)
Blutweiderichkraut = Herb. Salicariae (o)
Hier nicht einzeln, sondern mit einer energetisch ausgleichenden Heilpflanze geben.
Blutwurzwurzel = Rhiz. Tormentillae (+)
Hier nicht einzeln, sondern mit einer energetisch ausgleichenden Heilpflanze geben.

Fenchelfrüchte = Fruct. Foeniculi (+)

Ginsengwurzel = Rad. Ginseng (+)

Heidelbeerfrüchte = Fruct. Myrtilli (+)
Hier nicht einzeln, sondern mit einer energetisch ausgleichenden Heilpflanze geben.

Ingwerwurzel = Rhiz. Zingiberis Tinct. (+)

Kalmuswurzel (Öl) = Rhiz. Calami (Aetheroleum Calami) (o)
Kamillenblüten = Flos Matricariae (+)
Hier nicht einzeln, sondern mit einer energetisch ausgleichenden Heilpflanze geben.
Knoblauchzwiebel = Bulbus Allii sativi (+)
Kümmelfrüchte = Fruct. Carvi (+)

Leinsamen = Sem. Lini (+)
Liebstöckelwurzel = Rad. Levistici (+)

Melissenblätter = Fol. Melissae (+)
Hier nicht einzeln, sondern mit einer energetisch ausgleichenden Heilpflanze geben.

Myrrhe = Tinct. Myrrhae (+)

Petersilienwurzel = Rad. Petroselini (+)

Pomeranzenschale = Pericarpium Aurantii (+)

Rosmarinblätter = Fol. Rosmarini (+)
Hier nicht einzeln, sondern mit einer energetisch ausgleichenden Heilpflanze geben.

Sägepalmfrüchte = Fruct. Sabalis serrulati (+)

Sibirischer Ginseng = Rad. Eleutherococci (+)

Süßholzwurzel = Rad. Liquiritae (Liquiritae Succ.) (+)

Thymiankraut = Herb. Thymi (+)

Virginische Zauberstrauchblätter = Fol. Hamamelidis (+)
Hier nicht einzeln, sondern mit einer energetisch ausgleichenden Heilpflanze geben.

Wacholderbeeren = Fruct. Juniperi (+)

Walnussblätter = Fol. Juglandis (+)

Zimtrinde = Cort. Cinnamomi zeylanici (+)

20.3 In Betracht kommende Heilpflanzen bei: Milz kontrolliert das Blut nicht

Ammi visnaga (Früchte) = Fruct. Ammeos visnagae (-)

Angelikawurzel = Rad. Angelicae (+)

Anisfrüchte = Fruct. Anisi (+)

Bärlauchkraut (Zwiebel) = Herb. Allii ursini (Bulb. Allii ursini) (o)

Baldrianwurzel = Rad. Valerianae (+)

Beifußkraut = Herb. Artemisiae (-)

Blutweiderichkraut = Herb. Salicariae (o)
Hier nicht einzeln, sondern mit einer energetisch ausgleichenden Heilpflanze geben.

Blutwurzwurzel = Rhiz. Tormentillae (+)
Hier nicht einzeln, sondern mit einer energetisch ausgleichenden Heilpflanze geben.

Eichenrinde = Cort. Quercus (+)
Hier nicht einzeln, sondern mit einer energetisch ausgleichenden Heilpflanze geben.

Fenchelfrüchte = Fruct. Foeniculi (+)

Frauenmantelkraut = Herb. Alchemillae (+)
Hier nicht einzeln, sondern mit einer energetisch ausgleichenden Heilpflanze geben.

Ginkgoblätter = Fol. Ginkgo bilobae (+)

Ginsengwurzel = Rad. Ginseng (+)

Heidelbeerfrüchte = Fruct. Myrtilli (+)
Hier nicht einzeln, sondern mit einer energetisch ausgleichenden Heilpflanze geben.

Ingwerwurzel = Rhiz. Zingiberis Tinct. (+)

Kalmuswurzel (Öl) = Rhiz. Calami (Aetheroleum Calami) (o)

Kamillenblüten = Flos Matricariae (+)
Hier nicht einzeln, sondern mit einer energetisch ausgleichenden Heilpflanze geben.

Knoblauchzwiebel = Bulbus Allii sativi (+)

Kümmelfrüchte = Fruct. Carvi (+)

Leinsamen = Sem. Lini (+)

Liebstöckelwurzel = Rad. Levistici (+)

Melissenblätter = Fol. Melissae (+)
Hier nicht einzeln, sondern mit einer energetisch ausgleichenden Heilpflanze geben.

Myrrhe = Tinct. Myrrhae (+)

Petersilienwurzel = Rad. Petroselini (+)

Pomeranzenschale = Pericarpium Aurantii (+)

Rosmarinblätter = Fol. Rosmarini (+)
Hier nicht einzeln, sondern mit einer energetisch ausgleichenden Heilpflanze geben.

Sägepalmfrüchte = Fruct. Sabalis serrulati (+)

Schafgarbenkraut = Herb. Millefolii (+)
Hier nicht einzeln, sondern mit einer energetisch ausgleichenden Heilpflanze geben.

Sibirischer Ginseng = Rad. Eleutherococci (+)

Süßholzwurzel = Rad. Liquiritae (Liquiritae Succ.) (+)

Thymiankraut = Herb. Thymi (+)

Virginische Zauberstrauchblätter = Fol. Hamamelidis (+)
Hier nicht einzeln, sondern mit einer energetisch ausgleichenden Heilpflanze geben.

Wacholderbeeren = Fruct. Juniperi (+)

Walnussblätter = Fol. Juglandis (+)

Zimtrinde = Cort. Cinnamomi zeylanici (+)

20.4 In Betracht kommende Heilpflanzen bei Sinkendem Milz-Qi

Ammi visnaga (Früchte) = Fruct. Ammeos visnagae (-)

Angelikawurzel = Rad. Angelicae (+)

Anisfrüchte = Fruct. Anisi (+)

Bärlauchkraut (Zwiebel) = Herb. Allii ursini (Bulb. Allii ursini) (o)

Baldrianwurzel = Rad. Valerianae (+)

Beifußkraut = Herb. Artemisiae (-)

Blutweiderichkraut = Herb. Salicariae (o)
Hier nicht einzeln, sondern mit einer energetisch ausgleichenden Heilpflanze geben.

Blutwurzwurzel = Rhiz. Tormentillae (+)
Hier nicht einzeln, sondern mit einer energetisch ausgleichenden Heilpflanze geben.

Eichenrinde = Cort. Quercus (+)
Hier nicht einzeln, sondern mit einer energetisch ausgleichenden Heilpflanze geben.

Fenchelfrüchte = Fruct. Foeniculi (+)
Frauenmantelkraut = Herb. Alchemillae (+)
Hier nicht einzeln, sondern mit einer energetisch ausgleichenden Heilpflanze geben.

Ginkgoblätter = Fol. Ginkgo bilobae (+)
Ginsengwurzel = Rad. Ginseng (+)

Heidelbeerfrüchte = Fruct. Myrtilli (+)
Hier nicht einzeln, sondern mit einer energetisch ausgleichenden Heilpflanze geben.

Ingwerwurzel = Rhiz. Zingiberis Tinct. (+)

Kalmuswurzel (Öl) = Rhiz. Calami (Aetheroleum Calami) (o)
Kamillenblüten = Flos Matricariae (+)
Hier nicht einzeln, sondern mit einer energetisch ausgleichenden Heilpflanze geben.
Knoblauchzwiebel = Bulbus Allii sativi (+)
Kümmelfrüchte = Fruct. Carvi (+)

Leinsamen = Sem. Lini (+)
Liebstöckelwurzel = Rad. Levistici (+)

Melissenblätter = Fol. Melissae (+)
Hier nicht einzeln, sondern mit einer energetisch ausgleichenden Heilpflanze geben.
Myrrhe = Tinct. Myrrhae (+)

Petersilienwurzel = Fruct. Petroselini (+)
Pomeranzenschale = Pericarpium Aurantii (+)

Rosmarinblätter = Fol. Rosmarini (+)
Hier nicht einzeln, sondern mit einer energetisch ausgleichenden Heilpflanze geben.

Sägepalmfrüchte = Fruct. Sabalis serrulati (+)
Schafgarbenkraut = Herb. Millefolii (+)
Hier nicht einzeln, sondern mit einer energetisch ausgleichenden Heilpflanze geben.
Sibirischer Ginseng = Rad. Eleutherococci (+)
Steinkleekraut = Herb. Meliloti (+)
Hier nicht einzeln, sondern mit einer energetisch ausgleichenden Heilpflanze geben.
Süßholzwurzel = Rad. Liquiritae (Liquiritae Succ.) (+)

Thymiankraut = Herb. Thymi (+)

Virginische Zauberstrauchblätter = Fol. Hamamelidis (+)
Hier nicht einzeln, sondern mit einer energetisch ausgleichenden Heilpflanze geben.

Wacholderbeeren = Fruct. Juniperi (+)
Walnussblätter = Fol. Juglandis (+)

Zimtrinde = Cort. Cinnamomi zeylanici (+)

20.5 In Betracht kommende Heilpflanzen bei Feuchter Kälte in der Milz

Angelikawurzel = Rad. Angelicae (+)
Anisfrüchte = Fruct. Anisi (+)

Beifußkraut = Herb. Artemisiae (-)
Bibernellwurzel = Rad. Pimpinellae (+)
Birkenblätter = Fol. Betulae (+)
Hier nicht einzeln, sondern mit einer energetisch ausgleichenden Heilpflanze geben.
Bockshornkleesamen = Sem. Foenugraeci pulv. (+)
Brennnesselkraut (Wurzel) = Herb. Urticae (Rad. Urticae) (+)
Hier nicht einzeln, sondern in Verbindung mit energetisch ausgleichenden Pflanzen geben.

Fenchelfrüchte = Fruct. Foeniculi (+)

Ingwerwurzel = Rhiz. Zingiberis Tinct. (+)

Kalmuswurzel (Öl) = Rhiz. Calami (Aetheroleum Calami) (o)
Kamillenblüten = Flos Matricariae (+)
Hier nicht einzeln, sondern mit einer energetisch ausgleichenden Heilpflanze geben.
Kapuzinerkressenkraut = Herb. Tropaeoli (+)
Knoblauchzwiebel = Bulbus Allii sativi (+)
Kümmelfrüchte = Fruct. Carvi (+)

Liebstöckelwurzel = Rad. Levistici (+)
Löwenzahnkraut mit Wurzeln = Rad. cum Herb. Taraxaci (+)
Hier nicht einzeln, sondern in Verbindung mit energetisch ausgleichenden Pflanzen geben.

Meerrettichwurzel = Rad. Armoraciae (+)
Myrrhe = Tinct. Myrrhae (+)

Pestwurzelstock = Rhiz. Petasitidis (+)
Petersilienwurzel = Rad. Petroselini (+)
Pfefferminzblätter (Öl) = Fol. Menthae piperitae (Aetheroleum Menthae piperitae) (+)
Hier nicht einzeln, sondern mit einer energetisch ausgleichenden Heilpflanze geben.
Pomeranzenschale = Pericarpium Aurantii (+)

Quendelkraut = Herb. Serpylli (+)

Rautenkraut = Herb. Rutae graveolentis (-)
Ringelblumenblüten = Flos. Calendulae (+)
Hier nicht einzeln, sondern mit einer energetisch ausgleichenden Heilpflanze geben.

Sanikelkraut = Herb. Saniculae (+)
Hier nicht einzeln, sondern mit einer energetisch ausgleichenden Heilpflanze geben.
Schafgarbenkraut = Herb. Millefolii (+)
Hier nicht einzeln, sondern mit einer energetisch ausgleichenden Heilpflanze geben.
Süßholzwurzel = Rad. Liquiritae (Liquiritae Succ.) (+)

Thymiankraut = Herb. Thymi (+)

Veilchenkraut = Herb. Violae odoratae (-)
Hier nicht einzeln, sondern mit einer energetisch ausgleichenden Heilpflanze geben.

Wacholderbeeren = Fruct. Juniperi (+)

Walnussblätter = Fol. Juglandis (+)

Wermutkraut = Herb. Absinthii (+)
Hier nicht einzeln, sondern in Verbindung mit energetisch ausgleichenden Pflanzen geben.

Zimtrinde = Cort. Cinnamomi zeylanici (+)

20.6 In Betracht kommende Heilpflanzen bei Feuchter Hitze in Milz und Magen

Aloe (Tinktur) Extrakt = Tinct. Aloes (Extr. Aloes) (+)

Augentrostkraut = Herb. Euphrasiae (-)

Bitterkleeblätter = Fol. Trifolii fibrini (+)

Blutweiderichkraut = Herb. Salicariae (o)

Blutwurzwurzel = Rhiz. Tormentillae (+)

Chinarinde = Cort. Cinchonae (+)

Eibischwurzel (Blätter) = Rad. Althaeae (Fol. Althaeae) (+)

Frauenhaarblätter = Herb. Capilli veneris (o)

Gänseblümchenblüten und -blätter = Flos. cum Fol. Bellidis (o)

Heidelbeerfrüchte = Fruct. Myrtilli (+)

Holunderblüten = Flos Sambuci (+)

Huflattichblätter = Fol. Farfarae (+)

Kamillenblüten = Flos Matricariae (+)

Kondurangorinde (Wein) = Cort. Condurango (Vinum Condurango) (+)

Korianderfrüchte = Fruct. Coriandri (+)

Lavendelblüten = Flos Lavandulae (+)

Malvenblüten (Blätter) = Flos Malvae (Fol. Malvae) (+)

Melissenblätter = Fol. Melissae (+)

Myrrhe = Myrrhae Tinct. (+)
Hier nicht einzeln, sondern in Verbindung mit energetisch ausgleichenden Pflanzen geben.

Passionsblumenkraut = Herb. Passiflorae (+)

Pfefferminzblätter (Öl) = Fol. Menthae piperitae (Aetheroleum Menthae piperitae) (+)

Rhabarberwurzel = Rad. Rhei (+)

Salbeiblätter = Fol. Salviae (+)

Sennesblätter (Früchte) = Fol. Sennae (Fruct. Sennae) (+)

Sonnenhutwurzel (Blätter) = Rad. Echinaceae (-) (Fol. Echinaceae [+])

Süßholzwurzel = Rad. Liquiritae (Liquiritae Succ.) (+)

Tausendgüldenkraut = Herb. Centaurii (+)

Veilchenkraut = Herb. Violae odoratae (-)

Walnussblätter = Fol. Juglandis (+)
Hier nicht einzeln, sondern in Verbindung mit energetisch ausgleichenden Pflanzen geben.

Weidenrinde = Cort. Salicis (+)

Wermutkraut = Herb. Absinthii (+)

20.7 In Betracht kommende Heilpflanzen bei: Trüber Schleim blockiert den Kopf

Angelikawurzel = Rad. Angelicae (+)

Anisfrüchte = Fruct. Anisi (+)

Beifußkraut = Herb. Artemisiae (-)

Fenchelfrüchte = Fruct. Foeniculi (+)

Ingwerwurzelstock = Rhiz. Zingiberis Tinct. (+)

Isländisch Moos = Lichen Cetrariae (+)
Hier nicht einzeln, sondern mit einer energetisch ausgleichenden Heilpflanze geben.

Kamillenblüten = Flos Matricariae (+)
Hier nicht einzeln, sondern mit einer energetisch ausgleichenden Heilpflanze geben.

Kampferöl = Oleum Camphoratum (+)

Kondurangorinde (Wein) = Cort. Condurango (Vinum Condurango) (+)
Hier nicht einzeln, sondern mit einer energetisch ausgleichenden Heilpflanze geben.

Kümmelfrüchte = Fruct. Carvi (+)

Liebstöckelwurzel = Rad. Levistici (+)

Mistelkraut = Herb. Visci (+)

Myrrhe = Tinct. Myrrhae (+)

Passionsblumenkraut = Herb. Passiflorae (+)
Hier nicht einzeln, sondern in Verbindung mit energetisch ausgleichenden Pflanzen geben.

Pestwurzelstock = Rhiz. Petasitidis (+)

Petersilienwurzel = Rad. Petroselini (+)

Pomeranzenschale = Pericarpium Aurantii (+)

Quendelkraut = Herb. Serpylli (+)

Rautenkraut = Herb. Rutae graveolentis (-)

Süßholzwurzel = Rad. Liquiritae (Liquiritae Succ.) (+)

Thymiankraut = Herb. Thymi (+)

Ysopkraut = Herb. Hyssopi (-)

Zimtrinde = Cort. Cinnamomi zeylanici (+)

21. Heilpflanzen, welche für die Syndrome des Magens (Wei) geeignet sind

21.1 In Betracht kommende Heilpflanzen bei Magen-Qi-Mangel

Angelikawurzel = Rad. Angelicae (+)

Beifußkraut = Herb. Artemesiae (-)
Bockshornkleesamen = Sem. Foenugraeci pulv. (+)

Fenchelfrüchte = Fruct. Foeniculi (+)

Ginsengwurzel = Rad. Ginseng (+)

Ingwerwurzel = Rhiz. Zingiberis Tinct. (+)

Kamillenblüten = Flos Matricariae (+)
Kondurangorinde = Cort. Condurango (+)
Korianderfrüchte = Fruct. Coriandri (+)

Lavendelblüten = Flos Lavandulae (+)
Löwenzahnkraut mit Wurzeln = Rad. cum Herb. Taraxaci (+)

Manna – Esche = Succ. Manna (+)
Melissenblätter = Fol. Melissae (+)
Myrrhe = Tinct. Myrrhae (+)

Pfefferminzblätter (Öl) = Fol. Menthae piperitae (Aetheroleum Menthae piperitae) (+)

Rosmarinblätter = Fol. Rosmarini (+)

Süßholzwurzel = Rad. Liquiritae (Liquiritae Succ.) (+)

Tausendgüldenkraut = Herb. Centaurii (+)

Walnussblätter = Fol. Juglandis (+)

Zimtrinde = Cort. Cinnamomi zeylanici (+)

21.2 In Betracht kommende Heilpflanzen bei Magen-Qi-Mangel mit Kälte

Angelikawurzel = Rad. Angelicae (+)

Blutweiderichkraut = Herb. Salicariae (o)
Hier nicht einzeln, sondern in Verbindung mit energetisch ausgleichenden Pflanzen geben.
Blutwurzwurzel = Rhiz. Tormentillae (+)
Hier nicht einzeln, sondern in Verbindung mit energetisch ausgleichenden Pflanzen geben.
Bockshornkleesamen = Sem. Foenugraeci pulv. (+)

Fenchelfrüchte = Fruct. Foeniculi (+)

Ginsengwurzel = Rad. Ginseng (+)

Heidelbeerfrüchte = Fruct. Myrtilli (+)
Hier nicht einzeln, sondern in Verbindung mit energetisch ausgleichenden Pflanzen geben.

Ingwerwurzel = Rhiz. Zingiberis Tinct. (+)

Kalmuswurzel (Öl) = Rhiz. Calami (Aetheroleum Calami) (o)
Kamillenblüten = Flos Matricariae (+)
Hier nicht einzeln, sondern in Verbindung mit energetisch ausgleichenden Pflanzen geben.
Kondurangorinde = Cort. Condurango (+)
Hier nicht einzeln, sondern in Verbindung mit energetisch ausgleichenden Pflanzen geben.
Korianderfrüchte = Fruct. Coriandri (+)
Hier nicht einzeln, sondern in Verbindung mit energetisch ausgleichenden Pflanzen geben.
Knoblauchzwiebel = Bulbus Allii sativi (+)

Löwenzahnkraut mit Wurzeln = Rad. cum Herb. Taraxaci (+)
Hier nicht einzeln, sondern in Verbindung mit energetisch ausgleichenden Pflanzen geben.

Melissenblätter = Fol. Melissae (+)
Hier nicht einzeln, sondern in Verbindung mit energetisch ausgleichenden Pflanzen geben.
Mistelkraut = Herb. Visci (+)
Myrrhe = Tinct. Myrrhae (+)

Süßholzwurzel = Rad. Liquiritae (Liquiritae Succ.) (+)

Tausendgüldenkraut = Herb. Centaurii (+)
Hier nicht einzeln, sondern in Verbindung mit energetisch ausgleichenden Pflanzen geben.

Walnussblätter = Fol. Juglandis (+)

Zimtrinde = Cort. Cinnamomi zeylanici (+)

21.3 In Betracht kommende Heilkräuter bei Magen-Yin-Mangel

Benediktenkraut = Herb. Cnici benedicti (+)
Berberitzenblätter (Wurzel, Rinde, Frucht) = Fol. Berberidis (Rad. Berberidis, Cort. B., Fruct. B.) (+)
Bitterkleeblätter = Fol. Trifolii fibrini (+)
Blutweiderichkraut = Herb. Salicariae (o)

Chinarinde = Cort. Cinchonae (+)

Eichenrinde = Cort. Quercus (+)
Eibischwurzel (Blätter) = Rad. Althaeae (Fol. Althaeae) (+)
Enzianwurzel = Rad. Gentianae (+)

Faulbaumrinde = Cort. Frangulae (+)

Ginkgoblätter = Fol. Ginkgo bilobae (+)

Hagebutten = Fruct. cum Sem. Cynosbati (-)
Heidelbeeren = Fruct. Myrtilli (+)
Hibiskusblüten = Flos Hibisci (-)
Hirtentäschelkraut = Herb. Bursae pastoris (+)

Kamillenblüten = Flos Matricariae (+)
Kondurangorinde = Cort. Condurango (+)

Löwenzahnkraut mit Wurzeln = Rad. cum Herb. Taraxaci (+)

Manna – Esche = Succ. Manna (+)

Odermennigkraut = Herb. Agrimoniae (+)

Rhabarberwurzel = Rad. Rhei (+)

Salbeiblätter = Fol. Salviae (+)

Schlehdornfrüchte = Fruct. Pruni spinosae (+)
Sennesblätter (Früchte) = Fol. Sennae (Fruct. Sennae) (+)
Sonnenhutwurzel (Blätter) = Rad. Echinaceae (-) (Fol. Echinaceae [+])
Süßholzwurzel = Rad. Liquiritae (Liquiritae Succ.) (+)

Virginische Zauberstrauchblätter = Fol. Hamamelidis (+)

Wermutkraut = Herb. Absinthii (+)

21.4 In Betracht kommende Heilpflanzen bei Loderndem Magenfeuer

Benediktenkraut = Herb. Cnici benedicti (+)
Bitterkleeblätter = Fol. Trifolii fibrini (+)

Chinarinde = Cort. Cinchonae (+)

Eibischwurzel (Blätter) = Rad. Althaeae (Fol. Althaeae) (+)
Enzianwurzel = Rad. Gentianae (+)

Holunderblüten = Flos Sambuci (+)
Hopfenzapfen = Strobulus Lupuli (+)

Johanniskraut = Herb. Hyperici (+)

Kamillenblüten = Flos Matricariae (+)
Kondurangorinde = Cort. Condurango (+)
Korianderfrüchte = Fruct. Coriandri (+)

Lavendelblüten = Flos Lavandulae (+)
Löwenzahnkraut mit Wurzeln = Rad. cum Herb. Taraxaci (+)

Manna – Esche = Succ. Manna (+)
Melissenblätter = Fol. Melissae (+)

Passionsblumenkraut = Herb. Passiflorae (+)
Pfefferminzblätter (Öl) = Fol. Menthae piperitae (Aetheroleum Menthae piperitae) (+)

Rhabarberwurzel = Rad. Rhei (+)
Rosmarinblätter = Fol. Rosmarini (+)

Salbeiblätter = Fol. Salviae (+)
Sennesblätter (Früchte) = Fol. Sennae (Fruct. Sennae) (+)
Süßholzwurzel = Rad. Liquiritae (Liquiritae Succ.) (+)
Sonnenhutwurzel (Blätter) = Rad. Echinaceae (-) (Fol. Echinaceae [+])

Tausendgüldenkraut = Herb. Centaurii (+)

Weidenrinde = Cort. Salicis (+)
Wermutkraut = Herb. Absinthii (+)

21.5 In Betracht kommende Heilpflanzen bei Nahrungsstau im Magen

Angelikawurzel = Rad. Angelicae (+)
Anisfrüchte = Fruct. Anisi (+)

Beifußkraut = Herb. Artemesiae (-)
Bitterkleeblätter = Fol. Trifolii fibrini (+)
Blutweiderichkraut = Herb. Salicariae (o)
Bockshornkleesamen = Sem. Foenugraeci pulv. (+)

Chinarinde = Cort. Cinchonae (+)

Enzianwurzel = Rad. Gentianae (+)

Fenchelfrüchte = Fruct. Foeniculi (+)

Heidelbeeren = Fol. Myrtilli (+)

Ingwerwurzel = Rhiz. Zingiberis Tinct. (+)

Kalmuswurzel (Öl) = Rhiz. Calami (Aetheroleum Calami) (o)
Kamillenblüten = Flos Matricariae (+)
Knoblauchzwiebel = Bulbus Allii sativi (+)
Korianderfrüchte = Fruct. Coriandri (+)
Kümmelfrüchte = Fruct. Carvi (+)

Lavendelblüten = Flos Lavandulae (+)
Leinsamen = Sem. Lini (+)
Löwenzahnkraut mit Wurzeln = Rad. cum Herb. Taraxaci (+)

Melissenblätter = Fol. Melissae (+)
Myrrhe = Tinct. Myrrhae (+)

Passionsblumenkraut = Herb. Passiflorae (+)
Pestwurzelstock = Rhiz. Petasitidis (+)
Pfefferminzblätter (Öl) = Fol. Menthae piperitae (Aetheroleum Menthae piperitae) (+)
Pomeranzenschale = Pericarpium Aurantii (+)

Rhabarberwurzel = Rad. Rhei (+)

Salbeiblätter = Fol. Salviae (+)
Sennesblätter (Früchte) = Fol. Sennae (Fruct. Sennae) (+)
Sonnenhutwurzel (Blätter) = Rad. Echinaceae (-) (Fol. Echinaceae [+])
Süßholzwurzel = Rad. Liquiritae (Liquiritae Succ.) (+)

Tausendgüldenkraut = Herb. Centaurii (+)

Wacholderbeeren = Fruct. Juniperi (+)
Walnussblätter = Fol. Juglandis (+)
Weidenrinde = Cort. Salicis (+)
Wermutkraut = Herb. Absinthii (+)

Zimtrinde = Cort. Cinnamomi zeylanici (+)

21.6 In Betracht kommende Heilpflanzen bei Blutstagnation im Magen

Angelikawurzel = Rad. Angelicae (+)
Anisfrüchte = Fruct. Anisi (+)

Beifußkraut = Herb. Artemesiae (-)
Bitterkleeblätter = Fol. Trifolii fibrini (+)

Bockshornkleesamen = Sem. Foenugraeci pulv. (+)

Chinarinde = Cort. Cinchonae (+)

Enzianwurzel = Rad. Gentianae (+)

Fenchelfrüchte = Fruct. Foeniculi (+)

Ginsengwurzel = Rad. Ginseng (+)

Ingwerwurzel = Rhiz. Zingiberis Tinct. (+)

Kalmuswurzel (Öl) = Rhiz. Calami (Aetheroleum Calami) (o)
Kamillenblüten = Flos Matricariae (+)
Knoblauchzwiebel = Bulbus Allii sativi (+)
Korianderfrüchte = Fruct. Coriandri (+)
Kümmelfrüchte = Fruct. Carvi (+)

Lavendelblüten = Flos Lavandulae (+)
Löwenzahnkraut mit Wurzeln = Rad. cum Herb. Taraxaci (+)

Melissenblätter = Fol. Melissae (+)
Myrrhe = Tinct. Myrrhae (+)

Passionsblumenkraut = Herb. Passiflorae (+)
Pestwurzelstock = Rhiz. Petasitidis (+)
Pfefferminzblätter (Öl) = Fol. Menthae piperitae (Aetheroleum Menthae piperitae) (+)
Pomeranzenschale = Pericarpium Aurantii (+)

Rhabarberwurzel = Rad. Rhei (+)

Salbeiblätter = Fol. Salviae (+)
Schafgarbenkraut = Herb. Millefolii (+)
Sennesblätter (Früchte) = Fol. Sennae (Fruct. Sennae) (+)
Sonnenhutwurzel (Blätter) = Rad. Echinaceae (-) (Fol. Echinaceae [+])
Süßholzwurzel = Rad. Liquiritae (Liquiritae Succ.) (+)

Tausendgüldenkraut = Herb. Centaurii (+)

Weidenrinde = Cort. Salicis (+)
Wermutkraut = Herb. Absinthii (+)

Zimtrinde = Cort. Cinnamomi zeylanici (+)

21.7 In Betracht kommende Heilpflanzen bei Kälte-Invasion im Magen

Aloe (Tinktur) Extrakt = Tinct. Aloes (Extr. Aloes) (+)
Hier nicht einzeln, sondern mit einer energetisch ausgleichenden Heilpflanze geben.
Angelikawurzel = Rad. Angelicae (+)
Anisfrüchte = Fruct. Anisi (+)

Baldrianwurzel = Rad. Valerianae (+)
Beifußkraut = Herb. Artemisiae (-)
Bockshornkleesamen = Sem. Foenugraeci pulv. (+)

Fenchelfrüchte = Fruct. Foeniculi (+)

Ginsengwurzel = Rad. Ginseng (+)

Ingwerwurzel = Rhiz. Zingiberis Tinct. (+)

Kalmuswurzel (Öl) = Rhiz. Calami (Aetheroleum Calami) (o)
Kamillenblüten = Flos Matricariae (+)
Hier nicht einzeln, sondern mit einer energetisch ausgleichenden Heilpflanze geben.
Kümmelfrüchte = Fruct. Carvi (+)

Liebstöckelwurzel = Rad. Levistici (+)

Myrrhe = Tinct. Myrrhae (+)

Pomeranzenschale = Pericarpium Aurantii (+)

Ysopkraut = Herb. Hyssopi (-)

Zimtrinde = Cort. Cinnamomi zeylanici (+)

22. Heilpflanzen, welche für die Syndrome der Lunge (Fei) geeignet sind

22.1 In Betracht kommende Heilpflanzen bei Lungen-Qi-Mangel

Alantwurzelstock = Rhiz. Helenii (Fol. Helenii, Rad. oder Fol. Inulae) (-)
Ammi visnaga (Früchte) = Fruct. Ammeos visnagae (-)
Angelikawurzel = Rad. Angelicae (+)
Anisfrüchte = Fruct. Anisi (+)

Baldrianwurzel = Rad. Valerianae (+)
Bibernellwurzel = Rad. Pimpinellae (+)

Eibischwurzel (Blätter) = Rad. Althaeae (Fol. Althaeae) (+)
Hier nicht einzeln, sondern mit einer energetisch ausgleichenden Heilpflanze geben.
Efeublätter = Fol. Hederae helicis (+)
Eukalyptusblätter = Fol. Eucalypti (Aetheroleum Eucalypti) (+)

Fenchelfrüchte = Fruct. Foeniculi (+)

Ginkgoblätter = Fol. Ginkgo bilobae (+)

Huflattichblätter = Fol. Farfarae (+)
Hier nicht einzeln, sondern mit einer energetisch ausgleichenden Heilpflanze geben.

Ingwerwurzel = Rhiz. Zingiberis Tinct. (+)

Kampferöl = Oleum Camphoratum (+)
Kapuzinerkressenkraut = Herb. Tropaeoli (+)
Kümmelfrüchte = Fruct. Carvi (+)

Liebstöckelwurzel = Rad. Levistici (+)
Löwenzahnkraut mit Wurzeln = Rad. cum Herb. Taraxaci (+)
Hier nicht einzeln, sondern mit einer energetisch ausgleichenden Heilpflanze geben.

Meerrettichwurzel = Rad. Armoraciae (+)

Meerträubchenkraut = Herb. Ephedrae (+)

Oreganokraut = Herb. Oregani (-)

Pestwurzelstock = Rhiz. Petasitidis (+)
Petersilienwurzel = Rad. Petroselini (+)
Pfefferminzblätter (Öl) = Fol. Menthae piperitae (Aetheroleum Menthae piperitae) (+)
Hier nicht einzeln, sondern mit einer energetisch ausgleichenden Heilpflanze geben.
Pomeranzenschale = Pericarpium Aurantii (+)

Quendelkraut = Herb. Serpylli (+)

Rosmarinblätter = Fol. Rosmarini (+)
Hier nicht einzeln, sondern mit einer energetisch ausgleichenden Heilpflanze geben.

Sägepalmfrüchte = Fruct. Sabalis serrulati (+)
Schlüsselblumenwurzeln (Blüten) = Rad. Primulae (Flos Primulae) (+)
Schöllkraut = Herb. Chelidonii (+)
Seifenwurzel, rote = Rad. Saponariae rubrae (+)
Hier nicht einzeln, sondern mit einer energetisch ausgleichenden Heilpflanze geben.
Sibirischer Ginseng = Rad. Eleutherococci (+)
Süßholzwurzel = Rad. Liquiritae (Liquiritae Succ.) (+)

Thymiankraut = Herb. Thymi (+)

Walnussblätter = Fol. Juglandis (+)

Zitterpappelknospen = Gem. Populi (+)
Hier nicht einzeln, sondern mit einer energetisch ausgleichenden Heilpflanze geben.

22.2 In Betracht kommende Heilpflanzen bei Lungen-Yin-Mangel

Ackerschachtelhalmkraut = Herb. Equiseti (+)

Blutweiderichkraut = Herb. Salicariae (o)
Blutwurzwurzel = Rhiz. Tormentillae (+)
Braunwurzelkraut = Herb. Scrophulariae (o)

Chinarinde = Cort. Cinchonae (+)

Edelkastanienblätter = Fol. Castaneae (-)
Eibischwurzel (Blätter) = Rad. Althaeae (Fol. Althaeae) (+)
Eichenrinde = Cort. Quercus (+)

Frauenhaarblätter = Herb. Capilli veneris (o)

Hagebutten = Fruct. cum Sem. Cynosbati (-)
Hibiskusblüten = Flos Hibisci (-)
Holunderblüten = Flos Sambuci (+)
Hopfenzapfen = Strobulus Lupuli (+)

Immergrünkraut = Herb. Vincae minoris (-)
Isländisch Moos = Lichen Cetrariae (+)

Johanniskraut = Herb. Hyperici (+)

Klettenwurzel = Rad. Bardanae (-)
Königskerzenblüten = Flos. Verbasci (+)
Korianderfrüchte = Fruct. Coriandri (+)

Löwenzahnkraut mit Wurzeln = Rad. cum Herb. Taraxaci (+)
Lungenkraut = Herb. Pulmonariae (-)

Malvenblüten (Blätter) = Flos Malvae (Fol. Malvae) (+)

Passionsblumenkraut = Herb. Passiflorae (+)
Pfefferminzblätter (Öl) = Fol. Menthae piperitae (Aetheroleum Menthae piperitae) (+)

Salbeiblätter = Fol. Salviae (+)
Sanikelkraut = Herb. Saniculae (+)
Seifenwurzel, rote = Rad. Saponariae rubrae (+)
Spitzwegerichblätter = Fol. Plantaginis lanceolatae (+)
Sonnenhutwurzel (Blätter) = Rad. Echinaceae (-) (Fol. Echinaceae [+])
Süßholzwurzel = Rad. Liquiritae (Liquiritae Succ.) (+)

Virginische Zauberstrauchblätter = Fol. Hamamelidis (+)

Weidenrinde = Cort. Salicis (+)

22.3 In Betracht kommende Heilpflanzen bei Lungen-Trockenheit

Ackerschachtelhalmkraut = Herb. Equiseti (+)

Blutweiderichkraut = Herb. Salicariae (o)
Blutwurzwurzel = Rhiz. Tormentillae (+)

Edelkastanienblätter = Fol. Castaneae (-)
Eibischwurzel (Blätter) = Rad. Althaeae (+)

Frauenhaarblätter = Herb. Capilli veneris (o)

Hagebutten = Fruct. cum Sem. Cynosbati (-)
Hibiskusblüten = Flos Hibisci (-)
Huflattichblätter = Fol. Farfarae (+)

Isländisch Moos = Lichen Cetrariae (+)

Lavendelblüten = Flos Lavandulae (+)
Lungenkraut = Herb. Pulmonariae (-)

Malvenblüten (Blätter) = Flos Malvae (Fol. Malvae) (+)
Melissenblätter = Fol. Melissae (+)

Pfefferminzblätter (Öl) = Fol. Menthae piperitae (Aetheroleum Menthae piperitae) (+)

Rosmarinblätter = Fol. Rosmarini (+)

Seifenwurzel, rote = Rad. Saponariae rubrae (+)
Spitzwegerichblätter = Fol. Plantaginis lanceolatae (+)
Sonnenhutwurzel (Blätter) = Rad. Echinaceae (-) (Fol. Echinaceae [+])

Süßholzwurzel = Rad. Liquiritae (Liquiritae Succ.) (+)

Thymiankraut = Herb. Thymi (+)
Hier nicht einzeln, sondern mit einer energetisch ausgleichenden Heilpflanze geben.

Virginische Zauberstrauchblätter = Fol. Hamamelidis (+)

Wintergrünkraut = Herb. Chimaphilae (o)

22.4 In Betracht kommende Heilpflanzen bei Wind-Kälte-Invasion in der Lunge

Alantwurzelstock = Rhiz. Helenii (Fol. Helenii, Rad. oder Fol. Inulae) (-)
Ammi visnaga (Früchte) = Fruct. Ammeos visnagae (-)
Angelikawurzel = Rad. Angelicae (+)
Anisfrüchte = Fruct. Anisi (+)

Baldrianwurzel = Rad. Valerianae (+)
Bibernellwurzel = Rad. Pimpinellae (+)

Efeublätter = Fol. Hederae helicis (+)
Eibischwurzel (Blätter) = Rad. Althaeae (Fol. Althaeae) (+)
Hier nicht einzeln, sondern mit einer energetisch ausgleichenden Heilpflanze geben.
Eukalyptusblätter = Fol. Eucalypti (Aetheroleum Eucalypti) (+)

Fenchelfrüchte = Fruct. Foeniculi (+)

Ginsengwurzel = Rad. Ginseng (+)

Huflattichblätter = Fol. Farfarae (+)
Hier nicht einzeln, sondern mit einer energetisch ausgleichenden Heilpflanze geben.

Ingwerwurzel = Rhiz. Zingiberis Tinct. (+)

Kampferöl = Oleum Camphoratum (+)
Kapuzinerkressenkraut = Herb. Tropaeoli (+)
Kümmelfrüchte = Fruct. Carvi (+)

Liebstöckelwurzel = Rad. Levistici (+)
Löwenzahnkraut mit Wurzeln = Rad. cum Herb. Taraxaci (+)
Hier nicht einzeln, sondern mit einer energetisch ausgleichenden Heilpflanze geben.

Meerrettichwurzel = Rad. Armoraciae (+)
Meerträubchenkraut = Herb. Ephedrae (+)

Oreganokraut = Herb. Oregani (-)

Pestwurzelstock = Rad. Petasitidis (+)
Petersilienwurzel = Rad. Petroselini (+)
Pfefferminzblätter (Öl) = Fol. Menthae piperitae (Aetheroleum Menthae piperitae) (+)
Hier nicht einzeln, sondern mit einer energetisch ausgleichenden Heilpflanze geben.
Pomeranzenschale = Pericarpium Aurantii (+)

Quendelkraut = Herb. Serpylli (+)

Rosmarinblätter = Fol. Rosmarini (+)
Hier nicht einzeln, sondern mit einer energetisch ausgleichenden Heilpflanze geben.

Sägepalmfrüchte = Fruct. Sabalis serrulati (+)
Schlüsselblumenwurzeln (Blüten) = Rad. Primulae (Flos Primulae) (+)
Schöllkraut = Herb. Chelidonii (+)
Seifenwurzel, rote = Rad. Saponariae rubrae (+)
Hier nicht einzeln, sondern mit einer energetisch ausgleichenden Heilpflanze geben.
Sibirischer Ginseng = Rad. Eleutherococci (+)
Süßholzwurzel = Rad. Liquiritae (Liquiritae Succ.) (+)

Thymiankraut = Herb. Thymi (+)

Weidenrinde = Cort. Salicis (+)

22.5 In Betracht kommende Heilpflanzen bei Wind-Hitze-Invasion in der Lunge

Ammi visnaga (Früchte) = Fruct. Ammeos visnagae (-)

Birkenblätter = Fol. Betulae (+)

Holunderblüten = Flos Sambuci (+)

Huflattichblätter = Fol. Farfarae (+)

Königskerzenblüten = Flos Verbasci (+)
Kamillenblüten = Flos Matricariae (+)
Korianderfrüchte = Fruct. Coriandri (+)

Lavendelblüten = Flos Lavandulae (+)

Meerträubchenkraut = Herb. Ephedrae (+)
Hier nicht einzeln, sondern mit einer energetisch ausgleichenden Heilpflanze geben.
Melissenblätter = Fol. Melissae (+)

Pfefferminzblätter (Öl) = Fol. Menthae piperitae (Aetheroleum Menthae piperitae) (+)

Rosmarinblätter = Fol. Rosmarini (+)

Salbeiblätter = Fol. Salviae (+)
Sonnenhutwurzel (Blätter) = Rad. Echinaceae (-) (Fol. Echinaceae [+])

Thymiankraut = Herb. Thymi (+)
Hier nicht einzeln, sondern mit einer energetisch ausgleichenden Heilpflanze geben.

Veilchenkraut = Herb. Violae odoratae (-)

Wintergrünkraut = Herb. Chimaphilae (o)

22.6 In Betracht kommende Heilpflanzen bei Schleim-Feuchtigkeits-Retention in der Lunge

Alantwurzelstock = Rhiz. Helenii (Fol. Helenii, Rad. oder Fol. Inulae) (-)

Angelikawurzel = Rad. Angelicae (+)
Anisfrüchte = Fruct. Anisi (+)

Baldrianwurzel = Rad. Valerianae (+)
Beifußkraut = Herb. Artemisiae (-)
Bibernellwurzel = Rad. Pimpinellae (+)

Efeublätter = Fol. Hederae helicis (+)
Eukalyptusblätter = Fol. Eucalypti (Aetheroleum Eucalypti) (+)

Fenchelfrüchte = Fruct. Foeniculi (+)

Huflattichblätter = Fol. Farfarae (+)
Hier nicht einzeln, sondern mit einer energetisch ausgleichenden Heilpflanze geben.

Ingwerwurzel = Rhiz. Zingiberis Tinct. (+)

Kalmuswurzel (Öl) = Rhiz. Calami (Aetheroleum Calami) (o)
Kapuzinerkressenkraut = Herb. Tropaeoli (+)
Kümmelfrüchte = Fruct. Carvi (+)

Liebstöckelwurzel = Rad. Levistici (+)

Meerrettichwurzel = Rad. Armoraciae (+)
Meerträubchenkraut = Herb. Ephedrae (+)

Pestwurzelstock = Rad. Petasitidis (+)
Petersilienwurzel = Rad. Petroselini (+)
Pomeranzenschale = Pericarpium Aurantii (+)

Quendelkraut = Herb. Serpylli (+)

Schöllkraut = Herb. Chelidonii (+)
Schlüsselblumenwurzeln (Blüten) = Rad. Primulae (Flos Primulae) (+)
Sibirischer Ginseng = Rad. Eleutherococci (+)
Süßholzwurzel = Rad. Liquiritae (Liquiritae Succ.) (+)

Thymiankraut = Herb. Thymi (+)

Ysopkraut = Herb. Hyssopi (-)

Zimtrinde = Cort. Cinnamomi zeylanici (+)

22.7 In Betracht kommende Heilpflanzen bei Schleim-Hitze-Retention in der Lunge

Ammi visnaga (Früchte) = Fruct. Ammeos visnagae (-)

Chinarinde = Cort. Cinchonae (+)

Eukalyptusblätter = Fol. Eucalypti (Aetheroleum Eucalypti) (+)
Hier nicht einzeln, sondern in Verbindung mit energetisch ausgleichenden Pflanzen geben.

Ginkgoblätter = Fol. Ginkgo bilobae (+)

Holunderblüten = Flos Sambuci (+)
Hopfenzapfen = Strobulus Lupuli (+)
Huflattichblätter = Fol. Farfarae (+)

Isländisch Moos = Lichen Cetrariae (+)

Johanniskraut = Herb. Hyperici (+)

Kamillenblüten = Flos Matricariae (+)
Königskerzenblüten = Flos. Verbasci (+)
Kondurangorinde = Cort. Condurango (+)
Korianderfrüchte = Fruct. Coriandri (+)

Lavendelblüten = Flos Lavandulae (+)
Löwenzahnkraut mit Wurzeln = Rad. cum Herb. Taraxaci (+)

Melissenblätter = Fol. Melissae (+)
Meerträubchenkraut = Herb. Ephedrae (+)
Hier nicht einzeln, sondern mit einer energetisch ausgleichenden Heilpflanze geben.

Passionsblumenkraut = Herb. Passiflorae (+)
Pfefferminzblätter (Öl) = Fol. Menthae piperitae (Aetheroleum Menthae piperitae) (+)

Rosmarinblätter = Fol. Rosmarini (+)

Silberweidenrinde = Cort. Salicis (+)
Sonnenhutwurzel (Blätter) = Rad. Echinaceae (-) (Fol. Echinaceae [+])
Spitzwegerichblätter = Fol. Plantaginis lanceolatae (+)

Tausendgüldenkraut = Herb. Centaurii (+)

Veilchenkraut = Herb. Violae odoratae (-)

Wintergrünkraut = Herb. Chimaphilae (o)

22.8 In Betracht kommende Heilpflanzen bei Schleim-Flüssigkeits-Retention in der Lunge

Alantwurzelstock = Rhiz. Helenii (Fol. Helenii, Rad. oder Fol. Inulae) (-)
Angelikawurzel = Rad. Angelicae (+)
Anisfrüchte = Fruct. Anisi (+)

Baldrianwurzel = Rad. Valerianae (+)
Beifußkraut = Herb. Artemisiae (-)
Bibernellwurzel = Rad. Pimpinellae (+)

Efeublätter = Fol. Hederae helicis (+)
Eukalyptusblätter = Fol. Eucalypti (Aetheroleum Eucalypti) (+)

Fenchelfrüchte = Fruct. Foeniculi (+)

Ingwerwurzel = Rhiz. Zingiberis Tinct. (+)

Kalmuswurzel (Öl) = Rhiz. Calami (Aetheroleum Calami) (o)
Kapuzinerkressenkraut = Herb. Tropaeoli (+)
Kümmelfrüchte = Fruct. Carvi (+)

Liebstöckelwurzel = Rad. Levistici (+)

Meerrettichwurzel = Rad. Armoraciae (+)

Meerträubchenkraut = Herb. Ephedrae (+)

Pestwurzelstock = Rad. Petasitidis (+)
Petersilienwurzel = Rad. Petroselini (+)
Pomeranzenschale = Pericarpium Aurantii (+)

Quendelkraut = Herb. Serpylli (+)

Schöllkraut = Herb. Chelidonii (+)
Sibirischer Ginseng = Rad. Eleutherococci (+)
Süßholzwurzel = Rad. Liquiritae (Liquiritae Succ.) (+)

Thymiankraut = Herb. Thymi (+)

Ysopkraut = Herb. Hyssopi (-)

Zimtrinde = Cort. Cinnamomi zeylanici (+)

23. Heilpflanzen, welche für die Syndrome des Dickdarms (Da Chang) geeignet sind

23.1 In Betracht kommende Heilpflanzen bei Flüssigkeitsmangel im Dickdarm

Aloe (Tinktur) Extrakt = Tinct. Aloes (Extr. Aloes) (+)

Faulbaumrinde = Cort. Frangulae (+)
Fenchelfrüchte = Fruct. Foeniculi (+)
Hier nicht einzeln, sondern mit einer energetisch ausgleichenden Heilpflanze geben.

Glaubersalz = Natrium sulfuricum

Hagebutten = Fruct. cum Sem. Cynosbati (-)
Hibiskusblüten = Flos Hibisci (-)

Lungenkraut = Herb. Pulmonariae (-)
Leinsamen = Sem. Lini (+)
Hier nicht einzeln, sondern mit einer energetisch ausgleichenden Heilpflanze geben.

Manna – Esche = Succ. Manna (+)

Rubrechtskraut = Herb. Geranii robertiani (o)

Schlehdornfrüchte = Fruct. Pruni spinosae (+)
Süßholzwurzel = Rad. Liquiritae (Liquiritae Succ.) (+)

Virginische Zauberstrauchblätter = Fol. Hamamelidis (+)

23.2 In Betracht kommende Heilpflanzen bei Dickdarm-Schwäche mit Kälte

Ammi visnaga (Früchte) = Fruct. Ammeos visnagae (-)
Angelikawurzel = Rad. Angelicae (+)
Anisfrüchte = Fruct. Anisi (+)

Bärlauchkraut (Zwiebel) = Herb. Allii ursini (Bulb. Allii ursini) (o)
Baldrianwurzel = Rad. Valerianae (+)
Beifußkraut = Herb. Artemisiae (-)
Blutweiderichkraut = Herb. Salicariae (o)
Hier nicht einzeln, sondern mit einer energetisch ausgleichenden Heilpflanze geben.
Blutwurzwurzel = Rhiz. Tormentillae (+)
Hier nicht einzeln, sondern mit einer energetisch ausgleichenden Heilpflanze geben.
Bockshornkleesamen = Sem. Foenugraeci pulv. (+)

Fenchelfrüchte = Fruct. Foeniculi (+)

Ginsengwurzel = Rad. Ginseng (+)

Heidelbeeren = Fruct. Myrtilli (+)
Hier nicht einzeln, sondern mit einer energetisch ausgleichenden Heilpflanze geben.

Ingwerwurzel = Rhiz. Zingiberis Tinct. (+)

Kalmuswurzel (Öl) = Rhiz. Calami (Aetheroleum Calami) (o)
Kamillenblüten = Flos Matricariae (+)
Hier nicht einzeln, sondern mit einer energetisch ausgleichenden Heilpflanze geben.
Knoblauchzwiebel = Bulbus Allii sativi (+)
Kümmelfrüchte = Fruct. Carvi (+)

Leinsamen = Sem. Lini (+)
Liebstöckelwurzel = Rad. Levistici (+)

Melissenblätter = Fol. Melissae (+)
Hier nicht einzeln, sondern mit einer energetisch ausgleichenden Heilpflanze geben.
Myrrhe = Tinct. Myrrhae (+)

Petersilienwurzel = Rad. Petroselini (+)
Pomeranzenschale = Pericarpium Aurantii (+)

Sägepalmfrüchte = Fruct. Sabalis serrulati (+)
Sibirischer Ginseng = Rad. Eleutherococci (+)
Süßholzwurzel = Rad. Liquiritae (Liquiritae Succ.) (+)

Thymiankraut = Herb. Thymi (+)

Virginische Zauberstrauchblätter = Fol. Hamamelidis (+)
Hier nicht einzeln, sondern mit einer energetisch ausgleichenden Heilpflanze geben.

Wacholderbeeren = Fruct. Juniperi (+)
Walnussblätter = Fol. Juglandis (+)

Zimtrinde = Cort. Cinnamomi zeylanici (+)

23.3 In Betracht kommende Heilpflanzen bei Feuchter Hitze im Dickdarm

Bärentraubenblätter = Fol. Uvae ursi (+)
Blutweiderichkraut = Herb. Salicariae (o)
Blutwurzwurzel = Rhiz. Tormentillae (+)

Chinarinde = Cort. Cinchonae (+)

Eichenrinde = Cort. Quercus (+)

Heidelbeeren = Fruct. Myrtilli (+)
Heidekraut (Blüten) = Herb. Ericae (Flos Ericae) (-)
Holunderblüten = Flos Sambuci (+)
Huflattichblätter = Fol. Farfarae (+)

Kamillenblüten = Flos Matricariae (+)
Kondurangorinde = Cort. Condurango (+)
Korianderfrüchte = Fruct. Coriandri (+)

Löwenzahnkraut mit Wurzeln = Rad. cum Herb. Taraxaci (+)

Melissenblätter = Fol. Melissae (+)

Pfefferminzblätter (Öl) = Fol. Menthae piperitae (Aetheroleum Menthae piperitae) (+)

Sonnenhutwurzel (Blätter) = Rad. Echinaceae (-) (Fol. Echinaceae [+])

Virginische Zauberstrauchblätter = Fol. Hamamelidis (+)

23.4 In Betracht kommende Heilpflanzen bei Kälte im Dickdarm mit Qi-Stagnation

Angelikawurzel = Rad. Angelicae (+)
Anisfrüchte = Fruct. Anisi (+)

Beifußkraut = Herb. Artemisiae (-)

Fenchelfrüchte = Fruct. Foeniculi (+)

Ingwerwurzel = Rhiz. Zingiberis Tinct. (+)

Kalmuswurzel (Öl) = Rhiz. Calami (Aetheroleum Calami) (o)
Kapuzinerkressenkraut = Herb. Tropaeoli (+)
Knoblauchzwiebel = Bulbus Allii sativi (+)
Kümmelfrüchte = Fruct. Carvi (+)

Leinsamen = Sem. Lini (+)
Liebstöckelwurzel = Rad. Levistici (+)

Meerrettichwurzel = Rad. Armoraciae (+)
Myrrhe = Tinct. Myrrhae (+)

Petersilienwurzel = Rad. Petroselini (+)
Pomeranzenschale = Pericarpium Aurantii (+)

Sibirischer Ginseng = Rad. Eleutherococci (+)
Süßholzwurzel = Rad. Liquiritae (Liquiritae Succ.) (+)

Wacholderbeeren = Fruct. Juniperi (+)
Walnussblätter = Fol. Juglandis (+)

Zimtrinde = Cort. Cinnamomi zeylanici (+)

24. Heilpflanzen, welche für die Syndrome der Niere (Shen) geeignet sind

24.1 In Betracht kommende Heilpflanzen bei: Nieren-Qi ist nicht fest

Ackerschachtelhalmkraut = Herb. Equiseti (+)
Angelikawurzel = Rad. Angelicae (+)

Baldrianwurzel = Rad. Valerianae (+)
Brennnesselkraut (Wurzel) = Herb. Urticae (Rad. Urticae) (+)
Hier nicht einzeln, sondern mit einer energetisch ausgleichenden Heilpflanze geben.

Fenchelfrüchte = Fruct. Foeniculi (+)
Frauenmantelkraut = Herb. Alchemillae (+)
Hier nicht einzeln, sondern mit einer energetisch ausgleichenden Heilpflanze geben.

Goldrutenkraut = Herb. Solidaginis (+)
Hier nicht einzeln, sondern mit einer energetisch ausgleichenden Heilpflanze geben.
Ginsengwurzel = Rad. Ginseng (+)

Ingwerwurzel = Rhiz. Zingiberis Tinct. (+)

Johanniskraut = Herb. Hyperici (+)
Hier nicht einzeln, sondern mit einer energetisch ausgleichenden Heilpflanze geben.

Kapuzinerkressenkraut = Herb. Tropaeoli (+)
Kürbissamen = Sem. Cucurbitae (+)
Hier nicht einzeln, sondern mit einer energetisch ausgleichenden Heilpflanze geben.

Meerrettichwurzel = Rad. Armoraciae (+)
Melissenblätter = Fol. Melissae (+)
Hier nicht einzeln, sondern mit einer energetisch ausgleichenden Heilpflanze geben.

Pestwurzelstock = Rhiz. Petasitidis (+)
Petersilienwurzel = Rad. Petroselini (+)
Pomeranzenschale = Pericarpium Aurantii (+)

Sägepalmfrüchte = Fruct. Sabalis serrulati (+)
Salbeiblätter = Fol. Salviae (+)
Hier nicht einzeln, sondern mit einer energetisch ausgleichenden Heilpflanze geben.
Sibirischer Ginseng = Rad. Eleutherococci (+)
Schafgarbenkraut = Herb. Millefolii (+)
Hier nicht einzeln, sondern mit einer energetisch ausgleichenden Heilpflanze geben.
Spitzwegerichblätter = Fol. Plantaginis lanceolatae (+)
Süßholzwurzel = Rad. Liquiritae (Liquiritae Succ.) (+)

Taubnesselblüten = Flos Lamii albi (+)
Hier nicht einzeln, sondern mit einer energetisch ausgleichenden Heilpflanze geben.

Wacholderbeeren = Fruct. Juniperi (+)

Zimtrinde = Cort. Cinnamomi zeylanici (+)

Zitterpappelknospen = Gem. Populi (+)
Hier nicht einzeln, sondern mit einer energetisch ausgleichenden Heilpflanze geben.

24.2 In Betracht kommende Heilpflanzen bei Nieren-Yang-Mangel

Ackerschachtelhalmkraut = Herb. Equiseti (+)

Angelikawurzel = Rad. Angelicae (+)

Baldrianwurzel = Rad. Valerianae (+)

Beifußkraut = Herb. Artemisiae (-)

Blutweiderichkraut = Herb. Salicariae (o)
Hier nicht einzeln, sondern mit einer energetisch ausgleichenden Heilpflanze geben.

Brennnesselkraut (Wurzel) = Herb. Urticae (Rad. Urticae) (+)
Hier nicht einzeln, sondern mit einer energetisch ausgleichenden Heilpflanze geben.

Cimicifugawurzelstock = Rhiz. Cimicifugae (+)

Fenchelfrüchte = Fruct. Foeniculi (+)

Frauenmantelkraut = Herb. Alchemillae (+)
Hier nicht einzeln, sondern mit einer energetisch ausgleichenden Heilpflanze geben.

Goldrutenkraut = Herb. Solidaginis (+)
Hier nicht einzeln, sondern mit einer energetisch ausgleichenden Heilpflanze geben.

Ginsengwurzel = Rad. Ginseng (+)

Hirtentäschelkraut = Herb. Bursae pastoris (+)
Hier nicht einzeln, sondern in Verbindung mit energetisch ausgleichenden Pflanzen geben.

Ingwerwurzel = Rhiz. Zingiberis Tinct. (+)

Johanniskraut = Herb. Hyperici (+)
Hier nicht einzeln, sondern mit einer energetisch ausgleichenden Heilpflanze geben.

Kapuzinerkressenkraut = Herb. Tropaeoli (+)

Keuschlammfrüchte = Fruct. Agni casti (+)

Kürbissamen = Sem. Cucurbitae (+)
Hier nicht einzeln, sondern mit einer energetisch ausgleichenden Heilpflanze geben.

Meerrettichwurzel = Rad. Armoraciae (+)

Melissenblätter = Fol. Melissae (+)
Hier nicht einzeln, sondern mit einer energetisch ausgleichenden Heilpflanze geben.

Pestwurzelstock = Rhiz. Petasitidis (+)

Petersilienwurzel = Rad. Petroselini (+)

Pomeranzenschale = Pericarpium Aurantii (+)

Rautenkraut = Herb. Rutae graveolentis (-)

Sägepalmfrüchte = Fruct. Sabalis serrulati (+)

Salbeiblätter = Fol. Salviae (+)
Hier nicht einzeln, sondern mit einer energetisch ausgleichenden Heilpflanze geben.

Sibirischer Ginseng = Rad. Eleutherococci (+)

Schafgarbenkraut = Herb. Millefolii (+)
Hier nicht einzeln, sondern mit einer energetisch ausgleichenden Heilpflanze geben.

Süßholzwurzel = Rad. Liquiritae (Liquiritae Succ.) (+)

Taubnesselblüten = Flos Lamii albi (+)
Hier nicht einzeln, sondern mit einer energetisch ausgleichenden Heilpflanze geben.

Wacholderbeeren = Fruct. Juniperi (+)

Zimtrinde = Cort. Cinnamomi zeylanici (+)

Zitterpappelknospen = Gem. Populi (+)
Hier nicht einzeln, sondern mit einer energetisch ausgleichenden Heilpflanze geben.

24.3 In Betracht kommende Heilpflanzen bei: Die Niere ist unfähig, das Qi aufzunehmen

Ackerschachtelhalmkraut = Herb. Equiseti (+)

Alantwurzelstock = Rhiz. Helenii (Fol. Helenii, Rad. oder Fol. Inulae) (-)

Ammi visnaga (Früchte) = Fruct. Ammeos visnagae (-)

Angelikawurzel = Rad. Angelicae (+)

Anisfrüchte = Fruct. Anisi (+)

Baldrianwurzel = Rad. Valerianae (+)

Beifußkraut = Herb. Artemisiae (-)

Bibernellwurzel = Rad. Pimpinellae (+)

Eibischwurzel (Blätter) = Rad. Althaeae (Fol. Althaeae) (+)
Hier nicht einzeln, sondern mit einer energetisch ausgleichenden Heilpflanze geben.

Eukalyptusblätter = Fol. Eucalypti (Aetheroleum Eucalypti) (+)

Fenchelfrüchte = Fruct. Foeniculi (+)

Ginsengwurzel = Rad. Ginseng (+)

Goldrutenkraut = Herb. Solidaginis (+)
Hier nicht einzeln, sondern mit einer energetisch ausgleichenden Heilpflanze geben.

Ingwerwurzel = Rhiz. Zingiberis Tinct. (+)

Johanniskraut = Herb. Hyperici (+)
Hier nicht einzeln, sondern mit einer energetisch ausgleichenden Heilpflanze geben.

Kampferöl = Oleum Camphoratum (+)

Kapuzinerkressenkraut = Herb. Tropaeoli (+)

Kümmelfrüchte = Fruct. Carvi (+)

Kürbissamen = Sem. Cucurbitae (+)
Hier nicht einzeln, sondern mit einer energetisch ausgleichenden Heilpflanze geben.

Liebstöckelwurzel = Rad. Levistici (+)

Meerrettichwurzel = Rad. Armoraciae (+)

Melissenblätter = Fol. Melissae (+)
Hier nicht einzeln, sondern mit einer energetisch ausgleichenden Heilpflanze geben.

Pestwurzelstock = Rad. Petasitidis (+)

Petersilienwurzel = Rad. Petroselini (+)

Pomeranzenschale = Pericarpium Aurantii (+)

Quendelkraut = Herb. Serpylli (+)

Rautenkraut = Herb. Rutae graveolentis (-)

Sägepalmfrüchte = Fruct. Sabalis serrulati (+)

Salbeiblätter = Fol. Salviae (+)
Hier nicht einzeln, sondern mit einer energetisch ausgleichenden Heilpflanze geben.

Schlüsselblumenwurzeln (Blüten) = Rad. Primulae (Flos Primulae) (+)

Schöllkraut = Herb. Chelidonii (+)

Sibirischer Ginseng = Rad. Eleutherococci (+)

Süßholzwurzel = Rad. Liquiritae (Liquiritae Succ.) (+)

Thymiankraut = Herb. Thymi (+)

Wacholderbeeren = Fruct. Juniperi (+)

Zimtrinde = Cort. Cinnamomi zeylanici (+)

Zitterpappelknospen = Gem. Populi (+)
Hier nicht einzeln, sondern mit einer energetisch ausgleichenden Heilpflanze geben.

24.4 In Betracht kommende Heilpflanzen bei Wasserüberschuss

Ackerschachtelhalmkraut = Herb. Equiseti (+)

Alantwurzelstock = Rhiz. Helenii (Fol. Helenii, Rad. oder Fol. Inulae) (-)

Ammi visnaga (Früchte) = Fruct. Ammeos visnagae (-)

Angelikawurzel = Rad. Angelicae (+)

Anisfrüchte = Fruct. Anisi (+)

Baldrianwurzel = Rad. Valerianae (+)

Beifußkraut = Herb. Artemisiae (-)

Bibernellwurzel = Rad. Pimpinellae (+)

Blutweiderichkraut = Herb. Salicariae (o)
Hier nicht einzeln, sondern mit einer energetisch ausgleichenden Heilpflanze geben.

Brennnesselkraut (Wurzel) = Herb. Urticae (Rad. Urticae) (+)
Hier nicht einzeln, sondern mit einer energetisch ausgleichenden Heilpflanze geben.

Efeublätter = Fol. Hederae helicis (+)

Eibischwurzel (Blätter) = Rad. Althaeae (Fol. Althaeae) (+)
Hier nicht einzeln, sondern mit einer energetisch ausgleichenden Heilpflanze geben.

Eichenrinde = Cort. Quercus (+)
Hier nicht einzeln, sondern mit einer energetisch ausgleichenden Heilpflanze geben.

Eukalyptusblätter = Fol. Eucalypti (Aetheroleum Eucalypti) (+)

Fenchelfrüchte = Fruct. Foeniculi (+)

Ginkgoblätter = Fol. Ginkgo bilobae (+)

Ginsengwurzel = Rad. Ginseng (+)

Goldrutenkraut = Herb. Solidaginis (+)
Hier nicht einzeln, sondern mit einer energetisch ausgleichenden Heilpflanze geben.

Heidelbeeren = Fruct. Myrtilli (+)
Hier nicht einzeln, sondern mit einer energetisch ausgleichenden Heilpflanze geben.

Herzgespannkraut = Herb. Leonuri cardiacae (+)
Hier nicht einzeln, sondern mit einer energetisch ausgleichenden Heilpflanze geben.

Hirtentäschelkraut = Herb. Bursae pastoris (+)
Hier nicht einzeln, sondern mit einer energetisch ausgleichenden Heilpflanze geben.

Ingwerwurzel = Rhiz. Zingiberis Tinct. (+)

Johanniskraut = Herb. Hyperici (+)
Hier nicht einzeln, sondern mit einer energetisch ausgleichenden Heilpflanze geben.

Kamillenblüten = Flos Matricariae (+)
Hier nicht einzeln, sondern mit einer energetisch ausgleichenden Heilpflanze geben.

Kampferöl = Oleum Camphoratum (+)

Kapuzinerkressenkraut = Herb. Tropaeoli (+)

Kümmelfrüchte = Fruct. Carvi (+)

Kürbissamen = Sem. Cucurbitae (+)
Hier nicht einzeln, sondern mit einer energetisch ausgleichenden Heilpflanze geben.

Liebstöckelwurzel = Rad. Levistici (+)

Löwenzahnkraut mit Wurzeln = Rad. cum Herb. Taraxaci (+)
Hier nicht einzeln, sondern in Verbindung mit energetisch ausgleichenden Pflanzen geben.

Maiglöckchentinktur = Tinct. Convallariae (+)
Hier nicht einzeln, sondern mit einer energetisch ausgleichenden Heilpflanze geben.

Meerrettichwurzel = Rad. Armoraciae (+)

Meerträubchenkraut = Herb. Ephedrae (+)

Meerzwiebeltinktur = Tinct. Bulbus Scillae (+)
Hier nicht einzeln, sondern mit einer energetisch ausgleichenden Heilpflanze geben.

Melissenblätter = Fol. Melissae (+)
Hier nicht einzeln, sondern mit einer energetisch ausgleichenden Heilpflanze geben.

Mistelkraut = Herb. Visci (+)

Pestwurzelstock = Rhiz. Petasitidis (+)

Petersilienwurzel = Rad. Petroselini (+)

Pomeranzenschale = Pericarpium Aurantii (+)

Quendelkraut = Herb. Serpylli (+)

Rautenkraut = Herb. Rutae graveolentis (-)

Sägepalmfrüchte = Fruct. Sabalis serrulati (+)

Salbeiblätter = Fol. Salviae (+)
Hier nicht einzeln, sondern mit einer energetisch ausgleichenden Heilpflanze geben.

Schafgarbenkraut = Herb. Millefolii (+)
Hier nicht einzeln, sondern mit einer energetisch ausgleichenden Heilpflanze geben.

Schlüsselblumenwurzeln (Blüten) = Rad. Primulae (Flos Primulae) (+)

Schöllkraut = Herb. Chelidonii (+)

Sibirischer Ginseng = Rad. Eleutherococci (+)

Süßholzwurzel = Rad. Liquiritae (Liquiritae Succ.) (+)

Taubnesselblüten = Flos Lamii albi (+)
Hier nicht einzeln, sondern mit einer energetisch ausgleichenden Heilpflanze geben.

Thymiankraut = Herb. Thymi (+)

Wacholderbeeren = Fruct. Juniperi (+)

Walnussblätter = Fol. Juglandis (+)

Weißdornblüten und -blätter = Flor. cum Fol. Crataegi (+)

Zimtrinde = Cort. Cinnamomi zeylanici (+)

Zitterpappelknospen = Gem. Populi (+)
Hier nicht einzeln, sondern mit einer energetisch ausgleichenden Heilpflanze geben.

24.5 In Betracht kommende Heilpflanzen bei Nieren-Yin Mangel (mit Mangel-Hitze)

Ackerschachtelhalmkraut = Herb. Equiseti (+)

Aloe (Tinktur) Extrakt = Aloes Tinct. (Aloes Extr.) (+)

Bärentraubenblätter = Fol. Uvae ursi (+)

Benediktenkraut = Herb. Cnici benedicti (+)

Birkenblätter = Fol. Betulae (+)

Blutweiderichkraut = Herb. Salicariae (o)

Brennnesselkraut (Wurzel) = Herb. Urticae (Rad. Urticae) (+)

Cimicifugawurzelstock = Rhiz. Cimicifugae (+)

Eichenrinde = Cort. Quercus (+)

Eibischwurzel (Blätter) = Rad. Althaeae (Fol. Althaeae) (+)

Frauenmantelkraut = Herb. Alchemillae (+)

Gänsefingerkraut = Herb. Anserinae (+)

Ginkgoblätter = Fol. Ginkgo bilobae (+)

Goldrutenkraut = Herb. Solidaginis (+)

Hagebutten = Fruct. cum Sem. Cynosbati (-)

Heidekraut (Blüten) = Herb. Ericae (Flos Ericae) (-)

Herzgespannkraut = Herb. Leonuri cardiacae (+)

Hibiskusblüten = Flos Hibisci (-)

Hirtentäschelkraut = Herb. Bursae pastoris (+)

Holunderblüten = Flos Sambuci (+)

Hopfenzapfen = Strobulus Lupuli (+)

Isländisch Moos = Lichen Cetrariae (+)

Johanniskraut = Herb. Hyperici (+)

Kamillenblüten = Flos Matricariae (+)

Keuschlammfrüchte = Fruct. Agni casti (+)

Korianderfrüchte = Fruct. Coriandri (+)

Kürbissamen = Sem. Cucurbitae (+)

Lavendelblüten = Flos Lavandulae (+)

Löwenzahnkraut mit Wurzeln = Rad. cum Herb. Taraxaci (+)

Malvenblüten (Blätter) = Flos Malvae (Fol. Malvae) (+)

Melissenblätter = Fol. Melissae (+)

Passionsblumenkraut = Herb. Passiflorae (+)

Rautenkraut = Herb. Rutae graveolentis (-)
Hier nicht einzeln, sondern mit einer energetisch ausgleichenden Heilpflanze geben.

Rhabarberwurzel = Rad. Rhei (+)

Sandelholz, weißes = Santalilignum album (+)

Salbeiblätter = Fol. Salviae (+)

Schafgarbenkraut = Herb. Millefolii (+)

Schlehdornfrüchte = Fruct. Pruni spinosae (+)

Schneeballbaumrinde = Cort. Viburni prunifolii (o)

Selleriekraut (Frucht, Wurzel) = Herb. Apii graveolentis (Fruct. /Rad. Apii graveolentis) (-)

Sennesblätter (Früchte) = Fol. Sennae (Fruct. Sennae) (+)

Sonnenhutwurzel (Blätter) = Rad. Echinaceae (-) (Fol. Echinaceae [+])

Storchenschnabelkraut (Wurzel) = Herb. Geranii robertiani (Rad. Geranii robertiani) (o)

Taubnesselblüten = Flos Lamii albi (+)

Vogelmierenkraut = Herb. Stellariae mediae (selten: Alsine = Alsine media) (o)

Weidenrinde = Cort. Salicis (+)

Wolfstrappkraut = Herb. Lycopi (+)

Zitterpappelknospen = Gem. Populi (+)

25. Heilpflanzen, welche für das Syndrom der Harnblase (Pang Guang) geeignet sind

25.1 In Betracht kommende Heilpflanzen bei Feuchter Hitze in der Blase

Ackerschachtelhalmkraut = Herb. Equiseti (+)

Ammi visnaga (Früchte) = Fruct. Ammeos visnagae (-)

Bärentraubenblätter = Fol. Uvae ursi (+)

Benediktenkraut = Herb. Cnici benedicti (+)

Berberitzenblätter (Wurzel, Rinde, Frucht) = Fol. Berberidis (Rad. Berberidis, Cort. B., Fruct. B.) (-)

Birkenblätter = Fol. Betulae (+)

Brennnesselkraut (Wurzel) = Herb. Urticae (Rad. Urticae) (+)

Chinarinde = Cort. Cinchonae (+)

Goldrutenkraut = Herb. Solidaginis (+)

Heidekraut (Blüten) = Herb. Ericae (Flos Ericae) (-)

Holunderblüten = Flos Sambuci (+)

Hopfenzapfen = Strobulus Lupuli (+)

Johanniskraut = Herb. Hyperici (+)

Kamillenblüten = Flos Matricariae (+)

Kapuzinerkressenkraut = Herb. Tropaeoli (+)
Cave! Nur in Verbindung mit einer kühlenden Heilpflanze, z. B. Goldrutenkraut oder Sandelholz, geben.

Korianderfrüchte = Fruct. Coriandri (+)

Kürbissamen = Sem. Cucurbitae (+)

Lavendelblüten = Flos Lavandulae (+)

Löwenzahnkraut mit Wurzeln = Rad. cum Herb. Taraxaci (+)

Meerrettichwurzel = Rad. Armoraciae (+)
Cave! Nur in Verbindung mit einer kühlenden Heilpflanze, z. B. Goldrutenkraut oder Sandelholz, geben.

Melissenblätter = Fol. Melissae (+)

Passionsblumenkraut = Herb. Passiflorae (+)

Pfefferminzblätter (Öl) = Fol. Menthae piperitae (Aetheroleum Menthae piperitae) (+)

Rhabarberwurzel = Rad. Rhei (+)

Rosmarinblätter = Fol. Rosmarini (+)

Sägepalmfrüchte = Fruct. Sabalis serrulati (+)
Hier nicht einzeln, sondern mit einer energetisch ausgleichenden Heilpflanze geben.

Salbeiblätter = Fol. Salviae (+)

Sanikelkraut = Herb. Saniculae (+)

Schafgarbenkraut = Herb. Millefolii (+)

Selleriekraut (Frucht, Wurzel) = Herb. Apii graveolentis (Fruct. /Rad. Apii graveolentis) (-)

Sonnenhutwurzel (Blätter) = Rad. Echinaceae (-) (Fol. Echinaceae [+])

Spitzwegerichblätter = Fol. Plantaginis lanceolatae (+)

Steinkleekraut = Herb. Meliloti (+)

Weidenrinde = Cort. Salicis (+)

Wintergrünkraut = Herb. Chimaphilae (o)

Zitterpappelknospen = Gem. Populi (+)

26. In Betracht kommende Heilpflanzen bei Taiyang-Syndromen

26.1 Biao Shi (Außen-Fülle)

Alantwurzelstock = Rhiz. Helenii (Fol. Helenii, Rad. oder Fol. Inulae) (-)

Angelikawurzel = Rad. Angelicae (+)

Anisfrüchte = Fruct. Anisi (+)

Bärlauchkraut (Zwiebel) = Herb. Allii ursini (Bulb. Allii ursini) (o)

Bibernellwurzel = Rad. Pimpinellae (+)

Eukalyptusblätter = Fol. Eucalypti (Aetheroleum Eucalypti) (+)

Fenchelfrüchte = Fruct. Foeniculi (+)

Ginsengwurzel = Rad. Ginseng (+)

Ingwerwurzel = Rhiz. Zingiberis Tinct. (+)

Kapuzinerkressenkraut = Herb. Tropaeoli (+)

Knoblauchzwiebel = Bulbus Allii sativi (+)

Kümmelfrüchte = Fruct. Carvi (+)

Lindenblüten = Flos Tiliae (+)

Meerrettichwurzel = Rad. Armoraciae (+)

Meerträubchenkraut = Herb. Ephedrae (+)

Mistelkraut = Herb. Visci (+)

Oreganokraut = Herb. Oregani (-)

Pestwurzelstock = Rhiz. Petasitidis (+)

Petersilienwurzel = Rad. Petroselini (+)

Pomeranzenschale = Pericarpium Aurantii (+)

Quendelkraut = Herb. Serpylli (+)

Schöllkraut = Herb. Chelidonii (+)

Sibirischer Ginseng = Rad. Eleutherococci (+)

Thymiankraut = Herb. Thymi (+)

Ysopkraut = Herb. Hyssopi (-)

Zimtrinde = Cort. Cinnamomi zeylanici (+)

Zwiebel = Bulb. Allii cepae (+)

26.2 Biao Xu (Außen-Mangel)

Alantwurzelstock = Rhiz. Helenii (Fol. Helenii, Rad. oder Fol. Inulae) (-)

Angelikawurzel = Rad. Angelicae (+)

Anisfrüchte = Fruct. Anisi (+)

Bärlauchkraut (Zwiebel) = Herb. Allii ursini (Bulb. Allii ursini) (o)

Bibernellwurzel = Rad. Pimpinellae (+)

Efeublätter = Fol. Hederae helicis (+)

Eukalyptusblätter = Fol. Eucalypti (Aetheroleum Eucalypti) (+)

Fenchelfrüchte = Fruct. Foeniculi (+)

Ginsengwurzel = Rad. Ginseng (+)

Hagebutten = Fruct. cum Sem. Cynosbati (-)
Hier nicht einzeln, sondern mit einer energetisch ausgleichenden Heilpflanze geben.

Ingwerwurzel = Rhiz. Zingiberis Tinct. (+)

Kapuzinerkressenkraut = Herb. Tropaeoli (+)
Knoblauchzwiebel = Bulbus Allii sativi (+)
Kümmelfrüchte = Fruct. Carvi (+)

Meerrettichwurzel = Rad. Armoraciae (+)
Meerträubchenkraut = Herb. Ephedrae (+)

Oreganokraut = Herb. Oregani (-)

Pestwurzelstock = Rhiz. Petasitidis (+)
Petersilienwurzel = Rad. Petroselini (+)
Pomeranzenschale = Pericarpium Aurantii (+)

Quendelkraut = Herb. Serpylli (+)

Schöllkraut = Herb. Chelidonii (+)
Sibirischer Ginseng = Rad. Eleutherococci (+)

Thymiankraut = Herb. Thymi (+)

Wacholderbeeren = Fruct. Juniperi (+)
Weißdornblüten und -blätter = Flor. cum Fol. Crataegi (+)

Ysopkraut = Herb. Hyssopi (-)

Zimtrinde = Cort. Cinnamomi zeylanici (+)
Zwiebel = Bulb. Allii cepae (+)

27. In Betracht kommende Heilpflanzen bei Shaoyang-Syndromen

27.1 Shaoyang Bian Zheng

27.2 Übergangsform: Taiyang-Shaoyang Bian Zheng

27.3 Übergangsform: Shaoyang-Yangming Bian Zheng

Ackerschachtelhalmkraut = Herb. Equiseti (+)
Alantwurzelstock = Rhiz. Helenii (Fol. Helenii, Rad. oder Fol. Inulae) (-)
Ammi visnaga (Früchte) = Fruct. Ammeos visnagae (-)
Angelikawurzel = Rad. Angelicae (+)
Anisfrüchte = Fruct. Anisi (+)
Artischockenblätter = Fol. Cynarae (+)

Bärlauchkraut (Zwiebel) = Herb. Allii ursini (Bulb. Allii ursini) (o)
Baldrianwurzel = Rad. Valerianae (+)
Beifußkraut = Herb. Artemisiae (-)
Benediktenkraut = Herb. Cnici benedicti (+)
Bibernellwurzel = Rad. Pimpinellae (+)
Birkenblätter = Fol. Betulae (+)
Bitterkleeblätter = Fol. Trifolii fibrini (+)
Bockshornkleesamen = Sem. Foenugraeci pulv. (+)
Boldoblätter = Fol. Boldo (+)

Chinarinde = Cort. Cinchonae (+)

Eberwurzel = Rad. Carlinae (o)
Eibischwurzel (Blätter) = Rad. Althaeae (Fol. Althaeae) (+)
Enzianwurzel = Gentianae Rad. conc. (+)
Eukalyptusblätter = Fol. Eucalypti (Aetheroleum Eucalypti) (+)

Fenchelfrüchte = Fruct. Foeniculi (+)
Frauenhaarblätter = Herb. Capilli veneris (o)

Gänseblümchenblüten und -blätter = Flos. cum Fol. Bellidis (o)
Ginsengwurzel = Rad. Ginseng (+)

Herzgespannkraut = Herb. Leonuri cardiacae (+)
Holunderblüten = Flos Sambuci (+)
Hopfenzapfen = Strobulus Lupuli (+)

Immergrünkraut = Herb. Vincae minoris (-)
Ingwerwurzel = Rhiz. Zingiberis Tinct. (+)

Johanniskraut = Herb. Hyperici (+)

Kamillenblüten = Flos Matricariae (+)
Kampferöl = Oleum Camphoratum (+)
Kapuzinerkressenkraut = Herb. Tropaeoli (+)
Knoblauchzwiebel = Bulbus Allii sativi (+)
Kondurangorinde = Cort. Condurango (+)
Korianderfrüchte = Fruct. Coriandri (+)
Kümmelfrüchte = Fruct. Carvi (+)
Kürbissamen = Sem. Cucurbitae (+)

Lavendelblüten = Flos Lavandulae (+)
Liebstöckelwurzel = Rad. Levistici (+)
Löwenzahnkraut mit Wurzeln = Rad. cum Herb. Taraxaci (+)

Manna – Esche = Manna Succ. (+)
Maiglöckchentinktur = Convallariae Tinct. (+)
Mariendistelfrüchte = Fruct. Cardui mariae (+)
Meerrettichwurzel = Rad. Armoraciae (+)
Meerträubchenkraut = Herb. Ephedrae (+)
Meerzwiebel = Bulbus Scillae Tinct. (+)
Melissenblätter = Fol. Melissae (+)
Mistelkraut = Herb. Visci (+)
Myrrhe = Myrrhae Tinct. (+)

Olivenöl = Olivae Oleum (-)
Oreganokraut = Herb. Oregani (-)

Passionsblumenkraut = Herb. Passiflorae (+)
Pestwurzelstock = Rhiz. Petasitidis (+)
Petersilienwurzel = Rad. Petroselini (+)
Pfefferminzblätter (Öl) = Fol. Menthae piperitae (Aetheroleum Menthae piperitae) (+)
Pomeranzenschale = Pericarpium Aurantii (+)

Quendelkraut = Herb. Serpylli (+)

Rhabarberwurzel = Rad. Rhei (+)
Ringelblumenblüten = Flos Calendulae (+)
Rosmarinblätter = Fol. Rosmarini (+)

Sägepalmfrüchte = Fruct. Sabalis serrulati (+)
Salbeiblätter = Fol. Salviae (+)
Schlüsselblumenwurzeln (Blüten) = Rad. Primulae (Flos Primulae) (+)
Schöllkraut = Herb. Chelidonii (+)
Seifenwurzel, rote = Rad. Saponariae rubrae (+)
Selleriekraut (Frucht, Wurzel) = Herb. Apii graveolentis (Fruct. /Rad. Apii graveolentis) (-)
Sennesblätter (Früchte) = Fol. Sennae (Fruct. Sennae) (+)
Sibirischer Ginseng = Rad. Eleutherococci (+)
Silberweidenrinde = Cort. Salicis (+)
Sonnenhutwurzel (Blätter) = Rad. Echinaceae (-) (Fol. Echinaceae [+])
Spargelwurzel = Rhiz. Asparagi (+)
Steinkleekraut = Herb. Meliloti (+)
Süßholzwurzel = Rad. Liquiritae (Liquiritae Succ.) (+)

Thymiankraut = Herb. Thymi (+)

Veilchenkraut = Herb. Violae odoratae (-)
Vogelmierenkraut = Herb. Stellariae mediae (selten: Alsine = Alsine media) (o)

Walnussblätter = Fol. Juglandis (+)
Wasserdostkraut = Herb. Eupatorii (+)
Wermutkraut = Herb. Absinthii (+)
Wintergrünkraut = Herb. Chimaphilae (o)

Ysopkraut = Herb. Hyssopi (-)

Zimtrinde = Cort. Cinnamomi zeylanici (+)
Zitterpappelknospen = Gem. Populi (+)

28. In Betracht kommende Heilpflanzen bei Yangming-Syndromen

28.1 Yangming Jing Bian Zheng

28.2 Yangming Fu Bian Zheng

28.3 Yangming-Ikterus

Artischockenblätter = Fol. Cynarae (+)

Benediktenkraut = Herb. Cnici benedicti (+)
Birkenblätter = Fol. Betulae (+)
Bitterkleeblätter = Fol. Trifolii fibrini (+)
Boldoblätter = Fol. Boldo (+)

Chinarinde = Cort. Cinchonae (+)

Eberwurzel = Rad. Carlinae (o)
Eibischwurzel (Blätter) = Rad. Althaeae (Fol. Althaeae) (+)
Enzianwurzel = Gentianae Rad. conc. (+)

Frauenhaarblätter = Herb. Capilli veneris (o)

Gänseblümchenblüten und -blätter = Flos. cum Fol. Bellidis (o)
Gelbwurzel = Rhiz. Curcumae longae pulvis (+)

Hopfenzapfen = Strobulus Lupuli (+)

Immergrünkraut = Herb. Vincae minoris (-)
Isländisch Moos = Lichen Cetrariae (+)
Hier nicht einzeln, sondern mit einer energetisch ausgleichenden Heilpflanze geben.

Johanniskraut = Herb. Hyperici (+)

Kamillenblüten = Flos Matricariae (+)
Königskerzenblüten = Flos Verbasci (+)
Kondurangorinde = Cort. Condurango (+)
Korianderfrüchte = Fruct. Coriandri (+)
Kürbissamen = Sem. Cucurbitae (+)

Lavendelblüten = Flos Lavandulae (+)
Löwenzahnkraut mit Wurzeln = Rad. cum Herb. Taraxaci (+)

Malvenblüten (Blätter) = Flos Malvae (Fol. Malvae) (+)
Hier nicht einzeln, sondern mit einer energetisch ausgleichenden Heilpflanze geben.
Manna – Esche = Manna Succ. (+)
Mariendistelfrüchte = Fruct. Cardui mariae (+)
Melissenblätter = Fol. Melissae (+)

Rhabarberwurzel = Rad. Rhei (+)
Rosmarinblätter = Fol. Rosmarini (+)

Salbeiblätter = Fol. Salviae (+)
Seifenwurzel, rote = Rad. Saponariae rubrae (+)
Selleriekraut (Frucht, Wurzel) = Herb. Apii graveolentis (Fruct. /Rad. Apii graveolentis) (-)
Sennesblätter (Früchte) = Fol. Sennae (Fruct. Sennae) (+)
Silberweidenrinde = Cort. Salicis (+)
Sonnenhutwurzel (Blätter) = Rad. Echinaceae (-) (Fol. Echinaceae [+])
Süßholzwurzel = Rad. Liquiritae (Liquiritae Succ.) (+)

Tausendgüldenkraut = Herb. Centaurii (+)

Veilchenkraut = Herb. Violae odoratae (-)

Vogelmierenkraut = Herb. Stellariae mediae (selten: Alsine = Alsine media) (o)

Wermutkraut = Herb. Absinthii (+)

29. In Betracht kommende Heilpflanzen bei Taiyin-Syndromen

29.1 Taiyin Bing

29.2 Taiyin-Ikterus

Ackerschachtelhalmkraut = Herb. Equiseti (+)

Ammi visnaga (Früchte) = Fruct. Ammeos visnagae (-)

Angelikawurzel = Rad. Angelicae (+)

Anisfrüchte = Fruct. Anisi (+)

Artischockenblätter = Fol. Cynarae (+)
Hier nicht einzeln, sondern mit einer energetisch ausgleichenden Heilpflanze geben.

Baldrianwurzel = Rad. Valerianae (+)

Beifußkraut = Herb. Artemisiae (-)

Blutweiderichkraut = Herb. Salicariae (o)
Hier nicht einzeln, sondern mit einer energetisch ausgleichenden Heilpflanze geben.

Boldoblätter = Fol. Boldo (+)

Bockshornkleesamen = Sem. Foenugraeci pulv. (+)

Fenchelfrüchte = Fruct. Foeniculi (+)

Gelbwurzel = Rhiz. Curcumae longae pulvis (+)
Hier nicht einzeln, sondern mit einer energetisch ausgleichenden Heilpflanze geben.

Ginsengwurzel = Rad. Ginseng (+)

Ingwerwurzel = Rhiz. Zingiberis Tinct. (+)

Kalmuswurzel (Öl) = Rhiz. Calami (Aetheroleum Calami) (o)

Kamillenblüten = Flos Matricariae (+)
Hier nicht einzeln, sondern mit einer energetisch ausgleichenden Heilpflanze geben.

Kapuzinerkressenkraut = Herb. Tropaeoli (+)

Knoblauchzwiebel = Bulbus Allii sativi (+)

Kümmelfrüchte = Fruct. Carvi (+)

Kürbissamen = Sem. Cucurbitae (+)

Leinsamen = Sem. Lini (+)

Liebstöckelwurzel = Rad. Levistici (+)

Löwenzahnkraut mit Wurzeln = Rad. cum Herb. Taraxaci (+)
Hier nicht einzeln, sondern mit einer energetisch ausgleichenden Heilpflanze geben.

Manna – Esche = Manna Succ. (+)

Meerrettichwurzel = Rad. Armoraciae (+)

Myrrhe = Myrrhae Tinct. (+)

Pestwurzelstock = Rhiz. Petasitidis (+)

Pfefferminzblätter (Öl) = Fol. Menthae piperitae (Aetheroleum Menthae piperitae) (+)
Hier nicht einzeln, sondern mit einer energetisch ausgleichenden Heilpflanze geben.

Pomeranzenschale = Pericarpium Aurantii (+)

Schöllkraut = Herb. Chelidonii (+)

Sibirischer Ginseng = Rad. Eleutherococci (+)

Süßholzwurzel = Rad. Liquiritae (Liquiritae Succ.) (+)

Walnussblätter = Fol. Juglandis (+)

Wasserdostkraut = Herb. Eupatorii (+)

Ysopkraut = Herb. Hyssopi (-)

Zimtrinde = Cort. Cinnamomi zeylanici (+)

30. In Betracht kommende Heilpflanzen bei Shaoyin-Syndromen

30.1 Shaoyin-Kältetyp

Angelikawurzel = Rad. Angelicae (+)

Anisfrüchte = Fruct. Anisi (+)

Baldrianwurzel = Rad. Valerianae (+)

Beifußkraut = Herb. Artemisiae (-)

Fenchelfrüchte = Fruct. Foeniculi (+)

Ginsengwurzel = Rad. Ginseng (+)

Ingwerwurzel = Rhiz. Zingiberis Tinct. (+)

Kalmuswurzel (Öl) = Rhiz. Calami (Aetheroleum Calami) (o)

Kampferöl = Oleum Camphoratum (+)

Kapuzinerkressenkraut = Herb. Tropaeoli (+)

Kümmelfrüchte = Fruct. Carvi (+)

Liebstöckelwurzel = Rad. Levistici (+)

Meerrettichwurzel = Rad. Armoraciae (+)

Mistelkraut = Herb. Visci (+)

Myrrhe = Myrrhae Tinct. (+)

Pestwurzelstock = Rhiz. Petasitidis (+)

Petersilienwurzel = Rad. Petroselini (+)

Pomeranzenschale = Pericarpium Aurantii (+)

Sägepalmfrüchte = Fruct. Sabalis serrulati (+)

Schöllkraut = Herb. Chelidonii (+)

Sibirischer Ginseng = Rad. Eleutherococci (+)

Wacholderbeeren = Fruct. Juniperi (+)
Walnussblätter = Fol. Juglandis (+)
Weißdornblüten und -blätter = Flor. cum Fol. Crataegi (+)

Ysopkraut = Herb. Hyssopi (-)

Zimtrinde = Cort. Cinnamomi zeylanici (+)

30.2 Shaoyin-Hitzetyp

Aloe (Tinktur) Extrakt = Aloes Tinct. (Aloes Extr.) (+)

Bärentraubenblätter = Fol. Uvae ursi (+)
Benediktenkraut = Herb. Cnici benedicti (+)
Berberitzenblätter (Wurzel, Rinde, Frucht) = Fol. Berberidis (Rad. Berberidis, Cort. B., Fruct. B.) (-)
Birkenblätter = Fol. Betulae (+)
Bitterkleeblätter = Fol. Trifolii fibrini (+)
Blutweiderichkraut = Herb. Salicariae (o)

Chinarinde = Cort. Cinchonae (+)
Cimicifugawurzelstock = Rhiz. Cimicifugae (+)

Eibischwurzel (Blätter) = Rad. Althaeae (Fol. Althaeae) (+)
Enzianwurzel = Gentianae Rad. conc. (+)

Frauenmantelkraut = Herb. Alchemillae (+)

Gänsefingerkraut = Herb. Anserinae (+)
Ginkgoblätter = Fol. Ginkgo bilobae (+)
Glaubersalz = Natrium sulfuricum
Goldrutenkraut = Herb. Solidaginis (+)

Heidekraut (Blüten) = Herb. Ericae (Flos Ericae) (-)
Heidelbeeren = Fruct. Myrtilli (+)
Herzgespannkraut = Herb. Leonuri cardiacae (+)
Hibiskusblüten = Flos Hibisci (-)
Hirtentäschelkraut = Herb. Bursae pastoris (+)
Huflattichblätter = Fol. Farfarae (+)

Immergrünkraut = Herb. Vincae minoris (-)

Kamillenblüten = Flos Matricariae (+)
Kürbissamen = Sem. Cucurbitae (+)

Löwenzahnkraut mit Wurzeln = Rad. cum Herb. Taraxaci (+)

Maiglöckchentinktur = Convallariae Tinct. (+)
Meerzwiebel = Bulbus Scillae Tinct. (+)

Olivenöl = Olivae Oleum (-)

Passionsblumenkraut = Herb. Passiflorae (+)

Rosskastaniensamen = Sem. Hippocastani (+)

Sandelholz, weißes = Santalilignum album (+)
Schlehdornfrüchte = Fruct. Pruni spinosae (+)
Sonnenhutwurzel (Blätter) = Rad. Echinaceae (-) (Fol. Echinaceae [+])
Steinkleekraut = Herb. Meliloti (+)
Süßholzwurzel = Rad. Liquiritae (Liquiritae Succ.) (+)

Teufelskrallenwurzel = Rad. Harpagophyti (+)

Virginische Zauberstrauchblätter = Hamamelidis Fol. (+)
Vogelmierenkraut = Herb. Stellariae mediae (selten: Alsine = Alsine media) (o)

Wolfstrappkraut = Herb. Lycopi (+)

Zitterpappelknospen = Gem. Populi (+)

30.3 Yang-Schwäche mit fehlender Kontrolle des Wassers

Angelikawurzel = Rad. Angelicae (+)
Anisfrüchte = Fruct. Anisi (+)

Baldrianwurzel = Rad. Valerianae (+)
Beifußkraut = Herb. Artemisiae (-)

Fenchelfrüchte = Fruct. Foeniculi (+)

Ginsengwurzel = Rad. Ginseng (+)

Ingwerwurzel = Rhiz. Zingiberis Tinct. (+)

Kalmuswurzel (Öl) = Rhiz. Calami (Aetheroleum Calami) (o)
Kampferöl = Oleum Camphoratum (+)
Kapuzinerkressenkraut = Herb. Tropaeoli (+)
Kümmelfrüchte = Fruct. Carvi (+)

Liebstöckelwurzel = Rad. Levistici (+)

Meerrettichwurzel = Rad. Armoraciae (+)
Mistelkraut = Herb. Visci (+)
Myrrhe = Myrrhae Tinct. (+)

Pestwurzelstock = Rhiz. Petasitidis (+)
Petersilienwurzel = Rad. Petroselini (+)
Pomeranzenschale = Pericarpium Aurantii (+)

Sägepalmfrüchte = Fruct. Sabalis serrulati (+)
Schöllkraut = Herb. Chelidonii (+)
Sibirischer Ginseng = Rad. Eleutherococci (+)
Süßholzwurzel = Rad. Liquiritae (Liquiritae Succ.) (+)

Wacholderbeeren = Fruct. Juniperi (+)
Walnussblätter = Fol. Juglandis (+)
Weißdornblüten und -blätter = Flor. cum Fol. Crataegi (+)

Ysopkraut = Herb. Hyssopi (-)

Zimtrinde = Cort. Cinnamomi zeylanici (+)

31. In Betracht kommende Heilpflanzen bei Jueyin-Syndromen

31.1 Jueyin-Syndrom mit komplexer Kälte und Hitze

Angelikawurzel = Rad. Angelicae (+)
Anisfrüchte = Fruct. Anisi (+)
Artischockenblätter = Fol. Cynarae (+)

Baldrianwurzel = Rad. Valerianae (+)
Beifußkraut = Herb. Artemisiae (-)
Benediktenkraut = Herb. Cnici benedicti (+)
Berberitzenblätter (Wurzel, Rinde, Frucht) = Fol. Berberidis (Rad. Berberidis, Cort. B., Fruct. B.) (-)
Birkenblätter = Fol. Betulae (+)
Bitterkleeblätter = Fol. Trifolii fibrini (+)
Bockshornkleesamen = Sem. Foenugraeci pulv. (+)
Boldoblätter = Fol. Boldo (+)

Chinarinde = Cort. Cinchonae (+)

Eibischwurzel (Blätter) = Rad. Althaeae (Fol. Althaeae) (+)
Enzianwurzel = Gentianae Rad. conc. (+)

Fenchelfrüchte = Fruct. Foeniculi (+)

Gelbwurzel = Rhiz. Curcumae longae pulvis (+)
Ginkgoblätter = Fol. Ginkgo bilobae (+)
Ginsengwurzel = Rad. Ginseng (+)

Herzgespannkraut = Herb. Leonuri cardiacae (+)
Holunderblüten = Flos Sambuci (+)
Hopfenzapfen = Strobulus Lupuli (+)
Huflattichblätter = Fol. Farfarae (+)

Immergrünkraut = Herb. Vincae minoris (-)
Ingwerwurzel = Rhiz. Zingiberis Tinct. (+)

Johanniskraut = Herb. Hyperici (+)

Kalmuswurzel (Öl) = Rhiz. Calami (Aetheroleum Calami) (o)
Kamillenblüten = Flos Matricariae (+)
Kondurangorinde = Cort. Condurango (+)
Korianderfrüchte = Fruct. Coriandri (+)
Kümmelfrüchte = Fruct. Carvi (+)

Lavendelblüten = Flos Lavandulae (+)
Liebstöckelwurzel = Rad. Levistici (+)
Löwenzahnkraut mit Wurzeln = Rad. cum Herb. Taraxaci (+)

Maiglöckchentinktur = Convallariae Tinct. (+)
Manna – Esche = Manna Succ. (+)
Mariendistelfrüchte = Fruct. Cardui mariae (+)
Meerträubchenkraut = Herb. Ephedrae (+)
Meerzwiebel = Bulbus Scillae Tinct. (+)
Melissenblätter = Fol. Melissae (+)
Mistelkraut = Herb. Visci (+)
Myrrhe = Myrrhae Tinct. (+)

Olivenöl = Olivae Oleum (-)

Passionsblumenkraut = Herb. Passiflorae (+)
Pestwurzelstock = Rhiz. Petasitidis (+)
Pfefferminzblätter (Öl) = Fol. Menthae piperitae (Aetheroleum Menthae piperitae) (+)
Pomeranzenschale = Pericarpium Aurantii (+)

Ringelblumenblüten = Flos Calendulae (+)
Rosmarinblätter = Fol. Rosmarini (+)

Sägepalmfrüchte = Fruct. Sabalis serrulati (+)
Schöllkraut = Herb. Chelidonii (+)
Sibirischer Ginseng = Rad. Eleutherococci (+)
Sonnenhutwurzel (Blätter) = Rad. Echinaceae (-) (Fol. Echinaceae [+])
Steinkleekraut = Herb. Meliloti (+)
Süßholzwurzel = Rad. Liquiritae (Liquiritae Succ.) (+)

Tausendgüldenkraut = Herb. Centaurii (+)

Weißdornblüten und -blätter = Flor. cum Fol. Crataegi (+)
Wermutkraut = Herb. Absinthii (+)

Ysopkraut = Herb. Hyssopi (-)

Zimtrinde = Cort. Cinnamomi zeylanici (+)

31.2 Jueyin-Syndrom mit Kältesymptomatik der vier Extremitäten

Angelikawurzel = Rad. Angelicae (+)
Anisfrüchte = Fruct. Anisi (+)

Baldrianwurzel = Rad. Valerianae (+)
Beifußkraut = Herb. Artemisiae (-)
Bockshornkleesamen = Sem. Foenugraeci pulv. (+)

Fenchelfrüchte = Fruct. Foeniculi (+)

Ginsengwurzel = Rad. Ginseng (+)

Ingwerwurzel = Rhiz. Zingiberis Tinct. (+)

Kalmuswurzel (Öl) = Rhiz. Calami (Aetheroleum Calami) (o)
Kümmelfrüchte = Fruct. Carvi (+)

Liebstöckelwurzel = Rad. Levistici (+)

Mistelkraut = Herb. Visci (+)
Myrrhe = Myrrhae Tinct. (+)

Pestwurzelstock = Rhiz. Petasitidis (+)
Pomeranzenschale = Pericarpium Aurantii (+)

Sägepalmfrüchte = Fruct. Sabalis serrulati (+)
Sibirischer Ginseng = Rad. Eleutherococci (+)

Wacholderbeeren = Fruct. Juniperi (+)

Ysopkraut = Herb. Hyssopi (-)

Zimtrinde = Cort. Cinnamomi zeylanici (+)

31.3 Jueyin-Syndrom mit Hitzeproblematik durch Stagnation

Aloe (Tinktur) Extrakt = Tinct. Aloes (Extr. Aloes) (+)
Artischockenblätter = Fol. Cynarae (+)

Baldrianwurzel = Rad. Valerianae (+)
Boldoblätter = Fol. Boldo (+)

Cimicifugawurzelstock = Rhiz. Cimicifugae (+)

Frauenmantelkraut = Herb. Alchemillae (+)

Hopfenzapfen = Strobulus Lupuli (+)

Johanniskraut = Herb. Hyperici (+)

Kamillenblüten = Flos Matricariae (+)
Keuschlammfrüchte = Fruct. Agni casti (+)
Korianderfrüchte = Fruct. Coriandri (+)

Löwenzahnkraut mit Wurzeln = Rad. cum Herb. Taraxaci (+)

Mariendistelfrüchte = Fruct. Cardui mariae (+)
Melissenblätter = Fol. Melissae (+)

Pfefferminzblätter (Öl) = Fol. Menthae piperitae (Aetheroleum Menthae piperitae) (+)

Rautenkraut = Herb. Rutae graveolentis (-)
Rosmarinblätter = Fol. Rosmarini (+)

Schöllkraut = Herb. Chelidonii (+)
Nur: Wenn mit kühlender Pflanze kompensiert wird, sonst besteht die Gefahr, dass Leber-Feuer entsteht!
Sonnenhutwurzel (Blätter) = Rad. Echinaceae (-) (Fol. Echinaceae [+])

Tausendgüldenkraut = Herb. Centaurii (+)

Wermutkraut = Herb. Absinthii (+)
Wolfstrappkraut = Herb. Lycopi (+)

32. In Betracht kommende Heilpflanzen zur Behandlung im Wei-Stadium

32.1 Wind-Hitze im Wei-Stadium

Bibernellwurzel = Rad. Pimpinellae (+)

Eibischwurzel (Blätter) = Rad. Althaeae (Fol. Althaeae) (+)
Hier nicht einzeln, sondern mit einer energetisch ausgleichenden Heilpflanze geben.

Frauenhaarblätter = Herb. Capilli veneris (o)
Hier nicht einzeln, sondern mit einer energetisch ausgleichenden Heilpflanze geben.

Huflattichblätter = Fol. Farfarae (+)

Johanniskraut = Herb. Hyperici (+)

Kamillenblüten = Flos Matricariae (+)
Königskerzenblüten = Flos Verbasci (+)
Hier nicht einzeln, sondern mit einer energetisch ausgleichenden Heilpflanze geben.

Lindenblüten = Flos Tiliae (+)
Hier nicht einzeln, sondern mit einer energetisch ausgleichenden Heilpflanze geben.

Melissenblätter = Fol. Melissae (+)

Pfefferminzblätter (Öl) = Fol. Menthae piperitae (Aetheroleum Menthae piperitae) (+)

Ringelblumenblüten = Flos Calendulae (+)

Seifenwurzel, rote = Rad. Saponariae rubrae (+)
Hier nicht einzeln, sondern mit einer energetisch ausgleichenden Heilpflanze geben.
Silberweidenrinde = Cort. Salicis (+)
Hier nicht einzeln, sondern mit einer energetisch ausgleichenden Heilpflanze geben.
Sonnenhutwurzel (Blätter) = Rad. Echinaceae (-) (Fol. Echinaceae [+])

Veilchenkraut = Herb. Violae odoratae (-)

32.2 Feuchte-Hitze im Wei-Stadium

Augentrostkraut = Herb. Euphrasiae (-)

Bitterkleeblätter = Fol. Trifolii fibrini (+)
Blutweiderichkraut = Herb. Salicariae (o)
Blutwurzwurzel = Rhiz. Tormentillae (+)

Chinarinde = Cort. Cinchonae (+)

Eibischwurzel (Blätter) = Rad. Althaeae (Fol. Althaeae) (+)

Frauenhaarblätter = Herb. Capilli veneris (o)

Gänseblümchenblüten und -blätter = Flos. cum Fol. Bellidis (o)

Heidelbeerfrüchte = Fruct. Myrtilli (+)
Huflattichblätter = Fol. Farfarae (+)

Kamillenblüten = Flos Matricariae (+)
Kondurangorinde (Wein) = Cort. Condurango (Vinum Condurango) (+)
Korianderfrüchte = Fruct. Coriandri (+)

Lavendelblüten = Flos Lavandulae (+)

Malvenblüten (Blätter) = Flos Malvae (Fol. Malvae) (+)
Melissenblätter = Fol. Melissae (+)

Passionsblumenkraut = Herb. Passiflorae (+)
Pfefferminzblätter (Öl) = Fol. Menthae piperitae (Aetheroleum Menthae piperitae) (+)

Rhabarberwurzel = Rad. Rhei (+)

Salbeiblätter = Fol. Salviae (+)
Sonnenhutwurzel (Blätter) = Rad. Echinaceae (-) (Fol. Echinaceae [+])
Süßholzwurzel = Rad. Liquiritae (Liquiritae Succ.) (+)

Tausendgüldenkraut = Herb. Centaurii (+)

Veilchenkraut = Herb. Violae odoratae (-)

Walnussblätter = Fol. Juglandis (+)
Hier nicht einzeln, sondern in Verbindung mit energetisch ausgleichenden Pflanzen geben.
Weidenrinde = Cort. Salicis (+)
Wermutkraut = Herb. Absinthii (+)

32.3 Trockenheit-Hitze im Wei-Stadium

Ackerschachtelhalmkraut = Herb. Equiseti (+)

Blutweiderichkraut = Herb. Salicariae (o)

Eibischwurzel (Blätter) = Rad. Althaeae (+)

Frauenhaarblätter = Herb. Capilli veneris (o)

Huflattichblätter = Fol. Farfarae (+)

Isländisch Moos = Lichen Cetrariae (+)

Lavendelblüten = Flos Lavandulae (+)
Lungenkraut = Herb. Pulmonariae (-)

Malvenblüten (Blätter) = Flos Malvae (Fol. Malvae) (+)
Melissenblätter = Fol. Melissae (+)

Pfefferminzblätter (Öl) = Fol. Menthae piperitae (Aetheroleum Menthae piperitae) (+)

Rosmarinblätter = Fol. Rosmarini (+)

Seifenwurzel, rote = Rad. Saponariae rubrae (+)
Sonnenhutwurzel (Blätter) = Rad. Echinaceae (-) (Fol. Echinaceae [+])
Süßholzwurzel = Rad. Liquiritae (Liquiritae Succ.) (+)

Thymiankraut = Herb. Thymi (+)
Hier nicht einzeln, sondern mit einer energetisch ausgleichenden Heilpflanze geben.

Wintergrünkraut = Herb. Chimaphilae (o)

33. In Betracht kommende Heilpflanzen zur Behandlung im Qi-Stadium

33.1 Hitze in der Lunge

Ammi visnaga (Früchte) = Fruct. Ammeos visnagae (-)

Birkenblätter = Fol. Betulae (+)

Eibischwurzel (Blätter) = Rad. Althaeae (Fol. Althaeae) (+)

Holunderblüten = Flos Sambuci (+)
Huflattichblätter = Fol. Farfarae (+)

Königskerzenblüten = Flos Verbasci (+)
Kamillenblüten = Flos Matricariae (+)
Korianderfrüchte = Fruct. Coriandri (+)

Lavendelblüten = Flos Lavandulae (+)

Malvenblüten (Blätter) = Flos Malvae (Fol. Malvae) (+)
Meerträubchenkraut = Herb. Ephedrae (+)
Hier nicht einzeln, sondern mit einer energetisch ausgleichenden Heilpflanze geben.
Melissenblätter = Fol. Melissae (+)

Pfefferminzblätter (Öl) = Fol. Menthae piperitae (Aetheroleum Menthae piperitae) (+)

Rosmarinblätter = Fol. Rosmarini (+)

Salbeiblätter = Fol. Salviae (+)
Seifenwurzel, rote = Rad. Saponariae rubrae (+)
Silberweidenrinde = Cort. Salicis (+)
Sonnenhutwurzel (Blätter) = Rad. Echinaceae (-) (Fol. Echinaceae [+])

Thymiankraut = Herb. Thymi (+)
Hier nicht einzeln, sondern mit einer energetisch ausgleichenden Heilpflanze geben.

Veilchenkraut = Herb. Violae odoratae (-)

Wintergrünkraut = Herb. Chimaphilae (o)

33.2 Hitze im Yangming oder Magen

Artischockenblätter = Fol. Cynarae (+)

Benediktenkraut = Herb. Cnici benedicti (+)
Birkenblätter = Betulae Fol. (+)
Bitterkleeblätter = Fol. Trifolii fibrini (+)
Boldoblätter = Fol. Boldo (+)

Chinarinde = Cort. Cinchonae (+)

Eberwurzel = Rad. Carlinae (o)
Eibischwurzel (Blätter) = Rad. Althaeae (Fol. Althaeae) (+)
Enzianwurzel = Gentianae Rad. conc. (+)

Frauenhaarblätter = Herb. Capilli veneris (o)

Gänseblümchenblüten und -blätter = Flos. cum Fol. Bellidis (o)
Gelbwurzel = Rhiz. Curcumae longae pulvis (+)

Holunderblüten = Flos Sambuci (+)
Hopfenzapfen = Strobulus Lupuli (+)
Huflattichblätter = Fol. Farfarae (+)

Immergrünkraut = Herb. Vincae minoris (-)

Isländisch Moos = Lichen Cetrariae (+)

Johanniskraut = Herb. Hyperici (+)

Kamillenblüten = Flos Matricariae (+)
Königskerzenblüten = Flos Verbasci (+)
Kondurangorinde = Cort. Condurango (+)
Korianderfrüchte = Fruct. Coriandri (+)
Kürbissamen = Sem. Cucurbitae (+)

Lavendelblüten = Flos Lavandulae (+)
Löwenzahnkraut mit Wurzeln = Rad. cum Herb. Taraxaci (+)

Malvenblüten (Blätter) = Flos Malvae (Fol. Malvae) (+)
Manna – Esche = Manna Succ. (+)
Mariendistelfrüchte = Fruct. Cardui mariae (+)
Melissenblätter = Fol. Melissae (+)

Rhabarberwurzel = Rad. Rhei (+)
Rosmarinblätter = Fol. Rosmarini (+)

Salbeiblätter = Fol. Salviae (+)
Seifenwurzel, rote = Rad. Saponariae rubrae (+)
Selleriekraut (Frucht, Wurzel) = Herb. Apii graveolentis (Fruct. /Rad. Apii graveolentis) (-)
Sennesblätter (Früchte) = Fol. Sennae (Fruct. Sennae) (+)
Silberweidenrinde = Cort. Salicis (+)
Sonnenhutwurzel (Blätter) = Rad. Echinaceae (-) (Fol. Echinaceae [+])
Süßholzwurzel = Rad. Liquiritae (Liquiritae Succ.) (+)

Tausendgüldenkraut = Herb. Centaurii (+)

Veilchenkraut = Herb. Violae odoratae (-)
Vogelmierenkraut = Herb. Stellariae mediae (selten: Alsine = Alsine media) (o)

Wermutkraut = Herb. Absinthii (+)

33.3 Hitze im Dickdarm

Aloe (Tinktur) Extrakt = Aloes. Tinct. (Aloes Extr.)

Benediktenkraut = Herb. Cnici benedicti
Berberitzenblätter (Wurzel, Rinde, Frucht) = Fol. Berberidis (Rad. Berberidis, Cort. B., Fruct. B.)

Chinarinde = Cort. Cinchonae

Faulbaumrinde = Cort. Frangulae

Gänseblümchenblüten und -blätter = Flos. cum Fol. Bellidis
Glaubersalz = Natrium sulfuricum

Hibiskusblüten = Flos Hibisci

Immergrünkraut = Herb. Vincae minoris

Korianderfrüchte = Fruct. Coriandri

Rhabarberwurzel = Rad. Rhei
Ringelblumenblüten = Flos. Calendulae

Salbeiblätter (Öl) = Fol. Salviae (Aetheroleum Salviae)
Schlehdornblüten (Früchte) = Flos Pruni spinosae (Fruct. Pruni spinosae)
Sonnenhutwurzel (Kraut) = Rad. Echinaceae (Herb. Echinaceae)
Süßholzwurzel = Rad. Liquiritae (Liquiritae Succ.)

Wermutkraut = Herb. Absinthii

33.4 Feuchte-Hitze in Milz und Magen

Aloe (Tinktur) Extrakt = Tinct. Aloes (Extr. Aloes) (+)
Augentrostkraut = Herb. Euphrasiae (-)

Bitterkleeblätter = Fol. Trifolii fibrini (+)
Blutweiderichkraut = Herb. Salicariae (o)
Blutwurzwurzel = Rhiz. Tormentillae (+)

Chinarinde = Cort. Cinchonae (+)

Eibischwurzel (Blätter) = Rad. Althaeae (Fol. Althaeae) (+)

Frauenhaarblätter = Herb. Capilli veneris (o)

Gänseblümchenblüten und -blätter = Flos. cum Fol. Bellidis (o)

Heidelbeerfrüchte = Fruct. Myrtilli (+)
Holunderblüten = Flos Sambuci (+)
Huflattichblätter = Fol. Farfarae (+)

Kamillenblüten = Flos Matricariae (+)
Kondurangorinde (Wein) = Cort. Condurango (Vinum Condurango) (+)
Korianderfrüchte = Fruct. Coriandri (+)

Lavendelblüten = Flos Lavandulae (+)

Malvenblüten (Blätter) = Flos Malvae (Fol. Malvae) (+)
Melissenblätter = Fol. Melissae (+)
Myrrhe = Myrrhae Tinct. (+)
Hier nicht einzeln, sondern in Verbindung mit energetisch ausgleichenden Pflanzen geben.

Passionsblumenkraut = Herb. Passiflorae (+)
Pfefferminzblätter (Öl) = Fol. Menthae piperitae (Aetheroleum Menthae piperitae) (+)

Rhabarberwurzel = Rad. Rhei (+)

Salbeiblätter = Fol. Salviae (+)
Sennesblätter (Früchte) = Fol. Sennae (Fruct. Sennae) (+)
Sonnenhutwurzel (Blätter) = Rad. Echinaceae (-) (Fol. Echinaceae [+])
Süßholzwurzel = Rad. Liquiritae (Liquiritae Succ.) (+)

Tausendgüldenkraut = Herb. Centaurii (+)

Veilchenkraut = Herb. Violae odoratae (-)

Walnussblätter = Fol. Juglandis (+)
Hier nicht einzeln, sondern mit einer energetisch ausgleichenden Heilpflanze geben.

Weidenrinde = Cort. Salicis (+)

Wermutkraut = Herb. Absinthii (+)

33.5 Feuchte-Hitze im Dickdarm

Bärentraubenblätter = Fol. Uvae ursi (+)

Blutweiderichkraut = Herb. Salicariae (o)

Blutwurzwurzel = Rhiz. Tormentillae (+)

Chinarinde = Cort. Cinchonae (+)

Eichenrinde = Cort. Quercus (+)

Heidelbeeren = Fruct. Myrtilli (+)

Heidekraut (Blüten) = Herb. Ericae (Flos Ericae) (-)

Holunderblüten = Flos Sambuci (+)

Huflattichblätter = Fol. Farfarae (+)

Kamillenblüten = Flos Matricariae (+)

Kondurangorinde = Cort. Condurango (+)

Korianderfrüchte = Fruct. Coriandri (+)

Löwenzahnkraut mit Wurzeln = Rad. cum Herb. Taraxaci (+)

Melissenblätter = Fol. Melissae (+)

Pfefferminzblätter (Öl) = Fol. Menthae piperitae (Aetheroleum Menthae piperitae) (+)

Sonnenhutwurzel (Blätter) = Rad. Echinaceae (-) (Fol. Echinaceae [+])

Virginische Zauberstrauchblätter = Fol. Hamamelidis (+)

33.6 Feuchte-Hitze in der Gallenblase

Artischockenblätter = Fol. Cynarae (+)

Bitterkleeblätter = Fol. Trifolii fibrini (+)

Boldoblätter = Fol. Boldo (+)

Brennnesselkraut (Wurzel) = Herb. Urticae (Rad. Urticae) (+)

Chinarinde = Cort. Cinchonae (+)

Enzianwurzel = Rad. Gentianae (+)

Frauenmantelkraut = Herb. Alchemillae (+)

Kamillenblüten = Flos Matricariae (+)

Kondurangorinde = Cort. Condurango (+)

Korianderfrüchte = Fruct. Coriandri (+)

Mariendistelfrüchte = Fruct. Cardui mariae (+)

Melissenblätter = Fol. Melissae (+)

Pfefferminzblätter (Öl) = Fol. Menthae piperitae (Aetheroleum Menthae piperitae) (+)

Sonnenhutwurzel (Blätter) = Rad. Echinaceae (-) (Fol. Echinaceae [+])

Taubnesselblüten = Flos Lamii albi (+)

Tausendgüldenkraut = Herb. Centaurii (+)

33.7 Feuchte-Hitze in der Blase

Ackerschachtelhalmkraut = Herb. Equiseti (+)

Ammi visnaga (Früchte) = Fruct. Ammeos visnagae (-)

Bärentraubenblätter = Fol. Uvae ursi (+)

Benediktenkraut = Herb. Cnici benedicti (+)

Berberitzenblätter (Wurzel, Rinde, Frucht) = Fol. Berberidis (Rad. Berberidis, Cort. B., Fruct. B.) (-)

Birkenblätter = Fol. Betulae (+)

Brennnesselkraut (Wurzel) = Herb. Urticae (Rad. Urticae) (+)

Chinarinde = Cort. Cinchonae (+)

Goldrutenkraut = Herb. Solidaginis (+)

Heidekraut (Blüten) = Herb. Ericae (Flos Ericae) (-)

Holunderblüten = Flos Sambuci (+)

Hopfenzapfen = Strobulus Lupuli (+)

Johanniskraut = Herb. Hyperici (+)

Kamillenblüten = Flos Matricariae (+)

Kapuzinerkressenkraut = Herb. Tropaeoli (+)
Cave! Nur in Kombination mit kühlender Heilpflanze, z. B. Goldrutenkraut oder Sandelholz!

Korianderfrüchte = Fruct. Coriandri (+)

Kürbissamen = Sem. Cucurbitae (+)

Lavendelblüten = Flos Lavandulae (+)

Löwenzahnkraut mit Wurzeln = Rad. cum Herb. Taraxaci (+)

Meerrettichwurzel = Rad. Armoraciae (+)
Cave! Nur in Kombination mit kühlender Heilpflanze, z. B. Goldrutenkraut oder Sandelholz!

Melissenblätter = Fol. Melissae (+)

Passionsblumenkraut = Herb. Passiflorae (+)

Pfefferminzblätter (Öl) = Fol. Menthae piperitae (Aetheroleum Menthae piperitae) (+)

Rhabarberwurzel = Rad. Rhei (+)

Rosmarinblätter = Fol. Rosmarini (+)

Sägepalmfrüchte = Fruct. Sabalis serrulati (+)
Hier nicht einzeln, sondern mit einer energetisch ausgleichenden Heilpflanze geben.

Salbeiblätter = Fol. Salviae (+)

Sanikelkraut = Herb. Saniculae (+)

Schafgarbenkraut = Herb. Millefolii (+)

Selleriekraut (Frucht, Wurzel) = Herb. Apii graveolentis (Fruct. /Rad. Apii graveolentis) (-)
Sonnenhutwurzel (Blätter) = Rad. Echinaceae (-) (Fol. Echinaceae [+])
Spitzwegerichblätter = Fol. Plantaginis lanceolatae (+)
Steinkleekraut = Herb. Meliloti (+)

Weidenrinde = Cort. Salicis (+)
Wintergrünkraut = Herb. Chimaphilae (o)

Zitterpappelknospen = Gem. Populi (+)

34. In Betracht kommende Heilpflanzen zur Behandlung im Ying-Stadium

34.1 Lungen-Yin wird geschädigt durch Hitze

Ackerschachtelhalmkraut = Herb. Equiseti (+)

Birkenblätter = Fol. Betulae (+)
Bei Hautkrankheiten
Blutweiderichkraut = Herb. Salicariae (o)
Blutwurzwurzel = Rhiz. Tormentillae (+)
Braunwurzelkraut = Herb. Scrophulariae (o)

Chinarinde = Cort. Cinchonae (+)

Edelkastanienblätter = Fol. Castaneae (-)
Eibischwurzel (Blätter) = Rad. Althaeae (Fol. Althaeae) (+)
Eichenrinde = Cort. Quercus (+)

Frauenhaarblätter = Herb. Capilli veneris (o)

Hagebutten = Fruct. cum Sem. Cynosbati (-)
Hibiskusblüten = Flos Hibisci (-)
Holunderblüten = Flos Sambuci (+)
Hopfenzapfen = Strobulus Lupuli (+)

Immergrünkraut = Herb. Vincae minoris (-)
Isländisch Moos = Lichen Cetrariae (+)

Johanniskraut = Herb. Hyperici (+)

Klettenwurzel = Rad. Bardanae (-)
Königskerzenblüten = Flos. Verbasci (+)
Korianderfrüchte = Fruct. Coriandri (+)

Löwenzahnkraut mit Wurzeln = Rad. cum Herb. Taraxaci (+)
Lungenkraut = Herb. Pulmonariae (-)

Malvenblüten (Blätter) = Flos Malvae (Fol. Malvae) (+)
Melissenblätter = Fol. Melissae (+)
Bei Hautkrankheiten

Passionsblumenkraut = Herb. Passiflorae (+)
Pfefferminzblätter (Öl) = Fol. Menthae piperitae (Aetheroleum Menthae piperitae) (+)

Ringelblumenblüten = Flos. Calendulae (+)
Bei Hautkrankheiten

Salbeiblätter = Fol. Salviae (+)
Sanikelkraut = Herb. Saniculae (+)
Seifenwurzel, rote = Rad. Saponariae rubrae (+)
Spitzwegerichblätter = Fol. Plantaginis lanceolatae (+)
Sonnenhutwurzel (Blätter) = Rad. Echinaceae (-) (Fol. Echinaceae [+])
Süßholzwurzel = Rad. Liquiritae (Liquiritae Succ.) (+)

Virginische Zauberstrauchblätter = Fol. Hamamelidis (+)

Weidenrinde = Cort. Salicis (+)

34.2 Herz-Yin wird geschädigt durch Hitze

Baldrianwurzel = Rad. Valerianae (+)
Hier nicht einzeln, sondern in Verbindung mit energetisch ausgleichenden Pflanzen geben.

Chinarinde = Cort. Cinchonae (+)

Ebereschenbeeren = Fruct. Sorbi (-)
Eibischwurzel (Blätter) = Rad. Althaeae (Fol. Althaeae) (+)

Ginkgoblätter = Fol. Ginkgo bilobae (+)

Hagebutten = Fruct. cum Sem. Cynosbati (-)
Herzgespannkraut = Herb. Leonuri cardiacae (+)
Hibiskusblüten = Flos Hibisci (-)
Hirtentäschelkraut = Herb. Bursae pastoris (+)
Hopfenzapfen = Strobulus Lupuli (+)
Huflattichblätter = Fol. Farfarae (+)

Immergrünkraut = Herb. Vincae minoris (-)

Manna – Esche = Succ. Manna (+)
Maiglöckchentinktur = Tinct. Convallariae (+)
Meerzwiebeltinktur = Tinct. Bulbus Scillae (+)
Melissenblätter = Fol. Melissae (+)

Olivenöl = Oleum Olivae (-)

Rosskastaniensamen = Sem. Hippocastani (+)

Schlehdornfrüchte = Fruct Pruni spinosae (+)
Schlüsselblumenwurzeln (Blüten) = Rad. Primulae (Flos Primulae) (+)
Steinkleekraut = Herb. Meliloti (+)
Süßholzwurzel = Rad. Liquiritae (Liquiritae Succ.) (+)

Weißdornblüten und -blätter = Flor. cum Fol. Crataegi (+)
Wolfstrappkraut = Herb. Lycopi (+)

35. In Betracht kommende Heilpflanzen zur Behandlung im Xue-Stadium

35.1 Intensive Hitze im Qi, Ying und Xue

Artischockenblätter = Fol. Cynarae (+)

Aloe (Tinktur) Extrakt = Aloes Tinct. (Aloes Extr.) (+)
Augentrostkraut = Herb. Euphrasiae (-)

Bärentraubenblätter = Fol. Uvae ursi (+)
Benediktenkraut = Herb. Cnici benedicti (+)
Berberitzenblätter (Wurzel, Rinde, Frucht) = Fol. Berberidis (Rad. Berberidis, Cort. B., Fruct. B.) (-)
Birkenblätter = Fol. Betulae (+)
Blutweiderichkraut = Herb. Salicariae (o)
Brennnesselkraut (Wurzel) = Herb. Urticae (Rad. Urticae) (+)

Chinarinde = Cort. Cinchonae (+)
Cimicifugawurzelstock = Rhiz. Cimicifugae (+)

Ebereschenbeeren = Fruct. Sorbi (-)
Eichenrinde = Cort. Quercus (+)
Eibischwurzel (Blätter) = Rad. Althaeae (Fol. Althaeae) (+)

Frauenmantelkraut = Herb. Alchemillae (+)

Gänsefingerkraut = Herb. Anserinae (+)
Gelbwurzel = Rhiz. Curcumae longae pulvis (+)
Ginkgoblätter = Fol. Ginkgo bilobae (+)
Goldrutenkraut = Herb. Solidaginis (+)

Hagebutten = Fruct. cum Sem. Cynosbati (-)
Heidekraut (Blüten) = Herb. Ericae (Flos Ericae) (-)
Heidelbeeren = Fruct. Myrtilli (+)
Herzgespannkraut = Herb. Leonuri cardiacae (+)
Hibiskusblüten = Flos Hibisci (-)
Hirtentäschelkraut = Herb. Bursae pastoris (+)
Holunderblüten = Flos Sambuci (+)
Hopfenzapfen = Strobulus Lupuli (+)

Isländisch Moos = Lichen Cetrariae (+)

Johanniskraut = Herb. Hyperici (+)

Kamillenblüten = Flos Matricariae (+)
Keuschlammfrüchte = Fruct. Agni casti (+)
Korianderfrüchte = Fruct. Coriandri (+)
Kürbissamen = Sem. Cucurbitae (-)

Löwenzahnkraut mit Wurzeln = Rad. cum Herb. Taraxaci (+)

Malvenblüten (Blätter) = Flos Malvae (Fol. Malvae) (+)
Manna – Esche = Succ. Manna (+)
Mariendistelfrüchte = Fruct. Cardui mariae (+)
Melissenblätter = Fol. Melissae (+)

Odermennigkraut = Herb. Agrimoniae (+)
Olivenöl = Oleum Olivae (-)

Passionsblumenkraut = Herb. Passiflorae (+)

Rhabarberwurzel = Rad. Rhei (+)

Salbeiblätter (Öl) = Fol. Salviae (Aetheroleum Salviae) (+)
Sandelholz, weißes = Santalilignum album (+)
Schafgarbenkraut = Herb. Millefolii (+)
Schlehdornfrüchte = Fruct. Pruni spinosae (+)
Schlüsselblumenwurzeln (Blüten) = Rad. Primulae (Flos Primulae) (+)
Bei Hautkrankheiten; nicht einzeln, sondern mit ausgleichenden Heilpflanzen geben.
Selleriekraut (Frucht, Wurzel) = Herb. Apii graveolentis (-)
Sennesblätter (Früchte) = Fol. Sennae (Fruct. Sennae) (+)
Sonnenhutwurzel (Blätter) = Rad. Echinaceae (-) (Fol. Echinaceae [+])
Steinkleekraut = Herb. Meliloti (+)
Storchenschnabelkraut (Wurzel) = Herb. Geranii robertiani (Rad. Geranii robertiani) (o)
Süßholzwurzel = Rad. Liquiritae (Liquiritae Succ.) (+)

Taubnesselblüten = Flos Lamii albi (+)

Vogelmierenkraut = Herb. Stellariae mediae (selten: Alsine = Alsine media) (o)

Weidenrinde = Cort. Salicis (+)
Wolfstrappkraut = Herb. Lycopi (+)

Zitterpappelknospen = Gem. Populi (+)

36. In Betracht kommende Heilpflanzen zur Behandlung des San Jiao

36.1 Pathogene Wärme im Oberen San Jiao

Ammi visnaga (Früchte) = Fruct. Ammeos visnagae (-)

Birkenblätter = Fol. Betulae (+)

Chinarinde = Cort. Cinchonae (+)

Eibischwurzel (Blätter) = Rad. Althaeae (Fol. Althaeae) (+)

Ginkgoblätter = Fol. Ginkgo bilobae (+)

Herzgespannkraut = Herb. Leonuri cardiacae (+)
Hirtentäschelkraut = Bursae pastoris Herb. (+)
Holunderblüten = Flos Sambuci (+)
Huflattichblätter = Fol. Farfarae (+)

Immergrünkraut = Herb. Vincae minoris (-)

Kamillenblüten = Flos Matricariae (+)
Königskerzenblüten = Flos Verbasci (+)
Korianderfrüchte = Fruct. Coriandri (+)

Lavendelblüten = Flos Lavandulae (+)

Maiglöckchentinktur = Convallariae Tinct. (+)
Malvenblüten (Blätter) = Flos Malvae (Fol. Malvae) (+)

Meerträubchenkraut = Herb. Ephedrae (+)
Hier nicht einzeln, sondern mit einer energetisch ausgleichenden Heilpflanze geben.
Meerzwiebel = Bulbus Scillae Tinct. (+)
Melissenblätter = Fol. Melissae (+)

Olivenöl = Olivae Oleum (-)

Pfefferminzblätter (Öl) = Fol. Menthae piperitae (Aetheroleum Menthae piperitae) (+)

Rosmarinblätter = Fol. Rosmarini (+)

Salbeiblätter = Fol. Salviae (+)
Seifenwurzel, rote = Rad. Saponariae rubrae (+)
Silberweidenrinde = Cort. Salicis (+)
Sonnenhutwurzel (Blätter) = Rad. Echinaceae (-) (Fol. Echinaceae [+])
Steinkleekraut = Herb. Meliloti (+)

Thymiankraut = Herb. Thymi (+)
Hier nicht einzeln, sondern mit einer energetisch ausgleichenden Heilpflanze geben.

Veilchenkraut = Herb. Violae odoratae (-)

Wintergrünkraut = Herb. Chimaphilae (o)
Wolfstrappkraut = Herb. Lycopi (+)

36.2 Pathogene Wärme im Mittleren San Jiao mit Säftemangel

Artischockenblätter = Fol. Cynarae (+)

Benediktenkraut = Herb. Cnici benedicti (+)
Birkenblätter = Betulae Fol. (+)
Bitterkleeblätter = Fol. Trifolii fibrini (+)
Boldoblätter = Fol. Boldo (+)

Chinarinde = Cort. Cinchonae (+)

Eberwurzel = Rad. Carlinae (o)
Enzianwurzel = Gentianae Rad. conc. (+)

Gänseblümchenblüten und -blätter = Flos. cum Fol. Bellidis (o)
Gelbwurzel = Rhiz. Curcumae longae pulvis (+)

Hopfenzapfen = Strobulus Lupuli (+)

Immergrünkraut = Herb. Vincae minoris (-)
Isländisch Moos = Lichen Cetrariae (+)

Johanniskraut = Herb. Hyperici (+)

Kamillenblüten = Flos Matricariae (+)
Königskerzenblüten = Flos Verbasci (+)
Kondurangorinde = Cort. Condurango (+)
Korianderfrüchte = Fruct. Coriandri (+)
Kürbissamen = Sem. Cucurbitae (+)

Löwenzahnkraut mit Wurzeln = Rad. cum Herb. Taraxaci (+)

Malvenblüten (Blätter) = Flos Malvae (Fol. Malvae) (+)
Manna – Esche = Manna Succ. (+)
Mariendistelfrüchte = Fruct. Cardui mariae (+)
Melissenblätter = Fol. Melissae (+)

Rhabarberwurzel = Rad. Rhei (+)
Rosmarinblätter = Fol. Rosmarini (+)

Salbeiblätter = Fol. Salviae (+)
Seifenwurzel, rote = Rad. Saponariae rubrae (+)
Selleriekraut (Frucht, Wurzel) = Herb. Apii graveolentis (Fruct. /Rad. Apii graveolentis) (-)
Sennesblätter (Früchte) = Fol. Sennae (Fruct. Sennae) (+)
Silberweidenrinde = Cort. Salicis (+)
Sonnenhutwurzel (Blätter) = Rad. Echinaceae (-) (Fol. Echinaceae [+])
Süßholzwurzel = Rad. Liquiritae (Liquiritae Succ.) (+)

Tausendgüldenkraut = Herb. Centaurii (+)

Vogelmierenkraut = Herb. Stellariae mediae (selten: Alsine = Alsine media) (o)

Wermutkraut = Herb. Absinthii (+)

36.3 Pathogene Wärme im Mittleren San Jiao mit Feuchtigkeitsbelastung

Aloe (Tinktur) Extrakt = Tinct. Aloes (Extr. Aloes) (+)
Augentrostkraut = Herb. Euphrasiae (-)

Bitterkleeblätter = Fol. Trifolii fibrini (+)
Blutweiderichkraut = Herb. Salicariae (o)
Blutwurzwurzel = Rhiz. Tormentillae (+)

Chinarinde = Cort. Cinchonae (+)

Eibischwurzel (Blätter) = Rad. Althaeae (Fol. Althaeae) (+)

Gänseblümchenblüten und -blätter = Flos. cum Fol. Bellidis (o)

Heidelbeerfrüchte = Fruct. Myrtilli (+)
Holunderblüten = Flos Sambuci (+)

Kamillenblüten = Flos Matricariae (+)
Kondurangorinde (Wein) = Cort. Condurango (Vinum Condurango) (+)
Korianderfrüchte = Fruct. Coriandri (+)

Lavendelblüten = Flos Lavandulae (+)

Malvenblüten (Blätter) = Flos Malvae (Fol. Malvae) (+)
Melissenblätter = Fol. Melissae (+)
Myrrhe = Myrrhae Tinct. (+)
Hier nicht einzeln, sondern in Verbindung mit energetisch ausgleichenden Pflanzen geben.

Passionsblumenkraut = Herb. Passiflorae (+)
Pfefferminzblätter (Öl) = Fol. Menthae piperitae (Aetheroleum Menthae piperitae) (+)

Rhabarberwurzel = Rad. Rhei (+)

Salbeiblätter = Fol. Salviae (+)
Sennesblätter (Früchte) = Fol. Sennae (Fruct. Sennae) (+)
Sonnenhutwurzel (Blätter) = Rad. Echinaceae (-) (Fol. Echinaceae [+])
Süßholzwurzel = Rad. Liquiritae (Liquiritae Succ.) (+)

Tausendgüldenkraut = Herb. Centaurii (+)

Veilchenkraut = Herb. Violae odoratae (-)

Walnussblätter = Fol. Juglandis (+)
Hier nicht einzeln, sondern in Verbindung mit energetisch ausgleichenden Pflanzen geben.
Weidenrinde = Cort. Salicis (+)
Wermutkraut = Herb. Absinthii (+)

36.4 Pathogene Wärme im Unteren San Jiao

Ackerschachtelhalmkraut = Herb. Equiseti (+)
Aloe (Tinktur) Extrakt = Aloes Tinct. (Aloes Extr.) (+)
Artischockenblätter = Fol. Cynarae (+)
Augentrostkraut = Herb. Euphrasiae (-)

Bärentraubenblätter = Fol. Uvae ursi (+)
Benediktenkraut = Herb. Cnici benedicti (+)
Berberitzenblätter (Wurzel, Rinde, Frucht) = Fol. Berberidis (Rad. Berberidis, Cort. B., Fruct. B.) (-)
Birkenblätter = Fol. Betulae (+)
Blutweiderichkraut = Herb. Salicariae (o)
Brennnesselkraut (Wurzel) = Herb. Urticae (Rad. Urticae) (+)

Cimicifugawurzelstock = Rhiz. Cimicifugae (+)

Ebereschenbeeren = Fruct. Sorbi (-)
Eichenrinde = Cort. Quercus (+)
Eibischwurzel (Blätter) = Rad. Althaeae (Fol. Althaeae) (+)

Gänsefingerkraut = Herb. Anserinae (+)
Gelbwurzel = Rhiz. Curcumae longae pulvis (+)
Ginkgoblätter = Fol. Ginkgo bilobae (+)
Goldrutenkraut = Herb. Solidaginis (+)

Hagebutten = Fruct. cum Sem. Cynosbati (-)
Heidekraut (Blüten) = Herb. Ericae (Flos Ericae) (-)
Herzgespannkraut = Herb. Leonuri cardiacae (+)
Hibiskusblüten = Flos Hibisci (-)
Hirtentäschelkraut = Herb. Bursae pastoris (+)
Holunderblüten = Flos Sambuci (+)
Hopfenzapfen = Strobulus Lupuli (+)

Isländisch Moos = Lichen Cetrariae (+)

Johanniskraut = Herb. Hyperici (+)

Kamillenblüten = Flos Matricariae (+)
Korianderfrüchte = Fruct. Coriandri (+)
Keuschlammfrüchte = Fruct. Agni casti (+)
Kürbissamen = Sem. Cucurbitae (-)

Löwenzahnkraut mit Wurzeln = Rad. cum Herb. Taraxaci (+)

Malvenblüten (Blätter) = Flos Malvae (Fol. Malvae) (+)
Manna – Esche = Succ. Manna (+)
Mariendistelfrüchte = Fruct. Cardui mariae (+)
Melissenblätter = Fol. Melissae (+)

Odermennigkraut = Herb. Agrimoniae (+)
Olivenöl = Oleum Olivae (-)

Passionsblumenkraut = Herb. Passiflorae (+)

Rhabarberwurzel = Rad. Rhei (+)

Salbeiblätter (Öl) = Fol. Salviae (Aetheroleum Salviae) (+)
Sandelholz, weißes = Santalilignum album (+)
Schafgarbenkraut = Herb. Millefolii (+)
Schlehdornfrüchte = Fruct. Pruni spinosae (+)
Schneeballbaumrinde = Cort. Viburni prunifolii (o)
Selleriekraut (Frucht, Wurzel) = Herb. Apii graveolentis (-)
Sennesblätter (Früchte) = Fol. Sennae (Fruct. Sennae) (+)
Steinkleekraut = Herb. Meliloti (+)
Storchenschnabelkraut (Wurzel) = Herb. Geranii robertiani (Rad. Geranii robertiani) (o)
Süßholzwurzel = Rad. Liquiritae (Liquiritae Succ.) (+)

Taubnesselblüten = Flos Lamii albi (+)

Vogelmierenkraut = Herb. Stellariae mediae (selten: Alsine = Alsine media) (o)

Weidenrinde = Cort. Salicis (+)
Wolfstrappkraut = Herb. Lycopi (+)

Zitterpappelknospen = Gem. Populi (+)

37. In Betracht kommende Heilpflanzen bei Gelenk-Bi-Syndromen

37.1 Wind-Bi-Syndrom

37.2 Kälte-Bi-Syndrom

37.3 Kälte-Bi- und Feuchtigkeit-Bi-Syndrom

Angelikawurzel = Rad. Angelicae (+)
Anisfrüchte = Fruct. Anisi (+)

Bärlauchkraut (Zwiebel) = Herb. Allii ursini (Bulb. Allii ursini) (o)
Baldrianwurzel = Rad. Valerianae (+)

Birkenblätter = Betulae Fol. (+)
Hier nicht einzeln, sondern mit einer energetisch ausgleichenden Heilpflanze geben.

Brennnesselkraut (Wurzel) = Herb. Urticae (Rad. Urticae) (+)
Hier nicht einzeln, sondern mit einer energetisch ausgleichenden Heilpflanze geben.

Eukalyptusblätter = Fol. Eucalypti (Aetheroleum Eucalypti) (+)

Fenchelfrüchte = Fruct. Foeniculi (+)

Ingwerwurzel = Rhiz. Zingiberis Tinct. (+)

Kalmuswurzel (Öl) = Rhiz. Calami (Aetheroleum Calami) (o)

Kampferöl = Oleum Camphoratum (+)

Kapuzinerkressenkraut = Herb. Tropaeoli (+)

Kümmelfrüchte = Fruct. Carvi (+)

Liebstöckelwurzel = Rad. Levistici (+)

Meerrettichwurzel = Rad. Armoraciae (+)

Pestwurzelstock = Rhiz. Petasitidis (+)

Sägepalmfrüchte = Fruct. Sabalis serrulati (+)

Schöllkraut = Herb. Chelidonii (+)

Sibirischer Ginseng = Rad. Eleutherococci (+)

Teufelskrallenwurzel = Rad. Harpagophyti (+)
Bei Feuchtigkeit; hier nicht einzeln, sondern mit einer energetisch ausgleichenden Heilpflanze geben.

Wacholderbeeren = Fruct. Juniperi (+)

Weidenrinde = Cort. Salicis (+)
Bei Feuchtigkeit; hier nicht einzeln, sondern mit einer energetisch ausgleichenden Heilpflanze geben.

Ysopkraut = Herb. Hyssopi (-)

Zimtrinde = Cort. Cinnamomi zeylanici (+)

37.4 Hitze-Bi-Syndrom

37.5 Hitze-Bi- und Feuchtigkeit-Bi-Syndrom

Artischockenblätter = Fol. Cynarae (+)

Benediktenkraut = Herb. Cnici benedicti (+)

Berberitzenblätter (Wurzel, Rinde, Frucht) = Fol. Berberidis (Rad. Berberidis, Cort. B., Fruct. B.) (-)

Birkenblätter = Betulae Fol. (+)

Brennnesselkraut (Wurzel) = Herb. Urticae (Rad. Urticae) (+)

Enzianwurzel = Gentianae Rad. conc. (+)

Gelbwurzel = Rhiz. Curcumae longae pulvis (+)

Holunderblüten = Flos Sambuci (+)

Hopfenzapfen = Strobulus Lupuli (+)

Huflattichblätter = Fol. Farfarae (+)

Johanniskraut = Herb. Hyperici (+)

Lavendelblüten = Flos Lavandulae (+)

Löwenzahnkraut mit Wurzeln = Rad. cum Herb. Taraxaci (+)

Mariendistelfrüchte = Fruct. Cardui mariae (+)

Melissenblätter = Fol. Melissae (+)

Passionsblumenkraut = Herb. Passiflorae (+)

Pfefferminzblätter (Öl) = Fol. Menthae piperitae (Aetheroleum Menthae piperitae) (+)

Rosmarinblätter = Fol. Rosmarini (+)

Selleriekraut (Frucht, Wurzel) = Herb. Apii graveolentis (Fruct. /Rad. Apii graveolentis) (-)

Sonnenhutwurzel (Blätter) = Rad. Echinaceae (-) (Fol. Echinaceae [+])

Teufelskrallenwurzel = Rad. Harpagophyti (+)
Bei Feuchtigkeit

Weidenrinde = Cort. Salicis (+)

Wermutkraut = Herb. Absinthii (+)

Wintergrünkraut = Herb. Chimaphilae (o)

37.6 Feuchtigkeit-Bi-Syndrom

Ackerschachtelhalmkraut = Herb. Equiseti (+)

Ammi visnaga (Früchte) = Fruct. Ammeos visnagae (-)

Artischockenblätter = Fol. Cynarae (+)

Benediktenkraut = Herb. Cnici benedicti (+)

Birkenblätter = Betulae Fol. (+)

Brennnesselkraut (Wurzel) = Herb. Urticae (Rad. Urticae) (+)

Ginsengwurzel = Rad. Ginseng (+)

Holunderblüten = Flos Sambuci (+)

Löwenzahnkraut mit Wurzeln = Rad. cum Herb. Taraxaci (+)

Mädesüßblüten (Kraut) = Flos. Spiraeae (Herb. Spiraeae) (+)

Mariendistelfrüchte = Fruct. Cardui mariae (+)

Pfefferminzblätter (Öl) = Fol. Menthae piperitae (Aetheroleum Menthae piperitae) (+)

Rosmarinblätter = Fol. Rosmarini (+)

Sandelholz, weißes = Santalilignum album (+)

Selleriekraut (Frucht, Wurzel) = Herb. Apii graveolentis (Fruct. /Rad. Apii graveolentis) (-)

Spargelwurzel = Rhiz. Asparagi (+)

Teufelskrallenwurzel = Rad. Harpagophyti (+)

Vogelmierenkraut = Herb. Stellariae mediae (selten: Alsine = Alsine media) (o)

Wacholderbeeren = Fruct. Juniperi (+)

Weidenrinde = Cort. Salicis (+)

Zitterpappelknospen = Gem. Populi (+)

KAPITEL 4

38. Pflanzenzuordnung nach dem System der westlichen Kräuterheilkunde

Analgetika

Ammi visnaga (Früchte) = Fruct. Ammeos visnagae (-)

Lavendelblüten = Flos. Lavandulae (+)

Pestwurzelstock = Rhiz. Petasitidis (+)

Schöllkraut = Herb. Chelidonii (+)

Süßholzwurzel = Rad. Liquiritae (Liquiritae Succ.) (+)

Weidenrinde = Cort. Salicis (+)

Antiarteriosklerotika

Mistelkraut = Herb. Visci (+)

Olivenöl = Olivae Oleum (-)

Weißdornblüten und -blätter = Flor. cum Fol. Crataegi (+)

Antiasthmatika

Ammi visnaga (Früchte) = Fruct. Ammeos visnagae (-)

Efeublätter = Fol. Hederae helicis (+)

Eibischwurzel (Blätter) = Rad. Althaeae (Fol. Althaeae) (+)

Huflattichblätter = Fol. Farfarae (+)

Meerträubchenkraut = Herb. Ephedrae (+)

Antidepressiva

Johanniskraut = Herb. Hyperici (+)

Antidiarrhoika

Blutweiderichkraut = Herb. Salicariae (o)

Blutwurzwurzel = Rhiz. Tormentillae (+)

Eichenrinde = Cort. Quercus (+)

Heidelbeeren = Fruct. Myrtilli (+)

Walnussblätter = Fol. Juglandis (+)

Antiemetika/Antivertiginosa

Ingwerwurzel = Rhiz. Zingiberis Tinct. (+)

Kamillenblüten = Flos Matricariae (+)

Kondurangorinde = Cort. Condurango (+)

Lavendelblüten = Flos Lavendulae (+)

Pfefferminzblätter (Öl) = Fol. Menthae piperitae (Aetheroleum Menthae piperitae) (+)

Antihidrotika

Eichenrinde = Cort. Quercus (+)

Salbeiblätter = Fol. Salviae (+)

Antihypertonika

Immergrünkraut = Herb. Vincae minoris (-)

Knoblauchzwiebel = Bulbus Allii sativi (+)

Mistelkraut = Herb. Visci (+)

Olivenöl = Olivae Oleum (-)

Pestwurzelstock = Rhiz. Petasitidis (+)

Petersilienwurzel = Rad. Petroselini (+)

Weißdornblüten und -blätter = Flor. cum Fol. Crataegi (+)

Antihypotonika

Ginkgoblätter = Fol. Ginkgo bilobae (+)

Kampferöl = Oleum Camphoratum (+)

Lavendelblüten = Flos Lavandulae (+)

Maiglöckchentinktur = Convallariae Tinct. (+)

Meerträubchenkraut = Herb. Ephedrae (+)

Rosmarinblätter = Fol. Rosmarini (+)

Weißdornblüten und -blätter = Flor. cum Fol. Crataegi (+)

Antimykotika

Myrrhe = Myrrhae Tinct. (+)

Antiphlogistika

Brennnesselkraut (Wurzel) = Herb. Urticae (Rad. Urticae) (+)

Kamillenblüten = Flos Matricariae (+)

Ringelblumenblüten = Flos Calendulae (+)

Rosskastaniensamen = Sem. Hippocastani (+)

Sonnenhutwurzel (Blätter) = Rad. Echinaceae (-) (Fol. Echinaceae [+])

Teufelskrallenwurzel = Rad. Harpagophyti (+)

Virginische Zauberstrauchblätter = Fol. Hamamelidis (+)

Weidenrinde = Cort. Salicis (+)

Antirheumatika

Birkenblätter = Betulae Fol. (+)

Brennnesselkraut (Wurzel) = Herb. Urticae (Rad. Urticae) (+)

Holunderblüten = Flos Sambuci (+)

Mädesüssblüten (Kraut) = Flos Spiraeae (Herb. Spiraeae) (+)

Rosskastaniensamen = Sem. Hippocastani (+)

Teufelskrallenwurzel = Rad. Harpagophyti (+)

Weidenrinde = Cort. Salicis (+)

Antitussiva/Expektorantia

Alantwurzelstock = Rhiz. Helenii (Fol. Helenii, Rad. oder Fol. Inulae) (-)

Efeublätter = Fol. Hederae helicis (+)

Eibischwurzel (Blätter) = Rad. Althaeae (Fol. Althaeae) (+)

Eukalyptusblätter = Fol. Eucalypti (Aetheroleum Eucalypti) (+)

Frauenhaarblätter = Herb. Capilli veneris (o)

Huflattichblätter = Fol. Farfarae (+)

Isländisch Moos = Lichen Cetrariae (+)

Königskerzenblüten = Flos Verbasci (+)

Malvenblüten (Blätter) = Flos Malvae (Fol. Malvae) (+)

Pestwurzelstock = Rhiz. Petasitidis (+)

Quendelkraut = Herb. Serpylli (+)

Schlüsselblumenwurzeln (Blüten) = Rad. Primulae (Flos Primulae) (+)

Schöllkraut = Herb. Chelidonii (+)

Seifenwurzel, rote = Rad. Saponariae rubrae (+)

Spitzwegerichblätter = Fol. Plantaginis lanceolatae (+)

Süßholzwurzel = Rad. Liquiritae (Liquiritae Succ.) (+)

Thymiankraut = Herb. Thymi (+)

Veilchenkraut = Herb. Violae odoratae (-)

Ysopkraut = Herb. Hyssopi (-)

Antiviral wirkende Pflanzen

Angelikawurzel = Rad. Angelicae (+)

Benediktenkraut = Herb. Cnici benedicti (+)

Bibernellwurzel = Rad. Pimpinellae (+)

Eberwurzel = Rad. Carlinae (o)

Gänseblümchenblüten und -blätter = Flos cum Fol. Bellidis (o)

Ingwerwurzel = Rhiz. Zingiberis Tinct. (+)

Klettenwurzel = Rad. Bardanae (-)

Melissenblätter = Fol. Melissae (+)

Seifenwurzel, rote = Rad. Saponariae rubrae (+)

Sibirischer Ginseng = Rad. Eleutherococci (+)

Sonnenhutwurzel (Blätter) = Rad. Echinaceae (-) (Fol. Echinaceae [+])

Thymiankraut = Herb. Thymi (+)

Wasserdostkraut = Herb. Eupatorii (o)

Zimtrinde = Cort. Cinnamomi zeylanici (+)

Bakteriostatisch wirkende Pflanzen

Angelikawurzel = Rad. Angelicae (+)

Bärentraubenblätter = Fol. Uvae ursi (+)

Bärlauchkraut (Zwiebel) = Herb. Allii ursini (Bulb. Allii ursini) (o)

Berberitzenblätter (Wurzel, Rinde, Frucht) = Fol. Berberidis (Rad. Berberidis, Cort. B., Fruct. B.) (-)

Bibernellwurzel = Rad. Pimpinellae (+)

Blutwurzwurzel = Rhiz. Tormentillae (+)

Eberwurzel = Rad. Carlinae (o)

Efeublätter = Fol. Hederae helicis (+)

Eichenrinde = Cort. Quercus (+)

Eukalyptusblätter = Fol. Eucalypti (Aetheroleum Eucalypti) (+)

Goldrutenkraut = Herb. Solidaginis (+)

Isländisch Moos = Lichen Cetrariae (+)

Johanniskraut = Herb. Hyperici (+)

Kamillenblüten = Flos Matricariae (+)

Kapuzinerkressenkraut = Herb. Tropaeoli (+)

Keuschlammfrüchte = Fruct. Agni casti (+)

Knoblauchzwiebel = Bulbus Allii sativi (+)

Kümmelfrüchte = Fruct. Carvi (+)

Lungenkraut = Herb. Pulmonariae (-)

Meerrettichwurzel = Rad. Armoraciae (+)

Oreganokraut = Herb. Oregani (-)

Salbeiblätter = Fol. Salviae (+)

Schafgarbenkraut = Herb. Millefolii (+)

Schlüsselblumenwurzeln (Blüten) = Rad. Primulae (Flos Primulae) (+)

Schöllkraut = Herb. Chelidonii (+)

Seifenwurzel, rote = Rad. Saponariae rubrae (+)

Spitzwegerichblätter = Fol. Plantaginis lanceolatae (+)

Thymiankraut = Herb. Thymi (+)

Veilchenkraut = Herb. Violae odoratae (-)

Wacholderbeeren = Fruct. Juniperi (+)

Wermutkraut = Herb. Absinthii (+)

Zwiebel = Bulb. Allii cepae (+)

Bronchospasmolytika

Efeublätter = Fol. Hederae helicis (+)

Frauenhaarblätter = Herb. Capilli veneris (o)

Pestwurzelstock = Rhiz. Petasitidis (+)

Schöllkraut = Herb. Chelidonii (+)

Thymiankraut = Herb. Thymi (+)

Cholagoga

Berberitzenblätter (Wurzel, Rinde, Frucht) = Fol. Berberidis (Rad. Berberidis, Cort. B., Fruct. B.) (-)

Gelbwurzel = Rhiz. Curcumae longae pulvis (+)

Löwenzahnkraut mit Wurzeln = Rad. cum Herb. Taraxaci (+)

Odermennigkraut = Herb. Agrimoniae (+)

Pfefferminzblätter (Öl) = Fol. Menthae piperitae (Aetheroleum Menthae piperitae) (+)

Schöllkraut = Herb. Chelidonii (+)

Dermatika

Birkenblätter = Fol. Betulae (+)

Blutweiderichkraut = Herb. Salicariae (o)

Blutwurzwurzel = Rhiz. Tormentillae (+)

Bockshornkleesamen = Sem. Foenugraeci pulv. (+)

Braunwurzelkraut = Herb. Scrophulariae (o)

Brennnesselkraut (Wurzel) = Herb. Urticae (Rad. Urticae) (+)

Eichenrinde = Quercus Cort. (+)

Heidelbeeren = Fruct. Myrtilli (+)

Löwenzahnkraut mit Wurzeln = Rad. cum Herb. Taraxaci (+)

Ringelblumenblüten = Flos Calendulae (+)

Rubrechtskraut = Herb. Geranii robertiani (o)

Schlüsselblumenwurzeln (Blüten) = Rad. Primulae (Flos Primulae) (+)

Veilchenkraut = Herb. Violae odoratae (-)

Walnussblätter = Fol. Juglandis (+)

Diaphoretika

Lindenblüten = Flos Tiliae (+)

Holunderblüten = Flos Sambuci (+)

Diuretika

Ackerschachtelhalmkraut = Herb. Equiseti (+)

Bärentraubenblätter = Fol. Uvae ursi (+)

Berberitzenblätter (Wurzel, Rinde, Frucht) = Fol. Berberidis (Rad. Berberidis, Cort. B., Fruct. B.) (-)

Birkenblätter = Betulae Fol. (+)

Brennnesselkraut (Wurzel) = Herb. Urticae (Rad. Urticae) (+)

Goldrutenkraut = Herb. Solidaginis (+)

Heidekraut (Blüten) = Herb. Ericae (Flos Ericae) (-)

Liebstöckelwurzel = Rad. Levistici (+)

Löwenzahnkraut mit Wurzeln = Rad. cum Herb. Taraxaci (+)

Selleriekraut (Frucht, Wurzel) = Herb. Apii graveolentis (Fruct. /Rad. Apii graveolentis) (-)

Spargelwurzel = Rhiz. Asparagi (+)

Wacholderbeeren = Fruct. Juniperi (+)

Durchblutungsförderung

Ginkgoblätter = Fol. Ginkgo bilobae (+)

Immergrünkraut = Herb. Vincae minoris (-)

Rosmarinblätter = Fol. Rosmarini (+)

Rosskastaniensamen = Sem. Hippocastani (+)

Weißdornblüten und -blätter = Flor. cum Fol. Crataegi (+)

Enuresistherapeutika

Johanniskraut = Herb. Hyperici (+)

Epileptika

Maiglöckchentinktur = Convallariae Tinct. (+)

Mistelkraut = Herb. Visci (+)

Galaktagogum

Anisfrüchte = Fruct. Anisi (+)

Basilikumkraut = Herb. Basilci (-)

Bockshornkleesamen = Sem. Foenugraeci pulv. (+)

Fenchelfrüchte = Fruct. Foeniculi (+)

Kümmelfrüchte = Fruct. Carvi (+)

Schwarzkümmelsamen = Sem. Nigellae

Gynäkologika

Beifußkraut = Herb. Artemisiae (-)

Blutweiderichkraut = Herb. Salicariae (o)

Cimicifugawurzelstock = Rhiz. Cimicifugae (+)

Frauenmantelkraut = Herb. Alchemillae (+)

Gänsefingerkraut = Herb. Anserinae (+)

Herzgespannkraut = Herb. Leonuri cardiacae (+)

Hirtentäschelkraut = Herb. Bursae pastoris (+)

Keuschlammfrüchte = Fruct. Agni casti (+)

Liebstöckelwurzel = Rad. Levistici (+)

Rautenkraut = Herb. Rutae graveolentis (-)

Rosmarinblätter = Fol. Rosmarini (+)

Sägepalmfrüchte = Fruct. Sabalis serrulati (+)

Schafgarbenkraut = Herb. Millefolii (+)

Schneeballbaumrinde = Cort. Viburni prunifolii (o)

Storchenschnabelkraut (Wurzel) = Herb. Geranii robertiani (Rad. Geranii robertiani) (o)

Taubnesselblüten = Flos Lamii albi (+)

Wolfstrappkraut = Herb. Lycopi (+)

Hämorrhoidentherapeutika

Beifußkraut = Herb. Artemisiae (-)

Blutweiderichkraut = Herb. Salicariae (o)

Blutwurzwurzel = Rhiz. Tormentillae (+)

Eichenrinde = Quercus Cort. (+)

Faulbaumrinde = Cort. Frangulae (+)

Rubrechtskraut = Herb. Geranii robertiani (o)

Steinkleekraut = Herb. Meliloti (+)

Hämostyptika

Blutweiderichkraut = Herb. Salicariae (o)

Hirtentäschelkraut = Herb. Bursae pastoris (+)

Rubrechtskraut = Herb. Geranii robertiani (o)

Sanikelkraut = Herb. Saniculae (+)

Schafgarbenkraut = Herb. Millefolii (+)

Virginische Zauberstrauchblätter = Fol. Hamamelidis (+)

Immunstärkung

Angelikawurzel = Rad. Angelicae (+)

Benediktenkraut = Herb. Cnici benedicti (+)

Brennnesselkraut (Wurzel) = Herb. Urticae (Rad. Urticae) (+)

Ginsengwurzel = Rad. Ginseng (+)

Mistelkraut = Herb. Visci (+)

Ringelblumenblüten = Flos Calendulae (+)

Sägepalmfrüchte = Fruct. Sabalis serrulati (+)

Sibirischer Ginseng = Rad. Eleutherococci (+)

Sonnenhutwurzel (Blätter) = Rad. Echinaceae (-) (Fol. Echinaceae [+])

Süßholzwurzel = Rad. Liquiritae (Liquiritae Succ.) (+)

Wasserdostkraut = Herb. Eupatorii (+)

Zimtrinde = Cort. Cinnamomi zeylanici (+)

Kardiaka

Herzgespannkraut = Herb. Leonuri cardiacae (+)

Maiglöckchentinktur = Convallariae Tinct. (+)

Meerzwiebel = Bulbus Scillae Tinkt. (+)

Weißdornblüten und -blätter = Flor. cum Fol. Crataegi (+)

Wolfstrappkraut = Herb. Lycopi (+)

Karminativa

Anisfrüchte = Fruct. Anisi (+)

Fenchelfrüchte = Fruct. Foeniculi (+)

Kamillenblüten = Flos Matricariae (+)

Korianderfrüchte = Fruct. Coriandri (+)

Kümmelfrüchte = Fruct. Carvi (+)

Melissenblätter = Fol. Melissae (+)

Pfefferminzblätter (Öl) = Fol. Menthae piperitae (Aetheroleum Menthae piperitae) (+)

Korrigentia

Anisfrüchte = Fruct. Anisi (+)

Fenchelfrüchte = Fruct. Foeniculi (+)

Hagebutten = Fruct. cum Sem. Cynosbati (-)

Hibiskusblüten = Flos Hibisci (-)

Korianderfrüchte = Fruct. Coriandri (+)

Kümmelfrüchte = Fruct. Carvi (+)

Pfefferminzblätter (Öl) = Fol. Menthae piperitae (Aetheroleum Menthae piperitae) (+)

Pomeranzenschale = Pericarpium Aurantii (+)

Süßholzwurzel = Rad. Liquiritae (Liquiritae Succ.) (+)

Zimtrinde = Cort. Cinnamomi zeylanici (+)

Laxantia

Aloe (Tinktur) Extrakt = Aloes Tinct. (Aloes Extr.) (+)

Faulbaumrinde = Cort. Frangulae (+)

Leinsamen = Sem. Lini (+)

Rhabarberwurzel = Rad. Rhei (+)

Schlehdornfrüchte = Fruct. Pruni spinosae (+)

Sennesblätter (Früchte) = Fol. Sennae (Fruct. Sennae) (+)

Lebertherapeutika

Artischockenblätter = Fol. Cynarae (+)

Boldoblätter = Fol. Boldo (+)

Mariendistelfrüchte = Fruct. Cardui mariae (+)

Magen-und Darmtherapeutika

Angelikawurzel = Rad. Angelicae (+)

Anisfrüchte = Fruct. Anisi (+)

Bitterkleeblätter = Fol. Trifolii fibrini (+)

Bockshornkleesamen = Sem. Foenugraeci pulv. (+)

Chinarinde = Cort. Cinchonae (+)

Enzianwurzel = Gentianae Rad. conc. (+)

Fenchelfrüchte = Fruct. Foeniculi (+)

Heidelbeeren = Fruct. Myrtilli (+)

Ingwerwurzel = Rhiz. Zingiberis Tinct. (+)

Kalmuswurzel (Öl) = Rhiz. Calami (Aetheroleum Calami) (o)

Kamillenblüten = Flos Matricariae (+)

Kondurangorinde = Cort. Condurango (+)

Korianderfrüchte = Fruct. Coriandri (+)

Kümmelfrüchte = Fruct. Carvi (+)

Manna – Esche = Manna Succ. (+)

Melissenblätter = Fol. Melissae (+)

Myrrhe = Myrrhae Tinct. (+)

Pfefferminzblätter (Öl) = Fol. Menthae piperitae (Aetheroleum Menthae piperitae) (+)

Süßholzwurzel = Rad. Liquiritae (Liquiritae Succ.) (+)

Tausendgüldenkraut = Herb. Centaurii (+)

Wermutkraut = Herb. Absinthii (+)

Ysopkraut = Herb. Hyssopi (-)

Mund- und Rachentherapeutika

Bibernellwurzel = Rad. Pimpinellae (+)

Blutweiderichkraut = Herb. Salicariae (o)

Blutwurzwurzel = Rhiz. Tormentillae (+)

Eichenrinde = Quercus Cort. (+)

Isländisch Moos = Lichen Cetrariae (+)

Kamillenblüten = Flos Matricariae (+)

Myrrhe = Myrrhae Tinct. (+)

Salbeiblätter = Fol. Salviae (+)

Nerventherapeutika

Baldrianwurzel = Rad. Valerianae (+)

Ginsengwurzel = Rad. Ginseng (+)

Hopfenzapfen = Strobulus Lupuli (+)

Johanniskraut = Herb. Hyperici (+)

Lavendelblüten = Flos Lavandulae (+)

Melissenblätter = Fol. Melissae (+)

Passionsblumenkraut = Herb. Passiflorae (+)

Rosmarinblätter = Fol. Rosmarini (+)

Nieren- und Blasentherapeutika

Ackerschachtelhalmkraut = Herb. Equiseti (+)

Ammi visnaga (Früchte) = Fruct. Ammeos visnagae (-)

Bärentraubenblätter = Fol. Uvae ursi (+)

Berberitzenblätter (Wurzel, Rinde, Frucht) = Fol. Berberidis (Rad. Berberidis, Cort. B., Fruct. B.) (-)

Birkenblätter = Betulae Fol. (+)

Brennnesselkraut (Wurzel) = Herb. Urticae (Rad. Urticae) (+)

Goldrutenkraut = Herb. Solidaginis (+)

Heidekraut (Blüten) = Herb. Ericae (Flos Ericae) (-)

Kapuzinerkressenkraut = Herb. Tropaeoli (+)

Liebstöckelwurzel = Rad. Levistici (+)

Löwenzahnkraut mit Wurzeln = Rad. cum Herb. Taraxaci (+)

Meerrettichwurzel = Rad. Armoraciae (+)

Pestwurzelstock = Rhiz. Petasitidis (+)

Petersilienwurzel = Rad. Petroselini (+)

Sandelholz, weißes = Santalilignum album (+)

Selleriekraut (Frucht, Wurzel) = Herb. Apii graveolentis (Fruct. /Rad. Apii graveolentis) (-)

Spargelwurzel = Rhiz. Asparagi (+)

Vogelmierenkraut = Herb. Stellariae mediae (selten: Alsine = Alsine media) (o)

Wacholderbeeren = Fruct. Juniperi (+)

Ophthalmika

Augentrostkraut = Herb. Euphrasiae (-)

Ringelblumenblüten = Flos Calendulae (+)

Otologika

Eukalyptusöl = Aetheroleum Eucalypti (+)

Lavendelöl = Aetheroleum Lavandulae (+)

Knoblauchölkapseln (+)

Pankreastherapeutika

Bockshornkleesamen = Sem. Foenugraeci pulv. (+)

Heidelbeeren = Fruct. Myrtilli (+)

Holunderblüten = Flos Sambuci (+)

Löwenzahnkraut mit Wurzeln = Rad. cum Herb. Taraxaci (+)

Prostatika

Brennnesselkraut (Wurzel) = Herb. Urticae (Rad. Urticae) (+)

Kürbissamen = Sem. Cucurbitae (+)

Sägepalmfrüchte = Fruct. Sabalis serrulati (+)

Zitterpappelknospen = Gem. Populi (+)

Roborantia/Tonika

Chinarinde = Cort. Cinchonae (+)

Ginsengwurzel = Rad. Ginseng (+)

Lavendelblüten = Flos Lavandulae (+)

Meerträubchenkraut = Herb. Ephedrae (+)

Rosmarinblätter = Fol. Rosmarini (+)

Sägepalmfrüchte = Fruct. Sabalis serrulati (+)

Sibirischer Ginseng = Rad. Eleutherococci (+)

Schilddrüsentherapeutika

Baldrianwurzel = Rad. Valerianae (+)

Herzgespannkraut = Herb. Leonuri cardiacae (+)

Wolfstrappkraut = Herb. Lycopi (+)

Sedativa

Baldrianwurzel = Rad. Valerianae (+)

Hopfenzapfen = Strobulus Lupuli (+)

Melissenblätter = Fol. Melissae (+)

Passionsblumenkraut = Herb. Passiflorae (+)

Spasmolytika

Ammi visnaga (Früchte) = Fruct. Ammeos visnagae (-)

Kamillenblüten = Flos Matricariae (+)

Pestwurzelstock = Rhiz. Petasitidis (+)

Pfefferminzblätter (Öl) = Fol. Menthae piperitae (Aetheroleum Menthae piperitae) (+)

Ringelblumenblüten = Flos Calendulae (+)

Salbeiblätter = Fol. Salviae (+)

Schöllkraut = Herb. Chelidonii (+)

Wermutkraut = Herb. Absinthii (+)

Venentherapeutika

Rosskastaniensamen = Sem. Hippocastani (+)

Steinkleekraut = Herb. Meliloti (+)

Virginische Zauberstrauchblätter = Fol. Hamamelidis (+)

Warzentherapeutika

Knoblauchzwiebel = Bulbus Allii sativi (+)

Löwenzahnkraut mit Wurzeln = Rad. cum Herb. Taraxaci (+)

Ringelblumenblüten = Flos Calendulae (+)

Schöllkraut = Herb. Chelidonii (+)

Wundbehandlung

Blutwurzwurzel = Rhiz. Tormentillae (+)

Bockshornkleesamen = Sem. Foenugraeci pulv. (+)

Eichenrinde = Quercus Cort. (+)

Johanniskraut = Herb. Hyperici (+)

Kamillenblüten = Flos Matricariae (+)

Ringelblumenblüten = Flos Calendulae (+)

Sanikelkraut = Herb. Saniculae (+)

Spitzwegerichblätter = Fol. Plantaginis lanceolatae (+)

Wurmtherapeutika

Knoblauchzwiebel = Bulbus Allii sativi (+)

Kürbissamen = Sem. Cucurbitae (+)

Thymiankraut = Herb. Thymi (+)

Wermutkraut = Herb. Absinthii (+)

KAPITEL 5

39. Heilpflanzenkatalog

Ackerschachtelhalmkraut = Herb. Equiseti (+)

Energetik: Süß, bitter und neutral.
1 bis 2 Teelöffel auf $^{1}/_{4}$ l Wasser, entweder in kaltem Wasser 12 Std. ausziehen oder mit heißem Wasser übergießen und nach $^{1}/_{2}$ Std. abseihen.

- löst Feuchtigkeit und fördert die Diurese
- nährt und reinigt das Blut
- füllt Qi auf und nährt Lungen-Yin

Ammi visnaga (Früchte) = Fruct. Ammeos visnagae (-)

Energetik: Aromatisch und würzig.
Fertigpräparat: steno-loges N 3 x 20 Tr.

- fördert die Zirkulation des Qi und bewegt das Blut
- vertreibt Wind und lindert Schmerz, spasmolytisch
- löst Qi- und Blut-Stagnationen und macht die Meridiane durchgängig

Alantwurzelstock = Rhiz. Helenii (Fol. Helenii, Rad. oder Fol. Inulae) (-)

Energetik: Scharf, bitter, erhitzend und (scharf).
1 gehäufter Teelöffel mit $^{1}/_{4}$ l kochendem Wasser übergießen und 15 Min. ziehen lassen.

- stärkt das Lungen-Qi, besonders die verteilende Funktion
- vertreibt äußere pathogene Faktoren
- ist schweißtreibend und erwärmt (bei innerer Nässe)
- löst Stagnationen von Qi und Blut und macht die Meridiane durchgängig
- befreit den Wind und lindert den Schmerz (dämpft den Husten)
- löst Feuchtigkeit (schleimlösend) und fördert die Diurese
- tonisiert den Magen

Aloe (Tinktur) Extrakt = Aloes Tinct. (Aloes Extr.)(+)

Energetik: Bitter, zusammenziehend, scharf, süß und kühlend und (süß).
20 bis 40 Tr. abends einnehmen. Cave! Schwangerschaft.

- löst Feuchtigkeit und fördert Stuhlgang
- tonisiert den Magen und fördert die Gallesekretion

Angelikawurzel = Rad. Angelicae (+)

Energetik: Scharf, süß, erhitzend und (süß).
2 gehäufte Teelöffel mit $^{1}/_{4}$ l kaltem Wasser erhitzen und 2 Min. ziehen lassen.

- löst Stagnationen von Qi und Blut und macht die Meridiane durchgängig
- befreit Wind und bewegt Leber-Qi
- stärkt Qi und Yang von Milz und Magen
- befeuchtet, füllt Qi auf, nährt Blut und lindert Schmerzen

Anisfrüchte = Fruct. Anisi (+)

Energetik: Scharf, erhitzend und (scharf).
1 gehäufter Teelöffel mit $^{1}/_{4}$ l kochendem Wasser übergießen und 10 Min. ziehen lassen.

- stärkt das Lungen-Qi, besonders die verteilende Funktion
- vertreibt äußere pathogene Faktoren
- ist schweißtreibend und erwärmt (bei innerer Nässe)
- löst Stagnationen von Qi und Blut und macht die Meridiane durchgängig
- befreit den Wind und lindert den Schmerz (Blähungen)
- wärmt und tonisiert Yang

Artischockenblätter = Fol. Cynarae (+)

Energetik: Bitter und kühlend.
Fertigpräparate.

- kühlt Leber-Feuer und entzieht Lebergift
- löst Feuchtigkeit und kühlt das Blut
- kühlt aufsteigendes Leber-Yang
- schützt die Leberzellen
- fördert die Gallensekretion und senkt Cholesterin

Augentrostkraut = Herb. Euphrasiae (-)

Energetik: Bitter, kühlend, und (scharf).
1 bis 2 Teelöffel mit $^{1}/_{4}$ l kaltem Wasser zum Sieden bringen und 2 Min. ziehen lassen.
Zur lokalen Anwendung am Auge kann man einige wenige Kristalle Kochsalz hinzufügen.

- löst Feuchtigkeit und zähen Schleim
- kühlt die Hitze und Blut
- löst Krämpfe und tonisiert den Magen
- unterdrückt aufsteigendes Yang

Bärentraubenblätter = Fol. Uvae ursi (+)

Energetik: Zusammenziehend, bitter, kühlend und (scharf).

2 Teelöffel mit ¼ l kaltem Wasser 12 bis 24 Std. ziehen lassen, leicht anwärmen.

- kühlt die Feuchte-Hitze in der Blase
- entgiftet und kühlt das Blut
- löst Feuchtigkeit und fördert die Diurese
- bei aufsteigendem Yang (Übelkeit, Husten, Kopfschmerzen)
- hat eine desinfizierende Wirkung

(Arbutin [Hydrochinon] wirkt nur im alkalischen Harn – ¼ Teelöffel Natron [Natriumhydrogenkarbonat] jeder Tasse zufügen)

Bärlauchkraut (Zwiebel) = Herb. Allii ursini (Bulb. Allii ursini) (o)

Energetik: Scharf, erhitzend und (scharf).
Fertigpräparate.

- befreit Wind und lindert Schmerzen
- schweißtreibend (bei innerer Nässe),
- erhitzendes Temperaturverhalten
- löst Qi- und Blutstagnationen und macht Meridiane durchgängig
- vertreibt äußere pathogene Faktoren

Baldrianwurzel = Rad. Valerianae (+)

Energetik: Scharf, erhitzend und (scharf).
2 gestrichene Teelöffel mit ½ l kochendem Wasser übergießen und zugedeckt 10 Min. ziehen lassen.

- löst Stagnationen von Qi und Blut und macht die Meridiane durchgängig
- stärkt das Yang und vertreibt Wind
- beruhigt die Nerven und fördert den Schlaf

Beifußkraut = Herb. Artemisiae (-)

Energetik: Scharf, bitter, erhitzend und (scharf).
1 gehäufter Teelöffel mit ¼ l kochendem Wasser übergießen und nur 1 bis 2 Min. ziehen lassen.

- löst Stagnationen von Qi und Blut und macht die Meridiane durchgängig
- befreit den Wind und lindert Schmerzen
- tonisiert den Magen und bewegt Leber-Qi
- tonisiert Milz-Yang und behandelt Hämorrhoiden

Benediktenkraut = Herb. Cnici benedicti (+)

Energetik: Bitter, kühlend und (scharf).
1 gehäufter Teelöffel mit ¼ l kaltem Wasser langsam zum Sieden bringen und danach 2 Min. ziehen lassen.

- kühlt die Hitze und tonisiert den Magen
- löst Feuchtigkeit und fördert die Sekretion der Verdauungssäfte
- kühlt Blut und löst Krämpfe
- fördert die Diurese

Berberitzenblätter (Wurzel, Rinde, Frucht) = Fol. Berberidis (Rad. Berberidis, Cort. B., Fruct. B.) (-)

Energetik: Bitter, zusammenziehend, kühlend und (scharf).
1 bis 2 Teelöffel Blätter oder Wurzel mit ¼ l kochendem Wasser übergießen und 5 Min. ziehen lassen.

- kühlt die Hitze und Blut, kann Krämpfe lösen
- löst Feuchtigkeit und fördert die Diurese
- löst und fördert die Gallenabsonderung
- bei aufsteigendem Yang (Übelkeit, Husten, Kopfschmerzen)
- bei Steinleiden im Harntrakt

Bibernellwurzel = Rad. Pimpinellae (+)

Energetik: Bitter, scharf, erhitzend und (süß).
1 Teelöffel mit ¼ l kaltem Wasser langsam zum Sieden bringen und 1 Min. kochen, danach abseihen.

- stärkt Lungen-Qi, besonders die verteilende Funktion
- löst Feuchtigkeit und stillt Husten
- vertreibt Wind, ist schweißtreibend und lindert Schmerzen
- bei Anfangsstadien von Erkältungskrankheiten der Lunge (auch Halsentzündung und Heiserkeit)
- löst Stagnationen von Qi und Blut und macht die Meridiane durchgängig

Birkenblätter = Betulae Fol. (+)

Energetik: Bitter, scharf, kühlend, (scharf).
2 gehäufte Teelöffel mit ¼ l siedendem Wasser übergossen, 10 Min. ziehen lassen (heiß trinken).

- kühlt die Hitze und beruhigt das Feuer
- entgiftet (Feuergift)
- löst Feuchtigkeit und fördert die Diurese (besonders harnsaure Salze)
- löst Qi- und Blut-Stagnationen
- bei äußerem Wind (hohes Fieber, leichtes Frösteln, Durst)
- fördert die Entwicklung von Hautausschlägen

Bitterkleeblätter = Fol. Trifolii fibrini (+)

Energetik: Bitter, kühlend und (scharf).
1 Teelöffel mit ¼ l kaltem Wasser erhitzen und 1 Min. kochen lassen. In Mischung als Infus 5 Min. ziehen lassen.

- tonisiert den Magen bei Verbrauch der Magen-Yin-Flüssigkeit
- kühlt das Blut und unterdrückt aufsteigendes Yang

Blutweiderichkraut = Herb. Salicariae (o)

Energetik: Zusammenziehend, süß, kühlend und (scharf).
1 bis 2 Teelöffel mit 150 ml kochendem Wasser übergießen und 5 bis 10 Min. ziehen lassen.

- befeuchtet das Yin und füllt Qi und Blut auf
- heilende Wirkung auf Haut und Schleimhaut
- behandelt Darmentzündung und infektiösen Durchfall
- ist blutstillend (mäßigende Wirkung auf die Menstruation)
- äußerlich bei Hämorrhoiden, Mundentzündungen, Zahnfleischbluten, Ekzemen und Juckreiz
- bei Schuppen und fettiger Kopfhaut

Blutwurzwurzel = Rhiz. Tormentillae (+)

Energetik: Zusammenziehend, bitter, kühlend und (süß).

1 Teelöffel mit 150 ml kochendem Wasser übergießen und 20 Min. lang am Sieden halten, dann abseihen.

- kühlt die Hitze und entzieht Feuergift
- bei aufsteigendem Yang
- tonisiert den Magen und löst Krämpfe (Magen-Darm-Störungen und Gärungsdurchfälle)
- heilende Wirkung auf Haut und Schleimhäute (Zahnfleisch, Mund und Rachen)
- äußerlich bei Erfrierungen, Verbrennungen, Hämorrhoiden und schlecht heilenden Wunden

Bockshornkleesamen = Sem. Foenugraeci pulv. (+)

Energetik: Bitter, scharf, süß, erhitzend und (scharf).
2 gehäufte Esslöffel mit 1/4 l kaltem Wasser übergießen, 3 Std. stehen lassen, kurz zum Sieden erhitzen und abseihen.

- löst Feuchtigkeit und befreit Wind
- füllt Qi auf und nährt Blut (fördert die Milchsekretion)
- tonisiert den Magen und löst Stagnationen von Qi und Blut
- äußerlich bei Entzündungen, Karbunkel, Furunkel, Abszessen und Ulkus
- fördert den Stuhlgang

Boldoblätter = Fol. Boldo (+)

Energetik: Aromatisch und leicht bitter.
1 Teelöffel mit 150 ml kochendem Wasser übergießen und 10 Min. ziehen lassen.

- löst Leber-Qi-Stagnationen
- löst Feuchtigkeit und fördert die Gallensekretion
- befreit Wind und löst Krämpfe
- stimuliert Magensaft- und Gallenproduktion
- steigert Harn- und Harnsäurenausscheidung

Braunwurzelkraut = Herb. Scrophulariae (o)

Energetik: Bitter, süß-salzig und kalt.
1 Teelöffel mit 1/4 l kochendem Wasser übergießen und 10 Min. ziehen lassen.

- kühlt die Hitze und beruhigt das Feuer
- löst Feuchtigkeit und fördert die Diurese
- löst Stauungen und Schleimretentionen
- weicht Verfestigungen auf und behandelt Geschwüre und Drüsenschwelllungen
- behandelt Hautkrankheiten

Brennnesselkraut (Wurzel) = Herb. Urticae (Rad. Urticae) (+)

Energetik: Zusammenziehend, kühlend und (scharf).
2 gehäufte Teelöffel mit 1/4 l kochendem Wasser übergießen und 10 Min. ziehen lassen.

- stärkt Nieren-Yin
- kühlt und klärt das Blut und wirkt antiphlogistisch
- löst Feuchtigkeit und fördert die Diurese
- behandelt Miktionsbeschwerden bei gutartiger Prostatavergrößerung I und II
- heilende Wirkung auf Haut, Schleimhaut und Gelenke

Chinarinde = Cort. Cinchonae (+)

Energetik: Bitter, kühlend und (scharf).
1 gestrichenen Teelöffel mit 1/4 l kochendem Wasser übergießen und 10 Min. ziehen lassen.

- tonisiert den Magen (bei mangelnder Bildung von Verdauungssäften)
- löst Feuchtigkeit und kühlt das Blut
- kühlt die Hitze und beruhigt das Feuer
- kühlt Blut und löst Krämpfe
- beruhigt Loderndes Herz-Feuer

Cimicifugawurzelstock = Rhiz. Cimicifugae (+)

Energetik: Bitter, scharf, kühlend und (scharf).
Fertigpräparate.

- kühlt das Blut und löst Krämpfe
- löst Feuchtigkeit
- bei äußerer Wind-Hitze
- löst Stagnationen von Qi und Blut
- hat eine östrogene Wirkung

Ebereschenbeeren = Fruct. Sorbi (-)

Energetik: Sauer, bitter, adstringierend und kalt.
1 Esslöffel mit 1/4 l kochendem Wasser übergießen und 8 bis 10 Min. zugedeckt ziehen lassen.

- kühlt Leber-Hitze und hält Leber-Blut
- hält Qi und Körperflüssigkeit im Inneren
- stärkt das Yin besonders das Nieren-Yin und festigt die Essenz-Jing
- senkt durch Blut-Leere entstandenen Leber-Wind
- stillt Blutungen und behandelt Diarrhö

Eberwurzel = Rad. Carlinae (o)

Energetik: Bitter, kühlend und (scharf).
1 bis 2 gehäufte Teelöffel mit 1/4 l kaltem Wasser übergießen und langsam zum Sieden bringen. Kurz durchkochen und abseihen.

- löst Feuchtigkeit und fördert die Diurese
- löst Bronchialschleim
- kühlt das Blut und löst Krämpfe
- tonisiert den Magen und lindert Blähungen
- desinfiziert (vor allem die Haut)

Edelkastanienblätter = Fol. Castaneae (-)

Energetik: Zusammenziehend
2 gehäufte Teelöffel mit kaltem Wasser übergießen und kurz aufkochen.

- trocknet innere Nässe, ohne auszutrocknen
- hält Qi und Körperflüssigkeit im Inneren
- heilende Wirkung auf Haut und Schleimhäute

Efeublätter = Fol. Hederae helicis (+)

Energetik: Zusammenziehend, scharf, warm und trocken.
1 gehäufter Teelöffel mit 1/4 l kochendem Wasser übergießen und 10 Min. ziehen lassen.

- erwärmt das Yang und trocknet Innere Nässe
- löst Stagnationen von Qi und Blut, stillt Blutungen
- befreit Wind und lindert Schmerzen (Husten, Bronchitis, Asthma der Kinder und Keuchhusten)
- hat eine heilende Wirkung auf die Haut und Schleimhäute, auch Gelenke

Eibischwurzel (Blätter) = Rad. Althaeae (Fol. Althaeae) (+)

Energetik: Süß, kühlend und (süß).
2 Teelöffel Eibischwurzeln mit 1/4 l kaltem Wasser übergießen und 1/2 Std. ziehen lassen, auf Trinktemperaturen erwärmen, 1 bis 2 Teelöffel Eibischblätter mit 150 ml kochendem Wasser übergießen und 10 Min. ziehen lassen. (Honig)

- befeuchtet das Yin der Lunge
- befeuchtet bei Yin-Mangel
- füllt Qi auf und nährt das Blut
- der Schleim wirkt reizlindernd bei Entzündungen
- befeuchtet zähen Bronchialschleim und erleichtert das Abhusten

Eichenrinde = Cort. Quercus (+)

Energetik: Zusammenziehend und kühlend.
1 bis 2 Teelöffel geschnittene Eichenrinde mit 1/4 l kaltem Wasser zum Sieden erhitzen und 3 bis 5 Min. kochen.

- hält Yin und kühlt aufsteigendes Yang
- stoppt den Durchfall und heilt die Darmschleimhaut
- stillt übermäßiges Schwitzen (Füße)
- behandelt Hämorrhoiden, Unterschenkelgeschwüre und chronische Ekzeme
- behandelt Entzündungen von Zahnfleisch und Mundschleimhaut

Enzianwurzel = Gentianae Rad. conc. (+)

Energetik: Bitter, kühlend und (scharf).
1 Teelöffel mit 1/4 l Wasser übergießen und 5 Min. kochen.

- tonisiert den Magen bei Verbrauch der Magen-Yin-Flüssigkeit
- kühlt das Blut und löst Krämpfe
- unterdrückt aufsteigendes Yang
- fördert die Sekretion der Verdauungssäfte

Eukalyptusblätter = Fol. Eucalypti (Aetheroleum Eucalypti) (+)

Energetik: Scharf, erhitzend und (scharf).
3 Teelöffel mit 1/4 l kochendem Wasser übergießen und 15 Min. ziehen lassen.

- stärkt das Lungen-Qi, besonders die verteilende Funktion (verflüssigt zähen Bronchialschleim)
- vertreibt äußere pathogene Faktoren (desinfiziert)
- ist schweißtreibend und erwärmt (hemmt die Schleimbildung in den Bronchien)
- löst Stagnationen von Qi und Blut und macht die Meridiane durchgängig
- befreit den Wind und lindert den Schmerz

Faulbaumrinde = Cort. Frangulae (+)

Energetik: Zusammenziehend, bitter, kühlend und (scharf).
1 Teelöffel mit 1/4 l kaltem Wasser übergießen, 12 Std. ziehen lassen und vor dem Schlafengehen trinken.
Oder mit heißem Wasser übergießen und 5 bis 10 Min. ziehen lassen.

- kühlt die Hitze und das Blut
- löst Feuchtigkeit und fördert den Stuhlgang
- lindert Blähungen

Fenchelfrüchte = Fruct. Foeniculi (+)

Energetik: Süß, scharf, warm und (süß).
1 gehäufter Teelöffel zerdrückter Fenchelfrüchte mit 1/4 l kochendem Wasser übergießen und 10 Min. ziehen lassen.

- stärkt Qi und Yang von Magen, Milz
- befeuchtet und ernährt (auswurffördernd)
- füllt Qi auf, nährt Blut und lindert Schmerzen
- vertreibt Wind (Blähungen)
- löst Stagnationen von Qi und Blut und macht die Meridiane durchgängig

Frauenhaarblätter = Herb. Capilli veneris (o)

Energetik: Süß, bitter, kühlend und (süß).
1 bis 2 Teelöffel auf 150 ml Wasser (Dekot oder Infus).

- befeuchtet das Yin der Lunge
- löst Feuchtigkeit und verflüssigt das Bronchialsekret
- unterdrückt aufsteigendes Yang und füllt Qi auf, kühlt das Blut und löst Krämpfe

Frauenmantelkraut = Herb. Alchemillae (+)

Energetik: Bitter, scharf, kühlend und (scharf).
1 schwach gehäufter Esslöffel mit 1/4 l Wasser übergießen und zum Sieden erhitzen. Danach an einem warmen Ort noch 10 bis 15 Min. ziehen lassen.

- kühlt Blut und vertreibt äußere Wind-Hitze
- löst Stagnationen von Qi und Blut
- löst Feuchtigkeit und tonisiert den Magen
- beseitigt Fluor vaginalis und besänftigt Metrorrhagie

Gänseblümchenblüten- und blätter =Flos. cum Fol. Bellidis (o)

Energetik: Bitter, kühlend und (scharf).
2 Teelöffel mit 1/4 l kochendem Wasser übergießen und 10 Min. ziehen lassen.

- kühlt die Hitze und tonisiert den Magen
- löst Feuchtigkeit und fördert die Sekretion der Verdauungssäfte
- kühlt Blut und löst Krämpfe

Gänsefingerkraut = Herb. Anserinae (+)

Energetik: Zusammenziehend, bitter, kühlend und (scharf).
2 gehäufte Teelöffel mit 1/4 l kochendem Wasser übergießen und 10 Min. ziehen lassen.

- verdichtende Wirkung auf das Gewebe, stoppt die Diarrhö
- kühlt das Blut und löst Krämpfe (schmerzhafte Menstruation)
- tonisiert den Magen, bei aufsteigendem Yang

Gelbwurzel = Rhiz. Curcumae longae pulvis (+)

Energetik: Scharf, zusammenziehend, bitter, kalt und (scharf).
3 x tgl. 0,5 g Pulver mit einer Oblate einnehmen.

- löst Leber-Qi-Stagnation und vertreibt äußere Wind-Hitze
- heilende Wirkung auf Haut und Schleimhaut
- löst Feuchtigkeit und fördert die Gallenabsonderung
- kühlt das Blut und löst Krämpfe

Ginkgoblätter = Fol. Ginkgo bilobae (+)

Energetik: Süß, bitter, zusammenziehend und neutral.
Fertigpräparate.

- befeuchtet das Yin, besonders das Lungen-Yin
- füllt Qi auf und nährt Blut
- fördert die arterielle Durchblutung

Ginsengwurzel = Rad. Ginseng (+)

Energetik: Scharf, bitter, süß, erhitzend und (süß).
Fertigprodukte.

- löst Stagnationen von Qi und Blut
- vertreibt Wind und löst Feuchtigkeit
- stärkt Herz-Qi und Geist-Shen
- stärkt die Milz und ernährt das Blut

Glaubersalz = Natrium sulfuricum

Energetik: Salzig, bitter und kalt.
1 Teelöffel bis 2 Esslöffel auf 1/2 l Wasser.

- eliminiert Hitze
- fördert den Stuhlgang
- weicht Verhärtungen auf

Goldrutenkraut = Herb. Solidaginis (+)

Energetik: Bitter, zusammenziehend und (kühlend).
1 bis 2 gehäufte Teelöffel mit 1/4 l siedendem Wasser übergießen, 10 Min. ziehen lassen.

- hemmt aufsteigendes Yang
- kühlt Feuchte Hitze in der Blase
- kühlt das Blut und löst Krämpfe
- löst Feuchtigkeit (abschwellend) und fördert Stuhlgang und Diurese
- Nierenparenchymmittel

Hagebutten = Fruct. cum Sem. Cynosbati (-)

Energetik: Sauer, zusammenziehend, kühlend und (sauer).
2 gehäufte Teelöffel mit 1/4 l kochendem Wasser übergießen und 10 Min. ziehen lassen.

- kühlt Leber-Hitze und hält Leber-Blut
- stärkt Yin, besonders Nieren-Yin, und festigt Essenz-Jing (hat eine Wirkung auf die Nebennieren)
- hält Qi und Körperflüssigkeit im Inneren
- enthält Vitamin C und unterstützt die Infektabwehr

Hibiskusblüten = Flos Hibisci (-)

Energetik: Zusammenziehend, süß, kühlend und (süß).
2 gehäufte Teelöffel mit 1/4 l kochendem Wasser übergießen und 10 Min. ziehen lassen.

- unterstützt die Ernährung des Yin und nährt Blut
- unterstützt die speichernde und haltende Funktion der Nieren
- kühlt aufsteigendes Yang
- hält Leber-Blut

Heidekraut (Blüten) = Herb. Ericae (Flos Ericae) (-)

Energetik: Zusammenziehend, bitter, kühlend, (scharf).
1 bis 2 Teelöffel (1 Teelöffel Blüten) mit 1/4 l siedendem Wasser übergossen, 10 Min. ziehen lassen.

- kühlt die Hitze, nährt und entgiftet Blut
- löst Feuchtigkeit und fördert die Diurese
- bei aufsteigendem Yang (Übelkeit, Husten, Kopfschmerzen)
- hat eine desinfizierende Wirkung

Heidelbeeren = Fruct. Myrtilli (+)

Energetik: Zusammenziehend, bitter und kühlend.
1 bis 2 Teelöffel mit 1/4 l kochendem Wasser übergießen und 10 Min. ziehen lassen.

- kühlt und kontrolliert Milz-Blut
- stoppt den Durchfall
- heilende Wirkung auf Haut und Schleimhaut

Herzgespannkraut = Herb. Leonuri cardiacae (+)

Energetik: Bitter, scharf, kühlend und (scharf).
2 gestrichene Teelöffel mit 1/4 l kochendem Wasser übergießen und 10 Min. ziehen lassen.

- kühlt Hitze und Blut und befreit Wind
- löst Feuchtigkeit und löst Krämpfe
- löst Stagnationen von Qi und Blut und stärkt Herz-Qi
- tonisiert den Magen (Blähungen)
- bei klimakterischen Beschwerden mit Hitzewallungen und Angstzuständen
- bei starkem Herzklopfen besonders im Liegen, bei nervöser Unruhe und Atemnot

Hirtentäschelkraut = Herb. Bursae pastoris (+)

Energetik: Zusammenziehend, bitter, kühlend und (scharf).
2 Teelöffel mit 1/4 l kochendem Wasser übergießen und 10 Min. ziehen lassen.

- kühlt das Blut und hemmt aufsteigendes Yang
- stillt Blutungen und behandelt Menstruationsbeschwerden
- hält Qi und Körperflüssigkeit im Inneren
- hält das Leberblut
- wirkt ausgleichend und regulierend auf das geschwächte Altersherz

Holunderblüten = Flos Sambuci (+)

Energetik: Bitter, scharf, kühlend und (scharf).
1 bis 2 Teelöffel Holunderbeerensaft
2 gehäufte Teelöffel mit 1/4 l kochendem Wasser übergießen und 10 Min. ziehen lassen.

- löst Feuchtigkeit und kühlt feuchte Hitze in Milz und Magen
- löst Stagnationen von Qi und Blut
- ist schweißtreibend und kühlt das Blut

Hopfenzapfen = Strobulus Lupuli (+)

Energetik: Bitter, scharf, kühlend und (scharf).
2 gehäufte Teelöffel mit 1/4 l kochendem Wasser übergießen und 15 Min. ziehen lassen.

- löst Feuchtigkeit und kühlt das Blut
- löst Krämpfe und hat eine beruhigende Wirkung
- löst Stagnationen von Qi und Blut

Huflattichblätter = Fol. Farfarae (+)

Energetik: Scharf, zusammenziehend, süß, kühlend und (scharf).
2 gehäufte Teelöffel mit 1/4 l kochendem Wasser übergießen und abseihen. (Honig) Cave! Schwangerschaft.

- befeuchtet und kühlt bei Yin-Mangel
- unterdrückt aufsteigendes Yang
- vertreibt exogene pathologische Faktoren von Lunge und Haut
- löst Stagnationen von Qi und Blut
- heilende Wirkung auf Haut und Schleimhäute
- befeuchtet zähen Bronchialschleim und erleichtert das Abhusten

Immergrünkraut = Herb. Vincae minoris (-)

Energetik: Bitter, kühlend und (scharf).
1 Teelöffel mit 150 ml kochendem Wasser übergießen und 5 bis 10 Min. ziehen lassen.

- kühlt die Hitze und beruhigt das Feuer (entzieht Feuergift)
- kühlt Blut und löst Krämpfe (fördert die Durchblutung)
- löst Feuchtigkeit und fördert die Diurese (bei Bluthochdruck)
- äußerlich entzündungshemmend bei Dermatosen, Ekzemen und Furunkeln

Ingwerwurzel = Rhiz. Zingiberis Tinct. (+)

Energetik: Scharf, süß, erhitzend und (süß).
3 x 20 Tr. (250 mg Ingwer-Pulver als Einzelgabe bei Reisekrankheit).

- löst Stagnationen von Qi und Blut und macht die Meridiane durchgängig
- befreit Wind und bewegt Leber-Qi
- stärkt Qi und Yang von Milz und Magen
- aktiviert die Verdauungsvorgänge, kann auch bei Magenulkus gegeben werden

Isländisch Moos = Lichen Cetrariae (+)

Energetik: Salzig, süß, zusammenziehend, kühlend und (süß).
2 gehäufte Teelöffel mit 1/4 l kaltem Wasser langsam zum Kochen bringen und sofort abseihen. (Honig)

- weicht Verfestigungen auf und löst Stauungen und Schleimretensionen
- weicht Verhärtungen und Knötchen auf, bindet Toxine (Akne)
- nährt Yin und befeuchtet das Yin der Lunge
- stillt den Hustenreiz und erleichtert das Abhusten (Keuchhusten)
- befeuchtet Milz und Magen
- bei Appetitlosigkeit nach Erschöpfungszuständen und Infektionskrankheiten

Johanniskraut = Herb. Hyperici (+)

Energetik: Bitter, scharf, kühlend und (scharf).
2 gehäufte Teelöffel mit 1/4 l Wasser übergießen und zum Sieden erhitzen. Nach 3 bis 5 Min. abseihen.

- löst Feuchtigkeit und kühlt das Blut
- befreit äußere Wind-Hitze und löst Krämpfe
- löst Stagnationen von Qi und Blut
- antidepressive Wirkung
- behandelt Enuresis nocturna

Kalmuswurzel (Öl) = Rhiz. Calami (Aetheroleum Calami) (o)

Energetik: Scharf, bitter, zusammenziehend, erhitzend und (scharf).
2 Teelöffel mit 1/4 l heißem Wasser übergießen und 15 Min. ziehen lassen.

- löst Stagnationen von Qi und Blut und macht die Meridiane durchgängig
- befreit Wind und bewegt Leber-Qi
- tonisiert den Magen und füllt Milz-Qi auf
- löst innere Nässe
- stärkt Gallenblasen-Qi
- gute Wirkung bei vegetativen Beschwerden

Kamillenblüten = Flos Matricariae (+)

Energetik: Bitter, scharf, kühlend und (scharf).
1 bis 2 gehäufte Teelöffel mit 1 Tasse heißem Wasser übergießen und 10 Min. ziehen lassen.

- tonisiert den Magen (bei Hyperazidität und akuter Gastritis)
- kühlt Hitze und beruhigt Feuer (entzieht Feuergift)
- löst Feuchtigkeit und Stagnationen von Qi und Blut
- kühlt das Blut und löst Krämpfe (Blähungen)
- unterdrückt aufsteigendes Yang (Übelkeit, Husten)

Kampferöl = Oleum Camphoratum (+)

Energetik: Scharf, bitter, erhitzend und (scharf).
Fertigpräparate, die innerliche medizinische Verwendung ist stark rückläufig.

- befreit Wind und ist schweißtreibend
- löst Stagnationen von Qi und Blut und macht die Meridiane durchgängig
- erwärmt das „Innere Li“

- stärkt Herz-Qi und löst Feuchtigkeit (bei innerer Nässe)
- tonisiert Yang

Kapuzinerkressenkraut = Herb. Tropaeoli (+)

Energetik: Scharf, erhitzend und (scharf).
Als Fertigpräparat: Angocin Anti-Infekt N (200 mg Kapuzinerkresse + 80 mg Meerrettich).

- tonisiert und wärmt das Nieren-Yang
- befreit Wind und lindert Schmerzen
- schweißtreibend (bei innerer Nässe),
- löst Qi- und Blutstagnationen und macht Meridiane durchgängig
- vertreibt äußere pathogene Faktoren von Haut und Lunge
- hat eine desinfizierende Wirkung

Keuschlammfrüchte = Fruct. Agni casti (+)

Energetik: Scharf, zusammenziehend, kühlend und (scharf).
Fertigpräparate.

- löst Stagnationen von Qi und Blut
- bei äußerer Wind-Hitze
- ernährt das Yin
- prolaktinsenkende Wirkung

Klettenwurzel = Rad. Bardanae (-)

Energetik: Leicht bitter, scharf, zusammenziehend, kühlend und (scharf).
2 gehäufte Teelöffel mit 1/2 l kaltem Wasser übergießen und 5 Std. ziehen lassen. Dann kurz zum Sieden bringen und 1 Min. beim Sieden halten.

- kühlt das Blut und befreit äußere Wind-Hitze
- löst Feuchtigkeit und klärt das Blut (Akne und Furunkel)
- hält Leber-Qi
- hat eine antiseptische Wirkung auf Haut und Schleimhäute

Knoblauchzwiebel = Bulbus Allii sativi (+)

Energetik: Scharf, bitter, süß, erhitzend, und (scharf).
5 bis 10 Knoblauchzehen pro Tag.

- zerstreut den Wind und lindert Schmerzen (Gärungsblähungen)
- tonisiert das Yang (erweitert die Gefäße)
- löst Stagnationen von Qi und Blut und macht die Meridiane durchgängig
- tonisiert den Magen (galletreibend)
- hat eine bakterizide Wirkung

Königskerzenblüten = Flos Verbasci (+)

Energetik: Bitter, zusammenziehend, kühlend und (scharf).
1 Teelöffel mit 150 ml heißem Wasser übergießen und 10 Min. ziehen lassen.

- kühlt die Hitze und beruhigt das Feuer
- entzieht Feuergift und löst Krämpfe
- befeuchtet die Lunge (Husten)
- kühlt das Blut und unterdrückt aufsteigendes Yang
- heilende Wirkung auf Haut und Schleimhaut (Lunge, Niere, Darm und Haut)

Kondurangorinde = Cort. Condurango (+)

Energetik: Bitter, kühlend und (scharf).
1 bis 2 Teelöffel mit 1/4 l kaltem Wasser langsam zum Sieden bringen, vom Herd nehmen und völlig erkalten lassen, abseihen und trinkwarm erhitzen.

- tonisiert den Magen und fördert die Sekretion der Verdauungssäfte
- löst Feuchtigkeit und stillt Erbrechen
- kühlt die Hitze und beruhigt das Feuer
- kühlt Blut und löst Krämpfe

Korianderfrüchte = Fruct. Coriandri (+)

Energetik: Bitter, scharf, kühlend und (scharf).
1 gehäufter Teelöffel zerdrückter Korianderfrüchte mit 1/4 l kochendem Wasser übergießen und 10 Min. ziehen lassen.

- kühlt innere Wind-Hitze und beruhigt das Feuer
- kühlt das Blut und löst Krämpfe (Blähungen)
- löst Stagnationen von Qi und Blut und macht die Meridiane durchgängig
- stärkt das Lungen-Qi
- unterdrückt aufsteigendes Yang

Kümmelfrüchte = Fruct. Carvi (+)

Energetik: Scharf, erhitzend und (scharf).
1 gehäufter Teelöffel zerdrückter Kümmelfrüchte mit 1/4 l kochendem Wasser übergießen und 10 Min. ziehen lassen.

- vertreibt Wind und lindert Schmerz (Blähungen)
- löst Stagnation von Qi und Blut und macht die Meridiane durchgängig
- schweißtreibend bei innerer Nässe
- vertreibt äußere pathogene Faktoren
- wärmt und tonisiert Yang

Kürbissamen = Sem. Cucurbitae (+)

Energetik: Süß, kühlend und (süß).
20 bis 60 g (geschälte Kerne) mit etwas Honig oder Zucker gemischt, Pulver Fertigpräparat.

- füllt Qi auf und nährt das Blut
- stärkt Qi von Milz und Magen
- behandelt gutartige Prostatabeschwerden

Lavendelblüten = Flos Lavandulae (+)

Energetik: Scharf, kühlend und (scharf).
2 gehäufte Teelöffel mit 1/4 l kochendem Wasser übergießen und 5 bis 10 Min. ziehen lassen.

- löst Stagnationen von Qi und Blut (bei Blutandrang zum Kopf, Schwindel und Migräne)
- beruhigt die Nerven und hilft bei Ohnmacht
- vertreibt Qi und Blutstagnationen in Leber und Milz

Leinsamen = Sem. Lini (+)

Energetik: Süß, zusammenziehend, erhitzend und (süß).
2 Esslöffel zerquetscht oder grob gemahlen morgens und abends mit 1/4 l Flüssigkeit einnehmen.

Nur bei Darmentzündung sollte der Leinsamen vorher eingeweicht werden.
Vermischt man den Leinsamen mit Fruchtmus, Honig oder mit Milchzucker 1: 1, verstärkt sich die Wirkung.

- stärkt das Qi von Milz und Magen
- hebt das Yang an, füllt Qi auf und nährt das Blut
- befeuchtet den Darm
- heilende Wirkung auf Haut und Schleimhaut

Liebstöckelwurzel = Rad. Levistici (+)

Energetik: Scharf und warm.
2 gestrichene Teelöffel zerschnittene Wurzeln mit 1/4 l kaltem Wasser zum Sieden bringen und gleich danach abseihen. Oder 2 Messerspitzen pulverisierte Wurzel einnehmen und Wasser nachtrinken.
Cave! Schwangerschaft.

- tonisiert das Yang, befreit Wind und lindert Schmerzen
- löst Qi- und Blut-Stagnationen und macht die Meridiane durchgängig
- löst innere Nässe, fördert die Diurese und erwärmt

Lindenblüten = Flos Tiliae (+)

Energetik: Süß, bitter, kühlend und (scharf).
2 gehäufte Teelöffel mit 1/4 l kochendem Wasser übergießen und 10 Min. ziehen lassen, heiß trinken.

- trotz kühlender Energetik schweißtreibend
- kühlt Hitze und löst Krämpfe (auch Spannungskopfschmerz)
- löst Feuchtigkeit

Löwenzahnkraut mit Wurzeln = Rad. cum Herb. Taraxaci (+)

Energetik: Bitter, süß, kühlend und (scharf).
1 bis 2 Teelöffel mit 1/4 l kaltem Wasser zum Sieden erhitzen und 1 Min. kochen, danach noch 10 Min. ziehen lassen.

- tonisiert den Magen und bewegt Leber-Qi
- löst Feuchtigkeit und fördert die Diurese
- kühlt Hitze und entzieht Feuergift
- kühlt und nährt das Blut und löst Krämpfe
- reduziert die Gallensteinentwicklung

Lungenkraut = Herb. Pulmonariae (-)

Energetik: Zusammenziehend, süß, bitter und kühlend.
2 Teelöffel mit 1/4 l kochendem Wasser übergießen und 10 Min. ziehen lassen.

- ernährt das Yin, befeuchtet Lungen-Yin
- heilende Wirkung auf Haut und Schleimhaut
- kühlt und nährt das Blut

(Arbutin [Hydrochinon] wirkt nur im alkalischen Harn – 1/4 Teelöffel Natron [Natriumhydrogenkarbonat] jeder Tasse zufügen)

Mädesüßblüten (Kraut) = Flos. Spiraeae (Herb. Spiraeae) (+)

Energetik: Zusammenziehend, süß, kühlend und (süß).
1 bis 2 Teelöffel mit 1/4 l kochendem Wasser übergießen und 10 Min. ziehen lassen.

- befeuchtet das Yin und kühlt aufsteigenden Yang
- hält das Qi, nährt und kühlt das Blut
- bei Rheuma und Gicht

Maiglöckchentinktur = Convallariae Tinct. (+)

Energetik: Süß, bitter, kühlend und (süß).
Fertigpräparate.

- nährt Herz-Qi und kühlt Blut
- löst Feuchtigkeit und fördert die Diurese
- Herzglykosid zweiter Ordnung, leichte und mittelschwere Herzinsuffizienz, besonders bradykarde Formen
- trotz diuretischer Wirkung blutdrucksteigernd

Da Herzglykoside bei Herzinsuffizienz eine Langzeiteinnahme bedingen, eignen sie sich nicht zur vorübergehenden, energetischen TCM-Heilpflanzenbehandlung. Beim Versuch, einen nichtdigitalisierten Patienten mit Herzglykosiden zweiter Ordnung zu therapieren, empfehle ich, immer ein Weißdornpräparat mit zu verschreiben, weil damit die Energetik ziemlich ausgeglichen ist. (Cave! Kalium.)

Malvenblüten (Blätter) = Flos Malvae (Fol. Malvae) (+)

Energetik: Süß, zusammenziehend, kühlend und (süß).
2 Teelöffel mit 1/4 l kochendem Wasser übergießen und 10 Min. ziehen lassen. (Honig)

- befeuchtet das Yin der Lunge
- füllt Qi auf und nährt und kühlt das Blut
- hat eine heilende Wirkung auf die Schleimhäute (Lunge und Darm)

Mariendistelfrüchte = Fruct. Cardui mariae (+)

Energetik: Bitter, kühlend und (scharf).
1 Teelöffel mit 1/4 l kochendem Wasser übergießen und 10 bis 20 Min. ziehen lassen.

- kühlt Leber-Feuer und entzieht Lebergift
- löst Feuchtigkeit und kühlt das Blut
- kühlt aufsteigendes Leber-Yang
- wirkt regenerierend, direkt auf die Leberzellen

Manna – Esche = Manna Succ. (+)

Energetik: Süß, kühlend und (süß).
5 bis 60 g je nach Alter. Es kann in purer Form oder in Wasser, Milch oder anderen Flüssigkeiten eingenommen werden.

- befeuchtet das Yin
- füllt Qi auf und nährt das Blut
- befeuchtet den Darm (leichtes Abführmittel für Kinder)

Meerrettichwurzel = Rad. Armoraciae (+)

Energetik: Scharf, erhitzend und (scharf).
Als Fertigpräparat: Angocin Anti-Infekt N (200 mg Kapuzinerkresse + 80 mg Meerrettich).

- tonisiert und wärmt das Nieren-Yang
- befreit Wind und lindert Schmerzen
- schweißtreibend (bei innerer Nässe),
- löst Qi- und Blut-Stagnationen und macht Meridiane durchgängig
- vertreibt äußere pathogene Faktoren von Haut und Lunge
- hat eine desinfizierende Wirkung

Meerträubchenkraut = Herb. Ephedrae (+)

Energetik: Scharf, warm und (bitter).
1 gehäufter Teelöffel mit 1/4 l kochendem Wasser übergießen und 10 Min. ziehen lassen.

- löst Stagnationen von Qi und Blut und macht die Meridiane durchgängig
- befreit Wind und lindert Asthmaanfälle
- wärmt Yang und erhöht den Blutdruck

Meerzwiebel = Bulbus Scillae Tinkt. (+)

Energetik: Süß, kühlend und (süß).
Fertigpräparate.

- nährt Qi
- Herzglykosid zweiter Ordnung, tachykarde Herzinsuffizienz bis mittleren Schweregrad mit Ödemen
- stark diuretisch

Da Herzglykoside bei Herzinsuffizienz eine Langzeiteinnahme bedingen, eignen sie sich nicht zur vorübergehenden, energetischen TCM-Heilpflanzenbehandlung. Beim Versuch, einen nichtdigitalisierten Patienten mit Herzglykosiden zweiter Ordnung zu therapieren, empfehle ich, immer ein Weißdornpräparat mit zu verschreiben, weil damit die Energetik ziemlich ausgeglichen ist. (Cave! Kalium.)

Melissenblätter = Fol. Melissae (+)

Energetik: Scharf, süß, kühlend und (scharf).
3 Teelöffel mit 1/4 l kochendem Wasser übergießen und zugedeckt 10 Min. ziehen lassen.

- löst Stagnationen von Qi und Blut
- kühlt äußere Wind-Hitze
- befeuchtet und füllt Qi auf
- nährt das Blut und lindert Schmerz
- beruhigt den nervösen Magen und lindert Blähungen
- beruhigt das nervöse Herz

Mistelkraut = Herb. Visci (+)

Energetik: Bitter, süß, erhitzend und (scharf).
2 gehäufte Teelöffel mit 1/4 l kaltem Wasser übergießen und 10 bis 12 Std. ziehen lassen.

- stärkt Qi und Yang von Milz und Magen
- stärkt das Herz-Qi und senkt den Blutdruck

Myrrhe = Myrrhae Tinct. (+)

Energetik: Bitter, scharf, erhitzend und (scharf).
Tinktur zur Lokalbehandlung oder Fertigpräparat, z. B. Myrrhinil-Intest (Repha).

- tonisiert den Magen und löst Feuchtigkeit und innere Nässe
- vertreibt Wind und lindert Schmerzen (beruhigt Darmentzündungen)
- löst Stagnationen von Qi und Blut und macht die Meridiane durchgängig
- tonisiert Yang
- behandelt Kandidosen

Odermennigkraut = Herb. Agrimoniae (+)

Energetik: Zusammenziehend, bitter, kühlend und (scharf).
2 gestrichene Teelöffel mit 1/4 l kochendem Wasser übergießen und 5 Min. ziehen lassen.

- hält Qi und Körperflüssigkeit im Inneren
- tonisiert Magen und Gallenblase (auch bei akuter Gallenkolik)
- festigt die Essenz-Jing
- behandelt Diarrhö

Olivenöl = Olivae Oleum (-)

Energetik: Süß und kühl.
Fertigpräparate.

- befeuchtet Yin
- füllt Qi auf und nährt Blut

Oreganokraut = Herb. Oregani (-)

Energetik: Scharf, erhitzend und (scharf).
1 gehäufter Esslöffel mit 1/4 l kochendem Wasser übergießen und 10 Min. ziehen lassen.

- befreit den Wind und ist schweißtreibend
- löst Stagnationen von Qi und Blut
- löst innere Nässe
- erwärmt das „Innere Li“
- stärkt Qi und Yang
- vertreibt äußere pathogene Faktoren

Passionsblumenkraut = Herb. Passiflorae (+)

Energetik: Bitter, kühlend und (scharf).
1 Teelöffel mit 150 ml heißem Wasser übergießen und 10 Min. ziehen lassen.

- kühlt das Blut und löst Krämpfe
- beruhigt die Nerven und lindert Erregung
- löst Feuchtigkeit und senkt den Blutdruck

Pestwurzelstock = Rhiz. Petasitidis (+)

Energetik: Scharf, bitter, erhitzend und (scharf).
Fertigpräparat: Petadolex Kps. (Vogel & Weber) 1 bis 3 Kps. 3 x tgl.

- löst Stagnationen von Qi und Blut (spasmolytisch)
- löst Feuchtigkeit, fördert die Diurese und senkt den Blutdruck
- befreit Wind und beseitigt innere Nässe (hustenlindernd)
- stärkt Herz-Qi und wirkt sedativ

Petersilienwurzel = Rad. Petroselini (+)

Energetik: Scharf, erhitzend und (scharf).
1 Teelöffel Petersilienkraut mit 150 ml kochendem Wasser übergießen.
Cave! Schwangerschaft.

- befreit Wind und lindert Schmerzen
- löst Qi- und Blut-Stagnationen und macht die Meridiane durchgängig
- vertreibt äußere pathogene Faktoren, ist schweißtreibend
- löst innere Nässe, ist harntreibend und erwärmt
- stärkt Lungen-Qi, besonders die verteilende Funktion
- regt die Uterusmuskulatur an

Pfefferminzblätter (Öl) = Fol. Menthae piperitae (Aetheroleum Menthae piperitae) (+)

Energetik: Scharf, kühlend und (scharf).
1 gehäuften Esslöffel mit 1/4 l kochendem Wasser übergießen und zugedeckt 10 Min. ziehen lassen.

- vertreibt äußere Wind-Hitze (hohes Fieber, leichtes Frösteln, Durst und Halsentzündung)
- löst Stagnationen von Blut und Qi
- behandelt innere Nässe wie Übelkeit, Erbrechen und Nahrungsstau mit übelriechenden Stühlen
- fördert die Gallenproduktion und deren Abfluss

Pomeranzenschale = Pericarpium Aurantii (+)

Energetik: Scharf, bitter, erhitzend und (scharf).
2 gehäufte Teelöffel mit 1/4 l Wasser übergießen und 5 Min. ziehen lassen.

- löst Feuchtigkeit und vertreibt Wind
- löst Stagnationen von Qi und Blut und macht die Meridiane durchgängig
- stärkt Herz- und Lungen-Qi und tonisiert den Magen
- tonisiert Leber-Yang

Quendelkraut = Herb. Serpylli (+)

Energetik: Scharf, erhitzend und (scharf).
1 bis 2 gehäufte Teelöffel mit 1/4 l kochendem Wasser übergießen und 10 Min. ziehen lassen.

- stärkt Lungen-Qi, besonders die verteilende Funktion
- befreit Wind, lindert Schmerzen (Magen-Darm-Beschwerden)
- löst Stagnationen von Qi und Blut und macht die Meridiane durchgängig
- löst Hustenkrämpfe, Reizhusten und Bronchospasmus
- schweißtreibend

Rautenkraut = Herb. Rutae graveolentis (-)

Energetik: Bitter, scharf, erhitzend und (scharf).
1 gehäuften Teelöffel mit 1/4 l kochendem Wasser übergießen und 5 Min. ziehen lassen.

- löst Feuchtigkeit
- befreit Wind und ist schweißtreibend
- löst Stagnationen von Qi und Blut und macht die Meridiane durchgängig
- Yang vermehrend
- östrogene Wirkung

Rhabarberwurzel = Rad. Rhei (+)

Energetik: Bitter, kühlend und (scharf).
1 Teelöffel mit 150 ml Wasser überbrühen und 10 Min. ziehen lassen oder Extrakt.

- kühlt die Hitze und beruhigt Feuer
- entzieht Feuergift und kann Krämpfe lösen
- fördert den Stuhlgang und kann Diarrhö verursachen
- tonisiert den Magen

Ringelblumenblüten = Flos Calendulae (+)

Energetik: Bitter, scharf, kühlend und (scharf).
1 bis 2 Teelöffel mit 1/4 l kochendem Wasser übergießen und 10 Min. ziehen lassen.

- kühlt die Hitze und entzieht Feuergift
- löst Feuchtigkeit und fördert die Sekretion der Verdauungssäfte
- kühlt Blut und löst Krämpfe
- löst Stagnationen von Qi und Blut
- äußerlich zur Wundbehandlung

Rosmarinblätter = Fol. Rosmarini (+)

Energetik: Scharf, bitter, kühlend und (scharf).
1 gehäuften Teelöffel mit 1/4 l heißem Wasser übergießen und 15 Min. ziehen lassen.

- löst Stagnationen von Qi und Blut und macht die Meridiane durchgängig
- befreit Wind und löst Feuchtigkeit
- kühlt das Blut und tonisiert den Kreislauf

Rosskastaniensamen = Sem. Hippocastani (+)

Energetik: Zusammenziehend, kühlend und (scharf).
1 gehäuften Teelöffel mit 1/4 l kochendem Wasser übergießen und 10 Min. ziehen lassen.

- unterstützt die Ernährung des Yin
- hält Yin und kühlt aufsteigendes Yang
- heilende Wirkung auf Haut und Schleimhaut
- wirkt ödemausschwemmend und antiphlogistisch
- kräftigt und verdichtet das Gewebe, besonders die Venen

Rubrechtskraut = Herb. Geranii robertiani (o)

Energetik: Zusammenziehend, kühlend und (scharf).
2 Teelöffel mit 1/4 l kochendem Wasser übergießen und 5 Min. ziehen lassen.

- stillt Blutungen
- heilende Wirkung auf Haut und Schleimhaut
- kühlt aufsteigendes Yang

Sägepalmfrüchte = Fruct. Sabalis serrulati (+)

Energetik: Süß, scharf, erhitzend und (süß).
1 Teelöffel gequetschte Früchte auf 150 ml siedendes Wasser.

- füllt Qi auf und nährt Blut
- stärkt Qi und Yang von Milz und Magen
- befreit Wind und regt die Diaphorese an
- hebt das Yang und behandelt abwärts gerichtete Symptome
- löst Qi- und Blut-Stagnationen und macht die Meridiane durchgängig
- behandelt Prostatabeschwerden

Salbeiblätter = Fol. Salviae (+)

Energetik: Bitter und kühl.
1 Teelöffel mit 1/4 l heißem Wasser übergießen und 10 Min. ziehen lassen.

- kühlt Hitze und beruhigt das Feuer
- entzieht Feuergift (Entzündungen am Zahnfleisch, im Mund und Rachen)
- tonisiert den Magen und löst Krämpfe
- bei aufsteigendem Yang (setzt die Schweißabsonderung herab)
- hat eine desinfizierende Wirkung

Sandelholz, weißes = Santalilignum album (+)

Energetik: Bitter, süß, zusammenziehend, kühlend und (süß).
1,5 g (1 Teelöffel) Aufguss (heiß/kalt) Abkochung, Pulver (250 mg bis 1g).

- kühlt aufsteigendes Yang
- löst Feuchtigkeit und fördert die Diurese
- füllt Qi auf, nährt das Blut
- hat eine desinfizierende Wirkung

Sanikelkraut = Herb. Saniculae (+)

Energetik: Bitter, kühlend und (süß).
2 Teelöffel mit 1/4 l kochendem Wasser übergießen und 10 Min. ziehen lassen.

- kühlt die Hitze und beruhigt das Feuer
- kühlt Blut und löst Krämpfe
- tonisiert den Magen und löst Feuchtigkeit

Schafgarbenkraut = Herb. Millefolii (+)

Energetik: Bitter, zusammenziehend, scharf, kühlend und (scharf).
2 gehäufte Teelöffel mit 1/4 l kochendem Wasser übergießen und 15 Min. ziehen lassen.

- tonisiert den Magen
- kühlt Blut, befreit Wind und löst Krämpfe
- stillt äußere und innere Blutungen (Lunge, Darm, Nase, Uterus und Niere)
- löst Stagnationen von Qi und Blut (Parametropathia spastica)
- bei Metrorrhagie und Fluor vaginalis

Schlehdornfrüchte = Fruct. Pruni spinosae (+)

Energetik: Zusammenziehend, süß, kühlend und (süß).
2 gehäufte Teelöffel mit 1/4 l Wasser langsam zum Sieden bringen und abseihen.

- befeuchtet das Yin und nährt das Blut
- befeuchtet den Darm (leicht abführend)
- heilende Wirkung auf Haut und Schleimhaut

Schlüsselblumenwurzeln (Blüten) = Rad. Primulae (Flos Primulae) (+)

Energetik: Süß, leicht warm und trocken.
1 Teelöffel Wurzeln oder 2 Teelöffel Blüten mit 1/4 l Wasser zum Sieden bringen und 5 Min. ziehen lassen.

- befeuchtet das Yin der Lunge
- befeuchtet zähen Schleim und erleichtert das Abhusten
- nährt das Blut
- fördert die Ausscheidung und unterstützt das Altersherz
- stärkt Qi und Yang von Milz und Magen

Schneeballbaumrinde = Cort. Viburni prunifolii (o)

Energetik: Bitter, zusammenziehend, erhitzend und (scharf).
1 Teelöffel mit 1/4 l Wasser 10 Min. kochen lassen.

- erwärmt das Yang
- gestagene Wirkung bei Dysmenorrhö

Schöllkraut = Herb. Chelidonii (+)

Energetik: Scharf, bitter und erhitzend.
2 Teelöffel mit 1/4 l kochendem Wasser übergießen und 10 Min. ziehen lassen.

- löst Stagnationen von Qi und Blut und macht die Meridiane durchgängig
- befreit Leber-Wind und lindert Schmerzen
- tonisiert Leber-Yang
- löst Feuchtigkeit und fördert die Gallenabsonderung

Schwarzkümmelsamen = Sem. Nigellae

Energetik: Bitter, scharf, erhitzend und (scharf).
1 Teelöffel mit 1/4 l kochendem Wasser übergießen und 10 Min. ziehen lassen.

- löst Feuchtigkeit
- befreit Wind und ist schweißtreibend
- löst Stagnationen von Qi und Blut, Yang vermehrend

Seifenwurzel, rote = Rad. Saponariae rubrae (+)

Energetik: Süß, kühlend und (süß).
1 gehäuften Teelöffel mit 1/4 l kaltem Wasser ansetzen und einige Std. ziehen lassen. Dann den Ansatz zum Sieden erhitzen und abseihen.

- befeuchtet das Yin der Lunge
- füllt Qi auf und nährt das Blut
- kühlt aufsteigendes Yang
- verflüssigt das Bronchialsekret und fördert die Diurese
- wirkt fungizid

Selleriekraut (Frucht, Wurzel) = Herb. Apii graveolentis (Fruct./Rad. Apii graveolentis) (-)

Energetik: Bittersüß, leicht kühl und feucht.

2 gehäufte Teelöffel Selleriekraut mit 1/4 l kaltem Wasser schnell zum Sieden bringen und abseihen, 2-3 Esslöffel Selleriesaft. Cave! Abortgefahr.

- wandelt Nässe um und fördert Harnfluss
- senkt aufsteigendes Yang
- befeuchtet und nährt das Blut

Sennesblätter (Früchte) = Fol. Sennae (Fruct. Sennae) (+)

Energetik: Bitter, kühlend und (scharf).
1 Teelöffel mit 1/4 l kaltem Wasser übergießen und 24 Std. ziehen lassen. Cave! Schwangerschaft und Stillzeit.

- löst Feuchtigkeit und fördert den Stuhlgang
- kühlt die Hitze und beruhigt Feuer, entzieht Feuergift
- kann Diarrhö verursachen

Sibirischer Ginseng = Rad. Eleutherococci (+)

Energetik: Scharf, süß, erhitzend und (süß).
Fertigpräparate.

- löst Stagnationen von Qi und Blut
- vertreibt Wind und löst Feuchtigkeit
- stärkt Herz-Qi
- befeuchtet Yin und ernährt und stärkt Qi und Blut

Silberweidenrinde = Cort. Salicis (+)

Energetik: Bitter, kühlend und (scharf).
1 gehäufter Teelöffel wird mit 1/4 l kaltem Wasser angesetzt und langsam zum Sieden gebracht, danach noch 5 Min. ziehen lassen.

- kühlt Hitze und beruhigt das Feuer
- entzieht Feuergift und löst Feuchtigkeit (Rheuma und Gicht)
- kühlt Blut, löst Krämpfe
- unterdrückt aufsteigendes Yang (Kopfschmerzen)
- enthält Salizylsäureverbindungen

Sonnenhutwurzel (Blätter) = Rad. Echinaceae (-) (Fol. Echinaceae [+])

Energetik: Bitter, scharf, kühlend und (scharf).
Vorzugsweise Fertigpräparate: Z. B. Immunopret Tbl./Tr. (Bionorica) 3 bis 4 x 1 Tbl./55 Tr. (nicht länger als 8 Wochen).

- löst Stagnationen von Qi und Blut
- kühlt das Blut und löst Krämpfe
- unterdrückt aufsteigendes Yang
- löst Feuchtigkeit und vertreibt äußere Wind-Hitze
- infektionshemmend

Spargelwurzel = Rhiz. Asparagi (+)

Energetik: Süß, kühlend und (süß).
2 gehäufte Teelöffel mit 1/4 l kaltem Wasser zum Sieden bringen und abgießen.

- befeuchtet Yin und nährt Blut
- fördert die Diurese

Spitzwegerichblätter = Fol. Plantaginis lanceolatae (+)

Energetik: Zusammenziehend, bitter, kühlend und (scharf).
2 Teelöffel mit 1/4 l kochendem Wasser übergießen und 15 Min. ziehen lassen. (Honig)

- kühlt die Hitze und beruhigt das Feuer, entzieht Feuergift
- bei aufsteigendem Yang
- heilende Wirkung auf Haut und Schleimhaut (stillt den Husten)
- hat eine antibiotische Wirkung

Steinkleekraut = Herb. Meliloti (+)

Energetik: Bitter, kühlend und (scharf).
1 bis 2 Teelöffel mit 1/4 l kochendem Wasser übergießen und 10 Min. ziehen lassen.

- kühlt die Hitze und beruhigt das Feuer
- kühlt Blut und löst Krämpfe
- löst Feuchtigkeit und steigert die Kapillarresistenz

Storchenschnabelkraut (Wurzel) = Herb. Geranii robertiani (Rad. Geranii robertiani) (o)

Energetik: Zusammenziehend, kühlend und (scharf).
2 Teelöffel mit 1/4 l kochendem Wasser übergießen und 5 Min. ziehen lassen.
Wurzel: 1 Teelöffel mit 1/4 l kochendem Wasser übergießen und 15 Min. ziehen lassen.

- stillt Blutungen und kühlt das Blut (Menorrhagie)
- festigt Yin

Süßholzwurzel = Rad. Liquiritae (Liquiritae Succ.) (+)

Energetik: Süß, bitter, neutral und (süß).
1 Teelöffel (2 bis 4 g) Süßholzwurzel mit 150 ml kochendem Wasser übergießen und weiter 5 Min. zum Sieden bringen – nach dem Abkühlen abgießen.
3 x tgl. 1/2 Teelöffel Süßholzwurzelpulver vermischt mit 1 Teelöffel Honig.
Cave! Chronische Leberentzündung, Leberzirrhose, Bluthochdruck, Kaliummangel.

- löst Feuchtigkeit und wandelt Nässe um (auswurffördernd)
- befeuchtet das Yin der Lunge
- nährt das Blut und lindert Schmerz (krampflösend)
- stärkt Milz und Magen-Qi (bei Gastritis und Magenulcus)
- entzündungswidrig

Tausendgüldenkraut = Herb. Centaurii (+)

Energetik: Bitter, scharf, kühlend und (scharf).
1 gehäuften Teelöffel mit 1/4 l kaltem Wasser ansetzen und 6 bis 10 Std. ziehen lassen oder mit kochendem Wasser übergießen und 10 Min. ziehen lassen.

- tonisiert den Magen
- löst Feuchtigkeit und fördert die Sekretion der Verdauungssäfte
- löst Stagnationen von Qi und Blut
- kühlt das Blut und löst Krämpfe
- behandelt nervöse Erschöpfung und Anorexia nervosa

Taubnesselblüten = Flos Lamii albi (+)

Energetik: Zusammenziehend, scharf und kühlend.
1 bis 2 Teelöffel (oder die Mischung mit Schafgarbe) mit 1/4 l Wasser erhitzen und zum Sieden bringen. Danach 5 Min. ziehen lassen.

- stillt Blutungen und verdichtet das Gewebe, stillt den weißen Ausfluss junger Mädchen
- heilende Wirkung auf Haut und Schleimhaut
- befreit Wind und lindert Schmerz

Teufelskrallenwurzel = Rad. Harpagophyti (+)

Energetik: Bitter, zusammenziehend, kühlend und (scharf).
1 gehäuften Teelöffel mit 1/4 l kochendem Wasser übergießen und 5 Std. ziehen lassen.

- kühlt das Feuer und entzieht Feuergift
- kühlt das Blut und löst Krämpfe
- tonisiert den Magen und fördert die Ausschüttung der Verdauungssäfte
- wirkt antiphlogistisch, besonders bei chronischen, nichtentzündlichen Gelenkerkrankungen

Thymiankraut = Herb. Thymi (+)

Energetik: Scharf, erhitzend und (scharf).
1 gehäuften Teelöffel mit 1/4 l Wasser übergießen und zum Sieden bringen oder mit kochendem Wasser übergießen und 10 Min. ziehen lassen.

- stärkt Lungen-Qi, besonders die verteilende Funktion
- befreit Wind, lindert Schmerzen (Gärungsbeschwerden)
- löst Stagnationen von Qi und Blut und macht die Meridiane durchgängig
- löst Hustenkrämpfe und Bronchospasmus
- schweißtreibend

Veilchenkraut = Herb.Violae odoratae (-)

Energetik: Bitter, scharf, kühlend und (scharf).
2 Teelöffel mit 1/4 l Wasser zum Sieden erhitzen und 5 Min. ziehen lassen.

- kühlt die Hitze und beruhigt das Feuer, entzieht Feuergift
- kühlt Blut, löst Krämpfe, stillt Husten
- löst Stagnationen von Qi und Blut und macht die Meridiane durchgängig
- lindert äußere Wind-Hitze (hohes Fieber, leichtes Frösteln, Durst, Halsentzündung)
- löst Feuchtigkeit (festsitzender Schleim)
- fördert die Entwicklung von Hautausschlägen (Masern, Beulen und Karbunkel)
- behandelt Ekzeme

Virginische Zauberstrauchblätter = Hamamelidis Fol. (+)

Energetik: Zusammenziehend, bitter, scharf, kühlend und (scharf).
1 Teelöffeel mit 1/4 l kochendem Wasser übergießen und 10 Min. ziehen lassen.

- hält Qi und Körperflüssigkeit im Inneren
- kühlt das Blut und löst Krämpfe
- schützt die Gefäßwände (Krampfadern und Hämorrhoiden)
- hat eine entzündungshemmende Wirkung

Vogelmierenkraut = Herb. Stellariae mediae (selten: Alsine = Alsine media) (o)

Energetik: Bitter, süß, kühlend und (scharf).
2 Teelöffel mit 1/4 l siedendem Wasser übergießen, 5 bis 10 Min. ziehen lassen.

- kühlt die Hitze und beruhigt das Feuer bei aufsteigendem Yang
- fördert die Diurese (bei Nieren- und Blasenverschleimung)
- füllt Qi auf und nährt das Blut (ist blutungsstillend)
- stärkt das Lungen-Qi (ist auflösend und schleimlösend)

Wacholderbeeren = Fruct. Juniperi (+)

Energetik: Zusammenziehend, bitter, süß, erhitzend und (scharf).
1 Teelöffel zerdrückter Wacholderbeeren mit 1/4 l kochendem Wasser übergießen und 10 Min. ziehen lassen.
Cave! Schwangerschaft und Nierenparenchymschäden.

- erwärmt das Nieren-Yang,
- hält Nieren-Qi und nährt das Blut
- löst Feuchtigkeit und fördert die Diurese
- stärkt Qi und Yang von Milz und Magen und behandelt übelriechende Durchfälle
- hat eine heilende Wirkung auf die Schleimhäute (rheumatische Erkrankungen)

Walnussblätter = Fol. Juglandis (+)

Energetik: Süß, erhitzend und (süß).
2 Teelöffel mit 1/4 l kaltem Wasser zum Sieden erhitzen und 3 bis 5 Min. am Sieden halten.

- stärkt das Qi von Milz und Magen
- füllt Qi auf und nährt Blut
- hebt das Yang an und behandelt Diarrhö und Organprolaps
- behandelt Hautkrankheiten

Wasserdostkraut = Herb. Eupatorii (+)

Energetik: Scharf und neutral.
1 Teelöffel mit 150 ml kochendem Wasser übergießen und 5 bis 10 Min. ziehen lassen.

- wandelt innere Nässe um und ist schweiß-, gall- und harntreibend
- ist schmerzstillend und reinigend
- äußerlich bei Ekzemen, Furunkel und Schuppenflechte

Weidenrinde = Cort. Salicis (+)

Energetik: Bitter, kühlend und (scharf).
1 gehäuften Teelöffel mit 1/4 l kaltem Wasser langsam zum Sieden erhitzen und vom Herd nehmen. Danach noch 5 Min. ziehen lassen.

- kühlt Feuer und entzieht Feuergift
- kühlt das Blut und löst Krämpfe

- löst Feuchtigkeit und fördert die Diurese
- enthält Salizylsäureverbindungen

Weißdornblüten- und blätter = Flor. cum Fol. Crataegi (+)

Energetik: Sauer, süß, erhitzend und (sauer).
2 Teelöffel mit 1/4 l heißem Wasser übergießen und 20 Min. ziehen lassen oder Fertigpräparate.

- unterstützt die speichernde Funktion der Nieren
- hält das Yin und festigt die Essenz-Jing
- füllt Herz-Qi auf und nährt das Blut und wärmt Herz-Yang
- fördert die koronare Durchblutung, bei beginnender Myokardschwäche
- Adjuvans bei Arteriosklerose und Hypertonus
- leichte bradykarde Herzrhythmusstörungen

Crataegus erhöht die Ansprechbarkeit das Herzens auf Digitalis

Wermutkraut = Herb. Absinthii (+)

Energetik: Bitter, scharf, kühlend und (scharf).
2 Teelöffel mit 1/4 l kochendem Wasser übergießen und 10 Min. ziehen lassen.

- tonisiert den Magen
- löst Feuchtigkeit und fördert die Sekretion der Verdauungssäfte
- löst Stagnationen von Qi und Blut (Blähungen)
- kühlt das Blut, löst Krämpfe
- löst innere Nässe und Nahrungsstau im Magen

Wintergrünkraut = Herb. Chimaphilae (o)

Energetik: Scharf, kühlend und (scharf).
2 gehäufte Teelöffel mit 1/4 l kaltem Wasser ansetzen und 12 bis 24 Std. ziehen lassen

- löst Qi- und Blut-Stagnation
- vertreibt äußere pathogene Faktoren (hohes Fieber, leichtes Frösteln und Durst)
- hat eine desinfizierende Wirkung

(Arbutin [Hydrochinon] wirkt nur im alkalischen Harn – 1/4 Teelöffel Natron jeder Tasse zufügen)

Wolfstrappkraut = Herb. Lycopi (+)

Energetik: Bitter, zusammenziehend und kühlend.
2 gestrichene Teelöffel mit 1/4 l kochendem Wasser übergießen und 10 Min. ziehen lassen.
Fertigpräparat: Thyreogutt (Auszüge aus Herzgespann und Wolfstrapp).

- kühlt das Blut
- unterdrückt aufsteigendes Yang
- beruhigt bei nervösem Herzklopfen und Schilddrüsenüberfunktion
- hat eine prolaktinsenkende Wirkung

Ysopkraut = Herb. Hyssopi (-)

Energetik: Scharf, bitter und erhitzend.
2 Teelöffel mit 1/4 l kaltem Wasser zum Sieden erhitzen und 5 Min. ziehen lassen.

- löst Qi und Blutstagnationen, befreit Wind
- tonisiert den Magen und löst Krämpfe
- fördert die Diurese und löst Nässe
- ist schleimlösend bei trockenem Husten

Zimtrinde = Cort. Cinnamomi zeylanici (+)

Energetik: Scharf, süß, zusammenziehend, erhitzend und (süß).
1 Teelöffel mit 1/4 l kochendem Wasser übergießen und 10 Min. ziehen lassen.

- löst Stagnationen von Qi und Blut und macht die Meridiane durchgängig
- befreit Wind und lindert Schmerzen
- stärkt Qi und Yang von Milz und Magen
- bewegt Leber-Qi

Zitterpappelknospen = Gem. Populi (+)

Energetik: Bitter, kühlend und (scharf).
1 bis 2 Teelöffel zerstoßene Knospen mit 150 ml kochendem Wasser übergießen und 5 bis 10 Min. ziehen lassen.

- kühlt die Hitze bei aufsteigendem Yang
- löst Feuchtigkeit
- behandelt gutartige Prostatabeschwerden

Zwiebel = Bulb. Allii cepae (+)

Energetik: Scharf, süß, erhitzend und (süß).
1 ganze Zwiebel wird fein zerhackt und mit 3 Esslöffeln Zucker vermischt. Dann gibt man 1/8 l Wasser dazu und kocht das Ganze behutsam einige Min. lang. Täglich 3 bis 5 x 1 bis 2 Teelöffel.

- vertreibt Wind und ist schweißtreibend
- löst Stagnationen von Qi und Blut und macht die Meridiane durchgängig
- stärkt Qi und Yang von Milz und Magen
- befeuchtet das Yin der Lunge und stärkt Lungen-Qi
- erwärmt das „Innere Li“

KAPITEL 6

40. Index für Symptome und Erkrankungen

Alzheimer

Nieren-Jing-Mangel: S. 71 (Nieren-Yin- oder Yang-Mangel)

Amenorrhö

Leber-Blut-Mangel: Blässe, matte Gesichtsfarbe, blasse Lippen, **Muskelschwäche,** Tic, blasse und **brüchige Nägel.** Zunge: Blass, dünn, trocken; kein oder wenig Belag. Puls: Dünn, rau und saitenförmig. S. 29

Leber-Qi-Depression: **Spannungsgefühl** im Hypochondrium oder Thorax mit **wechselnden Lokalisationen,** geschwollene Rippen, Singultus und Seufzen, **Globusgefühl,** Depression, Reizbarkeit und Emotionsausbrüche. Zunge: Normal oder blau-violett, dünner, weißer Belag. Puls: Saitenförmig, vor allem links. S. 29

Leber- und Nieren-Yin-Mangel: Siehe Leber-Yin- und Leber-Blut-Mangel, siehe Nieren-Yin-Mangel, **Hypertonus, Nasenbluten, chronische Otitis media**, Myopie, Strabismus, Schwindel, Lähmungen, **Muskelatrophiesyndrom,** Tinnitus (hochfrequent), Multiple Sklerose, M. Parkinson, Hypomenorrhö, Amenorrhö, verspätete Menstruation und Sterilität. Zunge: Rot, trocken, rissig; wenig oder kein Belag. Puls: Dünn, schnell oder rau, evtl. Trommelpuls, bei aufsteigendem Leber-Yang auch saitenförmig. S. 38

Nieren-Jing-Mangel: S. 71 (Nieren-Yin- oder Yang-Mangel)

Nieren-Yang-Mangel: Helle Blässe, **kalte Extremitäten,** Schwäche-, Kältegefühl und Schmerz (wie **Wundgefühl) der LWS- und Knieregion,** Wärme bessert, Lockerung der Zähne, Erschöpfung, Schwindel, Leeregefühl im Kopf, mangelnde Willenskraft, Tinnitus (wie Rauschen), Schwerhörigkeit, Taubheit, Nykturie, Harninkontinenz, Harntröpfeln, Ödeme, Impotenz, Spermatorrhö, **Libidomangel,** Amenorrhö, Sterilität. Zunge: Blass, schlaff; evtl. dünner, weißer und feuchter Belag. Puls: Tief, schwach und evtl. langsam. S. 73

Nieren-Yin-Mangel: Unterernährung des Gehirns, der Knochen und der Reproduktionsorgane, **Vergesslichkeit,** schwacher Schwindel, Tinnitus (z. B. Rauschen und Sausen mit langsamem Beginn), Schwerhörigkeit, Schlafstörungen mit vielen Träumen, nächtliche Spermatorrhö, Ejaculatio praecox, Schwächegefühl und Schmerzen in der **LWS-Region und in den Knien. Zunge: Rot, evtl. Risse und Einfurchungen;** trocken und wenig Belag oder belaglos. Puls: Dünn und schnell. S. 76

Mangel im Blut-See: S. 29

Anämie

Leber-Blut-Mangel: Blässe, matte Gesichtsfarbe, blasse Lippen, **Muskelschwäche,** Tic, blasse und **brüchige Nägel.** Zunge: Blass, dünn, trocken; kein oder wenig Belag. Puls: Dünn, rau und saitenförmig. S. 29

Leber-Yin-Mangel: Schwindel, verschwommenes Sehen, **Tinnitus (hochfrequent),** Parästhesien, Blässe, **dumpfer Hinter- und Seitenkopfschmerz,** Schlafstörungen, **Augentrockenheit,** Benommenheit und Sehstörungen. Zunge: Rot, trocken, wenig oder kein Belag. Puls: Dünn, saitenförmig und schnell. S. 32

Herz-Blut-Mangel: **Palpitationen, meist morgens in Ruhe mit Angstzuständen,** Schlafstörungen mit vielen Träumen, Vergesslichkeit, Angstzustände, Schreckhaftigkeit und Ruhelosigkeit, Rhythmusstörungen, leichtgradiger Tinnitus **(tiefer Ton, allmählicher Beginn und intermittierend),** Anämie. Zunge: Blass, evtl. dünner und verkleinerter Zungenkörper; weißer, dünner und evtl. trockener Belag. Puls: Dünn, schwach und rau. S. 42

Herz- und Milz-Qi-/Blut-Mangel: Blässe, **generelle Erschöpfung, Palpitationen,** Ruhelosigkeit, Schreckhaftigkeit, Vergesslichkeit, Schlafstörungen mit vielen Träumen und Schlaflosigkeit, Appetitmangel, Druck- und Völlegefühl im Abdomen, **Meteorismus und weiche Stühle,** unregelmäßige und spärliche Menstruation, Anämie. Zunge: Blass; dünner und weißer Belag. Puls: Leer, schwach und evtl. rau. S. 45

Analprolaps

Dickdarmschwäche mit Kälte: Obstipation mit weichem Stuhl und ohne Stuhldrang, chronische Diarrhö mit weichem Stuhl und Meteorismus, Schwäche und **Schweißneigung nach dem Stuhlgang,** evtl. Hämorrhoiden und Analprolaps, kalte Extremitäten, Appetitmangel evtl. Ödeme, besser durch Bauchmassage. Zunge: Blass; weißer Belag. Puls: Tief, schwach und langsam. S. 69

Sinkendes Milz-Qi: Siehe: Milz-Qi-Mangel und Milz-Yang-Mangel, **Organsenkung,** vor allem der unteren Körperhälfte z. B. Descensus uteri et vaginae, Uterusprolaps, Hämorrhoiden, Rektumprolaps, Harninkontinenz, Blasen- und Magensenkung (nach unten drängendes Gefühl), chronische Diarrhö, Ptosis des Augenlids. Zunge: Blass; dünner und weißer Belag. Puls: Schwach und leer. S. 51

Angina pectoris

Herz-Yang-Mangel: **Palpitationen, Herzrasen, Rhythmusstörungen,** Müdigkeit, Erschöpfung, Belastungsdyspnoe, thorakale Beklemmung, evtl. Herzschmerzen, Ödeme, Zyanose von Lippen und Zunge. Zunge: Blass, geschwollen, schlaff, feucht oder blauviolett. Puls: Schwach, dünn, tief, rau, regelmäßig unregelmäßig oder unregelmäßig. S. 41

Herz-Blut-Stagnation: **Stechende Schmerzen in der Herzgegend oder retrosternal,** starke thorakale Beklemmung- und/oder Druckgefühl, evtl. **Ausstrahlung** in den Arm im Verlauf des Herzmeridians, in schweren Fällen: Dyspnoe, Zyanose und kalter Spontanschweiß. Zunge: Blau-violett, evtl. mit blauvioletten Punkten; wenig Belag, evtl. schmierig bei zusätzlicher Schleimretention. Puls: Oft saitenförmig (Schmerzzeichen), unregelmäßig und evtl. rau. S. 41

Angstzustände

Nieren-Yin-Mangel mit Mangel-Hitze: Unterernährung des Gehirns, der Knochen und der Reproduktionsorgane, Vergesslichkeit, schwacher Schwindel, Tinnitus (z. B. Rauschen und Sausen mit langsamem Beginn), Schwerhörigkeit, Schlafstörungen mit vielen Träumen, nächtliche Spermatorrhö, Ejaculatio praecox, Schwächegefühl und Schmerzen in der LWS-Region und in den Knien, stärkere Hitzezeichen, geistige und sexuelle Übererregbarkeit, erotische Träume, psychische Rastlosigkeit, **vage, nicht fassbare, aber deutlich wahrnehmbare Ängste,** evtl. Hämaturie. Zunge: Rot, evtl. Risse und Einfurchungen; trocken und wenig Belag oder belaglos. Puls: Dünn und schnell. S. 78

Gallenblasen-Qi-Mangel: Leichter Schwindel, leichte Sehstörungen wie verschwommenes Sehen, Unruhe, Reizbarkeit, Depression, Ängstlichkeit, Schreckhaftigkeit, **Seufzen u. Entscheidungsschwierigkeit.** Mit Herz-Qi-Mangel: **Erwachen in den frühen Morgenstunden ohne Wiedereinschlafen,** oberflächlicher Schlaf mit vielen Träumen, Kurzatmigkeit, Palpitationen, Müdigkeit. Zunge: Eher blass, vor allem an den Rändern, evtl. Furchen im Herzareal; dünner und weißer Belag. Puls: Saitenförmig, dünn oder schwach, evtl. leer. S. 39

Herz-Blut-Mangel: **Palpitationen, meist morgens in Ruhe mit Angstzuständen,** Schlafstörungen mit vielen Träumen, Vergesslichkeit, Angstzustände, Schreckhaftigkeit und Ruhelosigkeit, Rhythmusstörungen, leichtgradiger **Tinnitus** (tiefer Ton, allmählicher Beginn und intermittierend), Anämie. Zunge: Blass, evtl. dünner und verkleinerter Zungenkörper; weißer, dünner und evtl. trockener Belag. Puls: Dünn, schwach und rau. S. 42

Herz-Yin-Mangel: **Palpitationen, tachykarde Rhythmusstörungen,** Ein- und Durchschlafstörungen, evtl. mit Träumen, Vergesslichkeit, Reizbarkeit, Schreckhaftigkeit, Angst- und Erregungszustände, Hyperthyreose. Zunge: Rot, v. a. an der Zungenspitze evtl. mit roten Punkten, tiefer, medianer Riss bis zur Spitze; wenig, trockener Belag oder belaglos. Puls: Dünn und schnell. S. 43

Anusbrennen

Feuchte-Hitze in Milz und Magen: Völlegefühl und Schmerzen in Ober- und Unterbauch, Appetitmangel, **Ekel vor fetten Speisen,** Übelkeit, Erbrechen, weiche Stühle mit intensivem Geruch oder Obstipation, Anusbrennen, subfebrile Temperaturen, **körperliches Schweregefühl,** Kopfschmerzen, ggf. Urtikaria, in schweren Fällen Ikterus. Zunge: Evtl. rot oder leicht gerötet; dicker gelber und schmieriger Belag. Puls: Schnell und schlüpfrig. S. 53, 89

Feuchte-Hitze im Dickdarm: Meist **akute Bauchschmerzen und Tenesmen mit Diarrhö,** oft faulig riechender Stuhl, evtl. mit Blut- und **Schleimbeimischungen, heftiger Stuhldrang,** anhaltend auch nach der Entleerung, evtl. hellrote Rektumblutungen vor oder nach dem Stuhlgang und brennende Schmerzen am Anus. Zunge: Normal oder gerötet, evtl. mit hervorragenden roten Papillen am Zungengrund; dicker, gelber, schmieriger oder quarkiger Belag. Puls: Schnell, schlüpfrig, evtl. voll und saitenförmig. S. 70, 90

Aphasie

Aufkommender Leberwind durch Leber-Yang: **Heftigste Kopfschmerzen und Schwindelattacken,** Zittern, **Krämpfe,** Parästhesien, Sprachstörungen, Desorientiertheit, Kollaps, Synkope, Koma, Halbseitenlähmung, Aphasie, Zungensteife und -devitation und Krampfanfälle. Zunge: Rot, trocken, Zungenbeweglichkeit evtl. eingeschränkt oder zittrig, fehlender oder wechselnder Belag. Puls: Saitenförmig, dünn und schnell. S. 33

Schleim-Feuer erregt das Herz: **Erregungszustände mit aggressivem Charakter bis zur Manie** und agitierter Psychose, Fantasieren und zusammenhangloses Sprechen, grundloses, **unkontrolliertes** Lachen und Weinen, Verwirrtheit, Schreien, Schlafstörungen mit Alpträumen, Gesichtsrötung, Obstipation, evtl. Depression und Abgestumpftheit, Aphasie und Koma. Zunge: Rot, medianer Riss, evtl. mit erhabenen gelblichen Papillen, gerötete, geschwollene Zungenspitze; gelber und schmieriger Belag. Puls: Saitenförmig, schlüpfrig, schnell, evtl. schnell und voll oder überflutend. S. 45

Schleim-Kälte benebelt das Herz: Depression, **Introvertiertheit,** Selbstgespräche, Aphasie, Lethargie, **Somnolenz** bis zum Bewusstseinsverlust, Stupor, plötzlicher Kollaps, Koma mit **gurgelnden Rasselgeräuschen.** Zunge: Geschwollen, evtl. medianer Riss; dicker und schmieriger Belag. Puls: Schlüpfrig und langsam. S. 45

Apoplex

Aufkommender Leber-Wind durch Blut-Mangel: **Tics im Augenbereich,** Parästhesien und Tremor, Muskelzuckungen und Spasmen, **plötzlich starker Schwindel,** akut auftretende Sehstörungen (z. B. Augenflimmern), Sprachstörungen, Stottern, Zungenmotorikstörungen, fahle Blässe. Zunge: Blass, trocken; kein oder wenig Belag. Puls: Saitenförmig, dünn und rau. S. 33

Trüber Schleim blockiert den Kopf: Schwindel, starke Benommenheit im Kopf mit Schweregefühl (Gefühl des **„Einbandagiertseins“**), Verwirrtheits- und Unruhezustände, **Schwere-, Steifheits- und Taubheitsgefühl der Extremitäten,** Druck und Völlegefühl in Thorax und Abdomen, Übelkeit und Erbrechen, weiche Stühle oder Diarrhö. Zunge: Weißer, schmieriger und dicker Belag. Puls: Schlüpfrig, saitenförmig und evtl. langsam. S. 54

Apoplex im Akutstadium

Aufkommender Leberwind durch Leber-Yang: Heftigste Kopfschmerzen und Schwindelattacken, Zittern, Krämpfe, Parästhesien, Sprachstörungen, Desorientiertheit, Kollaps, Synkope, Koma, Halbseitenlähmung, Aphasie, Zungensteife und -deviation und Krampfanfälle. Zunge: Rot, trocken, Zungenbeweglichkeit evtl. eingeschränkt oder zittrig; fehlender oder wechselnder Belag. Puls: Saitenförmig, dünn und schnell. S. 33

Apoplex mit Bewusstseinsstörung

Schleim-Feuer erregt das Herz: Erregungszustände mit aggressivem Charakter bis zur Manie und agitierter Psychose, Fantasieren und zusammenhangloses Sprechen, grundloses, unkontrolliertes Lachen und Weinen, Verwirrtheit, Schreien, Schlafstörungen mit Alpträumen, Gesichtsrötung, Obstipation, evtl. Depression und Abgestumpftheit, Aphasie und Koma. Zunge: Rot, medianer Riss, evtl. mit erhabenen gelblichen Papillen, gerötete, geschwollene Zungenspitze; gelber und schmieriger Belag. Puls: Saitenförmig, schlüpfrig, schnell, evtl. schnell und voll oder überflutend. S. 45

Apoplex, Residualzustände

Schleim-Kälte benebelt das Herz: Depression, Introvertiertheit, Selbstgespräche, Aphasie, Lethargie, Somnolenz bis zum Bewusstseinsverlust, Stupor, plötzlicher Kollaps, Koma mit gurgelnden Rasselgeräuschen. Zunge: Geschwollen, evtl. medianer Riss; dicker und schmieriger Belag. Puls: Schlüpfrig und langsam. S. 45

Appetitlosigkeit

Blut-Mangel: S. 29

Leber attackiert Milz und Magen: Appetitmangel, Übelkeit, **saures Aufstoßen,** Erbrechen, Verdauungsstörungen, Meteorismus und Diarrhö. S. 36, 37

Leber attackiert den Magen: Siehe Leber-Qi-Depression und Leber-Qi attackiert den Magen: Appetitmangel, saures Aufstoßen, Übelkeit, Erbrechen, Sodbrennen, **epigastrisches Leeregefühl** und Unbehagen, Singultus, Gastritis, Ulcus ventriculi und duodeni. Zunge: Normal oder blass oder gerötet an den Rändern; weißer und dünner Belag. Puls: Links saitenförmig und rechts schwach. S. 37

Herz- und Milz-Qi- / Blut-Mangel: Blässe, generelle Erschöpfung, Palpitationen, Ruhelosigkeit, Schreckhaftigkeit, Vergesslichkeit, **Schlafstörungen mit vielen Träumen** und Schlaflosigkeit, Appetitmangel, Druck- und Völlegefühl im Abdomen, Meteorismus und weiche Stühle, unregelmäßige und spärliche Menstruation, Anämie. Zunge: Blass; dünner und weißer Belag. Puls: Leer, schwach und evtl. rau. S. 45

Milz-Qi-Mangel: Appetitmangel, Anorexie, **unvollständige Verdauung,** Diarrhö oder weiche Stühle, Meteorismus, Völle- und Druckgefühl im Bauch, v. a. nach dem Essen, Druck bessert, Muskelschwäche, evtl. Ödeme, entzündliche Darmerkrankungen und Malabsorption. Zunge: Blass, geschwollen, schlaff (evtl. Zahneindrücke); dünner und weißer Belag. Puls: Leer, schwach und evtl. langsam. S. 48

Milz-Yang-Mangel: Appetitmangel, Anorexie, **unvollständige Verdauung,** Diarrhö oder weiche Stühle, Meteorismus, Völle- und Druckgefühl im Bauch v.a. nach dem Essen, Druck bessert, Muskelschwäche, evtl. Ödeme und Harnverhaltung, entzündliche Darmerkrankungen und Malabsorption, wässrige Diarrhö mit unverdauter Nahrung, **Kältezeichen,** Frösteln, Wärme bessert. Zunge: Blass, geschwollen und Zahneindrücke am Rand; weißer, feuchter, evtl. dicker und schmieriger Belag. Puls: Tief, langsam und teilweise schwach. S. 49

Feuchte-Kälte in der Milz: Völle- und Druckgefühl in Thorax und Abdomen, **körperliches Schweregefühl,** Appetitmangel, Geschmacksverlust oder **süßlicher Geschmack,** kein Durst, Ödeme, weiche Stühle oder Diarrhö, ggf. Übelkeit und Erbrechen, weißlicher Fluor vaginalis, **flockiger Urin,** verklebte Augen, flüssigkeitsgefüllte Hautausschläge, evtl. Harnverhaltung und Harnträufeln, Kopfschmerzen, Ulcus ventriculi und duodeni. Zunge: Blass; dicker, weißer, stark feuchter oder schmieriger Belag. Puls: Schlüpfrig und langsam. S. 52

Magen-Qi-Mangel: Appetit- und Geschmacksverlust, Oberbauchbeschwerden, weiche Stühle, ständig **müde, v. a. morgens, und Extremitätenschwäche.** Zunge: Blass, evtl. geschwollen. Puls: Leer und schwach, v. a. rechte mittlere Position. S. 56

Mitte-Qi-Mangel (Magen-/Milz-Qi): Appetitmangel, **unvollständige Verdauung** mit unverdauten Nahrungsresten im Stuhl, Diarrhö oder weiche Stühle, Meteorismus, Völle- und Druckgefühl im Bauch, v. a. nach dem Essen, **Muskelschwäche,** evtl. Ödem, Geschmacksverlust, Übelkeit, Erbrechen, Rektumprolaps, Appetitlosigkeit von Kindern, Schwäche in der Rekonvaleszenz. Zunge: Blass, geschwollen (evtl. Zahneindrücke); dünner, weißer Belag. Puls: Leer, schwach, v. a. rechte mittlere Position und evtl. langsam. S. 49, 56

Mitte-Yang-Mangel (Magen-/Milz-Yang-Mangel): **Kältegefühl** und **dumpfer, diffuser Schmerz im Epigastrium** (Zunahme bei Kälte und nach dem Stuhlgang, Abnahme bei Wärme, Druck und Nahrungsaufnahme), Aufstoßen und **Erbrechen klarer Flüssigkeit,** gurgelnde Geräusche im Epigastrium, Appetitmangel, weiche Stühle oder Diarrhö, kalte Extremitäten, Meteorismus, Druck- und Völlegefühl im Bauch. Zunge: Blass, geschwollen mit Zahneindrücken; weißer, feuchter oder schmieriger Belag. Puls: Tief, schwach, langsam und evtl. saitenförmig. S. 49, 50, 56

Magen-Yin-Mangel: **Hungergefühl mit Appetitmangel,** Leere- und Unbehaglichkeitsgefühl im Epigastrium, trockenes Erbrechen und Singultus, Völlegefühl nach dem Essen, Anorexie. Zunge: Rot, evtl. geschrumpft; belaglos, die Zungenoberfläche ist glatt, glänzend oder nur wenig Belag, der in der Mitte abgeschält ist. Puls: Schnell und dünn. S. 57

Lungen- und Milz-Qi-Mangel: **Chronischer Husten** mit viel wässrigem, weißlichem Auswurf, Dyspnoe und Asthma bronchiale, Appetitmangel, weiche Stühle, Völlegefühl im Epigastrium nach dem Essen. In schweren Fällen: Aufgedunsenes Gesicht, Gesichts- und Beinödeme. Zunge: Blass, evtl. geschwollen mit Zahneindrücken; dünner und weißer Belag. Puls: Schwach und leer. S. 66

Dickdarmschwäche mit Kälte: Obstipation mit weichem Stuhl und ohne Stuhldrang, **chronische Diarrhö** mit weichem Stuhl und Meteorismus, Schwäche und **Schweißneigung nach dem Stuhlgang,** evtl. Hämorrhoiden und Analprolaps, kalte Extremitäten, Appetitmangel, evtl. Ödeme, besser durch Bauchmassage. Zunge: Blass; weißer Belag. Puls: Tief, schwach und langsam. S. 69

Appetitlosigkeit bei Kindern

Magen-Qi-Mangel: Appetit- und Geschmacksverlust, Oberbauchbeschwerden, weiche Stühle, ständig müde, v. a. morgens, und Extremitätenschwäche. Zunge: Blass, evtl. geschwollen. Puls: Leer und schwach, v. a. rechte mittlere Position. S. 56

Arthritis/Arthrose

Gelenk-Bi-Syndrom, **Wind**-Bi-Syndrom: Meist anfallsartige Schmerzen in Gelenken und Muskeln mit wechselnder Lokalisation sowie Bewegungseinschränkung und Taubheitsgefühl. Zunge: Dünner Belag, evtl. schmierig. Puls: Saitenförmig, evtl. schnell und oberflächlich. S. 97, 98

Gelenk-Bi-Syndrom, **Kälte**-Bi-Syndrom: Fixierte, stark stechende und bohrende Schmerzen. Besser tagsüber und durch Wärme, schlechter nachts und durch Kälte, Steifheit, Bewegungseinschränkung und oft lokales Kältegefühl. Zunge: Dünner und weißer Belag. Puls: Saitenförmig. S. 97, 98

Gelenk-Bi-Syndrom, **Kälte-** und **Feuchtigkeits**-Bi-Syndrom: Fixierte Schmerzen in Muskeln und Gelenken, dumpf, bohrend, evtl. stechend. Besser tagsüber, durch leichte Bewegung und durch Wärme. Schlimmer morgens, durch Ruhe und feuchtkaltes Wetter. Schwere und Taubheitsgefühl, Steifigkeit und Muskelkontraktion. Schwellungen der Muskeln und Gelenke. Zunge: Weißer und schmieriger Belag. Puls: Tief, langsam und schlüpfrig. S. 98

Gelenk-Bi-Syndrom, **Hitze**-Bi-Syndrom: Intensiv pochende Schmerzen, übererwärmte, gerötete und geschwollene Haut/Muskulatur, Bewegungseinschränkung, evtl. Fieber und Mundtrockenheit. Zunge: Gelber Belag. Puls: Schlüpfrig und schnell. S. 98

Gelenk-Bi-Syndrom, **Hitze-** und **Feuchtigkeits**-Bi-Syndrom: Dumpf pochende Schmerzen, übererwärmte, gerötete und geschwollene Haut, Schwellung der Muskulatur und Gelenke, Schwere- und Taubheitsgefühl, Bewegungseinschränkung, evtl. Fieber und Mundtrockenheit. Zunge: Gelber und oft schmieriger Belag. Puls: Schnell und schlüpfrig. S. 99

Gelenk-Bi-Syndrom, **Feuchtigkeits**-Bi-Syndrom: Fixierter, mäßig dumpfer Schmerz in Muskeln und Gelenken, Schwellung der Muskeln und Gelenke, Schwere- und Taubheitsgefühl. Zunge: Weißer Belag, oft schmierig. Puls: Langsam, evtl. schlüpfrig. S. 99

Asthma bronchiale

Lungen-Qi-Mangel: Husten ohne Kraft (Hüsteln), belastungsabhängige Dyspnoe, flache Atmung, Asthma bronchiale mit **reichlich klarem und dünnflüssigem Auswurf,** Erkältungsanfälligkeit, Lustlosigkeit am Sprechen, Müdigkeit, Blässe, **Spontanschweiß.** Zunge: Zart, blass, evtl. geschwollen im vorderen Drittel; dünner und weißer Belag. Puls: Leer und schwach. S. 61

Wind-Kälte-Invasion in der Lunge: Husten, Halsschmerzen, **Hinterkopf-** und Gliederschmerzen, meist **dumpfer Spannungskopfschmerz mit Nackensteifigkeit,** Fieber und Schüttelfrost, Kratzen im Hals, **raue Stimme, weißlich, wässriger Auswurf,** Nasenverstopfung wechselnd mit Fließschnupfen. Zunge: Dünner und weißer Belag. Puls: Oberflächlich und straff gespannt, v. a. an der vorderen Pulsposition. S. 63, 80

Wind-Hitze-Invasion in der Lunge: **Kopfschmerzen, v. a. im Stirnbereich oder Zentrum des Kopfes, z. T. berstender Charakter, Fieber,** Hitzeaversion, Halsentzündung mit starkem Wundgefühl und Schluckbeschwerden, trockene Nase, Rachen und Schleimhäute, Husten mit **dickem, gelbem Auswurf,** Obstipation. Zunge: Normal oder rötlich an den Rändern und an der Spitze; dünner und gelber Belag. Puls: Schnell und oberflächlich. S. 64, 86

Schleim-Hitze-Retention in der Lunge: Starker Husten mit Dyspnoe und **gelbem, zähflüssigem,** evtl. **blutig tingiertem Auswurf (faulig riechend),** thorakales Druck- und Völlegefühl, **thorakale Schmerzen** beim Husten, Mundtrockenheit, Obstipation. Zunge: Rot; gelber und schmieriger Belag. S. 65

Lungen- und Milz-Qi-Mangel: **Chronischer Husten** mit viel wässrigem, weißlichem Auswurf, Dyspnoe und Asthma bronchiale, Appetitmangel, weiche Stühle, Völlegefühl im Epigastrium nach dem Essen. In schweren Fällen: Aufgedunsenes Gesicht, Gesichts- und Beinödeme. Zunge: Blass, evtl. geschwollen mit Zahneindrücken; dünner und weißer Belag. Puls: Schwach und leer. S. 66

Lungen-Qi- und Nieren-Yang-Mangel: **Husten,** Belastungsdyspnoe, **behinderte Einatmung,** schwache und leise Stimme, kalte Extremitäten, **Spontanschweiß,** Lethargie, Schwächegefühl und **Schmerzen in LWS- und Knieregion,** Harninkontinenz bei starkem Husten, evtl. Ödeme. Zunge: Blass, schlaff, geschwollen; dünner, weißer und feuchter Belag. Puls: Tief, schwach, evtl. langsam. S. 67

Niere ist unfähig, Qi aufzunehmen: Wie Nieren-Yang-Mangel und: **Dyspnoe mit erschwerter Inspiration, v. a. bei Belastung,** Husten, evtl. **Harninkontinenz** (klarer Urin) **bei Hustenattacken,** evtl. schnelle und flache Atmung, Gesichtsödem, Asthenie, Lethargie, evtl. Ödeme der Extremitäten. Zunge: Blass, schlaff, evtl. geschwollen; stark feuchter, dünner und weißer Belag. Puls: Tief, schwach und evtl. langsam. S. 74

Wasserüberschuss: Nieren-Yang-Mangel: Verminderte Urinausscheidung von klarem Urin, **Ödeme, v. a. der Beine und Knöchel,** Schmerz-/Kälte- und Schwächegefühl im LWS- und Kniebereich. Wasserüberfluss in der Lunge: Belastungsdyspnoe, Husten, Asthma bronchiale, reichlich wässriges und evtl. **schaumiges Sputum.** Wasserüberfluss im Herzen: Palpitationen, kalte Hände, bei Blut-Stagnation auch Lippen- und Gesichtszyanose. Milz-Yang-Mangel: Evtl. Oberbauchbeschwerden, Meteorismus und Völlegefühl oder anhaltend wässrige **Diarrhö.** Zunge: Blass, feucht, geschwollen, evtl. blau-violett (Herz-Blut-Stagnation); weißer, evtl. dicker und zäher Belag. Puls: Tief, schwach, langsam und evtl. rau. S. 75

Aufstoßen

Magen-Qi-Mangel mit Kälte: Kältegefühl und **dumpfer, diffuser Schmerz im Epigastrium** (Zunahme bei Kälte und nach dem Stuhlgang, Abnahme bei Wärme, Druck und Nahrungsaufnahme), Aufstoßen und Erbrechen klarer Flüssigkeit, gurgelnde Geräusche im Epigastrium. Zunge: Blass; weißer, feuchter oder schmieriger Belag. Puls: Schwach, langsam und evtl. saitenförmig. S. 56

Mitte-Yang-Mangel (Magen-/Milz-Yang-Mangel): Kältegefühl und **dumpfer, diffuser Schmerz im Epigastrium (Zunahme bei Kälte und nach dem Stuhlgang,** Abnahme bei Wärme, Druck und Nahrungsaufnahme), Aufstoßen und Erbrechen klarer Flüssigkeit, gurgelnde Geräusche im Epigastrium, Appetitmangel, weiche Stühle oder **Diarrhö**, kalte Extremitäten, Meteorismus, Druck- und Völlegefühl im Bauch. Zunge: Blass, geschwollen mit **Zahneindrücken;** weißer, feuchter oder schmieriger Belag. Puls: Tief, schwach, langsam und evtl. saitenförmig. S. 49, 50, 56

Nahrungsstau im Magen: Druck- und Völlegefühl im Epigastrium und Abdomen, Druck verstärkt, **übelriechendes Aufstoßen** und Magensäurereflex, Appetitmangel, Übelkeit, evtl. Erbrechen nach dem Essen, weiche, faulig riechende Stühle oder Obstipation mit zögernder Darmpassage, Anorexie, Schlafstörungen und evtl. Kopfschmerzen. **Zunge: Dicker, quarkiger,** evtl. schmieriger Belag (gelb oder weiß). Puls: Voll und schlüpfrig. S. 59

Aufstoßen, saures

Leber attackiert Milz und Magen: Appetitmangel, Übelkeit, saures Aufstoßen, Erbrechen, Verdauungsstörungen, Meteorismus und Diarrhö. S. 36, 37

Leber attackiert den Magen: Siehe Leber-Qi-Depression und Leber-Qi attackiert den Magen: Appetitmangel, saures Aufstoßen, Übelkeit, Erbrechen, Sodbrennen, **epigastrisches Leeregefühl** und Unbehagen, Singultus, Gastritis, Ulcus ventriculi und duodeni. Zunge: Normal oder blass oder gerötet an den Rändern; weißer und dünner Belag. Puls: Links saitenförmig und rechts schwach. S. 37

Augenflimmern

Aufkommender Leber-Wind durch Blut-Mangel: **Tics im Augenbereich,** Parästhesien und Tremor, Muskelzuckungen und Spasmen, plötzlich starker Schwindel, akut auftretende Sehstörungen (z. B. Augenflimmern), Sprachstörungen, Stottern, Zungenmotorikstörungen, fahle Blässe. **Zunge: Blass,** trocken; kein oder wenig Belag. Puls: Saitenförmig, dünn und rau. S. 33

Loderndes Leber-Feuer: **Stark, intensiv pochende Kopfschmerzen** und -druck (lokalisiert meist **temporal oder im Augenbereich**), ausgeprägter Schwindel, **Tinnitus** (plötzlicher Beginn, keine Besserung durch Handdruck auf das Ohr, wellenartiges, hochfrequentes Geräusch), plötzliche Schwerhörigkeit, Hörsturz oder Taubheit, Konjunktivitis, Augenflimmern, bitterer Mundgeschmack, Gesichtsrötung, **Hitzegefühl im Kopf,** Unruhezustände, Wutausbrüche, und Schlaflosigkeit. **Zunge: Rot,** vor allem an den Rändern; gelber, trockener Belag. Puls: Schnell, saitenförmig, evtl. voll und überflutend. S. 34

Augen, rote

Aufsteigendes Leber-Yang: S. 31

Augentrockenheit

Leber-Blut-Mangel: Blässe, matte Gesichtsfarbe, blasse Lippen, Muskelschwäche, **Tic,** blasse **und brüchige Nägel.** Zunge: Blass, dünn, trocken; kein oder wenig Belag. Puls: Dünn, rau und saitenförmig. S. 29

Aufsteigendes Leber-Yang: **Intensiv klopfender oder platzender Kopfschmerz, meist einseitig und supraorbital,** akuter Tinnitus und Schwerhörigkeit, Unruhe, Wutausbrüche, Reizbarkeit, Augenkrankheiten, Schlafstörungen mit vielen Träumen. Zunge: Rot, vor allem an den Rändern; trockener, dünner oder fehlender Belag. Puls: Saitenförmig, schnell, evtl. dünn. S. 31

Leber-Yin-Mangel: Schwindel, verschwommenes Sehen, Tinnitus (hochfrequent), Parästhesien, Blässe, **dumpfer Hinter- und Seitenkopfschmerz,** Schlafstörungen, Augentrockenheit, Benommenheit und Sehstörungen. Zunge: Rot, trocken; wenig oder kein Belag. Puls: Dünn, saitenförmig und schnell. S. 32

Auge, tränendes

Leber-Blut-Mangel: Blässe, matte Gesichtsfarbe, blasse Lippen, Muskelschwäche, Tic, blasse und brüchige Nägel. **Zunge: Blass,** dünn, trocken; kein oder wenig Belag. Puls: Dünn, rau und saitenförmig. S. 29

Leber-Yin-Mangel: Schwindel, verschwommenes Sehen, Tinnitus (hochfrequent), Parästhesien, Blässe, **dumpfer Hinter- und Seitenkopfschmerz,** Schlafstörungen, Augentrockenheit, Benommenheit und Sehstörungen. **Zunge: Rot,** trocken; wenig oder kein Belag. Puls: Dünn, saitenförmig und schnell. S. 32

Auge, verklebt

Feuchte-Kälte in der Milz: Völle- und Druckgefühl in Thorax und Abdomen, körperliches Schweregefühl, Appetitmangel, Geschmacksverlust oder süßlicher Geschmack, kein Durst, Ödeme, weiche Stühle oder Diarrhö, ggf. Übelkeit und Erbrechen, weißlicher Fluor vaginalis, flockiger Urin, verklebte Augen, flüssigkeitsgefüllte Hautausschläge, evtl. Harnverhaltung und Harnträufeln, Kopfschmerzen, Ulcus ventriculi und duodeni. Zunge: Blass; dicker, weißer, stark feuchter oder schmieriger Belag. Puls: Schlüpfrig und langsam. S. 52

Benommenheit

Leber-Blut-Mangel: Blässe, matte Gesichtsfarbe, blasse Lippen, Muskelschwäche, **Tic,** blasse und **brüchige Nägel.** Zunge: Blass, dünn, trocken; kein oder wenig Belag. Puls: Dünn, rau und saitenförmig. S. 29

Leber-Yin-Mangel: Schwindel, verschwommenes Sehen, **Tinnitus** (hochfrequent), Parästhesien, Blässe, **dumpfer Hinter- und Seitenkopfschmerz,** Schlafstörungen, Augentrockenheit, Benommenheit und Sehstörungen. Zunge: Rot, trocken; wenig oder kein Belag. Puls: Dünn, saitenförmig und schnell. S. 32

Trüber Schleim blockiert den Kopf: Schwindel, **starke Benommenheit im Kopf mit Schweregefühl** (Gefühl des **„Einbandagiertseins“**), Verwirrtheits- und Unruhezustände, Schwere-,

pnoe, **behinderte Einatmung,** schwache und **leise Stimme,** kalte Extremitäten, Spontanschweiß, Lethargie, Schwächegefühl und Schmerzen in LWS- und Knieregion, Harninkontinenz bei starkem Husten, evtl. Ödeme. Zunge: Blass, schlaff, geschwollen; dünner, weißer und feuchter Belag. Puls: Tief, schwach, evtl. langsam. S. 67 **(entspricht der chronisch-obstruktiven Bronchitis [COLD]).**

Lungen- und Nieren-Yin-Mangel: **Chronisch, trockener Husten mit wenig, zähflüssigem und blutigem Auswurf,** Belastungsdyspnoe, Schwächegefühl und Schmerzen in der LWS- und Knieregion, nächtliche Spermatorrhö, Schlaflosigkeit. Zunge: Rot, evtl. rissig; wenig trockener Belag oder belaglos. Puls: Dünn und schnell. S. 68

Cholelithiasis

Leber-Qi-Depression: **Spannungsgefühl** im Hypochondrium oder Thorax mit **wechselnden Lokalisationen,** geschwollene Rippen, Singultus und Seufzen, **Globusgefühl,** Depression, Reizbarkeit und Emotionsausbrüche. Zunge: Normal oder blau-violett; dünner, weißer Belag. Puls: Saitenförmig, vor allem links. S. 29

Feuchte-Hitze in Leber und Gallenblase: Völle- und Druckgefühl im Hypochondrium und Oberbauch (verstärkt durch lokalen Druck und Wärme), **Ikterus, subfebrile Temperaturen** und Dysurie mit wenig tiefgelbem Urin, Hitzegefühl am Skrotum mit Schwellung und Brennschmerz, gelber, faulig riechender Fluor vaginalis und **Juckreiz im Genitalbereich.** Zunge: Evtl. rot; dicker, gelber und schmieriger Belag. Puls: Schnell, schlüpfrig und saitenförmig. S. 35, 91

Feuchte-Hitze in der Gallenblase: Übelkeit, Erbrechen, Schmerzen und Spannungsgefühl im Hypochondrium, **Fettverdauungsstörungen, Ikterus** (Yang-Ikterus). Zunge: Schmierig; dicker und gelber Belag. Puls: Saitenförmig, schlüpfrig und schnell. S. 40, 91

Cholezystitis

Leber-Qi-Depression: **Spannungsgefühl** im Hypochondrium oder Thorax mit **wechselnden Lokalisationen,** geschwollene Rippen, Singultus und Seufzen, **Globusgefühl,** Depression, Reizbarkeit und Emotionsausbrüche. Zunge: Normal oder blau-violett; dünner, weißer Belag. Puls: Saitenförmig, vor allem links. S. 29

Feuchte-Hitze in Leber und Gallenblase: Völle- und Druckgefühl im Hypochondrium und Oberbauch (verstärkt durch lokalen Druck und Wärme), **Ikterus, subfebrile Temperaturen** und Dysurie mit wenig tiefgelbem Urin, Hitzegefühl am Skrotum mit Schwellung und Brennschmerz, gelber, faulig riechender Fluor vaginalis und **Juckreiz im Genitalbereich.** Zunge: Evtl. rot; dicker, gelber und schmieriger Belag. Puls: Schnell, schlüpfrig und saitenförmig. S. 35, 91

Feuchte-Hitze in der Gallenblase: Übelkeit, Erbrechen, Schmerzen und Spannungsgefühl im Hypochondrium, **Fettverdauungsstörungen, Ikterus** (Yang-Ikterus). Zunge: Schmierig, dicker und gelber Belag. Puls: Saitenförmig, schlüpfrig und schnell. S. 40, 91

Darmerkrankungen, entzündliche

Milz-Qi-Mangel: Appetitmangel, Anorexie, unvollständige Verdauung, Diarrhö oder weiche Stühle, Meteorismus, Völle- und Druckgefühl im Bauch, v. a. nach dem Essen, Druck bessert, Muskelschwäche, evtl. Ödeme, entzündliche Darmerkrankungen und Malabsorption. Zunge: Blass, geschwollen, schlaff (evtl. Zahneindrücke); dünner und weißer Belag. **Puls: Leer,** schwach und evtl. langsam. S. 48

Milz-Yang-Mangel: Appetitmangel, Anorexie, unvollständige Verdauung, Diarrhö oder weiche Stühle, Meteorismus, Völle- und Druckgefühl im Bauch, v. a. nach dem Essen, Druck bessert, Muskelschwäche, evtl. Ödeme und Harnverhaltung, entzündliche Darmerkrankungen und Malabsorption, **wässrige Diarrhö mit unverdauter Nahrung,** Kältezeichen, Frösteln, Wärme bessert. Zunge: Blass, geschwollen und Zahneindrücke am Rand; weißer, feuchter, evtl. dicker und schmieriger Belag. Puls: Tief, langsam und teilweise schwach. S. 49

Milz kontrolliert das Blut nicht: Siehe Milz-Qi-Mangel, Metrorrhagie, Zahnfleischblutungen, entzündliche **Darmerkrankungen mit Blutauflagerungen, Blutungszeichen,** v. a. der unteren Körperhälfte, z. B. Purpura, Petechien, Hypermenorrhö, Meläna, dysfunktionelle Uterusblutungen und Hämaturie. Zunge: Blass, Puls: Dünn, schwach und leer. S. 56

Feuchte-Hitze in Milz und Magen: Völlegefühl und Schmerzen in Ober- und Unterbauch, Appetitmangel, **Ekel vor fetten Speisen,** Übelkeit, Erbrechen, weiche Stühle mit **intensivem Geruch oder Obstipation,** Anusbrennen, **subfebrile Temperaturen,** körperliches Schweregefühl, Kopfschmerzen, ggf. Urtikaria, in schweren Fällen Ikterus. Zunge: Evtl. rot oder leicht gerötet; dicker gelber und schmieriger Belag. Puls: Schnell und schlüpfrig. S. 53, 89

Milz- und Nieren-Yang-Mangel: Blässe, Kälteaversion, Schwäche-, Kältegefühl und **Schmerzen in der LWS- und Knieregion,** Dyspnoe, weiche Stühle oder chronische Diarrhö mit unverdauten Nahrungsresten **(v. a. gegen 5 Uhr morgens),** Blähungsgeräusche, evtl. **Miktionsstörungen** oder auch reichlicher klarer Urin, **Ödeme** (Gesicht, Beine und Abdomen), Fluor vaginalis. Zunge: Blass, schlaff, geschwollen mit Zahneindrücken; dünner und weißer Belag. Puls: Tief, schwach und langsam. S. 55

Feuchte-Hitze im Dickdarm: **Meist akute Bauchschmerzen und Tenesmen mit Diarrhö,** oft **faulig riechender Stuhl,** evtl. mit Blut- und Schleimbeimischungen, **heftiger Stuhldrang,** anhaltend auch nach der Entleerung, evtl. hellrote Rektumblutungen vor oder nach dem Stuhlgang und brennende Schmerzen am Anus. Zunge: Normal oder gerötet, evtl. mit hervorragenden roten Papillen am Zungengrund; dicker, gelber, schmieriger oder quarkiger Belag. Puls: Schnell, schlüpfrig, evtl. voll und saitenförmig. S. 70, 90

Leber attackiert die Milz: siehe Leber-Qi-Depression und Milz-Qi-Mangel, Diarrhö, entzündliche Darmerkrankungen, **irritables Kolon** und **psychovegetatives Syndrom.** Zunge: Normal oder blass, an den Rändern gerötet; dünner und weißer Belag. Puls: Saitenförmig, schlüpfrig oder saitenförmig, schwach und leer. S. 36

Depression

Leber-Qi-Depression: **Spannungsgefühl** im Hypochondrium oder Thorax mit **wechselnden Lokalisationen,** geschwollene Rippen, Singultus und **Seufzen, Globusgefühl,** Depression, Reizbarkeit und Emotionsausbrüche. Zunge: Normal oder blau-violett, dünner, weißer Belag. Puls: Saitenförmig, vor allem links. S. 29

Loderndes Leber-Feuer: **Starke, intensiv pochende Kopfschmerzen** und -druck (lokalisiert meist **temporal** oder im Augenbereich), ausgeprägter Schwindel, **Tinnitus** (plötzlicher Beginn, keine Besserung durch Handdruck auf das Ohr, wellenartiges, hochfrequentes Geräusch), plötzliche Schwerhörigkeit, Hörsturz oder Taubheit, Konjunktivitis, Augenflimmern, bitterer Mundgeschmack, Gesichtsrötung, Hitzegefühl im Kopf, **Unruhezustände, Wutausbrüche,** und **Schlaflosigkeit.** Zunge: Rot, vor allem an den Rändern; gelber, trockener Belag. Puls: Schnell, saitenförmig, evtl. voll und überflutend. S. 34

Leber attackiert die Milz: siehe Leber-Qi-Depression und Milz-Qi-Mangel, **Diarrhö,** entzündliche Darmerkrankungen, **irritables Kolon** und psychovegetatives Syndrom. Zunge: Normal oder blass, an den Rändern gerötet; dünner und weißer Belag. Puls: Saitenförmig, schlüpfrig oder saitenförmig, schwach und leer. S. 36

Gallenblasen-Qi-Mangel: Leichter Schwindel, leichte Sehstörungen wie verschwommenes Sehen, Unruhe, Reizbarkeit, Depression, **Ängstlichkeit, Schreckhaftigkeit,** Seufzen und **Entscheidungsschwierigkeit.** Mit Herz-Qi-Mangel: Erwachen in den frühen Morgenstunden ohne Wiedereinschlafen, oberflächlicher Schlaf mit vielen Träumen, **Kurzatmigkeit, Palpitationen,** Müdigkeit. Zunge: Eher blass, vor allem an den Rändern, evtl. Furchen im Herzareal; dünner und weißer Belag. Puls: Saitenförmig, dünn oder schwach, evtl. leer. S. 39

Schleim-Feuer erregt das Herz: **Erregungszustände mit aggressivem Charakter** bis zur Manie und agitierter Psychose, Fantasieren und zusammenhangloses Sprechen, grundloses, unkontrolliertes Lachen und Weinen, Verwirrtheit, Schreien, **Schlafstörungen mit Alpträumen, Gesichtsrötung,** Obstipation, evtl. Depression und Abgestumpftheit, Aphasie und Koma. Zunge: Rot, medianer Riss, evtl. mit erhabenen gelblichen Papillen, gerötete, geschwollene Zungenspitze; gelber und schmieriger Belag. Puls: Saitenförmig, schlüpfrig, schnell, evtl.schnell und voll oder überflutend. S. 45

Schleim-Kälte benebelt das Herz: Depression, **Introvertiertheit, Selbstgespräche,** Aphasie, Lethargie, **Somnolenz** bis zum Bewusstseinsverlust, Stupor, plötzlicher Kollaps, Koma mit gurgelnden Rasselgeräuschen. Zunge: Geschwollen, evtl. medianer Riss; dicker und schmieriger Belag. Puls: Schlüpfrig und langsam. S. 45

Nieren-Yang-Mangel: Helle Blässe, kalte Extremitäten, Schwäche- und Kältegefühl und Schmerz (wie **Wundgefühl) der LWS- und Knieregion,** Wärme bessert, **Lockerung der Zähne,** Erschöpfung, Schwindel, Leeregefühl im Kopf, **mangelnde Willenskraft,** Tinnitus (wie Rauschen), Schwerhörigkeit, Taubheit, Nykturie, **Harninkontinenz,** Harntröpfeln, Ödeme, Impotenz, Spermatorrhö, Libidomangel, Amenorrhö, Sterilität. Zunge: Blass, schlaff; evtl. dünner, weißer und feuchter Belag. Puls: Tief, schwach und evtl. langsam. S. 73

Depression, Wochenbett

Herz-Blut-Mangel: Palpitationen, meist morgens in Ruhe mit Angstzuständen, Schlafstörungen mit vielen Träumen, Vergesslichkeit, Angstzustände, Schreckhaftigkeit und Ruhelosigkeit, Rhythmusstörungen, leichtgradiger Tinnitus (tiefer Ton, allmählicher Beginn und intermittierend), Anämie. Zunge: Blass, evtl. dünner und verkleinerter Zungenkörper; weißer, dünner und evtl. trockener Belag. Puls: Dünn, schwach und rau. S. 42

Desorientiert, plötzlich

Aufkommender Leberwind durch Leber-Yang: Heftigste Kopfschmerzen und Schwindelattacken, Zittern, Krämpfe, Parästhesien, Sprachstörungen, Desorientiertheit, Kollaps, Synkope, Koma, Halbseitenlähmung, Aphasie, Zungensteife und -deviation und Krampfanfälle. Zunge: Rot, trocken, Zungenbeweglichkeit evtl. eingeschränkt oder zittrig; fehlender oder wechselnder Belag. Puls: Saitenförmig, dünn und schnell. S. 33

Diarrhö

Dünndarm-Schwäche mit Kälte: **Milder intermittierender, dumpfer Abdominalschmerz,** Druck und Wärme bessern, Verlangen nach warmen Getränken, häufiger Harndrang und viel blassgelber Urin, Blähungsgeräusche, Meteorismus, Malabsorption und Maldigestion. Zunge: Blass und weißer Belag. Puls: Schwach, langsam, evtl. tief und leer. S. 47

Milz-Qi-Mangel: Appetitmangel, Anorexie, **unvollständige Verdauung,** Diarrhö oder weiche Stühle, Meteorismus, Völle- und Druckgefühl im Bauch, v. a. nach dem Essen, Druck bessert, Muskelschwäche, evtl. Ödeme, entzündliche Darmerkrankungen und Malabsorption. Zunge: Blass, geschwollen, schlaff (evtl. Zahneindrücke); dünner und weißer Belag. Puls: Leer, schwach und evtl. langsam. S. 48

Milz-Yang-Mangel: Appetitmangel, Anorexie, unvollständige Verdauung, Diarrhö oder weiche Stühle, Meteorismus, Völle- und Druckgefühl im Bauch, v. a. nach dem Essen, Druck bessert, Muskelschwäche, evtl. Ödeme und Harnverhaltung, entzündliche Darmerkrankungen und Malabsorption, **wässrige Diarrhö mit unverdauter Nahrung, Kältezeichen,** Frösteln, Wärme bessert. Zunge: Blass, geschwollen und Zahneindrücke am Rand; weißer, feuchter, evtl. dicker und schmieriger Belag. Puls: Tief, langsam und teilweise schwach. S. 49

Feuchte-Kälte in der Milz: Völle- und Druckgefühl in Thorax und Abdomen, körperliches Schweregefühl, Appetitmangel, Geschmacksverlust oder **süßlicher Geschmack, kein Durst,** Ödeme, weiche Stühle oder Diarrhö, ggf. Übelkeit und Erbrechen, weißlicher Fluor vaginalis, **flockiger Urin, verklebte Augen,** flüssigkeitsgefüllte Hautausschläge, evtl. Harnverhaltung und Harnträufeln, Kopfschmerzen, Ulcus ventriculi und duodeni. Zunge: Blass; dicker, weißer, stark feuchter oder schmieriger Belag. Puls: Schlüpfrig und langsam. S. 52

Feuchte-Hitze in Milz und Magen: Völlegefühl und Schmerzen in Ober- und Unterbauch, Appetitmangel, **Ekel vor fetten Speisen,** Übelkeit, Erbrechen, weiche Stühle mit **intensivem Geruch oder Obstipation,** Anusbrennen, **subfebrile Temperaturen,** körperliches Schweregefühl, Kopfschmerzen, ggf. Urtikaria, in schweren Fällen Ikterus. Zunge: Evtl. rot oder leicht gerötet; dicker gelber und schmieriger Belag. Puls: Schnell und schlüpfrig. S. 53, 89

Trüber Schleim blockiert den Kopf: Schwindel, **starke Benommenheit im Kopf mit Schweregefühl** (Gefühl des **„Einban-**

dagiertseins“), Verwirrtheits- und Unruhezustände, Schwere-, Steifheits- und Taubheitsgefühl der Extremitäten, Druck und Völlegefühl in Thorax und Abdomen, Übelkeit und Erbrechen, weiche Stühle oder Diarrhö. Zunge: Weißer, schmieriger und dicker Belag. Puls: Schlüpfrig, saitenförmig und evtl. langsam. S. 54

Milz- und Nieren-Yang-Mangel: Blässe, Kälteaversion, Schwäche-, Kältegefühl und **Schmerzen in der LWS- und Knieregion,** Dyspnoe, weiche Stühle oder chronische Diarrhö mit unverdauten Nahrungsresten **(v. a. gegen 5 Uhr morgens),** Blähungsgeräusche, evtl. Miktionsstörungen oder auch reichlicher klarer Urin, **Ödeme** (Gesicht, Beine und Abdomen), Fluor vaginalis. Zunge: Blass, schlaff, geschwollen mit Zahneindrücken; dünner und weißer Belag. Puls: Tief, schwach und langsam. S. 55

Mitte-Qi-Mangel (Magen-/Milz-Qi): Appetitmangel, **unvollständige Verdauung** mit unverdauten Nahrungsresten im Stuhl, Diarrhö oder weiche Stühle, Meteorismus, Völle- und Druckgefühl im Bauch, **v. a. nach dem Essen,** Muskelschwäche, evtl. Ödem, Geschmacksverlust, Übelkeit, Erbrechen, Rektumprolaps, Appetitlosigkeit von Kindern, Schwäche in der Rekonvaleszenz. Zunge: Blass, geschwollen (evtl. Zahneindrücke); dünner, weißer Belag. Puls: Leer, schwach, v. a. rechte mittlere Position, und evtl. langsam. S. 48, 49

Mitte-Yang-Mangel (Magen-/Milz-Yang-Mangel): Kältegefühl und **dumpfer, diffuser Schmerz im Epigastrium** (Zunahme bei Kälte und nach dem Stuhlgang, Abnahme bei Wärme, Druck und Nahrungsaufnahme), **Aufstoßen und Erbrechen klarer Flüssigkeit, gurgelnde Geräusche im Epigastrium,** Appetitmangel, weiche Stühle oder Diarrhö, kalte Extremitäten, Meteorismus, Druck- und Völlegefühl im Bauch. Zunge: Blass, geschwollen mit Zahneindrücken; weißer, feuchter oder schmieriger Belag. Puls: Tief, schwach, langsam und evtl. saitenförmig. S. 49, 50

Nahrungsstau im Magen: Druck- und Völlegefühl im Epigastrium und Abdomen, Druck verstärkt, **übelriechendes Aufstoßen** und Magensäurereflux, Appetitmangel, Übelkeit, evtl. **Erbrechen nach dem Essen,** weiche, **faulig riechende Stühle** oder Obstipation mit zögernder Darmpassage, Anorexie, Schlafstörungen und evtl. Kopfschmerzen. Zunge: Dicker, quarkiger, evtl. schmieriger Belag (gelb oder weiß). Puls: Voll und schlüpfrig. S. 59

Lungen- und Milz-Qi-Mangel: **Chronischer Husten** mit viel wässrigem, weißlichem Auswurf, **Dyspnoe** und Asthma bronchiale, Appetitmangel, weiche Stühle, Völlegefühl im Epigastrium nach dem Essen. In schweren Fällen: Aufgedunsenes Gesicht, Gesichts- und Beinödeme. Zunge: Blass, evtl. geschwollen mit Zahneindrücken; dünner und weißer Belag. Puls: Schwach und leer. S. 66

Dickdarmschwäche mit Kälte: Obstipation mit weichem Stuhl und **ohne Stuhldrang,** chronische Diarrhö mit weichem Stuhl und Meteorismus, Schwäche und **Schweißneigung nach dem Stuhlgang,** evtl. Hämorrhoiden und Analprolaps, kalte Extremitäten, Appetitmangel, evtl. Ödeme, besser durch Bauchmassage. Zunge: Blass; weißer Belag. Puls: Tief, schwach und langsam. S. 69

Feuchte-Hitze im Dickdarm: **Meist akute Bauchschmerzen und Tenesmen mit Diarrhö,** oft **faulig riechender Stuhl,** evtl. mit Blut- und Schleimbeimischungen, **heftiger Stuhldrang,** anhaltend auch nach der Entleerung, evtl. hellrote Rektumblutungen vor oder nach dem Stuhlgang und brennende Schmerzen am Anus. Zunge: Normal oder gerötet, evtl. mit hervorragenden roten Papillen am Zungengrund, dicker, gelber, schmieriger oder quarkiger Belag. Puls: Schnell, schlüpfrig, evtl. voll und saitenförmig. S. 70, 90

Feuchte-Kälte mit Qi-Stagnation im Dickdarm: **Akut einsetzende,** schmerzhafte und wässrige Diarrhö, **plötzlicher Bauchschmerz nach Exposition von Kälte und Feuchtigkeit,** allgemeines und abdominelles Kältegefühl, Wärme bessert. Zunge: Weißer, evtl. dicker Belag. Puls: Langsam, saitenförmig und evtl. tief und schlüpfrig. S. 71

Wasserüberschuss: Nieren-Yang-Mangel: Verminderte Urinausscheidung von klarem Urin, **Ödeme, v. a. der Beine und Knöchel, Schmerz-/Kälte- und Schwächegefühl im LWS-** und Kniebereich. Wasserüberfluss in der Lunge: Belastungsdyspnoe, Husten, Asthma bronchiale, reichlich wässriges und evtl. schaumiges Sputum. Wasserüberfluss im Herzen: **Palpitationen,** kalte Hände, bei Blut-Stagnation auch Lippen- und Gesichtszyanose. Milz-Yang-Mangel: Evtl. Oberbauchbeschwerden, Meteorismus und Völlegefühl oder anhaltend wässrige Diarrhö. Zunge: Blass, feucht, geschwollen, evtl. blauviolett (Herz-Blut-Stagnation); weißer, evtl. dicker und zäher Belag. Puls: Tief, schwach, langsam und evtl. rau. S. 75

Leber attackiert die Milz: siehe Leber-Qi-Depression und Milz-Qi-Mangel, Diarrhö, entzündliche Darmerkrankungen, **irritables Kolon** und **psychovegetatives Syndrom.** Zunge: Normal oder blass, an den Rändern gerötet; dünner und weißer Belag. Puls: Saitenförmig, schlüpfrig oder saitenförmig, schwach und leer. S. 36

Leber attackiert Milz und Magen: Appetitmangel, Übelkeit, **saures Aufstoßen,** Erbrechen, Verdauungsstörungen, Meteorismus und Diarrhö. S. 36, 37

Diarrhö, chronische

Dickdarmschwäche mit Kälte: Obstipation mit weichem Stuhl und **ohne Stuhldrang,** chronische Diarrhö mit weichem Stuhl und Meteorismus, Schwäche und **Schweißneigung nach dem Stuhlgang,** evtl. Hämorrhoiden und Analprolaps, kalte Extremitäten, Appetitmangel, evtl. Ödeme, besser durch Bauchmassage. Zunge: Blass; weißer Belag. Puls: Tief, schwach und langsam. S. 69

Milz-Qi-Mangel: Appetitmangel, Anorexie, **unvollständige Verdauung,** Diarrhö oder weiche Stühle, Meteorismus, Völle- und Druckgefühl im Bauch, v. a. nach dem Essen, Druck bessert, Muskelschwäche, evtl. Ödeme, entzündliche Darmerkrankungen und Malabsorption. Zunge: Blass, geschwollen, schlaff (evtl. Zahneindrücke); dünner und weißer Belag. Puls: Leer, schwach und evtl. langsam. S. 48

Sinkendes Milz-Qi: Siehe: Milz-Qi-Mangel und Milz-Yang-Mangel, **Organsenkung,** vor allem der unteren Körperhälfte, z. B. Descensus uteri et vaginae, Uterusprolaps, **Hämorrhoiden,** Rektumprolaps, Harninkontinenz, Blasen- und Magensenkung (nach unten drängendes Gefühl), chronische Diarrhö, Ptosis des Augenlids. Zunge: Blass; dünner und weißer Belag. Puls: Schwach und leer. S. 51

Milz- und Nieren-Yang-Mangel: Blässe, Kälteaversion, Schwäche-, Kältegefühl und **Schmerzen in der LWS- und Knie-**

region, Dyspnoe, weiche Stühle oder chronische Diarrhö mit unverdauten Nahrungsresten **(v. a. gegen 5 Uhr morgens),** Blähungsgeräusche, evtl. Miktionsstörungen oder auch reichlicher klarer Urin, **Ödeme** (Gesicht, Beine und Abdomen), Fluor vaginalis. Zunge: Blass, schlaff, geschwollen mit Zahneindrücken; dünner und weißer Belag. Puls: Tief, schwach und langsam. S. 55

Dysmenorrhö

Leber-Blut-Mangel: Blässe, matte Gesichtsfarbe, blasse Lippen, Muskelschwäche, **Tic,** blasse und **brüchige Nägel.** Zunge: Blass, dünn, trocken; kein oder wenig Belag. Puls: Dünn, rau und saitenförmig. S. 29

Leber-Qi-Depression: **Spannungsgefühl** im Hypochondrium oder Thorax mit **wechselnden Lokalisationen,** geschwollene Rippen, Singultus und **Seufzen, Globusgefühl,** Depression, Reizbarkeit und Emotionsausbrüche. Zunge: Normal oder blau-violett, dünner; weißer Belag. Puls: Saitenförmig, vor allem links. S. 29

Leber-Blut-Stagnation: Abdominalschmerz, evtl. **lokalisierter, stechender Schmerz,** Druck auf die Schmerzstelle verstärkt, **Gefühl eines Knotens im Bauch,** evtl. Bluterbrechen und Nasenbluten. Menstruation mit **Blutklumpen.** Zunge: Blau-violett, vor allem an den Zungenrändern mit blau-violetten Punkten. Puls: Saitenförmig, evtl. rau. S. 31

Mangel im Blut-See: S. 29

Dyspnoe

Lungen-Qi-Mangel: Husten ohne Kraft **(Hüsteln),** belastungsabhängige Dyspnoe, flache Atmung, Asthma bronchiale mit reichlich klarem und dünnflüssigem Auswurf, Erkältungsanfälligkeit, **Lustlosigkeit am Sprechen, Spontanschweiß.** Zunge: Zart, blass, evtl. geschwollen im vorderen Drittel; dünner und weißer Belag. Puls: Leer und schwach. S. 61

Lungen-Yin-Mangel: Trockener, **unproduktiver und quälender Husten** oder schwacher Husten mit spärlich, zähflüssigem Auswurf (evtl. blutig tingiert), schwache, heisere und raue Stimme. Zunge: Rot; wenig, trockener Belag, teilweise abgeschält. Puls: Schnell und dünn. S. 62

Wind-Kälte-Invasion in der Lunge: **Husten, Halsschmerzen,** Hinterkopf- und Gliederschmerzen, meist **dumpfer Spannungskopfschmerz mit Nackensteifigkeit, Fieber** und Schüttelfrost, Kratzen im Hals, raue Stimme, weißlich-wässriger Auswurf, **Nasenverstopfung wechselnd** mit Fließschnupfen. Zunge: Dünner und weißer Belag. Puls: Oberflächlich und straff gespannt, v. a. an der vorderen Pulsposition. S. 63, 80

Schleim-Feuchtigkeitsretention in der Lunge: **Chronischer, teilweise anfallsartiger Husten** mit weißlichem Auswurf **(leicht abzuhusten),** asthmatische Atmung und belastungsabhängige Dyspnoe, **Rasselgeräusche im Hals,** thorakales Beklemmungs- und Völlegefühl, weißlicher und teigiger Teint. Zunge: Blass; dicker, weißer, stark feuchter und evtl. schmieriger Belag. Puls: Schlüpfrig, dünn, evtl. sanft und bei Kälte auch langsam. S. 65

Schleim-Hitze-Retention in der Lunge: **Starker Husten mit Dyspnoe und gelbem, zähflüssigem, evtl. blutig tingiertem Auswurf (faulig riechend),** thorakales Druck- und Völlegefühl, thorakale Schmerzen beim Husten, Mundtrockenheit, Obstipation. Zunge: Rot; gelber und schmieriger Belag. S. 65

Schleim-Flüssigkeitsretention in der Lunge: Husten, Dyspnoe, **thorakale Rasselgeräusche,** Frösteln, Abhusten von weißem, wässrigem und **schaumigem Sputum.** Zunge: Blass; dicker, weißer und schmieriger Belag. Puls: Dünn, schlüpfrig oder schwach und oberflächlich. S. 66

Lungen-Qi- und Nieren-Yang-Mangel: Husten, Belastungsdyspnoe, **behinderte Einatmung,** schwache und **leise Stimme,** kalte Extremitäten, **Spontanschweiß,** Lethargie, Schwächegefühl und Schmerzen in LWS- und Knieregion, **Harninkontinenz bei starkem Husten,** evtl. Ödeme. Zunge: Blass, schlaff, geschwollen; dünner, weißer und feuchter Belag. Puls: Tief, schwach, evtl. langsam. S. 67

Niere ist unfähig, Qi aufzunehmen: Wie Nieren-Yang-Mangel und: Dyspnoe mit **erschwerter Inspiration,** v. a. bei Belastung, Husten, **evtl. Harninkontinenz** (klarer Urin) **bei Hustenattacken,** evtl. schnelle und flache Atmung, **Gesichtsödem,** Asthenie, Lethargie, evtl. Ödeme der Extremitäten. Zunge: Blass, schlaff, evtl. geschwollen; stark feuchter, dünner und weißer Belag. Puls: Tief, schwach und evtl. langsam. S. 74

Wasserüberschuss: Nieren-Yang-Mangel: Verminderte Urinausscheidung von klarem Urin, **Ödeme, v. a. der Beine und Knöchel,** Schmerz-/Kälte- und Schwächegefühl im LWS- und Kniebereich. Wasserüberfluss in der Lunge: Belastungsdyspnoe, Husten, Asthma bronchiale, reichlich wässriges und evtl. **schaumiges Sputum.** Wasserüberfluss im Herzen: **Palpitationen,** kalte Hände, bei Blut-Stagnation auch Lippen- und Gesichtszyanose. Milz-Yang-Mangel: Evtl. Oberbauchbeschwerden, Meteorismus und Völlegefühl oder anhaltend wässrige **Diarrhö.** Zunge: Blass, feucht, geschwollen, evtl. blau-violett (Herz-Blut-Stagnation); weißer, evtl. dicker und zäher Belag. Puls: Tief, schwach, langsam und evtl. rau. S. 75

Herz-Yang-Mangel: **Palpitationen, Herzrasen, Rhythmusstörungen,** Müdigkeit, Erschöpfung, Belastungsdyspnoe, thorakale Beklemmung, evtl. Herzschmerzen, **Ödeme, Zyanose** von Lippen und Zunge. Zunge: Blass, geschwollen, schlaff, feucht oder blau-violett. Puls: Schwach, dünn, tief, rau, regelmäßig unregelmäßig oder unregelmäßig. S. 41

Milz- und Nieren-Yang-Mangel: Blässe, Kälteaversion, Schwäche-, Kältegefühl und **Schmerzen in der LWS- und Knieregion,** Dyspnoe, weiche Stühle oder **chronische Diarrhö** mit unverdauten Nahrungsresten **(v. a. gegen 5 Uhr morgens),** Blähungsgeräusche, evtl. Miktionsstörungen oder auch reichlicher klarer Urin, **Ödeme** (Gesicht, Beine und Abdomen), Fluor vaginalis. Zunge: Blass, schlaff, geschwollen mit Zahneindrücken; dünner und weißer Belag. Puls: Tief, schwach und langsam. S. 55

Lungen- und Nieren-Yin-Mangel: Chronisch, **trockener Husten** mit **wenig, zähflüssigem und blutigem Auswurf,** Belastungsdyspnoe, Schwächegefühl und Schmerzen in der LWS- und Knieregion, nächtliche Spermatorrhö, Schlaflosigkeit. Zunge: Rot, evtl. rissig; wenig trockener Belag oder belaglos. Puls: Dünn und schnell. S. 68

Dysurie

Feuchte-Hitze in Leber und Gallenblase: Völle- und Druckgefühl im Hypochondrium und Oberbauch (verstärkt durch lokalen Druck und Wärme), **Ikterus, subfebrile Temperaturen** und Dysurie mit **wenig tiefgelbem Urin,** Hitzegefühl am Skrotum mit Schwellung und Brennschmerz, gelber, faulig riechender Fluor vaginalis und **Juckreiz im Genitalbereich.** Zunge: Evtl. rot; dicker, gelber und schmieriger Belag. Puls: Schnell, schlüpfrig und saitenförmig. S. 35, 91

Loderndes Herz-Feuer: **Palpitationen,** Erregungszustände wie Reizbarkeit, **Schlafstörungen mit vielen Träumen, Angstzustände,** extreme Ruhelosigkeit bis zur Manie, **Gesichtsrötung** und Hitzewellen, Dysurie (bei Hitze-Lin-Syndrom), Harnwegsinfekt, Stomatitis, **Hyperthyreose,** in schweren Fällen: Schmerzen und Blutungen bei der Miktion (Herz-Feuer greift auf den Dünndarm über). Zunge: Rot, v. a. an der Zungenspitze gerötet und geschwollen, Risse in der Zungenmitte teilweise bis zur Spitze; trockener, dünner und gelber Belag. Puls: Voll, schnell, evtl. überflutend, v. a. an der vorderen Position. S. 43

Fülle-Hitze im Dünndarm: Völlegefühl und Schmerzen im Unterbauch, Druck verschlimmert, häufig, **dringender Harndrang, Hämaturie,** Dysurie, Reizbarkeit, Unruhezustände, Stomatitis,**brennende Schmerzen im Mund,** Halsschmerzen und Durst. Zunge: Rot mit geröteter Spitze; gelber Belag. Puls: Schnell, schlüpfrig und überflutend. S. 48

Feuchte-Kälte in der Milz: Völle- und Druckgefühl in Thorax und Abdomen, **körperliches Schweregefühl,** Appetitmangel, Geschmacksverlust oder **süßlicher Geschmack, kein Durst, Ödeme,** weiche Stühle oder Diarrhö, ggf. Übelkeit und Erbrechen, weißlicher Fluor vaginalis, **flockiger Urin, verklebte Augen,** flüssigkeitsgefüllte Hautausschläge, evtl. Harnverhaltung und Harnträufeln, Kopfschmerzen, Ulcus ventriculi und duodeni. Zunge: Blass; dicker, weißer, stark feuchter oder schmieriger Belag. Puls: Schlüpfrig und langsam. S. 52

Nieren-Yang-Mangel: Helle Blässe, **kalte Extremitäten,** Schwäche- und Kältegefühl und Schmerz (wie **Wundgefühl) der LWS- und Knieregion,** Wärme bessert, **Lockerung der Zähne,** Erschöpfung, Schwindel, Leeregefühl im Kopf, **mangelnde Willenskraft, Tinnitus** (wie Rauschen), Schwerhörigkeit, Taubheit, Nykturie, Harninkontinenz, Harntröpfeln, Ödeme, Impotenz, Spermatorrhö, **Libidomangel,** Amenorrhö, Sterilität. Zunge: Blass, schlaff; evtl. dünner, weißer und feuchter Belag. Puls: Tief, schwach und evtl. langsam. S. 73

Feuchte-Hitze in der Blase: Harndrang, Dys- und Pollakisurie oder evtl. Harnverhaltung, **trüber und dunkelgelber Urin,** evtl. Hämaturie oder **Harnsteine,** evtl. Völle- und Druckgefühl im Unterbauch und Schmerzen im LWS-Bereich, Durst, **evtl. Fieber.** Zunge: Rot; dicker, gelber und schmieriger Belag, v. a. an der Wurzel. Puls: Schnell, schlüpfrig und evtl. saitenförmig. S. 79, 92

Ejakulationsstörungen

Nieren-Qi nicht fest: Blässe, **lumbale Schwäche** und Schmerz, Lockerung der Zähne, Antriebsmangel, schnelle Erschöpfung, Schwindel, Leeregefühl im Kopf, mangelnde Willens kraft, evtl. Tinnitus (wie Rauschen), Schwerhörigkeit, evtl. Ödeme, Harninkontinenz, häufige Miktion, Harnträufeln, **kalter Schweiß,** Spermatorrhö und Ejaculatio praecox, klarer, dünn flüssiger **Fluor vaginalis.** Zunge: Blass, evtl. schlaff; weißer und dünner Belag. Puls: Schwach und tief, v. a. an der Nierenposition. S. 71

Nieren-Yang-Mangel: Helle Blässe, **kalte Extremitäten,** Schwäche- und Kältegefühl und Schmerz (wie **Wundgefühl) der LWS- und Knieregion,** Wärme bessert, Lockerung der Zähne, Erschöpfung, Schwindel, Leeregefühl im Kopf, mangelnde Willenskraft, Tinnitus (wie Rauschen), Schwerhörigkeit, Taubheit, Nykturie, Harninkontinenz, Harntröpfeln, Ödeme, Impotenz, Spermatorrhö, **Libidomangel,** Amenorrhö, Sterilität. Zunge: Blass, schlaff; evtl. dünner, weißer und feuchter Belag. Puls: Tief, schwach und evtl. langsam. S. 73

Disharmonie zwischen Herz und Niere: Siehe Herz-Feuer und Nieren-Yin-Mangel, Tinnitus, Schwerhörigkeit, Ejakulationsstörungen, klimakterische Beschwerden, **psychovegetatives Syndrom, innere Unruhe, Palpitationen, Schlaflosigkeit,** Schwindel, Schmerzen in der LWS-Region, **nächtliche Spermatorrhö mit erotischen Träumen.** Zunge: Rot, v. a. an der Spitze; wenig, trockener Belag, evtl. belaglos. Puls: Dünn und schnell. S. 46

Nieren-Yin-Mangel: Unterernährung des Gehirns, der Knochen und der Reproduktionsorgane, **Vergesslichkeit,** schwacher Schwindel, **Tinnitus** (z. B. Rauschen und Sausen **mit langsamem Beginn),** Schwerhörigkeit, Schlafstörungen mit vielen Träumen, nächtliche Spermatorrhö, Ejaculatio praecox, Schwä-chegefühl und Schmerzen in der LWS-Region und in den Knien. **Zunge: Rot, evtl. Risse und Einfurchungen;** trocken und wenig Belag oder belaglos. Puls: Dünn und schnell. S. 76

Ekzem

Feuchte-Hitze in Leber und Gallenblase: Völle- und Druckgefühl im Hypochondrium und Oberbauch (verstärkt durch lokalen Druck und Wärme), Ikterus, subfebrile Temperaturen und Dysurie mit wenig tiefgelbem Urin, Hitzegefühl am Skrotum mit Schwellung und Brennschmerz, gelber, faulig riechender Fluor vaginalis und Juckreiz im Genitalbereich. *Ekzem und Hitzegefühl am Skrotum,* Schwellung und Brennschmerz im Bereich der unteren Körperhälfte. Zunge: Evtl. rot; dicker, gelber und schmieriger Belag. Puls: Schnell, schlüpfrig und saitenförmig. S. 35, 91

Entwicklungsstörungen

Nieren-Jing-Mangel: S. 71

Entwicklungsverzögerung beim Kind

Schleim-Kälte benebelt das Herz: Depression, Introvertiertheit, Selbstgespräche, Aphasie, Lethargie, Somnolenz bis zum Bewusstseinsverlust, Stupor, plötzlicher Kollaps, Koma mit gurgelnden Rasselgeräuschen. Zunge: Geschwollen, evtl. medianer Riss; dicker und schmieriger Belag. Puls: Schlüpfrig und langsam. S. 45

Enuresis

Nieren-Qi nicht fest: Blässe, lumbale Schwäche und Schmerz, Lockerung der Zähne, Antriebsmangel, schnelle Erschöpfung, Schwindel, Leeregefühl im Kopf, mangelnde Willenskraft, evtl. Tinnitus (wie Rauschen), Schwerhörigkeit, evtl. Ödeme, Harninkontinenz, häufige Miktion, Harnträufeln, kalter Schweiß, Spermatorrhö und Ejaculatio praecox, klarer, dünnflüssiger Fluor vaginalis. Zunge: Blass, evtl. schlaff; weißer und dünner Belag. Puls: Schwach und tief, v. a. an der Nierenposition. S. 71

Epilepsie

Aufkommender Leber-Wind durch Leber-Yang: **Heftigste Kopfschmerzen und Schwindelattacken,** Zittern, Krämpfe, Parästhesien, Sprachstörungen, Desorientiertheit, Kollaps, Synkope, Koma, Halbseitenlähmung, Aphasie, Zungensteife und -devitation und Krampfanfälle. **Zunge: Rot,** trocken, Zungenbeweglichkeit evtl. eingeschränkt oder zittrig; fehlender oder wechselnder Belag. Puls: Saitenförmig, dünn und schnell. S. 33

Aufkommender Leber-Wind durch Blut-Mangel: **Tics im Augenbereich, Parästhesien** und Tremor, Muskelzuckungen und Spasmen, plötzlich starker Schwindel, akut auftretende Sehstörungen (z. B. Augenflimmern), Sprachstörungen, Stottern, Zungenmotorikstörungen, fahle Blässe. **Zunge: Blass,** trocken; kein oder wenig Belag. Puls: Saitenförmig, dünn und rau. S. 33

Schleim-Feuer erregt das Herz: **Erregungszustände mit aggressivem Charakter bis zur Manie** und agitierter Psychose, **Fantasieren** und zusammenhangloses Sprechen, grundloses, unkontrolliertes Lachen und Weinen, Verwirrtheit, Schreien, Schlafstörungen mit Alpträumen, Gesichtsrötung, Obstipation, evtl. Depression und Abgestumpftheit, Aphasie und Koma. Zunge: Rot, **medianer Riss,** evtl. mit erhabenen gelblichen Papillen, gerötete, geschwollene Zungenspitze; gelber und schmieriger Belag. Puls: Saitenförmig, schlüpfrig, schnell, evtl. schnell und voll oder überflutend. S. 45

Erbrechen

Leber attackiert Milz und Magen: Appetitmangel, Übelkeit, **saures Aufstoßen,** Erbrechen, Verdauungsstörungen, Meteorismus und Diarrhö. S. 36, 37

Leber attackiert den Magen: Siehe Leber-Qi-Depression und Leber-Qi attackiert den Magen: Appetitmangel, saures Aufstoßen, Übelkeit, Erbrechen, Sodbrennen, **epigastrisches Leeregefühl** und Unbehagen, Singultus, Gastritis, Ulcus ventriculi und duodeni. Zunge: Normal oder blass oder gerötet an den Rändern; weißer und dünner Belag. Puls: Links saitenförmig und rechts schwach. S. 37

Feuchte-Hitze in der Gallenblase: Übelkeit, Erbrechen, Schmerzen und Spannungsgefühl im Hypochondrium, **Fettverdauungsstörungen, Ikterus** (Yang-Ikterus). Zunge: Schmierig, dicker und gelber Belag. Puls: Saitenförmig, schlüpfrig und schnell. S. 40, 91

Feuchte-Kälte in der Milz: Völle- und Druckgefühl in Thorax und Abdomen, körperliches Schweregefühl, Appetitmangel, Geschmacksverlust oder **süßlicher Geschmack, kein Durst,** Ödeme, weiche Stühle oder Diarrhö, ggf. Übelkeit und Erbrechen, weißlicher Fluor vaginalis, **flockiger Urin, verklebte Augen,** flüssigkeitsgefüllte Hautausschläge, evtl. Harnverhaltung und Harnträufeln, Kopfschmerzen, Ulcus ventriculi und duodeni. Zunge: Blass; dicker, weißer, stark feuchter oder schmieriger Belag. Puls: Schlüpfrig und langsam. S. 52

Feuchte-Hitze in Milz und Magen: Völlegefühl und Schmerzen in Ober- und Unterbauch, Appetitmangel, **Ekel vor fetten Speisen,** Übelkeit, Erbrechen, weiche Stühle mit **intensivem Geruch** oder Obstipation, Anusbrennen, **subfebrile Temperaturen,** körperliches Schweregefühl, Kopfschmerzen, ggf. Urtikaria, in schweren Fällen Ikterus. Zunge: Evtl. rot oder leicht gerötet; dicker gelber und schmieriger Belag. Puls: Schnell und schlüpfrig. S. 53, 89

Trüber Schleim blockiert den Kopf: Schwindel, **starke Benommenheit im Kopf** mit Schweregefühl (Gefühl des **„Einbandagiertseins"**), Verwirrtheits- und Unruhezustände, **Schwere-, Steifheits- und Taubheitsgefühl der Extremitäten,** Druck und Völlegefühl in Thorax und Abdomen, Übelkeit und Erbrechen, weiche Stühle oder Diarrhö. Zunge: Weißer, schmieriger und dicker Belag. Puls: Schlüpfrig, saitenförmig und evtl. langsam. S. 54

Mitte-Qi-Mangel (Magen-/Milz-Qi): Appetitmangel, unvollständige Verdauung mit unverdauten Nahrungsresten im Stuhl, Diarrhö oder weiche Stühle, Meteorismus, Välle- und **Druckgefühl im Bauch, v. a. nach dem Essen,** Muskelschwäche, evtl. Ödem, Geschmacksverlust, Übelkeit, Erbrechen, **Rektumprolaps,** Appetitlosigkeit von Kindern, Schwäche in der Rekonvaleszenz. Zunge: Blass, geschwollen (evtl. Zahneindrücke); dünner, weißer Belag. Puls: Leer, schwach, v. a. rechte mittlere Position, und evtl. langsam. S. 48, 49

Magen-Qi-Mangel mit Kälte: Kältegefühl und dumpfer, **diffuser Schmerz im Epigastrium** (Zunahme bei Kälte und nach dem Stuhlgang, **Abnahme bei Wärme, Druck und Nahrungsaufnahme),** Aufstoßen und Erbrechen klarer Flüssigkeit, **gurgelnde Geräusche im Epigastrium.** Zunge: Blass; weißer, feuchter oder schmieriger Belag. Puls: Schwach, langsam und evtl. saitenförmig. S. 56

Mitte-Yang-Mangel (Magen-/Milz-Yang-Mangel): Kältegefühl und **dumpfer, diffuser Schmerz im Epigastrium** (Zunahme bei Kälte und nach dem Stuhlgang, **Abnahme bei Wärme, Druck und Nahrungsaufnahme),** Aufstoßen und Erbrechen klarer Flüssigkeit, **gurgelnde Geräusche im Epigastrium,** Appetitmangel, weiche Stühle oder **Diarrhö,** kalte Extremitäten, Meteorismus, Druck- und Völlegefühl im Bauch. Zunge: Blass, geschwollen mit **Zahneindrücken;** weißer, feuchter oder schmieriger Belag. Puls: Tief, schwach, langsam und evtl. saitenförmig. S. 49, 50

Magen-Yin-Mangel: Hungergefühl mit Appetitmangel, Leere- und Unbehaglichkeitsgefühl im Epigastrium, **trockenes Erbrechen** und Singultus, Völlegefühl nach dem Essen, Anorexie. **Zunge: Rot, evtl. geschrumpft;** belaglos, die Zungenoberfläche ist glatt, glänzend oder nur wenig Belag, der in der Mitte **abgeschält** ist. Puls: Schnell und dünn. S. 57

Nahrungsstau im Magen: Druck- und Völlegefühl im Epigastrium und Abdomen, Druck verstärkt, **übelriechendes Aufstoßen** und Magensäurereflux, Appetitmangel, Übelkeit, evtl. **Erbrechen nach dem Essen,** weiche, faulig riechende Stühle oder Obstipation mit zögernder Darmpassage, Anorexie, Schlafstörungen und evtl. Kopfschmerzen. Zunge: Dicker, quarkiger, evtl. schmieriger Belag (gelb oder weiß). Puls: Voll und schlüpfrig. S. 59

Kälte-Invasion im Magen: Akuter Schmerz epigastral, Wärme bessert, **Erbrechen klarer Flüssigkeit,** Speichelfluss, **kalte Flüssigkeit wird sofort erbrochen,** Singultus. Zunge: Dicker, weißer und stark feuchter Belag. Puls: Saitenförmig, langsam und tief. S. 61

Erregungszustände

Herz-Yin-Mangel: Palpitationen, **tachykarde Rhythmusstörungen,** Ein- und Durchschlafstörungen, evtl. mit Träumen, Vergesslichkeit, Reizbarkeit, **Schreckhaftigkeit,** Angst- und Erregungszustände, **Hyperthyreose.** Zunge: Rot, v. a. an der Zungenspitze, evtl. mit roten Punkten, tiefer, medianer Riss bis zur Spitze; wenig, trockener Belag oder belaglos. Puls: Dünn und schnell. S. 43

Loderndes Herz-Feuer: Palpitationen, Erregungszustände wie Reizbarkeit, Schlafstörungen mit vielen Träumen, Angstzustände, extreme Ruhelosigkeit bis zur Manie, **Gesichtsrötung und Hitzewellen,** Dysurie (bei Hitze-Lin-Syndrom), Harnwegsinfekt, **Stomatitis,** Hyperthyreose, in schweren Fällen: Schmerzen und Blutungen bei der Miktion (Herz-Feuer greift auf den Dünndarm über). Zunge: Rot, v. a. an der Zungenspitze gerötet und geschwollen, Risse in der Zungenmitte teilweise bis zur Spitze; trockener, dünner und gelber Belag. Puls: Voll, schnell, evtl. überflutend, v. a. an der vorderen Position. S. 43

Schleim-Feuer erregt das Herz: **Erregungszustände mit aggressivem Charakter bis zur Manie** und agitierter Psychose, Fantasieren und zusammenhangloses Sprechen, grundloses, unkontrolliertes Lachen und Weinen, **Verwirrtheit,** Schreien, **Schlafstörungen mit Alpträumen,** Gesichtsrötung, Obstipation, evtl. Depression und Abgestumpftheit, Aphasie und Koma. Zunge: Rot, medianer Riss, evtl. mit erhabenen gelblichen Papillen, gerötete, geschwollene Zungenspitze; gelber und schmieriger Belag. Puls: Saitenförmig, schlüpfrig, schnell, evtl.schnell und voll oder überflutend. S. 45

Fettverdauungsstörung

Feuchte-Hitze in der Gallenblase: Übelkeit, Erbrechen, Schmerzen und Spannungsgefühl im Hypochondrium, Fettverdauungsstörungen, Ikterus (Yang-Ikterus). Zunge: Schmierig, dicker und gelber Belag. Puls: Saitenförmig, schlüpfrig und schnell. S. 40, 91

Fieberhafte Erkältungserkrankung im Anfangsstadium

Wind-Kälte-Invasion in der Lunge: Husten, Halsschmerzen, Hinterkopf- und Gliederschmerzen, meist dumpfer Spannungskopfschmerz mit Nackensteifigkeit, Fieber und Schüttelfrost, Kratzen im Hals, raue Stimme, weißlich-wässriger Auswurf, Nasenverstopfung wechselnd mit Fließschnupfen. Zunge: Dünner und weißer Belag. Puls: Oberflächlich und straff gespannt, v. a. an der vorderen Pulsposition. S. 63, 80

Taiyang-Syndrom Biao Shi (Außen-**Fülle**): Kopfschmerzen, Nackensteifigkeit, Glieder- und Gelenkschmerzen, Würg- und Brechreiz, Frösteln, Schüttelfrost und Fieber, Schweißlosigkeit, Kälteaversion, evtl. Miktionsbeschwerden und ein schmerzhaft gespanntes Abdomen. Zunge: Normal oder schmutzig, weißer Belag. Puls: Oberflächlich und gespannt. S. 80

Taiyang-Syndrom Biao Xu (Außen-**Mangel**): Kopfschmerzen, Nackensteifigkeit, Glieder- und Gelenkschmerzen, Würg- und Brechreiz, Frösteln, Schüttelfrost und Fieber, spontane Schweißausbrüche, Kälteaversion und Windaversion, evtl. Miktionsbeschwerden und ein schmerzhaft gespanntes Abdomen. Zunge: Dünner, weißer und schlüpfriger Belag. Puls: Oberflächlich. S. 80

Fieberhafte Erkältungserkrankung im Anfangs- oder Folgestadium

Wind-Hitze-Invasion in der Lunge: Kopfschmerzen, v. a. im Stirnbereich oder Zentrum des Kopfes, z. T. berstender Charakter, Fieber, Hitzeaversion, Halsentzündung mit starkem Wundgefühl und Schluckbeschwerden, trockene Nase, Rachen und Schleimhäute, Husten mit dickem, gelbem Auswurf, Obstipation. Zunge: Normal oder rötlich an den Rändern und an der Spitze; dünner und gelber Belag. Puls: Schnell und oberflächlich. S. 64, 86

Shaoyang-Syndrom Bian Zheng: Wechsel zwischen Kälte (Frösteln) und Hitze, Spannungsgefühl im Hypochondrium und im Brustkorb (Aufstoßen bessert), Schwindel, Reizbarkeit, Augenflimmern, trockene Kehle und bitterer Mundgeschmack. Zunge: Dünner, weißer und schlüpfriger Belag. Puls: Saitenförmig. S. 81

Übergangsform: Taiyang-Shaoyang Bian Zheng: Diffuse Körper- und/oder Gliederschmerzen, besonders in den Schultergelenken. Wechsel zwischen Kälte (Frösteln) und Hitze, evtl. mäßiges Fieber, Schwindel, Kopfschmerzen, Reizbarkeit, evtl. Stenokardien, Augenflimmern, Magenübelkeit, bitterer Mundgeschmack und Singultus (Aufstoßen bessert). Zunge: Dicker, weißlicher und schlüpfriger Belag. Puls: Saitenförmig und oberflächlich. S. 81

Übergangsform: Shaoyang-Yangming Bian Zheng: intermittierendes Fieber mit abendlichem Höhepunkt, Unruhe, schmerzhaftes Spannungsgefühl in der Brust und an den Rippenbögen, geblähtes Abdomen, Obstipation, Schwindel, Augenflimmern, trockene Kehle, bitterer Mundgeschmack, Würgereiz und Durst. Zunge: Rot, gelber und dicker Belag. Puls: Tief und saitenförmig. S. 82

Fieberhafte Erkältungserkrankung im Folgestadium

Übergangsform: Taiyang-Shaoyang Bian Zheng: Diffuse Körper- und/oder Gliederschmerzen, besonders in den Schultergelenken. Wechsel zwischen Kälte (Frösteln) und Hitze, evtl. mäßiges Fieber, Schwindel, Kopfschmerzen, Reizbarkeit, evtl. Stenokardien, Augenflimmern, Magenübelkeit, bitterer Mundgeschmack und Singultus (Aufstoßen bessert). Zunge: Dicker, weißlicher und schlüpfriger Belag. Puls: Saitenförmig und oberflächlich. S. 81

Übergangsform: Shaoyang-Yangming Bian Zheng: Intermittierendes Fieber mit abendlichem Höhepunkt, Unruhe, schmerzhaftes Spannungsgefühl in der Brust und an den Rippenbögen, geblähtes Abdomen, Obstipation, Schwindel, Augenflimmern, trockene Kehle, bitterer Mundgeschmack, Würgereiz und Durst. Zunge: Rot; gelber und dicker Belag. Puls: Tief und saitenförmig. S. 82

Yangming-Syndrom Jing Bian Zheng **(Meridiansyndrom):** Hohes Fieber, Hitze- und Hitzewallungen, übermäßiges Schwitzen, starker Durst, Oligurie, Kopfschmerzen und Unruhe. Zunge: Rot; dicker und gelber Belag. Puls: Groß. S. 82

Yangming-Syndrom Fu Bian Zheng **(Funktionskreissyndrom):** Hohes Fieber, Hitze- und Hitzewallungen, übermäßiges Schwitzen, Durst, Oligurie, Kopfschmerzen und Unruhe. Obstipation, gespanntes und schmerzhaftes Abdomen (Druck verschlimmert), Delirium, intermittierendes Fieber mit hohem

Nachmittagsfieber. Zunge: Rot; dicker und gelber Belag, zusätzlich trocken mit grauen oder schwarzen Papillen. Puls: Tief und voll. S. 83

Yangming-Ikterus: Hellgelber Ikterus, Fieber, Müdigkeit, Appetitlosigkeit, Übelkeit, Durst, Völle- und Spannungsgefühl im Oberbauch, dunkelgelber bis brauner Urin und Obstipation. Zunge: Gelber und klebriger Belag. Puls: Schlüpfrig und schnell. S. 83

Taiyin-Syndrom Yaiyin Bing: Frieren, kein Durst, Schmerzen im Epigastrium (besser auf Druck), Völlegefühl, Erbrechen und Durchfall, Müdigkeit und Schlafbedürfnis. Zunge: Blass mit Zahneindrücken; feuchter und dicker Belag. Puls: Schlüpfrig, schwach und träge. S. 84

Taiyin-Ikterus: Dunkelgelber Ikterus und dunkelgelber Urin, Frieren, kein Durst, Schmerzen im Epigastrium (besser auf Druck), Völlegefühl, Appetitlosigkeit, Erbrechen und Durchfall, Müdigkeit und Schlafbedürfnis. Zunge: Blass mit Zahneindrücken; weißer und schmieriger Belag. Puls: Schlüpfrig, schwach und träge. S. 84

Shaoyin-Syndrom, Kältetyp: Kalte Glieder, Kälteaversion, Müdigkeit und Schlafbedürfnis, Apathie, Diarrhö frühmorgens mit unverdauter Nahrung, kein Durst oder Verlangen nach warmen Getränken. Zunge: Blass, weißer, schmieriger Belag. Puls: Tief, verschwindend. S. 84

Shaoyin-Syndrom, Hitzetyp: Reizbarkeit, Schlaflosigkeit, Palpitationen, Vergesslichkeit, Schwindel, Durst, trockene Kehle, Nachtschweiß und Hitzesensationen. Zunge: Rot und trocken; wenig Belag. Puls: Tief, schnell, fein und dünn. S. 85

Shaoyin-Syndrom, fehlende Kontrolle das Wassers: Generalisierte Ödeme, häufig kleine Urinmengen, Energiemangel, Kälteaversion und kalte Extremitäten mit Schweregefühl und Schmerzempfindungen in den vier Extremitäten. Zunge: Blass, feucht und weißer Belag. Puls: Dünn und fein. S. 85

Jueyin-Syndrom, komplexe **Kälte und Hitze:** Komplexe Kälte und Hitze, Gliederschmerzen, Schmerzen im Epigastrium, Durst, Hunger – aufgenommene Nahrung wird aber sofort wieder erbrochen. Zunge: Blass; weißer oder gelblicher Belag. Puls: Dünn und fein, saitenförmig und evtl. schnell. S. 85

Jueyin-Syndrom mit **Kältesymptomatik** der vier **Extremitäten:** Kalte Hände und Füße, Kälteschmerz am Scheitel (innerer Verlauf des Lebermeridians), erfolgloses Erbrechen und Speichelfluss. Zunge: Blasser Körper, weißer Belag und viel Speichel. Puls: Dünn und fein und verschwindend. S. 86

Jueyin-Syndrom mit **Hitzeproblematik** durch Stagnation: Hitze-Symptome und mäßig kalte Hände und Füße, reizbar, Durst, Schmerzen am Rippenbogen und im Abdomen. Zunge: Rot und trockener Belag. Puls: Dünn und fein und saitenförmig. S. 86

Fieberhafte Hitzeerkrankungen

Loderndes **Magenfeuer:** Fauliger Mundgeschmack, Zahnfleischschwellung, -schmerzen und -blutungen bis hin zur Stomatitis, evtl. Kopfschmerzen im Stirnbereich, brennende Schmerzen im Epigastrium, Magensäurereflux, ständiges Leere- und Hungergefühl, Mundtrockenheit, Singultus und Schweißausbrüche besonders beim Essen. Zunge: Rot; dicker, gelber und trockener Belag. Puls: Voll und schnell. S. 57

Wei-Stadium, Wind-Hitze: Frösteln mit Windaversion, Fieber, Schüttelfrost, evtl. Husten mit dickem gelbem Auswurf oder leichte Kälteaversion, Kopfschmerzen, v. a. im Stirnbereich oder im Zentrum des Kopfes, Halsschmerzen mit starkem Wundgefühl und Schluckbeschwerden, kein oder leichtes Schwitzen und leichter Durst. Zunge: Normal oder rötlich an den Rändern. Puls: Oberflächlich und schnell. S. 64, 86

Wei-Stadium, Feuchte-Hitze: Kopfschmerzen, Nachmittagsfieber, Gliederschmerzen, Rhinitis, Sinusitis, Gerstenkorn, Völlegefühl und Schmerzen in Ober- und Unterbauch, Appetitmangel, Ekel vor fetten Speisen, Übelkeit und Erbrechen, körperliches Schweregefühl, weiche Stühle mit intensivem Geruch. Zunge: Dicker und klebriger Belag. Puls: Oberflächlich, schnell und schlüpfrig. S. 87

Wei-Stadium, Trockenheit-Hitze: Fieber, Frösteln, trockener Husten mit spärlichem Auswurf (zähflüssig, erschwert abzuhusten), leichte Kälteaversion, kein oder nur leichtes Schwitzen, Kopfschmerzen, trockene Kehle und Nase, Durst, trockene Haut, Hitzeaversion, Heiserkeit und Aphonie. Es besteht Säftemangel. Zunge: Normal, evtl. rötlich; trockener, dünner und gelber Belag. Puls: Oberflächlich und schnell. S. 87

Qi-Stadium, Hitze in der **Lunge:** Hohes Fieber, Schweiß, Durst, Husten, Asthma, Dyspnoe, Unruhe, Spannung und Schmerz im Thorax. Zunge: Gelblicher Belag. Puls: Voll, schnell und schlüpfrig. S. 88

Qi-Stadium, Hitze im **Yangming oder Magen:** Hohes Fieber, Hitzeaversion, übermäßiges Schwitzen, Kopfschmerzen, Oligurie, Unruhe, starker Durst und Verlangen nach kalten Getränken. Zunge: Roter Körper; dicker, klebriger und gelber Belag. Puls: Voll und groß. S. 88

Qi-Stadium, Hitze im **Dickdarm:** Ansammlungen von trockenen Stuhlmassen im Dickdarm mit stinkenden, wässrigen Entleerungen, schmerzhaft aufgetriebenes Abdomen, undulierendes Fieber. Zunge: Trockener, gelber Belag. Puls: Tief und voll. S. 89

Qi-Stadium, Feuchte-Hitze in **Milz und Magen:** Völlegefühl und Schmerzen in Ober- und Unterbauch, Appetitmangel, Ekel vor fetten Speisen, Übelkeit, Erbrechen, Diarrhö, weiche Stühle mit intensivem Geruch oder Obstipation, Anusbrennen, bitterer Mundgeschmack, Durst ohne Bedürfnis zu trinken oder mit Trinkverlangen in kleinen Schlucken, subfebrile Temperaturen, Müdigkeit, Kraftlosigkeit, körperliches Schweregefühl, Rhinitis, Sinusitis, Gerstenkorn, Ulcus ventriculi und duodeni, Kopfschmerzen, ggf. Urtikaria, wenig, tiefgelber konzentrierter Urin, in schweren Fällen Ikterus. Zunge: Evtl. rot oder leicht gerötet; dicker, gelber und schmieriger Belag. Puls: Schnell und schlüpfrig. S. 53, 89

Qi-Stadium, Feuchte-Hitze im **Dickdarm:** Meist akute Bauchschmerzen und Tenesmen mit Diarrhö, oft faulig riechender Stuhl, evtl. mit Blut- und Schleimbeimischungen, heftiger Stuhldrang, anhaltend auch nach der Entleerung, evtl. hellrote Rektumblutungen vor oder nach dem Stuhlgang und brennende Schmerzen am Anus. Evtl. Fieber, Durst ohne Wunsch zu trinken, wenig, dunkler Urin, bitterer Mundgeschmack, Schweregefühl des Körpers und der Extremitäten, Völlegefühl in Thorax und Epigastrium. Zunge: Normal oder gerötet, evtl. mit hervorragenden roten Papillen am Zungengrund; dicker, gelber, schmieriger oder quarkiger Belag. Puls: Schnell, schlüpfrig, evtl. voll und saitenförmig. S. 76, 90

Qi-Stadium, Feuchte-Hitze in der **Gallenblase:** Übelkeit, Erbrechen, Schmerzen und Spannungsgefühl im Hypochondrium, Fettverdauungsstörungen, Ikterus (Yang-Ikterus), Cholelithiasis, Cholezystitis, wenig, dunkelgelber Urin, Fieber, Durst ohne Trinkverlangen und bitterer Mundgeschmack. Zunge: Schmieriger, dicker und gelber Belag. Puls: Saitenförmig, schlüpfrig und schnell. S. 35, 91

Qi-Stadium, Feuchte-Hitze in der **Blase:** Entzündliche Erkrankung der Blase und der ableitenden Harnwege, Harndrang, Dys- und Pollakisurie, Harninkontinenz, Harntröpfeln oder evtl. Harnverhaltung, trüber und dunkelgelber Urin. Evtl. Hämaturie, Prostatitis, Harnsteine, evtl. Völle- und Druckgefühl im Unterbauch und Schmerzen im LWS-Bereich. Durst und evtl. Fieber. Zunge: Rot; dicker, gelber und schmieriger Belag, v. a. an der Wurzel. Puls: Schnell, schlüpfrig und evtl. saitenförmig. S. 79, 92

Ying-Stadium, Lungen-Yin wird geschädigt durch Hitze: Unruhe, trockener, unproduktiver und quälender Husten oder schwacher Husten mit spärlich, zähflüssigem Auswurf (evtl. blutig tingiert). Die Lungengefäße werden durch Husten und Hitze verletzt, schwache, heisere und raue Stimme, Mund- und Rachentrockenheit, Nachmittagsfieber, blasse Hautausschläge (Zhen – hirsekorngroße tastbare Papulae), Blutungen, evtl. auch Delirium. Zunge: Hell und tiefrot; fehlender oder dünner Belag. Puls: Schnell und dünn und fein. S. 92

Ying-Stadium, Herz-Yin wird geschädigt durch Hitze: Palpitationen, tachykarde Herzrhythmusstörungen, Hautauschläge, Blutungen, Bewusstseinstrübung, Hitzesensationen, Nachmittagsfieber, Nachtschweiß, Mund- und Rachentrockenheit, Durst, Anorexie; Ein- und Durchschlafstörungen, evtl. mit Träumen; Vergesslichkeit, Reizbarkeit, Schreckhaftigkeit, Angst- und Erregungszustände. Zunge: Rot, v. a. an der Zungenspitze, evtl. mit roten Punkten, tiefer, medianer Riss bis zur Spitze; fehlender oder dünner Belag. Puls: Dünn und schnell und fein. S. 93

Ying-Stadium, Blockade des **Perikards:** Fieber und kalte Extremitäten, Bewusstlosigkeit und Delirium. Zunge: Tiefrot, evtl. medianer Riss. Puls: Dünn und fein, schnell und saitenförmig. S. 93

Xue-Stadium, Intensive Hitze im Qi-, Ying- und Xue: Fieber, Schwitzen und Durst im Qi-Stadium, Hämatemesis, Epistaxis und Hautausschläge im Ying- und Xue-Stadium. Zunge: Roter Körper; dicker und gelblicher Belag. Puls: Anfangs voll und groß, später fein und dünn, schnell und evtl. saitenförmig. S. 94

Xue-Stadium, Blutungen durch Hitze: Großflächige Hautausschläge, Blutungen aus allen Körperöffnungen, Bewusstseinsverlust und Delirium. Als Ausdruck der Blutstagnation livide Fingernägel, Lippen und Gesicht. Zunge: Tief-dunkelrot. Puls: Dünn und fein, schnell, rau und evtl. saitenförmig. S. 94

Pathogene Wärme im **Oberen San Jiao:** Fieber, Schweiß, Durst, Husten, Asthma, Palpitationen, Unruhe, Spannung und Schmerz im Thorax. Zunge: Gelblicher Belag. Puls: Voll, schnell und Schlüpfrig. S. 94

Pathogene Wärme im **Mittleren San Jiao mit Säftemangel:** Hohes Fieber, Hitzeaversion, übermäßiges Schwitzen, Kopfschmerzen und Unruhe, Oligurie, starker Durst und Verlangen nach kalten Getränken. Zunge: Roter Körper; dicker, klebriger und gelber Belag. Puls: Voll und groß. S. 95

Pathogene Wärme im **Mittleren San Jiao mit Feuchtigkeitsbelastung:** Völlegefühl und Schmerzen in Ober- und Unterbauch, Appetitmangel, Ekel vor fetten Speisen, Übelkeit, Erbrechen, Diarrhö, weiche Stühle mit intensivem Geruch oder Obstipation, Anusbrennen, bitterer Mundgeschmack, Durst ohne Bedürfnis zu trinken oder mit Trinkverlangen in kleinen Schlucken, subfebrile Temperaturen, Müdigkeit, Kraftlosigkeit, körperliches Schweregefühl, Rhinitis, Sinusitis, Gerstenkorn, Ulcus ventriculi und duodeni, Kopfschmerzen, ggf. Urtikaria, wenig, tiefgelber konzentrierter Urin, in schweren Fällen Ikterus. Zunge: Evtl. rot oder leicht gerötet; dicker, gelber und schmieriger Belag. Puls: Schnell und schlüpfrig. S. 95

Pathogene Wärme im **Unteren San Jiao:** Blasenfunktionsstörungen, Harndrang, Dys- und Pollakisurie; trüber, dunkelgelber, übelriechender Urin, Harnträufeln, Harnverhaltung; schmerzhaft aufgetriebenes Abdomen; trockene Stuhlmassen im Dickdarm mit stinkender, wässriger Entleerung, Obstipation, Schwindel, Tinnitus, Schwerhörigkeit, Gleichgewichtsstörungen, Muskelschwäche, Schwächegefühl in der LWS-Region und in den Knien, Schlafstörungen mit erotischen Träumen, geistige und sexuelle Übererregbarkeit, psychische Rastlosigkeit; vage, nicht fassbare, aber deutlich wahrnehmbare Ängste, Vergesslichkeit, Ejaculatio praecox, Menstruationsstörungen, Nachmittagsfieber, Nachtschweiß und Hitzesensationen. Zunge: Rot, evtl. Risse und Einfurchungen; trockener oder gelber Belag. Puls: Dünn schnell, evtl. saitenförmig, evtl. schlüpfrig. S. 96

Fluor vaginalis

Feuchte-Hitze in Leber und Gallenblase: Völle- und Druckgefühl im Hypochondrium und Oberbauch (verstärkt durch lokalen Druck und Wärme), Ikterus, subfebrile Temperaturen und Dysurie mit wenig tiefgelbem Urin, Hitzegefühl am Skrotum mit Schwellung und Brennschmerz, **gelber, faulig riechender Fluor vaginalis und Juckreiz im Genitalbereich.** Zunge: Evtl. rot; dicker, gelber und schmieriger Belag. Puls: Schnell, schlüpfrig und saitenförmig. S. 35, 91

Feuchte-Kälte in der Milz: Völle- und Druckgefühl in Thorax und Abdomen, körperliches Schweregefühl, Appetitmangel, Geschmacksverlust oder **süßlicher Geschmack, kein Durst, Ödeme,** weiche Stühle oder Diarrhö, ggf. Übelkeit und Erbrechen, **weißlicher Fluor vaginalis, flockiger Urin, verklebte Augen,** flüssigkeitsgefüllte Hautausschläge, evtl. Harnverhaltung und Harnträufeln, Kopfschmerzen, Ulcus ventriculi und duodeni. Zunge: Blass; dicker, weißer, stark feuchter oder schmieriger Belag. Puls: Schlüpfrig und langsam. S. 52

Milz- und Nieren-Yang-Mangel: Blässe, Kälteaversion, Schwäche-, **Kältegefühl und Schmerzen in der LWS- und Knieregion,** Dyspnoe, weiche Stühle oder chronische Diarrhö mit unverdauten Nahrungsresten **(v. a. gegen 5 Uhr morgens),** Blähungsgeräusche, evtl. Miktionsstörungen oder auch reichlicher klarer Urin, Ödeme (Gesicht, Beine und Abdomen), Fluor vaginalis. Zunge: Blass, schlaff, geschwollen mit **Zahneindrücken;** dünner und weißer Belag.Puls: Tief, schwach und langsam. S. 55

Nieren-Qi ist nicht fest: Blässe, **lumbale Schwäche** und Schmerz, Lockerung der Zähne, Antriebsmangel, schnelle Erschöpfung, Schwindel, **Leeregefühl im Kopf, mangelnde Willenskraft,** evtl. Tinnitus (wie Rauschen), Schwerhörigkeit,

Gastritis

Gelenkerkrankungen

Gerstenkorn

Gesichtsfeldausfälle

wenig oder kein Belag. Puls: Dünn, saitenförmig und schnell. S. 32

Gesichtsröte

Loderndes Leber-Feuer: **Stark, intensiv pochende Kopfschmerzen** und -druck (lokalisiert meist **temporal** oder im Augenbereich), **ausgeprägter Schwindel, Tinnitus** (plötzlicher Beginn, keine Besserung durch Handdruck auf das Ohr, wellenartiges, hochfrequentes Geräusch), plötzliche **Schwerhörigkeit,** Hörsturz oder Taubheit, Konjunktivitis, Augenflimmern, bitterer Mundgeschmack, Gesichtsrötung, Hitzegefühl im Kopf, Unruhezustände, Wutausbrüche, und Schlaflosigkeit. Zunge: Rot, vor allem an den Rändern; gelber, trockener Belag. Puls: Schnell, saitenförmig, evtl. voll und überflutend. S. 34

Loderndes-Herz-Feuer: **Palpitationen,** Erregungszustände wie Reizbarkeit, Schlafstörungen mit vielen Träumen, **Angstzustände,** extreme Ruhelosigkeit bis zur Manie, Gesichtsrötung und Hitzewellen, **Dysurie** (bei Hitze-Lin-Syndrom), Harnwegsinfekt, Stomatitis, **Hyperthyreose,** in schweren Fällen: Schmerzen und Blutungen bei der Miktion (Herz-Feuer greift auf den Dünndarm über). Zunge: Rot, v. a. an der Zungenspitze gerötet und geschwollen, Risse in der Zungenmitte teilweise bis zur Spitze; trockener, dünner und gelber Belag. Puls: Voll, schnell, evtl. überflutend, v. a. an der vorderen Position. S. 43

Schleim-Feuer erregt das Herz: **Erregungszustände mit aggressivem Charakter bis zur Manie** und agitierter Psychose, Fantasieren und zusammenhangloses Sprechen, grundloses, unkontrolliertes Lachen und Weinen, **Verwirrtheit,** Schreien, **Schlafstörungen mit Alpträumen,** Gesichtsrötung, Obstipation, evtl. Depression und Abgestumpftheit, Aphasie und Koma. Zunge: Rot, medianer Riss, evtl. mit erhabenen gelblichen Papillen, gerötete, geschwollene Zungenspitze; gelber und schmieriger Belag. Puls: Saitenförmig, schlüpfrig, schnell, evtl. schnell und voll oder überflutend. S. 45

Gleichgewichtsstörungen

Leber-Blut-Mangel: S. 29

Globusgefühl

Leber-Qi-Stagnation: Spannungsgefühl im Hypochondrium oder Thorax mit wechselnden Lokalisationen, geschwollene Rippen, Singultus und Seufzen, Globusgefühl, Depression, Reizbarkeit und Emotionsausbrüche. Zunge: Normal oder blau-violett; dünner, weißer Belag. Puls: Saitenförmig, vor allem links. S. 29

Gurgeln

Magen-Qi-Mangel mit Kälte: Kältegefühl und dumpfer, diffuser Schmerz im Epigastrium (Zunahme bei Kälte und nach dem Stuhlgang, Abnahme bei Wärme, Druck und Nahrungsaufnahme), Aufstoßen und Erbrechen klarer Flüssigkeit, gurgelnde Geräusche im Epigastrium. Zunge: Blass; weißer, feuchter oder schmieriger Belag. Puls: Schwach, langsam und evtl. saitenförmig. S. 56

Mitte-Yang-Mangel (Magen-/Milz-Yang-Mangel): Kältegefühl und dumpfer, diffuser Schmerz im Epigastrium (Zunahme bei Kälte und nach dem Stuhlgang, Abnahme bei Wärme, Druck und Nahrungsaufnahme), Aufstoßen und Erbrechen klarer Flüssigkeit, gurgelnde Geräusche im Epigastrium, Appetitmangel, weiche Stühle oder **Diarrhö,** kalte Extremitäten, Meteorismus, Druck- und Völlegefühl im Bauch. Zunge: Blass, geschwollen mit **Zahneindrücken;** weißer, feuchter oder schmieriger Belag. Puls: Tief, schwach, langsam und evtl. saitenförmig. S. 49, 50

Hämatemesis

Leber-Blut-Stagnation: Abdominalschmerz evtl. **lokalisierter, stechender Schmerz,** Druck auf die Schmerzstelle verstärkt, **Gefühl eines Knotens im Bauch,** evtl. Bluterbrechen und Nasenbluten. Menstruation mit **Blutklumpen.** Zunge: Blau-violett, vor allem an den Zungenrändern mit blau-violetten Punkten. Puls: Saitenförmig, evtl. rau. S. 31

Loderndes Leber-Feuer: Stark, **intensiv pochende Kopfschmerzen** und -druck (lokalisiert meist temporal oder im Augenbereich), **ausgeprägter Schwindel, Tinnitus** (plötzlicher Beginn, keine Besserung durch Handdruck auf das Ohr, wellenartiges, hochfrequentes Geräusch), plötzliche Schwerhörigkeit, Hörsturz oder Taubheit, Konjunktivitis, Augenflimmern, bitterer Mundgeschmack, Gesichtsrötung, **Hitzegefühl im Kopf,** Unruhezustände, Wutausbrüche, und Schlaflosigkeit, evtl. Blutungen, Hypermenorrhö, Hämatemesis, Hämoptysis und Nasenbluten. Zunge: Rot, vor allem an den Rändern; gelber, trockener Belag. Puls: Schnell, saitenförmig, evtl. voll und überflutend. S. 34

Blut-Stagnation im Magen: **Stechender, bohrender Schmerz in der Magengegend,** Druck, Nahrungsaufnahme und Wärme verstärkt, Hämatemesis, Teerstuhl. Zunge: Teilweise in der Mitte oder insgesamt blau-violett, mit blau-violetten Punkten, gestaute Venen an der Zungenunterseite. Puls: Saitenförmig und/oder rau. S. 60

Hämaturie

Fülle-Hitze im Dünndarm: Völlegefühl und Schmerzen im Unterbauch, Druck verschlimmert, **häufig, dringender Harndrang,** Hämaturie, Dysurie, Reizbarkeit, Unruhezustände, Stomatitis, brennende Schmerzen im Mund, Halsschmerzen und Durst. Zunge: Rot mit geröteter Spitze; gelber Belag. Puls: Schnell, schlüpfrig und überflutend. S. 48

Loderndes Herz-Feuer: Palpitationen, **Erregungszustände** wie Reizbarkeit, Schlafstörungen mit vielen Träumen, **Angstzustände,** extreme Ruhelosigkeit bis zur Manie, Gesichtsrötung und **Hitzewellen,** Dysurie (bei Hitze-Lin-Syndrom), Harnwegsinfekt, Stomatitis, Hyperthyreose, in schweren Fällen: Schmerzen und Blutungen bei der Miktion (Herz-Feuer greift auf den Dünndarm über). Zunge: Rot, v. a. an der Zungenspitze gerötet und geschwollen, Risse in der Zungenmitte teilweise bis zur Spitze; trockener, dünner und gelber Belag. Puls: Voll, schnell, evtl. überflutend, v. a. an der vorderen Position. S. 43

Milz kontrolliert das Blut nicht: Siehe Milz-Qi-Mangel, Metrorrhagie, Zahnfleischblutungen, entzündliche Darmerkrankungen mit Blutauflagerungen, **Blutungszeichen,** v. a. der unteren Körperhälfte, z. B. Purpura, Petechien, Hypermenorrhö, Meläna, dysfunktionelle Uterusblutungen und Hämaturie. **Zunge: Blass,** Puls: Dünn, schwach und leer. S. 50

Nieren-Yin-Mangel mit Mangel-Hitze: Unterernährung des Gehirns, der Knochen und der Reproduktionsorgane, **Vergesslichkeit,** schwacher Schwindel, Tinnitus (z. B. Rauschen und Sausen mit langsamem Beginn), Schwerhörigkeit, Schlafstörungen mit vielen Träumen, nächtliche Spermatorrhö, Ejaculatio praecox, **Schwächegefühl und Schmerzen in der LWS-Region und in den Knien,** stärkere Hitzezeichen, geistige und sexuelle Übererregbarkeit, erotische Träume, psychische Rastlosigkeit, vage, nicht fassbare, aber deutlich wahrnehmbare Ängste, evtl. Hämaturie. Zunge: Rot, evtl. Risse und Einfurchungen; trocken und wenig Belag oder belaglos. Puls: Dünn und schnell. S. 78

Feuchte-Hitze in der Blase: Harndrang, Dys- und Pollakisurie oder evtl. Harnverhaltung, **trüber und dunkelgelber Urin, evtl. Hämaturie** oder Harnsteine, evtl. Völle- und Druckgefühl im Unterbauch und Schmerzen im LWS-Bereich, Durst, evtl. Fieber. Zunge: Rot; dicker, gelber und schmieriger Belag, v. a. an der Wurzel. Puls: Schnell, schlüpfrig und evtl. saitenförmig. S. 79, 92

Hämoptysis

Loderndes Leber-Feuer: Stark, intensiv pochende Kopfschmerzen und -druck (lokalisiert meist temporal oder im Augenbereich), ausgeprägter Schwindel, Tinnitus (plötzlicher Beginn, keine Besserung durch Handdruck auf das Ohr, wellenartiges, hochfrequentes Geräusch), plötzliche Schwerhörigkeit, Hörsturz oder Taubheit, Konjunktivitis, Augenflimmern, bitterer Mundgeschmack, Gesichtsrötung, Hitzegefühl im Kopf, Unruhezustände, Wutausbrüche, und Schlaflosigkeit, evtl. **Blutungen, Hypermenorrhö, Hämatemesis, Hämoptysis** und Nasenbluten. Zunge: Rot, vor allem an den Rändern; gelber, trockener Belag. Puls: Schnell, saitenförmig, evtl. voll und überflutend. S. 34

Hämorrhoiden

Sinkendes Milz-Qi: Siehe: Milz-Qi-Mangel und Milz-Yang-Mangel, **Organsenkung,** vor allem der unteren Körperhälfte, z. B. Descensus uteri et vaginae, Uterusprolaps, Hämorrhoiden, Rektumprolaps, Harninkontinenz, Blasen- und Magensenkung (nach unten drängendes Gefühl), chronische Diarrhö, Ptosis des Augenlids. Zunge: Blass; dünner und weißer Belag. Puls: Schwach und leer. S. 51

Dickdarmschwäche mit Kälte: Obstipation mit weichem Stuhl und ohne Stuhldrang, chronische Diarrhö mit weichem Stuhl und Meteorismus, Schwäche und **Schweißneigung nach dem Stuhlgang,** evtl. Hämorrhoiden und Analprolaps, kalte Extremitäten, Appetitmangel, evtl. Ödeme, besser durch Bauchmassage. Zunge: Blass; weißer Belag. Puls: Tief, schwach und langsam. S. 69

Halbseitenlähmung

Aufkommender Leberwind durch Leber-Yang: Heftigste Kopfschmerzen und Schwindelattacken, Zittern, Krämpfe, Parästhesien, Sprachstörungen, Desorientiertheit, Kollaps, Synkope, Koma, Halbseitenlähmung, Aphasie, Zungensteife und -devitation und Krampfanfälle. Zunge: Rot, trocken, Zungenbeweglichkeit evtl. eingeschränkt oder zittrig, fehlender oder wechselnder Belag. Puls: Saitenförmig, dünn und schnell. S. 33

Halsentzündung

Loderndes Magenfeuer: **Fauliger Mundgeschmack,** Zahnfleischschwellung, -schmerzen und -blutungen bis hin zur Stomatitis, evtl. **Kopfschmerzen im Stirnbereich, brennende Schmerzen im Epigastrium,** Magensäurereflux, ständiges Leere- und Hungergefühl, Mundtrockenheit, Singultus und Schweißausbrüche, besonders beim Essen. **Zunge: Rot; dicker, gelber und trockener Belag.** Puls: Voll und schnell. S. 57

Lungen-Yin-Mangel: Trockener, **unproduktiver und quälender Husten** oder schwacher Husten mit spärlich, zähflüssigem Auswurf (evtl. blutig tingiert), schwache, heisere und raue Stimme, chronische Halsentzündung. Zunge: **Rot; wenig, trockener Belag,** teilweise abgeschält. Puls: Schnell und dünn. S. 62

Lungen-Trockenheit: Trockener Husten mit spärlichem Auswurf **(zähflüssig, erschwert abzuhusten, evtl. blutig tingiert),** Nasen-, Mund- und Rachentrockenheit, evtl. Heiserkeit und Aphonie. Zunge: Normal, evtl. rötlich; trockener, **dünner und gelber Belag.** Puls: Schnell und evtl. oberflächlich. S. 63, 86

Wind-Hitze-Invasion in der Lunge: **Kopfschmerzen, v. a. im Stirnbereich oder Zentrum des Kopfes,** z. T. **berstender Charakter,** Fieber, Hitzeaversion, Halsentzündung mit starkem Wundgefühl und Schluckbeschwerden, **trockene Nase,** Rachen und Schleimhäute, Husten mit **dickem, gelbem Auswurf,** Obstipation. Zunge: Normal oder rötlich an den Rändern und an der Spitze; dünner und gelber Belag. Puls: Schnell und oberflächlich. S. 64, 86

Nieren-Yin-Mangel: Unterernährung des Gehirns, der Knochen und der Reproduktionsorgane, **Vergesslichkeit, schwacher Schwindel, Tinnitus** (z. B. Rauschen und Sausen mit langsamem Beginn), Schwerhörigkeit, Schlafstörungen mit vielen Träumen, nächtliche Spermatorrhö, Ejaculatio praecox, **Schwächegefühl und Schmerzen in der LWS-Region und in den Knien.** Zunge: Rot, evtl. Risse und Einfurchungen; trocken und wenig Belag oder belaglos. Puls: Dünn und schnell. S. 76

Halsschmerzen

Fülle-Hitze im Dünndarm: Völlegefühl und Schmerzen im Unterbauch, Druck verschlimmert, häufig, **dringender Harndrang,** Hämaturie, Dysurie, Reizbarkeit, Unruhezustände, Stomatitis, brennende Schmerzen im Mund, Halsschmerzen und Durst. Zunge: Rot mit geröteter Spitze; gelber Belag. Puls: Schnell, schlüpfrig und überflutend. S. 48

Wind-Kälte-Invasion in der Lunge: Husten, Halsschmerzen, **Hinterkopf- und Gliederschmerzen, meist dumpfer Spannungskopfschmerz mit Nackensteifigkeit,** Fieber und Schüttelfrost, Kratzen im Hals, raue Stimme, weißlich, wässriger Auswurf, Nasenverstopfung wechselnd mit Fließschnupfen. Zunge: Dünner und weißer Belag. Puls: Oberflächlich und straff gespannt, v. a. an der vorderen Pulsposition. S. 63, 80

Wind-Hitze-Invasion in der Lunge: **Kopfschmerzen, v. a. im Stirnbereich oder Zentrum** des Kopfes, z. T. **berstender Charakter,** Fieber, Hitzeaversion, Halsentzündung mit starkem Wundgefühl und Schluckbeschwerden, trockene Nase, Rachen und Schleimhäute, Husten mit dickem, gelbem Auswurf, Obstipation. Zunge: Normal oder rötlich an den Rändern und an der Spitze; dünner und gelber Belag. Puls: Schnell und oberflächlich. S. 64, 86

Harndrang

Leber-Yang-Mangel: **Harndrang bei Kälte und Stress,** Harnträufeln, Schmerzen und Spannungsgefühl im Unterbauch mit **nach unten drängenden Empfindungen** in Hoden und Skrotum, Sexualstörungen, Schmerzen mit Kältegefühl in der Peniswurzel und Ausstrahlung in die Oberschenkelinnenseite, Wärme bessert. Zunge: Blass und weißer Belag. Puls: Tief, langsam und saitenförmig. S. 36

Dünndarm-Schwäche mit Kälte: **Milder intermittierender, dumpfer Abdominalschmerz,** Druck und Wärme bessern, Verlangen nach warmen Getränken, **häufiger Harndrang und viel blass-gelber Urin,** Blähungsgeräusche, Meteorismus, **Malabsorption** und Maldigestion. Zunge: Blass und weißer Belag. Puls: Schwach, langsam, evtl. tief und leer. S. 47

Fülle-Hitze im Dünndarm: Völlegefühl und Schmerzen im Unterbauch, **Druck verschlimmert,** häufig, **dringender Harndrang,** Hämaturie, Dysurie, Reizbarkeit, Unruhezustände, **Stomatitis,** brennende Schmerzen im Mund, Halsschmerzen und Durst. Zunge: Rot mit geröteter Spitze; gelber Belag. Puls: Schnell, schlüpfrig und überflutend. S. 48

Nieren-Qi nicht fest: Blässe, **lumbale Schwäche und Schmerz,** Lockerung der Zähne, Antriebsmangel, schnelle Erschöpfung, Schwindel, **Leeregefühl im Kopf,** mangelnde Willenskraft, evtl. **Tinnitus** (wie Rauschen), Schwerhörigkeit, evtl. Ödeme, Harninkontinenz, häufige Miktion, Harnträufeln, **kalter Schweiß,** Spermatorrhö und Ejaculatio praecox, klarer, dünnflüssiger **Fluor vaginalis.** Zunge: Blass, evtl. schlaff; weißer und dünner Belag. Puls: Schwach und tief, v. a. an der Nierenposition. S. 71

Feuchte-Hitze in der Blase: Harndrang, **Dys- und Pollakisurie** oder evtl. Harnverhaltung, **trüber und dunkelgelber Urin,** evtl. Hämaturie oder Harnsteine, evtl. Völle- und Druckgefühl im Unterbauch und **Schmerzen im LWS-Bereich,** Durst, evtl. Fieber. Zunge: Rot; dicker, gelber und schmieriger Belag, v. a. an der Wurzel. Puls: Schnell, schlüpfrig und evtl. saitenförmig. S. 79, 92

Harninkontinenz

Sinkendes Milz-Qi: Siehe: Milz-Qi-Mangel und Milz-Yang-Mangel, **Organsenkung,** vor allem der unteren Körperhälfte, z. B. Descensus uteri et vaginae, Uterusprolaps, Hämorrhoiden, Rektumprolaps, Harninkontinenz, Blasen- und Magensenkung (nach unten drängendes Gefühl), **chronische Diarrhö,** Ptosis des Augenlids. Zunge: Blass; dünner und weißer Belag. Puls: Schwach und leer. S. 51

Lungen-Qi-Mangel: Husten ohne Kraft **(Hüsteln),** belastungsabhängige Dyspnoe, flache Atmung, Asthma bronchiale mit reichlich klarem und dünnflüssigem Auswurf, Erkältungsanfälligkeit, **Lustlosigkeit am Sprechen,** Müdigkeit, Blässe, Spontanschweiß. Zunge: Zart, blass, evtl. geschwollen im vorderen Drittel; dünner und weißer Belag. Puls: Leer und schwach. S. 61

Lungen-Qi- und Nieren-Yang-Mangel: Husten, Belastungsdyspnoe, **behinderte Einatmung,** schwache und **leise Stimme,** kalte Extremitäten, Spontanschweiß, Lethargie, Schwächegefühl und Schmerzen in LWS- und Knieregion, **Harninkontinenz bei starkem Husten,** evtl. Ödeme. Zunge: Blass, schlaff, geschwollen; dünner, weißer und feuchter Belag. Puls: Tief, schwach, evtl. langsam. S. 67

Nieren-Qi nicht fest: Blässe, lumbale Schwäche und Schmerz, Lockerung der Zähne, Antriebsmangel, schnelle Erschöpfung, Schwindel, Leeregefühl im Kopf, mangelnde Willenskraft, evtl. Tinnitus (wie Rauschen), Schwerhörigkeit, evtl. Ödeme, Harninkontinenz, **häufige Miktion,** Harnträufeln, **kalter Schweiß,** Spermatorrhö und **Ejaculatio praecox,** klarer, dünnflüssiger **Fluor vaginalis.** Zunge: Blass, evtl. schlaff; weißer und dünner Belag. Puls: Schwach und tief, v. a. an der Nierenposition. S. 71

Nieren-Yang-Mangel: Helle Blässe, kalte Extremitäten, Schwäche- und Kältegefühl und Schmerz (wie **Wundgefühl**) der LWS- und Knieregion, Wärme bessert, Lockerung der Zähne, Erschöpfung, Schwindel, Leeregefühl im Kopf, mangelnde Willenskraft, Tinnitus (wie Rauschen), Schwerhörigkeit, Taubheit, **Nykturie,** Harninkontinenz, Harntröpfeln, Ödeme, Impotenz, Spermatorrhö, **Libidomangel,** Amenorrhö, Sterilität. Zunge: Blass, schlaff; evtl. dünner, weißer und feuchter Belag. Puls: Tief, schwach und evtl. langsam. S. 73

Niere ist unfähig, Qi aufzunehmen: Wie Nieren-Yang-Mangel und: **Dyspnoe mit erschwerter Inspiration,** v. a. bei Belastung, Husten, evtl. Harninkontinenz (klarer Urin) bei Hustenattacken, evtl. **schnelle und flache Atmung, Gesichtsödem,** Asthenie, Lethargie, evtl. Ödeme der Extremitäten. Zunge: Blass, schlaff, evtl. geschwollen; stark feuchter, dünner und weißer Belag. Puls: Tief, schwach und evtl. langsam. S. 74

Nieren-Yin-Mangel: Unterernährung des Gehirns, der Knochen und der Reproduktionsorgane, **Vergesslichkeit,** schwacher Schwindel, Tinnitus (z. B. Rauschen und Sausen mit langsamem Beginn), Schwerhörigkeit, **Schlafstörungen mit vielen Träumen,** nächtliche Spermatorrhö, Ejaculatio praecox, Schwä-chegefühl und Schmerzen in der LWS-Region und in den Knien. Zunge: Rot, evtl. **Risse und Einfurchungen;** trocken und wenig Belag oder belaglos. Puls: Dünn und schnell. S. 76

Feuchte-Hitze in der Blase: Harndrang, Dys- und Pollakisurie oder evtl. Harnverhaltung, **trüber und dunkelgelber Urin,** evtl. Hämaturie oder Harnsteine, evtl. Völle- und Druckgefühl im Unterbauch und Schmerzen im LWS-Bereich, Durst, **evtl. Fieber.** Zunge: Rot; dicker, gelber und schmieriger Belag, v. a. an der Wurzel. Puls: Schnell, schlüpfrig und evtl. saitenförmig. S. 79, 92

Harnsteine

Feuchte-Hitze in der Blase: Harndrang, Dys- und Pollakisurie oder evtl. Harnverhaltung, **trüber und dunkelgelber Urin,** evtl. Hämaturie oder Harnsteine, evtl. Völle- und Druckgefühl im Unterbauch und Schmerzen im LWS-Bereich, Durst, evtl. Fieber. Zunge: Rot; dicker, gelber und schmieriger Belag, v. a. an der Wurzel. Puls: Schnell, schlüpfrig und evtl. saitenförmig. S. 79, 92

Harntröpfeln

Feuchte-Kälte in der Milz: Völle- und Druckgefühl in Thorax und Abdomen, **körperliches Schweregefühl,** Appetitmangel, Geschmacksverlust oder **süßlicher Geschmack,** kein Durst, Ödeme, weiche Stühle oder **Diarrhö,** ggf. Übelkeit und Erbrechen, weißlicher Fluor vaginalis, flockiger Urin, verklebte Augen, flüssigkeitsgefüllte Hautausschläge, evtl. Harnverhaltung und Harnträufeln, Kopfschmerzen, Ulcus ventriculi und duodeni. Zunge: Blass; dicker, weißer, stark feuchter oder schmieriger Belag. Puls: Schlüpfrig und langsam. S. 52

Nieren-Qi ist nicht fest: Blässe, lumbale Schwäche und Schmerz, Lockerung der Zähne, Antriebsmangel, schnelle Erschöpfung, Schwindel, Leeregefühl im Kopf, mangelnde Willenskraft, evtl. Tinnitus (wie Rauschen), Schwerhörigkeit, evtl. Ödeme, Harninkontinenz, häufige Miktion, Harnträufeln, **kalter Schweiß,** Spermatorrhö und **Ejaculatio praecox,** klarer, dünnflüssiger **Fluor vaginalis.** Zunge: Blass, evtl. schlaff; weißer und dünner Belag. Puls: Schwach und tief, v. a. an der Nierenposition. S. 71

Nieren-Yang-Mangel: Helle Blässe, **kalte Extremitäten,** Schwäche- und Kältegefühl und Schmerz (wie **Wundgefühl**) der LWS- und Knieregion, Wärme bessert, Lockerung der Zähne, Erschöpfung, Schwindel, Leeregefühl im Kopf, mangelnde Willenskraft, Tinnitus (wie Rauschen), Schwerhörigkeit, Taubheit, **Nykturie,** Harninkontinenz, Harntröpfeln, **Ödeme,** Impotenz, Spermatorrhö, **Libidomangel,** Amenorrhö, Sterilität. Zunge: Blass, schlaff; evtl. dünner, weißer und feuchter Belag. Puls: Tief, schwach und evtl. langsam. S. 73

Harnwegsinfekt

Feuchte-Hitze in der Blase: Harndrang, Dys- und Pollakisurie oder evtl. Harnverhaltung, **trüber und dunkelgelber Urin,** evtl. Hämaturie oder Harnsteine, evtl. Völle- und Druckgefühl im Unterbauch und **Schmerzen im LWS-Bereich,** Durst, evtl. Fieber. Zunge: Rot; dicker, gelber und schmieriger Belag, v. a. an der Wurzel. Puls: Schnell, schlüpfrig und evtl. saitenförmig. S. 79, 92

Loderndes Herz-Feuer: **Palpitationen,** Erregungszustände wie Reizbarkeit, **Schlafstörungen mit vielen Träumen, Angstzustände,** extreme Ruhelosigkeit bis zur Manie, Gesichtsrötung und **Hitzewellen,** Dysurie (bei Hitze-Lin-Syndrom), Harnwegsinfekt, Stomatitis, Hyperthyreose, in schweren Fällen: Schmerzen und Blutungen bei der Miktion (Herz-Feuer greift auf den Dünndarm über). Zunge: Rot, v. a. an der Zungenspitze gerötet und geschwollen, Risse in der Zungenmitte teilweise bis zur Spitze; trockener, dünner und gelber Belag. Puls: Voll, schnell, evtl. überflutend, v. a. an der vorderen Position. S. 43

Fülle-Hitze im Dünndarm: **Völlegefühl und Schmerzen im Unterbauch,** Druck verschlimmert, **häufig, dringender Harndrang,** Hämaturie, Dysurie, Reizbarkeit, Unruhezustände, Stomatitis, brennende Schmerzen im Mund, Halsschmerzen und Durst. Zunge: Rot mit geröteter Spitze; gelber Belag. Puls: Schnell, schlüpfrig und überflutend. S. 48

Taiyang-Syndrom Biao Shi (Außen-**Fülle**): Kopfschmerzen, Nackensteifigkeit, Glieder- und Gelenkschmerzen, Würg- und Brechreiz, Frösteln, Schüttelfrost und Fieber, Schweißlosigkeit, Kälteaversion, evtl. Miktionsbeschwerden und ein schmerzhaft gespanntes Abdomen. Zunge: Normal oder schmutzig, weißer Belag. Puls: Oberflächlich und gespannt. S. 80

Taiyang-Syndrom Biao Xu (Außen-**Mangel**): Kopfschmerzen, Nackensteifigkeit, Glieder- und Gelenkschmerzen, Würg- und Brechreiz, Frösteln, Schüttelfrost und Fieber, spontane Schweißausbrüche, Kälteaversion und Windaversion, evtl. Miktionsbeschwerden und ein schmerzhaft gespanntes Abdomen. Zunge: Dünner, weißer und schlüpfriger Belag. Puls: Oberflächlich. S. 80

Qi-Stadium, Feuchte-**Hitze** in der Blase: Entzündliche Erkrankung der Blase und der ableitenden Harnwege, Harndrang, Dys- und Pollakisurie, Harninkontinenz, Harntröpfeln oder evtl. Harnverhaltung, trüber und dunkelgelber Urin. Evtl. Hämaturie, Prostatitis, Harnsteine, evtl. Völle- und Druckgefühl im Unterbauch und Schmerzen im LWS-Bereich. Durst und evtl. Fieber. Zunge: Rot; dicker, gelber und schmieriger Belag, v. a. an der Wurzel. Puls: Schnell, schlüpfrig und evtl. saitenförmig. S. 79, 92

Pathogene Wärme im **Unteren San Jiao:** Blasenfunktionsstörungen, Harndrang, Dys- und Pollakisurie; trüber, dunkelgelber, übelriechender Urin, Harnträufeln, Harnverhaltung; schmerzhaft aufgetriebenes Abdomen; trockene Stuhlmassen im Dickdarm mit stinkender, wässriger Entleerung, Obstipation, Schwindel, Tinnitus, Schwerhörigkeit, Gleichgewichtsstörungen, Muskelschwäche, Schwächegefühl in der LWS-Region und in den Knien, Schlafstörungen mit erotischen Träumen, geistige und sexuelle Übererregbarkeit, psychische Rastlosigkeit; vage, nicht fassbare aber deutlich wahrnehmbare Ängste, Vergesslichkeit, Ejaculatio praecox, Menstruationsstörungen, Nachmittagsfieber, Nachtschweiß und Hitzesensationen. Zunge: Rot, evtl. Risse und Einfurchungen, trockener oder gelber Belag. Puls: Dünn schnell, evtl. saitenförmig, evtl. schlüpfrig. S. 96

Harnverhaltung

Nieren-Yang-Mangel: Helle Blässe, kalte Extremitäten, Schwäche- und Kältegefühl und Schmerz (wie **Wundgefühl**) **der LWS- und Knieregion,** Wärme bessert, Lockerung der Zähne, Erschöpfung, Schwindel, Leeregefühl im Kopf, **mangelnde Willenskraft, Tinnitus** (wie Rauschen), Schwerhörigkeit, Taubheit, **Nykturie,** Harninkontinenz, Harntröpfeln, Ödeme, Impotenz, Spermatorrhö, Libidomangel, Amenorrhö, Sterilität. Zunge: Blass, schlaff; evtl. dünner, weißer und feuchter Belag. Puls: Tief, schwach und evtl. langsam. S. 73

Feuchte-Hitze in der Blase: Harndrang, Dys- und Pollakisurie oder evtl. Harnverhaltung, **trüber und dunkelgelber Urin,** evtl. Hämaturie oder Harnsteine, evtl. Völle- und Druckgefühl im Unterbauch und **Schmerzen im LWS-Bereich, Durst, evtl. Fieber.** Zunge: Rot; dicker, gelber und schmieriger Belag, v. a. an der Wurzel. Puls: Schnell, schlüpfrig und evtl. saitenförmig. S. 79, 92

Milz-Yang-Mangel: Appetitmangel, Anorexie, **unvollständige Verdauung,** Diarrhö oder weiche Stühle, Meteorismus, Völle- und Druckgefühl im Bauch, v. a. nach dem Essen, Druck bessert, Muskelschwäche, evtl. Ödeme und Harnverhaltung, entzündliche Darmerkrankungen und Malabsorption, **wässrige Diarrhö** mit unverdauter Nahrung, Kältezeichen, Frösteln, Wärme bessert. Zunge: Blass, geschwollen und **Zahneindrücke** am Rand; weißer, feuchter, evtl. dicker und schmieriger Belag. Puls: Tief, langsam und teilweise schwach. S. 49

Feuchte-Kälte in der Milz: Völle- und Druckgefühl in Thorax und Abdomen, **körperliches Schweregefühl,** Appetitmangel, Geschmacksverlust oder **süßlicher Geschmack,** kein Durst, Ödeme, weiche Stühle oder Diarrhö, ggf. Übelkeit und Erbrechen, weißlicher Fluor vaginalis, **flockiger Urin,** verklebte Augen, flüssigkeitsgefüllte Hautausschläge, evtl. Harnverhaltung und Harnträufeln, Kopfschmerzen, Ulcus ventriculi und duodeni. Zunge: Blass; dicker, weißer, stark feuchter oder schmieriger Belag. Puls: Schlüpfrig und langsam. S. 52

Hautausschläge

Loderndes Herz-Feuer: **Palpitationen,** Erregungszustände wie Reizbarkeit, Schlafstörungen mit vielen Träumen, Angstzustände, **extreme Ruhelosigkeit** bis zur Manie, Gesichtsrötung und Hitzewellen, **Dysurie** (bei Hitze-Lin-Syndrom), Harnwegsinfekt, Stomatitis, Hyperthyreose, in schweren Fällen: Schmerzen und Blutungen bei der Miktion (Herz-Feuer greift auf den Dünndarm über). **Zunge: Rot,** v. a. an der Zungenspitze gerötet und geschwollen, Risse in der Zungenmitte teilweise bis zur Spitze; trockener, dünner und gelber Belag. Puls: Voll, schnell, evtl. überflutend, v. a. an der vorderen Position. S. 43

Feuchte-Kälte in der Milz: Völle- und Druckgefühl in Thorax und Abdomen, **körperliches Schweregefühl,** Appetitmangel, Geschmacksverlust oder **süßlicher Geschmack,** kein Durst, Ödeme, weiche Stühle oder **Diarrhö,** ggf. Übelkeit und Erbrechen, weißlicher Fluor vaginalis, flockiger Urin, verklebte Augen, flüssigkeitsgefüllte Hautausschläge, evtl. Harnverhaltung und Harnträufeln, Kopfschmerzen, Ulcus ventriculi und duodeni. **Zunge: Blass;** dicker, weißer, stark feuchter oder schmieriger Belag. Puls: Schlüpfrig und langsam. S. 52

Hautjucken

Feuchte-Hitze in Leber und Gallenblase: Völle- und Druckgefühl im Hypochondrium und Oberbauch (verstärkt durch lokalen Druck und Wärme), Ikterus, subfebrile Temperaturen und Dysurie mit wenig tiefgelbem Urin, Hitzegefühl am Skrotum mit Schwellung und Brennschmerz, gelber, faulig riechender Fluor vaginalis und Juckreiz im Genitalbereich, Hautjuckreiz im Bereich der unteren Körperhälfte. Zunge: Evtl. rot; dicker, gelber und schmieriger Belag. Puls: Schnell, schlüpfrig und saitenförmig. S. 35, 91

Hepatitis

Feuchte-Hitze in Leber und Gallenblase: Völle- und Druckgefühl im Hypochondrium und Oberbauch (verstärkt durch lokalen Druck und Wärme), Ikterus, subfebrile Temperaturen und Dysurie mit wenig tiefgelbem Urin, Hitzegefühl am Skrotum mit Schwellung und Brennschmerz, gelber, faulig riechender Fluor vaginalis und Juckreiz im Genitalbereich. Zunge: Evtl. rot; dicker, gelber und schmieriger Belag. Puls: Schnell, schlüpfrig und saitenförmig. S. 35, 91

Taiyin-Ikterus: Dunkelgelber Ikterus und dunkelgelber Urin, Frieren, kein Durst, Schmerzen im Epigastrium (besser auf Druck), Völlegefühl, Appetitlosigkeit, Erbrechen und Durchfall, Müdigkeit und Schlafbedürfnis. Zunge: Blass mit Zahneindrücken, weißer und schmieriger Belag. Puls: Schlüpfrig, schwach und träge. S. 84

Qi-Stadium, Feuchte-Hitze in der **Gallenblase:** Übelkeit, Erbrechen, Schmerzen und Spannungsgefühl im Hypochondrium, Fettverdauungsstörungen, Ikterus (Yang-Ikterus), Cholelithiasis, Cholezystitis, wenig, dunkelgelber Urin, Fieber, Durst ohne Trinkverlangen und bitterer Mundgeschmack. Zunge: Schmieriger, dicker und gelber Belag. Puls: Saitenförmig, schlüpfrig und schnell. S. 35, 91

Pathogene Wärme im **Mittleren San Jiao** mit **Feuchtigkeitsbelastung:** Völlegefühl und Schmerzen in Ober- und Unterbauch, Appetitmangel, Ekel vor fetten Speisen, Übelkeit, Erbrechen, Diarrhö, weiche Stühle mit intensivem Geruch oder Obstipation, Anusbrennen, bitterer Mundgeschmack, Durst ohne Bedürfnis zu trinken oder mit Trinkverlangen in kleinen Schlucken, subfebrile Temperaturen, Müdigkeit, Kraftlosigkeit, körperliches Schweregefühl, Rhinitis, Sinusitis, Gerstenkorn, Ulcus ventriculi und duodeni, Kopfschmerzen, ggf. Urtikaria, wenig, tiefgelber konzentrierter Urin, **in schweren Fällen Ikterus.** Zunge: Evtl. rot oder leicht gerötet; dicker, gelber und schmieriger Belag. Puls: Schnell und schlüpfrig. S. 95

Hepatitis, akut-ikterisch

Feuchte-Hitze in Milz und Magen: Völlegefühl und Schmerzen in Ober- und Unterbauch, Appetitmangel, Ekel vor fetten Speisen, Übelkeit, Erbrechen, weiche Stühle mit intensivem Geruch oder Obstipation, Anusbrennen, subfebrile Temperaturen, körperliches Schweregefühl, Kopfschmerzen, ggf. Urtikaria, in schweren Fällen Ikterus. Zunge: Evtl. rot oder leicht gerötet; dicker gelber und schmieriger Belag. Puls: Schnell und schlüpfrig. S. 53, 89

Herzinsuffizienz

Wasserüberschuss: **Nieren-Yang-Mangel:** Verminderte Urinausscheidung von klarem Urin, **Ödeme,** v. a. der Beine und Knöchel, Schmerz-/Kälte- und Schwächegefühl im LWS- und Kniebereich. Wasserüberfluss in der Lunge: Belastungsdyspnoe, Husten, Asthma bronchiale, reichlich wässriges und evtl. **schaumiges Sputum.** Wasserüberfluss im Herzen: Palpitationen, kalte Hände, bei Blut-Stagnation auch Lippen- und Gesichtszyanose. Milz-Yang-Mangel: Evtl. Oberbauchbeschwerden, Meteorismus und Völlegefühl oder anhaltend wässrige Diarrhö. Zunge: Blass, feucht, geschwollen, evtl. blau-violett (Herz-Blut-Stagnation); weißer, evtl. dicker und zäher Belag. Puls: Tief, schwach, langsam und evtl. rau. S. 75

Ying-Stadium, Herz-Yin wird geschädigt durch Hitze: Palpitationen, **tachykarde Herzrhythmusstörungen, Hautauschläge,** Blutungen, Bewusstseinstrübung, **Hitzesensationen,** Nachmittagsfieber, Nachtschweiß, Mund- und Rachentrockenheit, Durst, Anorexie; Ein- und Durchschlafstörungen, evtl. mit Träumen; Vergesslichkeit, Reizbarkeit, Schreckhaftigkeit, Angst- und Erregungszustände. Zunge: Rot, v. a. an der Zungenspitze evtl. mit roten Punkten, tiefer, medianer Riss bis zur Spitze; fehlender oder dünner Belag. Puls: Dünn und schnell und fein. S. 93

Ying-Stadium, Blockade des Perikards: **Fieber** und **kalte Extremitäten,** Bewusstlosigkeit und Delirium. Zunge: Tiefrot, evtl. medianer Riss. Puls: Dünn und fein, schnell und saitenförmig. S. 93

Herzinsuffizienz, chronische

Herz-Qi-Mangel: Palpitationen, **Herzrasen oder -stolpern, meist tagsüber und belastungsabhängig.** Zunge: Blass, evtl. leicht geschwollen oder schlaff; dünner und weißer Belag. Puls: Schwach, leer, dünn und evtl. unregelmäßig. S. 40

Herzrasen

Herzrhythmusstörungen

Herzschmerzen

Hitzewallungen

tagsfieber. Zunge: Rot, dicker und gelber Belag, zusätzlich trocken mit grauen oder schwarzen Papillen. Puls: Tief und voll. S. 83

Qi-Stadium Hitze im Yangming oder Magen: Hohes Fieber, Hitzeaversion, übermäßiges Schwitzen, Kopfschmerzen, Oligurie, Unruhe, starker Durst und Verlangen nach kalten Getränken. Zunge: Roter Körper, dicker, klebriger und gelber Belag. Puls: Voll und groß. S. 88

Loderndes-Herz-Feuer: Palpitationen, Erregungszustände wie Reizbarkeit, Schlafstörungen mit vielen Träumen, Angstzustände, *extreme Ruhelosigkeit bis zur Manie,* Gesichtsrötung und Hitzewellen, Dysurie (bei Hitze-Lin-Syndrom), Harnwegsinfekt, Stomatitis, Hyperthyreose, in schweren Fällen: Schmerzen und Blutungen bei der Miktion (Herz-Feuer greift auf den Dünndarm über). Zunge: Rot, v. a. an der Zungenspitze gerötet und geschwollen, Risse in der Zungenmitte teilweise bis zur Spitze; trockener, dünner und gelber Belag. Puls: Voll, schnell, evtl. überflutend, v. a. an der vorderen Position. S. 43

Hörsturz

Leber-Yin-Mangel: Schwindel, verschwommenes Sehen, Tinnitus (hochfrequent), Parästhesien, Blässe, dumpfer Hinter- und Seitenkopfschmerz, Schlafstörungen, Augentrockenheit,Benommenheit und Sehstörungen. Zunge: Rot, trocken, wenig oder kein Belag. Puls: Dünn, saitenförmig und schnell. S. 32

Hörsturz, akut

Aufsteigendes Leber-Yang: **Intensiv, klopfend oder platzender Kopfschmerz, meist einseitig und supraorbital,** akuter Tinnitus und Schwerhörigkeit, Unruhe, Wutausbrüche, Reizbarkeit, Augenkrankheiten, Schlafstörungen mit vielen Träumen. Zunge: Rot, vor allem an den Rändern; trockener, dünner oder fehlender Belag. Puls: Saitenförmig, schnell, evtl. dünn. S. 31

Loderndes Leber-Feuer: **Stark, intensiv pochende Kopfschmerzen und -druck** (lokalisiert meist **temporal** oder im Augenbereich), ausgeprägter Schwindel, Tinnitus (plötzlicher Beginn, keine Besserung durch Handdruck auf das Ohr, wellenartiges, hochfrequentes Geräusch), plötzliche Schwerhörigkeit, Hörsturz oder Taubheit, Konjunktivitis, Augenflimmern, bitterer Mundgeschmack, Gesichtsrötung, **Hitzegefühl im Kopf,** Unruhezustände, Wutausbrüche, und Schlaflosigkeit. Zunge: Rot, vor allem an den Rändern; gelber, trockener Belag. Puls: Schnell, saitenförmig, evtl. voll und überflutend. S. 34

Husten

Lungen-Qi-Mangel: Husten ohne Kraft **(Hüsteln),** belastungsabhängige Dyspnoe, flache Atmung, Asthma bronchiale mit reichlich klarem und dünnflüssigem Auswurf, Erkältungsanfälligkeit, Lustlosigkeit am Sprechen, Müdigkeit, Blässe, Spontanschweiß. Zunge: Zart, blass, evtl. geschwollen im vorderen Drittel; dünner und weißer Belag. Puls: Leer und schwach. S. 61

Lungen-Yin-Mangel: Trockener, **unproduktiver und quälender Husten** oder schwacher Husten mit spärlich, **zähflüssigem Auswurf** (evtl. blutig tingiert), schwache, heisere und raue Stimme. **Zunge: Rot;** wenig, trockener Belag, teilweise abgeschält. Puls: Schnell und dünn. S. 62

Lungen Trockenheit: Trockener **Husten mit spärlichem Auswurf (zähflüssig, erschwert abzuhusten, evtl. blutig tingiert),** Nasen-, Mund- und Rachentrockenheit, evtl. Heiserkeit und Aphonie. **Zunge: Normal,** evtl. rötlich; trockener, dünner und gelber Belag. Puls: Schnell und evtl. oberflächlich. S. 63, 86

Wind-Kälte-Invasion in der Lunge: Husten, Halsschmerzen, **Hinterkopf- und Gliederschmerzen, meist dumpfer Spannungskopfschmerz mit Nackensteifigkeit, Fieber und Schüttelfrost,** Kratzen im Hals, raue Stimme, weißlich-wässriger Auswurf, Nasenverstopfung wechselnd mit Fließschnupfen. Zunge: Dünner und weißer Belag. Puls: Oberflächlich und straff gespannt, v. a. an der vorderen Pulsposition. S. 63, 86

Wind-Hitze-Invasion in der Lunge: **Kopfschmerzen, v. a. im Stirnbereich oder Zentrum** des Kopfes, z. T. **berstender Charakter, Fieber, Hitzeaversion,** Halsentzündung mit **starkem Wundgefühl** und Schluckbeschwerden, trockene Nase, Rachen und Schleimhäute, Husten mit dickem, gelbem Auswurf, Obstipation. Zunge: Normal oder rötlich an den Rändern und an der Spitze; dünner und gelber Belag. Puls: Schnell und oberflächlich. S. 64, 86

Schleim-Feuchtigkeitsretention in der Lunge: **Chronischer, teilweise anfallsartiger Husten mit weißlichem Auswurf (leicht abzuhusten),** asthmatische Atmung und belastungsabhängige Dyspnoe, Rasselgeräusche im Hals, thorakales Beklemmungs- und Völlegefühl, **weißlicher und teigiger Teint.** Zunge: Blass; dicker, weißer, stark feuchter und evtl. schmieriger Belag. Puls: Schlüpfrig, dünn, evtl. sanft und bei Kälte auch langsam. S. 65

Schleim-Hitze-Retention in der Lunge: **Starker Husten mit Dyspnoe und gelbem, zähflüssigem, evtl. blutig tingiertem Auswurf (faulig riechend),** thorakales Druck- und Völlegefühl, thorakale **Schmerzen beim Husten,** Mundtrockenheit, Obstipation. Zunge: Rot; gelber und schmieriger Belag. S. 65

Schleim-Flüssigkeitsretention in der Lunge: Husten, Dyspnoe, thorakale Rasselgeräusche, Frösteln, **Abhusten von weißem, wässrigem und schaumigem Sputum.** Zunge: Blass; dicker, weißer und schmieriger Belag. Puls: Dünn, schlüpfrig oder schwach und oberflächlich. S. 66

Lungen- und Milz-Qi-Mangel: **Chronischer Husten mit viel wässrigem, weißlichem Auswurf,** Dyspnoe und Asthma bronchiale, Appetitmangel, **weiche Stühle, Völlegefühl im Epigastrium** nach dem Essen. In schweren Fällen: Aufgedunsenes Gesicht, Gesichts- und Beinödeme. Zunge: Blass, evtl. geschwollen mit Zahneindrücken; dünner und weißer Belag. Puls: Schwach und leer. S. 66

Lungen-Qi- und Nieren-Yang-Mangel: Husten, Belastungsdyspnoe, **behinderte Einatmung,** schwache und leise Stimme, kalte Extremitäten, **Spontanschweiß,** Lethargie, Schwächegefühl und **Schmerzen in LWS- und Knieregion, Harninkontinenz bei starkem Husten,** evtl. Ödeme. **Zunge: Blass,** schlaff, geschwollen; dünner, weißer und feuchter Belag. Puls: Tief, schwach, evtl. langsam. S. 67

Lungen- und Nieren-Yin-Mangel: **Chronisch trockener Husten mit wenig, zähflüssigem und blutigem Auswurf,** Belastungsdyspnoe, Schwächegefühl und **Schmerzen in der LWS-**

HWS-Beschwerden

Hyperhidrosis

Hypermenorrhö

Hyperthyreose

Loderndes Leber-Feuer: **Stark, intensiv pochende Kopfschmerzen und -druck** (lokalisiert meist temporal oder im Augenbereich), **ausgeprägter Schwindel, Tinnitus** (plötzlicher Beginn, keine Besserung durch Handdruck auf das Ohr, wellenartiges, hochfrequentes Geräusch), plötzliche Schwerhörigkeit, Hörsturz oder Taubheit, Konjunktivitis, Augenflimmern, bitterer Mundgeschmack, Gesichtsrötung, **Hitzegefühl im Kopf,** Unruhezustände, **Wutausbrüche** und Schlaflosigkeit. Zunge: Rot, vor allem an den Rändern; gelber, trockener Belag. Puls: Schnell, saitenförmig, evtl. voll und überflutend. S. 34

Herz-Yin-Mangel: **Palpitationen, tachykarde Rhythmusstörungen,** Ein- und Durchschlafstörungen, evtl. mit Träumen, **Vergesslichkeit,** Reizbarkeit, **Schreckhaftigkeit,** Angst- und Erregungszustände, Hyperthyreose. Zunge: Rot, v. a. an der Zungenspitze evtl. mit roten Punkten, tiefer, medianer Riss bis zur Spitze; wenig, trockener Belag oder belaglos. Puls: Dünn und schnell. S. 43

Loderndes Herz-Feuer: **Palpitationen,** Erregungszustände wie Reizbarkeit, Schlafstörungen mit vielen Träumen, Angstzustände, **extreme Ruhelosigkeit** bis zur Manie, Gesichtsrötung und Hitzewellen, Dysurie (bei Hitze-Lin-Syndrom), **Harnwegsinfekt, Stomatitis,** Hyperthyreose, in schweren Fällen: Schmerzen und Blutungen bei der Miktion (Herz-Feuer greift auf den Dünndarm über). Zunge: Rot, v. a. an der Zungenspitze gerötet und geschwollen, Risse in der Zungenmitte teilweise bis zur Spitze; trockener, dünner und gelber Belag. Puls: Voll, schnell, evtl. überflutend, v. a. an der vorderen Position. S. 43

Hypertone Krise

Aufkommender Leber-Wind durch Leber-Yang: Heftigste Kopfschmerzen und Schwindelattacken, Zittern, Krämpfe, Parästhesien, Sprachstörungen, Desorientiertheit, Kollaps, Synkope, Koma, Halbseitenlähmung, Aphasie, Zungensteife und -deviation und Krampfanfälle. Zunge: Rot, trocken, Zungenbeweglichkeit evtl. eingeschränkt oder zittrig, fehlender oder wechselnder Belag. Puls: Saitenförmig, dünn und schnell. S. 33

Hypertonus

Aufsteigendes Leber-Yang: **Intensiv, klopfend oder platzender Kopfschmerz, meist einseitig und supraorbital,** akuter Tinnitus und Schwerhörigkeit, Unruhe, Wutausbrüche, Reizbarkeit, Augenkrankheiten, Schlafstörungen mit vielen Träumen. Zunge: Rot, vor allem an den Rändern; trockener, dünner oder fehlender Belag. Puls: Saitenförmig, schnell, evtl. dünn. S. 31

Leber-Yin-Mangel: Schwindel, verschwommenes Sehen, Tinnitus (hochfrequent), Parästhesien, Blässe, **dumpfer Hinter- und Seitenkopfschmerz,** Schlafstörungen, **Augentrockenheit,** Benommenheit und Sehstörungen. Zunge: Rot, trocken; wenig oder kein Belag. Puls: Dünn, saitenförmig und schnell. S. 32

Aufkommender Leber-Wind durch Leber-Yang: **Heftigste Kopfschmerzen und Schwindelattacken,** Zittern, Krämpfe, **Parästhesien,** Sprachstörungen, Desorientiertheit, Kollaps, Synkope, Koma, Halbseitenlähmung, Aphasie, Zungensteife und -deviation und Krampfanfälle. Zunge: Rot, trocken, Zungenbeweglichkeit evtl. eingeschränkt oder zittrig; fehlender oder wechselnder Belag. Puls: Saitenförmig, dünn und schnell. S. 33

Loderndes Leber-Feuer: **Stark, intensiv pochende Kopfschmerzen und -druck (lokalisiert meist temporal oder im Augenbereich), ausgeprägter Schwindel,** Tinnitus (plötzlicher Beginn, keine Besserung durch Handdruck auf das Ohr, wellenartiges, hochfrequentes Geräusch), plötzliche Schwerhörigkeit, Hörsturz oder Taubheit, Konjunktivitis, Augenflimmern, bitterer Mundgeschmack, Gesichtsrötung, Hitzegefühl im Kopf, Unruhezustände, Wutausbrüche, und Schlaflosigkeit. Zunge: Rot, vor allem an den Rändern; gelber, trockener Belag. Puls: Schnell, saitenförmig, evtl. voll und überflutend. S. 34

Leber- und Nieren-Yin-Mangel: Siehe Leber-Yin- und Leber-Blut-Mangel, siehe Nieren-Yin-Mangel, Hypertonus, **Nasenbluten, chronische Otitis media,** Myopie, Strabismus, Schwindel, Lähmungen, **Muskelatrophiesyndrom,** Tinnitus (hochfrequent), Multiple Sklerose, M. Parkinson, Hypomenorrhö, **Amenorrhö,** verspätete Menstruation und Sterilität. Zunge: Rot, trocken, rissig; wenig oder kein Belag. Puls: Dünn, schnell oder rau, evtl. Trommelpuls, bei aufsteigendem Leber-Yang auch saitenförmig. S. 38

Nieren-Jing-Mangel: S. 71

Nieren-Yin-Mangel: Unterernährung des Gehirns, der Knochen und der Reproduktionsorgane, Vergesslichkeit, schwacher Schwindel, Tinnitus (z. B. Rauschen und Sausen mit langsamem Beginn), Schwerhörigkeit, Schlafstörungen mit vielen Träumen, **nächtliche Spermatorrhö, Ejaculatio praecox, Schwächegefühl und Schmerzen in der LWS-Region und in den Knien.** Zunge: Rot, evtl. Risse und Einfurchungen; trocken und wenig Belag oder belaglos. Puls: Dünn und schnell. S. 76

Hypomenorrhö

Mangel im Blut-See: S. 29

Leber-Blut-Mangel: Blässe, matte Gesichtsfarbe, blasse Lippen, Muskelschwäche, Tic, blasse und brüchige Nägel. **Zunge: Blass,** dünn, trocken; kein oder wenig Belag. Puls: Dünn, rau und saitenförmig. S. 29

Leber-Qi-Depression: **Spannungsgefühl** im Hypochondrium oder Thorax mit **wechselnden Lokalisationen,** geschwollene Rippen, Singultus und **Seufzen, Globusgefühl,** Depression, Reizbarkeit und Emotionsausbrüche. **Zunge: Normal oder blau-violett,** dünner; weißer Belag. Puls: Saitenförmig, vor allem links. S. 29

Leber- und Nieren-Yin-Mangel: Siehe Leber-Yin- und Leber-Blut-Mangel, siehe Nieren-Yin-Mangel, Hypertonus, **Nasenbluten, chronische Otitis media,** Myopie, Strabismus, Schwindel, Lähmungen, Muskelatrophiesyndrom, **Tinnitus** (hochfrequent), Multiple Sklerose, M. Parkinson, Hypomenorrhö, Amenorrhö, verspätete Menstruation und Sterilität. **Zunge: Rot,** trocken, rissig; wenig oder kein Belag. Puls: Dünn, schnell oder rau, evtl. Trommelpuls, bei aufsteigendem Leber-Yang auch saitenförmig. S. 38

Hypothyreose

Nieren-Yang-Mangel: Helle Blässe, kalte Extremitäten, Schwäche- und Kältegefühl und Schmerz (wie Wundgefühl) der LWS- und Knieregion, Wärme bessert, Lockerung der Zähne, Erschöpfung, Schwindel, Leeregefühl im Kopf, mangelnde Willenskraft, Tinnitus (wie Rauschen), Schwerhörigkeit, Taubheit, Nykturie, Harninkontinenz, Harntröpfeln, Ödeme, Impotenz, Spermatorrhö, Libidomangel, Amenorrhö, Sterilität. Zunge: Blass, schlaff; evtl. dünner, weißer und feuchter Belag. Puls: Tief, schwach und evtl. langsam. S. 73

Ikterus

Feuchte-Hitze in Leber und Gallenblase: Völle- und Druckgefühl im Hypochondrium und Oberbauch (verstärkt durch lokalen Druck und Wärme), Ikterus (Yang-Ikterus), subfebrile Temperaturen und Dysurie mit wenig tiefgelbem Urin, **Hitzegefühl am Skrotum** mit Schwellung und Brennschmerz, gelber, faulig riechender Fluor vaginalis und **Juckreiz im Genitalbereich.** Zunge: Evtl. rot; dicker, gelber und schmieriger Belag. Puls: Schnell, schlüpfrig und saitenförmig. S. 35, 91

Feuchte-Hitze in der Gallenblase: Übelkeit, Erbrechen, Schmerzen und Spannungsgefühl im Hypochondrium, **Fettverdauungsstörungen,** Ikterus (Yang-Ikterus). Zunge: Schmierig; dicker und gelber Belag. Puls: Saitenförmig, schlüpfrig und schnell. S. 40, 91

Feuchte-Hitze in Milz und Magen: Völlegefühl und Schmerzen in Ober- und Unterbauch, Appetitmangel, **Ekel vor fetten Speisen,** Übelkeit, Erbrechen, weiche Stühle mit **intensivem Geruch** oder Obstipation, **Anusbrennen,** subfebrile Temperaturen, **körperliches Schweregefühl,** Kopfschmerzen, ggf. Urtikaria, in schweren Fällen Ikterus. Zunge: Evtl. rot oder leicht gerötet; dicker gelber und schmieriger Belag. Puls: Schnell und schlüpfrig. S. 53, 89

Taiyin-Ikterus: Dunkelgelber Ikterus und dunkelgelber Urin, **Frieren, kein Durst,** Schmerzen im Epigastrium (besser auf Druck), Völlegefühl, Appetitlosigkeit, Erbrechen und Durchfall, Müdigkeit und Schlafbedürfnis. Zunge: Blass mit Zahneindrücken, weißer und schmieriger Belag. Puls: Schlüpfrig, schwach und träge. S. 84

Qi-Stadium, Feuchte-Hitze in der Gallenblase: Übelkeit, Erbrechen, Schmerzen und Spannungsgefühl im Hypochondrium, **Fettverdauungsstörungen,** Ikterus (Yang-Ikterus), Cholelithiasis, Cholezystitis, wenig, dunkelgelber Urin, **Fieber,** Durst ohne Trinkverlangen und bitterer Mundgeschmack. Zunge: Schmieriger, dicker und gelber Belag. Puls: Saitenförmig, schlüpfrig und schnell. S. 35, 91

Pathogene Wärme im **Mittleren San Jiao** mit Feuchtigkeitsbelastung: Völlegefühl und Schmerzen in Ober- und Unterbauch, Appetitmangel, **Ekel vor fetten Speisen,** Übelkeit, Erbrechen, Diarrhö, weiche Stühle mit **intensivem Geruch** oder Obstipation, Anusbrennen, bitterer Mundgeschmack, Durst ohne Bedürfnis zu trinken oder mit Trinkverlangen in kleinen Schlucken, subfebrile Temperaturen, Müdigkeit, Kraftlosigkeit, körperliches **Schweregefühl,** Rhinitis, Sinusitis, **Gerstenkorn,** Ulcus ventriculi und duodeni, Kopfschmerzen, ggf. Urtikaria, wenig, tiefgelber konzentrierter Urin, in schweren Fällen Ikterus. Zunge: Evtl. rot oder leicht gerötet; dicker, gelber und schmieriger Belag. Puls: Schnell und schlüpfrig. S. 95

Impotenz

Nieren-Yang-Mangel: Helle Blässe, kalte Extremitäten, Schwäche- und Kältegefühl und Schmerz (wie Wundgefühl) der LWS- und Knieregion, Wärme bessert, Lockerung der Zähne, Erschöpfung, Schwindel, Leeregefühl im Kopf, mangelnde Willenskraft, Tinnitus (wie Rauschen), Schwerhörigkeit, Taubheit, Nykturie, Harninkontinenz, Harntröpfeln, Ödeme, Impotenz, Spermatorrhö, Libidomangel, Amenorrhö, Sterilität. Zunge: Blass, schlaff; evtl. dünner, weißer und feuchter Belag. Puls: Tief, schwach und evtl. langsam. S. 73

Infektionsanfälligkeit

Lungen-Qi-Mangel: Husten ohne Kraft (Hüsteln), belastungsabhängige Dyspnoe, flache Atmung, Asthma bronchiale mit reichlich klarem und dünnflüssigem Auswurf, Erkältungsanfälligkeit, Lustlosigkeit am Sprechen, Müdigkeit, Blässe, Spontanschweiß. Zunge: Zart, blass, evtl. geschwollen im vorderen Drittel; dünner und weißer Belag. Puls: Leer und schwach. S. 61

Interkostalneuralgie

Leber-Qi-Depression: Spannungsgefühl im Hypochondrium oder Thorax mit wechselnden Lokalisationen, geschwollene Rippen, Singultus und Seufzen, Globusgefühl, Depression, Reizbarkeit und Emotionsausbrüche. Zunge: Normal oder blau-violett, dünner, weißer Belag. Puls: Saitenförmig, vor allem links. S. 29

Irritables Kolon

Leber-Qi-Depression: **Spannungsgefühl** im Hypochondrium oder Thorax mit **wechselnden Lokalisationen,** geschwollene Rippen, Singultus und **Seufzen, Globusgefühl,** Depression, Reizbarkeit und Emotionsausbrüche. Zunge: Normal oder blau-violett, dünner, weißer Belag. Puls: Saitenförmig, vor allem links. S. 29

Leber-Blut-Stagnation: Abdominalschmerz evtl. **lokalisierter, stechender Schmerz,** Druck auf die Schmerzstelle verstärkt, **Gefühl eines Knotens im Bauch,** evtl. Bluterbrechen und Nasenbluten. Menstruation mit **Blutklumpen.** Zunge: Blau-violett, vor allem an den Zungenrändern mit blau-violetten Punkten. Puls: Saitenförmig, evtl. rau. S. 31

Leber attackiert die Milz: siehe Leber-Qi-Depression und Milz-Qi-Mangel, **Diarrhö,** entzündliche Darmerkrankungen, **irritables Kolon** und **psychovegetatives Syndrom.** Zunge: Normal oder blass, an den Rändern gerötet; dünner und weißer Belag. Puls: Saitenförmig, schlüpfrig oder saitenförmig, schwach und leer. S. 36

Kardiovaskuläre Störungen, funktionell

Herz-Qi-Mangel: Palpitationen, Herzrasen oder -stolpern, meist tagsüber und belastungsabhängig. Zunge: Blass, evtl. leicht geschwollen oder schlaff; dünner und weißer Belag. Puls: Schwach, leer, dünn und evtl. unregelmäßig. S. 40

Kieferschmerzen

Loderndes Magenfeuer: **Fauliger Mundgeschmack,** Zahnfleischschwellung, -schmerzen und -blutungen bis hin zur Stomatitis, evtl. **Kopfschmerzen im Stirnbereich, brennende Schmerzen im Epigastrium,** Magensäurereflux, **ständiges Leere- und Hungergefühl,** Mundtrockenheit, Singultus und Schweißausbrüche, besonders beim Essen. Zunge: Rot; dicker, gelber und trockener Belag. Puls: Voll und schnell. S. 57

Nieren-Yin-Mangel: Unterernährung des Gehirns, der Knochen und der Reproduktionsorgane, **Vergesslichkeit,** schwacher Schwindel, Tinnitus (z. B. Rauschen und Sausen mit langsamem Beginn), Schwerhörigkeit, Schlafstörungen mit vielen Träumen, nächtliche Spermatorrhö, **Ejaculatio praecox,** Schwächegefühl und **Schmerzen in der LWS-Region und in den Knien.** Zunge: Rot, evtl. Risse und Einfurchungen; trocken und wenig Belag oder belaglos. Puls: Dünn und schnell. S. 76

Klimakterische Beschwerden

Aufsteigendes Leber-Yang: **Intensiv, klopfend oder platzender Kopfschmerz, meist einseitig und supraorbital,** akuter Tinnitus und Schwerhörigkeit, Unruhe, **Wutausbrüche,** Reizbarkeit, Augenkrankheiten, Schlafstörungen mit vielen Träumen. Zunge: Rot, vor allem an den Rändern; trockener, dünner oder fehlender Belag. Puls: Saitenförmig, schnell, evtl. dünn. S. 31

Leber-Yin-Mangel: Schwindel, verschwommenes Sehen, Tinnitus (hochfrequent), Parästhesien, Blässe, **dumpfer Hinter- und Seitenkopfschmerz,** Schlafstörungen, **Augentrockenheit,** Benommenheit und Sehstörungen. Zunge: Rot, trocken, wenig oder kein Belag. Puls: Dünn, saitenförmig und schnell. S. 32

Loderndes Leber-Feuer: **Stark, intensiv pochende Kopfschmerzen und -druck** (lokalisiert meist **temporal** oder im Augenbereich), ausgeprägter Schwindel, Tinnitus (plötzlicher Beginn, keine Besserung durch Handdruck auf das Ohr, wellenartiges, hochfrequentes Geräusch), plötzliche Schwerhörigkeit, Hörsturz oder Taubheit, Konjunktivitis, Augenflimmern, bitterer Mundgeschmack, Gesichtsrötung, **Hitzegefühl im Kopf,** Unruhezustände, Wutausbrüche, und Schlaflosigkeit. Zunge: Rot, vor allem an den Rändern; gelber, trockener Belag. Puls: Schnell, saitenförmig, evtl. voll und überflutend. S. 34

Nieren-Yang-Mangel: Helle Blässe, kalte Extremitäten, Schwäche- und Kältegefühl und Schmerz (wie **Wundgefühl) der LWS- und Knieregion,** Wärme bessert, Lockerung der Zähne, Erschöpfung, Schwindel, Leeregefühl im Kopf, mangelnde Willenskraft, Tinnitus (wie Rauschen), Schwerhörigkeit, Taubheit, Nykturie, Harninkontinenz, Harntröpfeln, **Ödeme,** Impotenz, Spermatorrhö, Libidomangel, Amenorrhö, Sterilität. Zunge: Blass, schlaff; evtl. dünner, weißer und feuchter Belag. Puls: Tief, schwach und evtl. langsam. S. 73

Nieren-Yin-Mangel: Unterernährung des Gehirns, der Knochen und der Reproduktionsorgane, **Vergesslichkeit,** schwacher Schwindel, Tinnitus (z. B. Rauschen und Sausen mit langsamem Beginn), Schwerhörigkeit, Schlafstörungen mit vielen Träumen, nächtliche Spermatorrhö, **Ejaculatio praecox,** Schwächegefühl und Schmerzen in der LWS-Region und in den Knien. Zunge: Rot, evtl. **Risse und Einfurchungen;** trocken und wenig Belag oder belaglos. Puls: Dünn und schnell. S. 76

Disharmonie zwischen Herz und Niere: Siehe Herz-Feuer und Nieren-Yin-Mangel, Tinnitus, Schwerhörigkeit, Ejakulationsstörungen, klimakterische Beschwerden, **psychovegetatives Syndrom, innere Unruhe, Palpitationen,** Schlaflosigkeit, Schwindel, Schmerzen in der LWS-Region, **nächtliche Spermatorrhö mit erotischen Träumen.** Zunge: Rot, v. a. an der Spitze; wenig, trockener Belag, evtl. belaglos. Puls: Dünn und schnell. S. 46

Kniebeschwerden

Leber- und Nieren-Yin-Mangel: Siehe Leber-Yin- und Leber-Blut-Mangel, siehe Nieren-Yin-Mangel, Hypertonus, **Nasenbluten, chronische Otitis media,** Myopie, Strabismus, Schwindel, Lähmungen, **Muskelatrophiesyndrom,** Tinnitus (hochfrequent), Multiple Sklerose, M. Parkinson, Hypomenorrhö, Amenorrhö, **verspätete Menstruation** und Sterilität. Zunge: Rot, trocken, rissig; wenig oder kein Belag. Puls: Dünn, schnell oder rau, evtl. Trommelpuls, bei aufsteigendem Leber-Yang auch saitenförmig. S. 38

Milz- und Nieren-Yang-Mangel: Blässe, Kälteaversion, Schwäche-, Kältegefühl und Schmerzen in der LWS- und Knieregion, Dyspnoe, weiche Stühle oder chronische **Diarrhö** mit unverdauten Nahrungsresten **(v. a. gegen 5 Uhr morgens),** Blähungsgeräusche, evtl. Miktionsstörungen oder auch reichlicher klarer Urin, Ödeme (Gesicht, Beine und Abdomen), Fluor vaginalis. Zunge: Blass, schlaff, geschwollen mit Zahneindrücken; dünner und weißer Belag. Puls: Tief, schwach und langsam. S. 55

Lungen-Qi- und Nieren-Yang-Mangel: Husten, Belastungsdyspnoe, **behinderte Einatmung,** schwache und leise Stimme, **kalte Extremitäten, Spontanschweiß,** Lethargie, Schwächegefühl und Schmerzen in LWS- und Knieregion, Harninkontinenz bei starkem Husten, evtl. Ödeme. Zunge: Blass, schlaff, geschwollen; dünner, weißer und feuchter Belag. Puls: Tief, schwach, evtl. langsam. S. 67

Lungen- und Nieren-Yin-Mangel: **Chronisch, trockener Husten mit wenig, zähflüssigem und blutigem Auswurf,** Belastungsdyspnoe, Schwächegefühl und Schmerzen in der LWS- und Knieregion, nächtliche Spermatorrhö, Schlaflosigkeit. Zunge: Rot, evtl. rissig; wenig trockener Belag oder belaglos. Puls: Dünn und schnell. S. 68

Nieren-Yang-Mangel: Helle Blässe, kalte Extremitäten, Schwäche- und Kältegefühl und Schmerz (wie **Wundgefühl) der LWS- und Knieregion,** Wärme bessert, Lockerung der Zähne, Erschöpfung, Schwindel, **Leeregefühl im Kopf, mangelnde Willenskraft,** Tinnitus (wie Rauschen), Schwerhörigkeit, Taubheit, **Nykturie,** Harninkontinenz, Harntröpfeln, Ödeme, Impotenz, Spermatorrhö, Libidomangel, Amenorrhö, Sterilität. Zunge: Blass, schlaff; evtl. dünner, weißer und feuchter Belag. Puls: Tief, schwach und evtl. langsam. S. 73

Wasserüberschuss: Nieren-Yang-Mangel: Verminderte Urinausscheidung von klarem Urin, **Ödeme, v. a. der Beine und Knöchel,** Schmerz-/Kälte- und Schwächegefühl im LWS- und Kniebereich. Wasserüberfluss in der Lunge: **Belastungsdys-**

pnoe, Husten, Asthma bronchiale, reichlich wässriges und evtl. **schaumiges Sputum.** Wasserüberfluss im Herzen: **Palpitationen,** kalte Hände, bei Blut-Stagnation auch Lippen- und Gesichtszyanose. Milz-Yang-Mangel: Evtl. Oberbauchbeschwerden, Meteorismus und Völlegefühl oder anhaltend **wässrige Diarrhö.** Zunge: Blass, feucht, geschwollen, evtl. blau-violett (Herz-Blut-Stagnation); weißer, evtl. dicker und zäher Belag. Puls: Tief, schwach, langsam und evtl. rau. S. 75

Gelenk-Bi-Syndrom, **Hitze-Bi-**Syndrom: **Intensiv pochende Schmerzen,** übererwärmte, gerötete und geschwollene Haut/ Muskulatur, Bewegungseinschränkung, evtl. Fieber und Mundtrockenheit. Zunge: Gelber Belag. Puls: Schlüpfrig und schnell. S. 98

Gelenk-Bi-Syndrom, **Hitze-** und **Feuchtigkeits-**Bi-Syndrom: **Dumpf, pochende Schmerzen,** übererwärmte, gerötete und geschwollene Haut, Schwellung der Muskulatur und Gelenke, Schwere- und Taubheitsgefühl, Bewegungseinschränkung, evtl. Fieber und Mundtrockenheit. Zunge: Gelber und oft schmieriger Belag. Puls: Schnell und schlüpfrig. S. 99

Gelenk-Bi-Syndrom, **Feuchtigkeits-**Bi-Syndrom: **Fixierter, mäßig dumpfer Schmerz** in Muskeln und Gelenken, Schwellung der Muskeln und Gelenke, Schwere und Taubheitsgefühl. Zunge: Weißer Belag, oft schmierig. Puls: Langsam, evtl. schlüpfrig. S. 99

Knochenkrankheiten

Nieren-Jing-Mangel: S. 71

Knoten in der Brust

Leber-Qi-Depression: Spannungsgefühl im Hypochondrium oder Thorax mit wechselnden Lokalisationen, geschwollene Rippen, Singultus und Seufzen, Globusgefühl, Depression, Reizbarkeit und Emotionsausbrüche. Zunge: Normal oder blau-violett, dünner; weißer Belag. Puls: Saitenförmig, vor allem links. S. 29

Kollaps

Aufkommender Leberwind durch Leber-Yang: **Heftigste Kopfschmerzen und Schwindelattacken,** Zittern, **Krämpfe,** Parästhesien, Sprachstörungen, Desorientiertheit, *plötzlicher Kollaps,* Synkope, Koma, Halbseitenlähmung, Aphasie, Zungensteife und -devitation und Krampfanfälle. Zunge: Rot, trocken, Zungenbeweglichkeit evtl. eingeschränkt oder zittrig, fehlender oder wechselnder Belag. Puls: Saitenförmig, dünn und schnell. S. 33

Schleim-Kälte benebelt das Herz: Depression, **Introvertiertheit,** Selbstgespräche, Aphasie, Lethargie, **Somnolenz** bis zum Bewusstseinsverlust, Stupor, plötzlicher Kollaps, Koma mit **gurgelnden Rasselgeräuschen.** Zunge: Geschwollen, evtl. medianer Riss; dicker und schmieriger Belag. Puls: Schlüpfrig und langsam. S. 45

Koma

Aufkommender Leberwind durch Leber-Yang: **Heftigste Kopfschmerzen und Schwindelattacken,** Zittern, **Krämpfe, Parästhesien,** Sprachstörungen, Desorientiertheit, Kollaps, Synkope, Koma, Halbseitenlähmung, Aphasie, Zungensteife und -devitation und Krampfanfälle. Zunge: Rot, trocken, Zungenbeweglichkeit evtl. eingeschränkt oder zittrig; fehlender oder wechselnder Belag. Puls: Saitenförmig, dünn und schnell. S. 33

Schleim-Feuer erregt das Herz: **Erregungszustände mit aggressivem Charakter bis zur Manie und agitierter Psychose,** Fantasieren und zusammenhangloses Sprechen, grundloses, unkontrolliertes Lachen und Weinen, Verwirrtheit, Schreien, Schlafstörungen mit Alpträumen, Gesichtsrötung, Obstipation, evtl. Depression und Abgestumpftheit, Aphasie und Koma. Zunge: Rot, medianer Riss, evtl. mit erhabenen gelblichen Papillen, gerötete, geschwollene Zungenspitze; gelber und schmieriger Belag. Puls: Saitenförmig, schlüpfrig, schnell, evtl. schnell und voll oder überflutend. S. 45

Schleim-Kälte benebelt das Herz: Depression, **Introvertiertheit,** Selbstgespräche, Aphasie, Lethargie, **Somnolenz** bis zum Bewusstseinsverlust, Stupor, plötzlicher Kollaps, Koma mit gurgelnden Rasselgeräuschen. Zunge: Geschwollen, evtl. medianer Riss; dicker und schmieriger Belag. Puls: Schlüpfrig und langsam. S. 45

Konjunktivitis

Aufsteigendes Leber-Yang: **Intensiv, klopfend oder platzender Kopfschmerz, meist einseitig und supraorbital,** akuter Tinnitus und Schwerhörigkeit, Unruhe, Wutausbrüche, Reizbarkeit, Augenkrankheiten, Schlafstörungen mit vielen Träumen. Zunge: Rot, vor allem an den Rändern; trockener, dünner oder fehlender Belag. Puls: Saitenförmig, schnell, evtl. dünn. S. 31

Leber-Yin-Mangel: Schwindel, verschwommenes Sehen, Tinnitus (hochfrequent), Parästhesien, Blässe, **dumpfer Hinter- und Seitenkopfschmerz,** Schlafstörungen, **Augentrockenheit,** Benommenheit und Sehstörungen. Zunge: Rot, trocken, wenig oder kein Belag. Puls: Dünn, saitenförmig und schnell. S. 32

Loderndes Leber-Feuer: **Stark, intensiv pochende Kopfschmerzen und -druck** (lokalisiert meist **temporal** oder im Augenbereich), **ausgeprägter Schwindel,** Tinnitus (plötzlicher Beginn, keine Besserung durch Handdruck auf das Ohr, wellenartiges, hochfrequentes Geräusch), plötzliche Schwerhörigkeit, Hörsturz oder Taubheit, Konjunktivitis, Augenflimmern, bitterer Mundgeschmack, Gesichtsrötung, **Hitzegefühl im Kopf,** Unruhezustände, Wutausbrüche, und Schlaflosigkeit. Zunge: Rot, vor allem an den Rändern; gelber, trockener Belag. Puls: Schnell, saitenförmig, evtl. voll und überflutend. S. 34

Kopfschmerzen

Aufsteigendes Leber-Yang: **Intensiv, klopfend oder platzender Kopfschmerz, meist einseitig und supraorbital um GB 14, im Augen-und Scheitelbereich,** akuter Tinnitus und Schwerhörigkeit, Unruhe, Wutausbrüche, Reizbarkeit, Augenkrankheiten, Schlafstörungen mit vielen Träumen. Zunge: Rot, vor allem an den Rändern; trockener, dünner oder fehlender Belag. Puls: Saitenförmig, schnell, evtl. dünn. S. 31

Leber-Yin-Mangel: Schwindel, verschwommenes Sehen, Tinnitus (hochfrequent), Parästhesien, Blässe, **dumpfer Hinter-**

Krämpfe

Krampfanfälle

Lähmungen

Laktationsstörungen

Leber-Qi-Depression: Spannungsgefühl im Hypochondrium oder Thorax mit wechselnden Lokalisationen, geschwollene Rippen, Singultus und Seufzen, Globusgefühl, Depression, Reizbarkeit und Emotionsausbrüche. Zunge: Normal oder blau-violett, dünner, weißer Belag. Puls: Saitenförmig, vor allem links. S. 29

Leere

Magen-Yin-Mangel: Hungergefühl mit Appetitmangel, **Leere- und Unbehaglichkeitsgefühl im Epigastrium,** trockenes Erbrechen und Singultus, Völlegefühl nach dem Essen, Anorexie. Zunge: Rot, evtl. geschrumpft; belaglos, die Zungenoberfläche ist glatt, glänzend oder nur wenig Belag, der in der Mitte abgeschält ist. Puls: Schnell und dünn. S. 57

Loderndes Magenfeuer: Fauliger Mundgeschmack, Zahnfleischschwellung, -schmerzen und -blutungen bis hin zur Stomatitis, evtl. Kopfschmerzen im Stirnbereich, brennende Schmerzen im Epigastrium, Magensäurereflux, **ständiges Leere- und Hungergefühl,** Mundtrockenheit, Singultus und Schweißausbrüche, besonders beim Essen. Zunge: Rot; dicker, gelber und trockener Belag. Puls: Voll und schnell. S. 57

Nieren-Qi ist nicht fest: Blässe, lumbale Schwäche und Schmerz, Lockerung der Zähne, Antriebsmangel, schnelle Erschöpfung, Schwindel, **Leeregefühl im Kopf,** mangelnde Willenskraft, evtl. Tinnitus (wie Rauschen), Schwerhörigkeit, evtl. Ödeme, Harninkontinenz, häufige Miktion, Harnträufeln, **kalter Schweiß,** Spermatorrhö und **Ejaculatio praecox,** klarer, dünnflüssiger **Fluor vaginalis.** Zunge: Blass, evtl. schlaff; weißer und dünner Belag. Puls: Schwach und tief, v. a. an der Nierenposition. S. 71

Nieren-Yang-Mangel: Helle Blässe, kalte Extremitäten, Schwäche- und Kältegefühl und Schmerz (wie **Wundgefühl) der LWS- und Knieregion,** Wärme bessert, Lockerung der Zähne, Erschöpfung, Schwindel, **Leeregefühl im Kopf,** mangelnde Willenskraft, Tinnitus (wie Rauschen), Schwerhörigkeit, Taubheit, **Nykturie,** Harninkontinenz, Harntröpfeln, Ödeme, Impotenz, Spermatorrhö, **Libidomangel,** Amenorrhö, Sterilität. Zunge: Blass, schlaff; evtl. dünner, weißer und feuchter Belag. Puls: Tief, schwach und evtl. langsam. S. 73

Libidomangel

Nieren-Yang-Mangel: Helle Blässe, kalte Extremitäten, Schwäche- und Kältegefühl und Schmerz (wie Wundgefühl) der LWS- und Knieregion, Wärme bessert, Lockerung der Zähne, Erschöpfung, Schwindel, Leeregefühl im Kopf, mangelnde Willenskraft, Tinnitus (wie Rauschen), Schwerhörigkeit, Taubheit, Nykturie, Harninkontinenz, Harntröpfeln, Ödeme, Impotenz, Spermatorrhö, Libidomangel, Amenorrhö, Sterilität. Zunge: Blass, schlaff; evtl. dünner, weißer und feuchter Belag. Puls: Tief, schwach und evtl. langsam. S. 73

LWS-Beschwerden

Nieren-Yang-Mangel: Helle Blässe, **kalte Extremitäten,** Schwäche- und Kältegefühl und Schmerz (wie Wundgefühl) der LWS- und Knieregion, Wärme bessert, Lockerung der Zähne, Erschöpfung, Schwindel, Leeregefühl im Kopf, mangelnde Willenskraft, Tinnitus (wie Rauschen), Schwerhörigkeit, Taubheit, **Nykturie,** Harninkontinenz, Harntröpfeln, Ödeme, Impotenz, Spermatorrhö, **Libidomangel,** Amenorrhö, Sterilität. Zunge: Blass, schlaff; evtl. dünner, weißer und feuchter Belag. Puls: Tief, schwach und evtl. langsam. S. 73

Nieren-Qi ist nicht fest: Blässe, lumbale Schwäche und Schmerz, Lockerung der Zähne, Antriebsmangel, schnelle Erschöpfung, Schwindel, Leeregefühl im Kopf, mangelnde Willenskraft, evtl. Tinnitus (wie Rauschen), Schwerhörigkeit, evtl. Ödeme, Harninkontinenz, **häufige Miktion,** Harnträufeln, **kalter Schweiß,** Spermatorrhö und Ejaculatio praecox, klarer, dünnflüssiger **Fluor vaginalis.** Zunge: Blass, evtl. schlaff; weißer und dünner Belag. Puls: Schwach und tief, v. a. an der Nierenposition. S. 71

Wasserüberschuss: Nieren-Yang-Mangel: Verminderte Urinausscheidung von klarem Urin, **Ödeme, v. a. der Beine und Knöchel,** Schmerz-/Kälte- und Schwächegefühl im LWS- und Kniebereich. Wasserüberfluss in der Lunge: **Belastungsdyspnoe,** Husten, Asthma bronchiale, reichlich wässriges und evtl. schaumiges Sputum. Wasserüberfluss im Herzen: **Palpitationen,** kalte Hände, bei Blut-Stagnation auch Lippen- und Gesichtszyanose. Milz-Yang-Mangel: Evtl. Oberbauchbeschwerden, **Meteorismus** und Völlegefühl oder anhaltend **wässrige Diarrhö.** Zunge: Blass, feucht, geschwollen, evtl. blau-violett (Herz-Blut-Stagnation); weißer, evtl. dicker und zäher Belag. Puls: Tief, schwach, langsam und evtl. rau. S. 75

Nieren-Yin-Mangel: Unterernährung des Gehirns, der Knochen und der Reproduktionsorgane, Vergesslichkeit, **schwacher Schwindel,** Tinnitus (z. B. Rauschen und Sausen mit langsamem Beginn), Schwerhörigkeit, Schlafstörungen mit vielen Träumen, nächtliche Spermatorrhö, Ejaculatio praecox, Schwächegefühl und Schmerzen in der LWS-Region und in den Knien. **Zunge: Rot, evtl. Risse und Einfurchungen;** trocken und wenig Belag oder belaglos. Puls: Dünn und schnell. S. 76

Feuchte-Hitze in der Blase: Harndrang, Dys- und Pollakisurie oder evtl. Harnverhaltung, **trüber und dunkelgelber Urin,** evtl. Hämaturie oder Harnsteine, evtl. Völle- und Druckgefühl im Unterbauch und Schmerzen im LWS-Bereich, **Durst, evtl. Fieber.** Zunge: Rot; dicker, gelber und schmieriger Belag, v. a. an der Wurzel. Puls: Schnell, schlüpfrig und evtl. saitenförmig. S. 79, 92

Leber- und Nieren-Yin-Mangel: Siehe Leber-Yin- und Leber-Blut-Mangel, siehe Nieren-Yin-Mangel, Hypertonus, **Nasenbluten, chronische Otitis media,** Myopie, Strabismus, Schwindel, Lähmungen, **Muskelatrophiesyndrom,** Tinnitus (hochfrequent), Multiple Sklerose, M. Parkinson, Hypomenorrhö, Amenorrhö, **verspätete Menstruation** und Sterilität. Zunge: Rot, trocken, rissig; wenig oder kein Belag. Puls: Dünn, schnell oder rau, evtl. Trommelpuls, bei aufsteigendem Leber-Yang auch saitenförmig. S. 38

Disharmonie zwischen Herz und Niere: Siehe Herz-Feuer und Nieren-Yin-Mangel, Tinnitus, Schwerhörigkeit, Ejakulationsstörungen, klimakterische Beschwerden, **psychovegetatives Syndrom,** innere Unruhe, **Palpitationen,** Schlaflosigkeit, Schwindel, Schmerzen in der LWS-Region, **nächtliche Spermatorrhö mit erotischen Träumen.** Zunge: Rot, v. a. an der Spitze; wenig, trockener Belag, evtl. belaglos. Puls: Dünn und schnell. S. 46

Magensenkung

Malabsorption

Maldigestion

Mangelernährung der Muskeln, Sehnen und Nägel

Manie

loses, unkontrolliertes Lachen und Weinen, Verwirrtheit, Schreien, Schlafstörungen mit **Alpträumen,** Gesichtsrötung, Obstipation, evtl. Depression und Abgestumpftheit, Aphasie und Koma. Zunge: Rot, medianer Riss, evtl. mit erhabenen gelblichen Papillen, gerötete, geschwollene Zungenspitze; gelber und schmieriger Belag. Puls: Saitenförmig, schlüpfrig, schnell, evtl. schnell und voll oder überflutend. S. 45

Mastitis

Leber-Qi-Depression: Spannungsgefühl im Hypochondrium oder Thorax mit wechselnden Lokalisationen, geschwollene Rippen, Singultus und Seufzen, Globusgefühl, Depression, Reizbarkeit und Emotionsausbrüche. Zunge: Normal oder blau-violett, dünner, weißer Belag. Puls: Saitenförmig, vor allem links. S. 29

Meläna

Milz kontrolliert das Blut nicht: Siehe Milz-Qi-Mangel, Metrorrhagie, Zahnfleischblutungen, entzündliche Darmerkrankungen mit Blutauflagerungen, Blutungszeichen, v. a. der unteren Körperhälfte, z. B. Purpura, Petechien, Hypermenorrö, Meläna, dysfunktionelle Uterusblutungen und Hämaturie. Zunge: Blass. Puls: Dünn, schwach und leer. S. 50

Menière

Aufsteigendes Leber-Yang: **Intensiv, klopfend oder platzender Kopfschmerz, meist einseitig und supraorbital, akuter Tinnitus** und Schwerhörigkeit, Unruhe, Wutausbrüche, Reizbarkeit, Augenkrankheiten, Schlafstörungen mit vielen Träumen. Zunge: Rot, vor allem an den Rändern; trockener, dünner oder fehlender Belag. Puls: Saitenförmig, schnell, evtl. dünn. S. 31

Leber-Yin-Mangel: Schwindel, verschwommenes Sehen, **Tinnitus (hochfrequent),** Parästhesien, Blässe, **dumpfer Hinter- und Seitenkopfschmerz,** Schlafstörungen, **Augentrockenheit, Benommenheit** und Sehstörungen. Zunge: Rot, trocken, wenig oder kein Belag. Puls: Dünn, saitenförmig und schnell. S. 32

Loderndes Leber-Feuer: **Stark, intensiv pochende Kopfschmerzen und -druck (lokalisiert meist temporal oder im Augenbereich),** ausgeprägter Schwindel, **Tinnitus (plötzlicher Beginn,** keine Besserung durch Handdruck auf das Ohr, **wellenartiges, hochfrequentes** Geräusch), plötzliche Schwerhörigkeit, Hörsturz oder Taubheit, Konjunktivitis, Augenflimmern, bitterer Mundgeschmack, **Gesichtsrötung, Hitzegefühl im Kopf,** Unruhezustände, Wutausbrüche, und Schlaflosigkeit. Zunge: Rot, vor allem an den Rändern; gelber, trockener Belag. Puls: Schnell, saitenförmig evtl. voll und überflutend. S. 34

Trüber Schleim blockiert den Kopf: Schwindel, starke Benommenheit im Kopf mit **Schweregefühl** (Gefühl des **„Einbandagiertseins"),** Verwirrtheits- und Unruhezustände, Schwere-, Steifheits- und Taubheitsgefühl der Extremitäten, Druck und Völlegefühl in Thorax und Abdomen, **Übelkeit und Erbrechen,** weiche Stühle oder **Diarrhö.** Zunge: Weißer, schmieriger und dicker Belag. Puls: Schlüpfrig, saitenförmig und evtl. langsam. S. 54

Menstruation, unregelmäßige

Mangel im Blut-See: S. 29

Leber-Blut-Mangel: Blässe, matte Gesichtsfarbe, blasse Lippen, **Muskelschwäche,** Tic, blasse und brüchige Nägel. **Zunge: Blass,** dünn, trocken; kein oder wenig Belag. Puls: Dünn, rau und saitenförmig. S. 29

Leber-Qi-Depression: **Spannungsgefühl** im Hypochondrium oder Thorax mit **wechselnden Lokalisationen,** geschwollene Rippen, Singultus und Seufzen, **Globusgefühl,** Depression, Reizbarkeit und Emotionsausbrüche. Zunge: Normal oder blau-violett, dünner; weißer Belag. Puls: Saitenförmig, vor allem links. S. 29

Leber-Blut-Stagnation: Abdominalschmerz, **evtl. lokalisierter, stechender Schmerz,** Druck auf die Schmerzstelle verstärkt, **Gefühl eines Knotens** im Bauch, evtl. Bluterbrechen und Nasenbluten. Menstruation mit **Blutklumpen.** Zunge: Blau-violett, vor allem an den Zungenrändern mit blau-violetten Punkten. Puls: Saitenförmig, evtl. rau. S. 31

Menstruationsstörungen

Leber-Blut-Mangel: Blässe, matte Gesichtsfarbe, blasse Lippen, **Muskelschwäche,** Tic, blasse und **brüchige Nägel.** Zunge: Blass, dünn, trocken; kein oder wenig Belag. Puls: Dünn, rau und saitenförmig. S. 29

Leber-Qi-Depression: **Spannungsgefühl** im Hypochondrium oder Thorax mit **wechselnden Lokalisationen,** geschwollene Rippen, Singultus und **Seufzen, Globusgefühl,** Depression, Reizbarkeit und Emotionsausbrüche. Zunge: Normal oder blau-violett, dünner, weißer Belag. Puls: Saitenförmig, vor allem links. S. 29

Leber-Blut-Stagnation: Abdominalschmerz, evtl. **lokalisierter, stechender Schmerz,** Druck auf die Schmerzstelle verstärkt, **Gefühl eines Knotens** im Bauch, evtl. Bluterbrechen und Nasenbluten. Menstruation mit **Blutklumpen.** Zunge: Blau-violett, vor allem an den Zungenrändern mit blau-violetten Punkten. Puls: Saitenförmig, evtl. rau. S. 31

Leber-Yin-Mangel: Schwindel, verschwommenes Sehen, Tinnitus (hochfrequent), Parästhesien, Blässe, **dumpfer Hinter- und Seitenkopfschmerz,** Schlafstörungen, **Augentrockenheit, Benommenheit** und Sehstörungen. Zunge: Rot, trocken, wenig oder kein Belag. Puls: Dünn, saitenförmig und schnell. S. 32

Leber- und Nieren-Yin-Mangel: Siehe Leber-Yin- und Leber-Blut-Mangel, siehe Nieren-Yin-Mangel, Hypertonus, **Nasenbluten, chronische Otitis media,** Myopie, Strabismus, Schwindel, Lähmungen, **Muskelatrophiesyndrom,** Tinnitus (hochfrequent), Multiple Sklerose, M. Parkinson, Hypomenorrhö, Amenorrhö, **verspätete Menstruation** und Sterilität. Zunge: Rot, trocken, rissig; wenig oder kein Belag. Puls: Dünn, schnell oder rau, evtl. Trommelpuls, bei aufsteigendem Leber-Yang auch saitenförmig. S. 38

Herz- und Milz-Qi-/Blut-Mangel: Blässe, generelle Erschöpfung, **Palpitationen,** Ruhelosigkeit, Schreckhaftigkeit, Vergesslichkeit, Schlafstörungen mit vielen Träumen und Schlaflosigkeit, Appetitmangel, Druck- und Völlegefühl im Abdomen, Meteorismus und weiche Stühle, **unregelmäßige und spärliche**

Menstruation, Anämie. Zunge: Blass; dünner und weißer Belag. Puls: Leer, schwach und evtl. rau. S. 45

Nieren-Jing-Mangel: S. 71

Nieren-Yang-Mangel: Helle Blässe, kalte Extremitäten, Schwäche- und Kältegefühl und Schmerz (wie **Wundgefühl)** der LWS- und Knieregion, Wärme bessert, Lockerung der Zähne, Erschöpfung, Schwindel, Leeregefühl im Kopf, mangelnde Willenskraft, Tinnitus (wie Rauschen), Schwerhörigkeit, Taubheit, **Nykturie, Harninkontinenz,** Harntröpfeln, **Ödeme,** Impotenz, Spermatorrhö, Libidomangel, Amenorrhö, Sterilität. Zunge: Blass, schlaff; evtl. dünner, weißer und feuchter Belag. Puls: Tief, schwach und evtl. langsam. S. 73

Nieren-Yin-Mangel: Unterernährung des Gehirns, der Knochen und der Reproduktionsorgane, **Vergesslichkeit, schwacher Schwindel,** Tinnitus (z. B. Rauschen und Sausen mit langsamem Beginn), Schwerhörigkeit, Schlafstörungen mit vielen Träumen, nächtliche Spermatorrhö, **Ejaculatio praecox,** Schwächegefühl und Schmerzen in der LWS-Region und in den Knien. Zunge: Rot, evtl. **Risse und Einfurchungen;** trocken und wenig Belag oder belaglos. Puls: Dünn und schnell. S. 76

Mangel im Blut-See: S. 29

Meteorismus

Dünndarm-Schwäche mit Kälte: **Milder intermittierender, dumpfer Abdominalschmerz,** Druck und Wärme bessern, Verlangen nach warmen Getränken, **häufiger Harndrang** und viel blassgelber Urin, Blähungsgeräusche, Meteorismus, Malabsorption und Maldigestion. Zunge: Blass und weißer Belag. Puls: Schwach, langsam, evtl. tief und leer. S. 47

Nahrungsstau im Magen: Druck- und Völlegefühl im Epigastrium und Abdomen, Druck verstärkt, **übelriechendes Aufstoßen** und Magensäurereflux, Appetitmangel, Übelkeit, evtl. Erbrechen nach dem Essen, weiche, **faulig riechende Stühle** oder Obstipation mit zögernder Darmpassage, Anorexie, Schlafstörungen und evtl. Kopfschmerzen. Zunge: Dicker, quarkiger, evtl. schmieriger Belag (gelb oder weiß). Puls: Voll und schlüpfrig. S. 59

Leber attackiert Milz und Magen: Appetitmangel, Übelkeit, **saures Aufstoßen,** Erbrechen, Verdauungsstörungen, Meteorismus und Diarrhö. S. 36, 37

Herz- und Milz-Qi-/Blut-Mangel: Blässe, **generelle Erschöpfung, Palpitationen,** Ruhelosigkeit, Schreckhaftigkeit, Vergesslichkeit, Schlafstörungen mit vielen Träumen und **Schlaflosigkeit,** Appetitmangel, Druck- und Völlegefühl im Abdomen, Meteorismus und weiche Stühle, unregelmäßige und **spärliche Menstruation,** Anämie. Zunge: Blass; dünner und weißer Belag. Puls: Leer, schwach und evtl. rau. S. 45

Milz-Qi-Mangel: Appetitmangel, Anorexie, **unvollständige Verdauung,** Diarrhö oder weiche Stühle, Meteorismus, Völle- und Druckgefühl im Bauch, **v. a. nach dem Essen,** Druck bessert, Muskelschwäche, evtl. Ödeme, entzündliche Darmerkrankungen und Malabsorption. Zunge: Blass, geschwollen, schlaff (evtl. Zahneindrücke); dünner und weißer Belag. Puls: Leer, schwach und evtl. langsam. S. 48

Milz-Yang-Mangel: Appetitmangel, Anorexie, **unvollständige Verdauung,** Diarrhö oder weiche Stühle, Meteorismus, Völle- und Druckgefühl im Bauch, **v. a. nach dem Essen,** Druck bessert, Muskelschwäche, evtl. Ödeme und Harnverhaltung, entzündliche Darmerkrankungen und Malabsorption, wässrige Diarrhö mit unverdauter Nahrung, **Kältezeichen,** Frösteln, Wärme bessert. Zunge: Blass, geschwollen und **Zahneindrücke** am Rand; weißer, feuchter, evtl. dicker und schmieriger Belag. Puls: Tief, langsam und teilweise schwach. S. 49

Mitte-Yang-Mangel (Magen-/Milz-Yang-Mangel): Kältegefühl und **dumpfer, diffuser Schmerz im Epigastrium** (Zunahme bei Kälte und nach dem Stuhlgang, Abnahme bei Wärme, Druck und Nahrungsaufnahme), Aufstoßen und **Erbrechen klarer Flüssigkeit, gurgelnde Geräusche im Epigastrium,** Appetitmangel, weiche Stühle oder Diarrhö, kalte Extremitäten, Meteorismus, Druck- und Völlegefühl im Bauch. Zunge: Blass, geschwollen mit **Zahneindrücken;** weißer, feuchter oder schmieriger Belag. Puls: Tief, schwach, langsam und evtl. saitenförmig. S. 49, 50

Dickdarmschwäche mit Kälte: Obstipation mit weichem Stuhl und **ohne Stuhldrang,** chronische Diarrhö mit weichem Stuhl und Meteorismus, Schwäche und **Schweißneigung nach dem Stuhlgang,** evtl. Hämorrhoiden und Analprolaps, kalte Extremitäten, Appetitmangel, evtl. Ödeme, **besser durch Bauchmassage.** Zunge: Blass; weißer Belag. Puls: Tief, schwach und langsam. S. 69

Wasserüberschuss: Nieren-Yang-Mangel: Verminderte Urinausscheidung von klarem Urin, **Ödeme, v. a. der Beine und Knöchel,** Schmerz-/Kälte- und Schwächegefühl im LWS- und Kniebereich. Wasserüberfluss in der Lunge: **Belastungsdyspnoe,** Husten, Asthma bronchiale, reichlich wässriges und evtl. schaumiges Sputum. Wasserüberfluss im Herzen: **Palpitationen,** kalte Hände, bei Blut-Stagnation auch Lippen- und **Gesichtszyanose.** Milz-Yang-Mangel: Evtl. Oberbauchbeschwerden, Meteorismus und Völlegefühl oder anhaltend wässrige **Diarrhö.** Zunge: Blass, feucht, geschwollen, evtl. blau-violett (Herz-Blut-Stagnation); weißer, evtl. dicker und zäher Belag. Puls: Tief, schwach, langsam und evtl. rau. S. 75

Metrorrhagie

Milz kontrolliert das Blut nicht: Siehe Milz-Qi-Mangel, Metrorrhagie, Zahnfleischblutungen, entzündliche **Darmerkrankungen** mit Blutauflagerungen, **Blutungszeichen,** v. a. der unteren Körperhälfte, z. B. Purpura, Petechien, Hypermenorrö, Meläna, dysfunktionelle Uterusblutungen und Hämaturie. Zunge: Blass, Puls: Dünn, schwach und leer. S. 50

Nieren-Yang-Mangel: Helle Blässe, kalte Extremitäten, Schwäche- und Kältegefühl und Schmerz (wie **Wundgefühl) der LWS- und Knieregion,** Wärme bessert, Lockerung der Zähne, Erschöpfung, Schwindel, **Leeregefühl im Kopf,** mangelnde Willenskraft, Tinnitus (wie Rauschen), Schwerhörigkeit, Taubheit, **Nykturie, Harninkontinenz,** Harntröpfeln, Ödeme, Impotenz, **Spermatorrhö,** Libidomangel, Amenorrhö, Sterilität. Zunge: Blass, schlaff; evtl. dünner, weißer und feuchter Belag. Puls: Tief, schwach und evtl. langsam. S. 73

Nieren-Yin-Mangel: Unterernährung des Gehirns, der Knochen und der Reproduktionsorgane, **Vergesslichkeit, schwacher Schwindel,** Tinnitus (z. B. Rauschen und Sausen mit langsamem Beginn), Schwerhörigkeit, Schlafstörungen mit vielen Träumen, nächtliche Spermatorrhö, **Ejaculatio praecox,**

Schwächegefühl und Schmerzen in der LWS-Region und in den Knien. Zunge: Rot, evtl. **Risse und Einfurchungen;** trocken und wenig Belag oder belaglos. Puls: Dünn und schnell. S. 76

Mangel im Blut-See: S. 29

Migräne

Aufsteigendes Leber-Yang: **Intensiv, klopfend oder platzender Kopfschmerz, meist einseitig und supraorbital,** akuter Tinnitus und Schwerhörigkeit, Unruhe, Wutausbrüche, Reizbarkeit, Augenkrankheiten, **Schlafstörungen mit vielen Träumen.** Zunge: Rot, vor allem an den Rändern; trockener, dünner oder fehlender Belag. Puls: Saitenförmig, schnell, evtl. dünn. S. 31

Leber-Yin-Mangel: Schwindel, verschwommenes Sehen, Tinnitus (hochfrequent), Parästhesien, Blässe, **dumpfer Hinter- und Seitenkopfschmerz,** Schlafstörungen, **Augentrockenheit, Benommenheit** und Sehstörungen. Zunge: Rot, trocken, wenig oder kein Belag. Puls: Dünn, saitenförmig und schnell. S. 32

Aufkommender Leberwind durch Leber-Yang: **Heftigste Kopfschmerzen und Schwindelattacken,** Zittern, **Krämpfe,** Parästhesien, Sprachstörungen, Desorientiertheit, Kollaps, Synkope, Koma, Halbseitenlähmung, Aphasie, Zungensteife und -devitation und Krampfanfälle. Zunge: Rot, trocken, Zungenbeweglichkeit evtl. eingeschränkt oder zittrig, fehlender oder wechselnder Belag. Puls: Saitenförmig, dünn und schnell. S. 33

Loderndes Leberfeuer: **Stark, intensiv pochende Kopfschmerzen und -druck** (lokalisiert meist **temporal** oder im Augenbereich), ausgeprägter Schwindel, Tinnitus (plötzlicher Beginn, keine Besserung durch Handdruck auf das Ohr, wellenartiges, hochfrequentes Geräusch), plötzliche Schwerhörigkeit, Hörsturz oder Taubheit, Konjunktivitis, Augenflimmern, bitterer Mundgeschmack, Gesichtsrötung, **Hitzegefühl im Kopf,** Unruhezustände, Wutausbrüche und **Schlaflosigkeit.** Zunge: Rot, vor allem an den Rändern; gelber, trockener Belag. Puls: Schnell, saitenförmig, evtl. voll und überflutend. S. 34

Migräne, schwere Attacken

Aufkommender Leberwind durch Leber-Yang: Heftigste Kopfschmerzen und Schwindelattacken, Zittern, Krämpfe, Parästhesien, Sprachstörungen, Desorientiertheit, Kollaps, Synkope, Koma, Halbseitenlähmung, Aphasie, Zungensteife und -devitation und Krampfanfälle. Zunge: Rot, trocken, Zungenbeweglichkeit evtl. eingeschränkt oder zittrig; fehlender oder wechselnder Belag. Puls: Saitenförmig, dünn und schnell. S. 33

Miktionsbeschwerden

Milz- und Nieren-Yang-Mangel: Blässe, Kälteaversion, Schwäche-, Kältegefühl und Schmerzen in der LWS- und Knieregion, Dyspnoe, weiche Stühle oder chronische Diarrhö mit unverdauten Nahrungsresten (v. a. gegen 5 Uhr morgens), Blähungsgeräusche, evtl. Miktionsstörungen oder auch reichlicher klarer Urin, Ödeme (Gesicht, Beine und Abdomen), Fluor vaginalis. Zunge: Blass, schlaff, geschwollen mit Zahneindrücken; dünner und weißer Belag. Puls: Tief, schwach und langsam. S. 55

Miktion, schmerzhaft

Loderndes Herz-Feuer: Palpitationen, Erregungszustände wie Reizbarkeit, Schlafstörungen mit vielen Träumen, Angstzustände, extreme Ruhelosigkeit bis zur Manie, Gesichtsrötung und Hitzewellen, Dysurie (bei Hitze-Lin-Syndrom), Harnwegsinfekt, Stomatitis, Hyperthyreose, in schweren Fällen: Schmerzen und Blutungen bei der Miktion (Herz-Feuer greift auf den Dünndarm über). Zunge: Rot, v. a. an der Zungenspitze gerötet und geschwollen, Risse in der Zungenmitte teilweise bis zur Spitze; trockener, dünner und gelber Belag. Puls: Voll, schnell, evtl. überflutend, v. a. an der vorderen Position. S. 43

Morbus Parkinson

Leber- und Nieren-Yin-Mangel: Siehe Leber-Yin- und Leber-Blut-Mangel, siehe Nieren-Yin-Mangel, Hypertonus, Nasenbluten, chronische Otitis media, Myopie, Strabismus, Schwindel, Lähmungen, Muskelatrophiesyndrom, Tinnitus (hochfrequent), Multiple Sklerose, M. Parkinson, Hypomenorrhö, Amenorrhö, verspätete Menstruation und Sterilität. Zunge: Rot, trocken, rissig; wenig oder kein Belag. Puls: Dünn, schnell oder rau, evtl. Trommelpuls, bei aufsteigendem Leber-Yang auch saitenförmig. S. 38

Multiple Sklerose

Leber- und Nieren-Yin-Mangel: Siehe Leber-Yin- und Leber-Blut-Mangel, siehe Nieren-Yin-Mangel, Hypertonus, Nasenbluten, chronische Otitis media, Myopie, Strabismus, Schwindel, Lähmungen, Muskelatrophiesyndrom, Tinnitus (hochfrequent), Multiple Sklerose, M. Parkinson, Hypomenorrhö, Amenorrhö, verspätete Menstruation und Sterilität. Zunge: Rot, trocken, rissig; wenig oder kein Belag. Puls: Dünn, schnell oder rau, evtl. Trommelpuls, bei aufsteigendem Leber-Yang auch saitenförmig. S. 38

Muskelatrophie

Milz-Qi-Mangel: Appetitmangel, Anorexie, unvollständige Verdauung, Diarrhö oder weiche Stühle, Meteorismus, Völle- und Druckgefühl im Bauch, v. a. nach dem Essen, Druck bessert, **Muskelschwäche,** evtl. Ödeme, entzündliche Darmerkrankungen und Malabsorption. **Zunge: Blass,** geschwollen, schlaff (evtl. Zahneindrücke); dünner und weißer Belag. Puls: Leer, schwach und evtl. langsam. S. 48

Leber- und Nieren-Yin-Mangel: Siehe Leber-Yin- und Leber-Blut-Mangel, siehe Nieren-Yin-Mangel, Hypertonus, Nasenbluten, chronische Otitis media, Myopie, Strabismus, Schwindel, Lähmungen, **Muskelatrophiesyndrom,** Tinnitus (hochfrequent), Multiple Sklerose, M. Parkinson, Hypomenorrhö, Amenorrhö, verspätete Menstruation und Sterilität. **Zunge: Rot,** trocken, rissig; wenig oder kein Belag. Puls: Dünn, schnell oder rau, evtl. Trommelpuls, bei aufsteigendem Leber-Yang auch saitenförmig. S. 38

Muskelschwäche

Leber-Blut-Mangel: S. 29

Milz-Qi-Mangel: Appetitmangel, Anorexie, **unvollständige Verdauung,** Diarrhö oder weiche Stühle, Meteorismus, Völle- und Druckgefühl im Bauch, v. a. nach dem Essen, Druck bessert, Muskelschwäche, evtl. Ödeme, entzündliche Darmerkrankungen und Malabsorption. Zunge: Blass, geschwollen, schlaff (evtl. Zahneindrücke); dünner und weißer Belag. Puls: Leer, schwach und evtl. langsam. S. 48

Milz-Yang-Mangel: Appetitmangel, Anorexie, unvollständige Verdauung, Diarrhö oder weiche Stühle, Meteorismus, Völle- und Druckgefühl im Bauch, v. a. nach dem Essen, Druck bessert, Muskelschwäche, evtl. Ödeme und Harnverhaltung, entzündliche Darmerkrankungen und Malabsorption, **wässrige Diarrhö mit unverdauter Nahrung, Kältezeichen,** Frösteln, Wärme bessert. Zunge: Blass, geschwollen und Zahneindrücke am Rand; weißer, feuchter, evtl. dicker und schmieriger Belag. Puls: Tief, langsam und teilweise schwach. S. 49

Muskelzuckungen

Aufkommender Leber-Wind durch Blut-Mangel: Tics im Augenbereich, Parästhesien und Tremor, Muskelzuckungen und Spasmen der Gesichts- und Extremitätenmuskeln, plötzlich starker Schwindel, akut auftretende Sehstörungen (z. B. Augenflimmern), Sprachstörungen, Stottern, Zungenmotorikstörungen, fahle Blässe. Zunge: Blass, trocken; kein oder wenig Belag. Puls: Saitenförmig, dünn und rau. S. 33

Myopie

Leber-Blut-Mangel: Blässe, matte Gesichtsfarbe, blasse Lippen, Muskelschwäche, **Tic,** blasse und **brüchige Nägel. Zunge: Blass,** dünn, trocken; kein oder wenig Belag. Puls: Dünn, rau und saitenförmig. S. 29

Leber-Yin-Mangel: Schwindel, verschwommenes Sehen, Tinnitus (hochfrequent), Parästhesien, Blässe, **dumpfer Hinter- und Seitenkopfschmerz,** Schlafstörungen, **Augentrockenheit, Benommenheit** und Sehstörungen. Zunge: Rot, trocken, wenig oder kein Belag. Puls: Dünn, saitenförmig und schnell. S. 32

Leber- und Nieren-Yin-Mangel: Siehe Leber-Yin- und Leber-Blut-Mangel, siehe Nieren-Yin-Mangel, **Hypertonus, Nasenbluten, chronische Otitis media,** Myopie, Strabismus, Schwindel, Lähmungen, **Muskelatrophiesyndrom,** Tinnitus (hochfrequent), Multiple Sklerose, M. Parkinson, Hypomenorrhö, Amenorrhö, verspätete Menstruation und Sterilität. Zunge: Rot, trocken, rissig; wenig oder kein Belag. Puls: Dünn, schnell oder rau, evtl. Trommelpuls, bei aufsteigendem Leber-Yang auch saitenförmig. S. 38

Nachtblindheit

Leber-Blut-Mangel: S. 29

Nackensteifigkeit

Wind-Kälte-Invasion in der Lunge: Husten, Halsschmerzen, Hinterkopf- und Gliederschmerzen, meist dumpfer **Spannungskopfschmerz** mit Nackensteifigkeit, Fieber und Schüttelfrost, Kratzen im Hals, raue Stimme, weißlich, wässriger Auswurf, Nasenverstopfung wechselnd mit Fließschnupfen. Zunge: Dünner und weißer Belag. Puls: Oberflächlich und straff gespannt, v. a. an der vorderen Pulsposition. S. 63, 80

Taiyang-Syndrom Biao Shi (Außen-Fülle): Kopfschmerzen, Nackensteifigkeit, Glieder- und Gelenkschmerzen, **Würg- und Brechreiz,** Frösteln, Schüttelfrost und Fieber, **Schweißlosigkeit,** Kälteaversion, evtl. Miktionsbeschwerden und ein schmerzhaft gespanntes Abdomen. Zunge: Normal oder schmutzig, weißer Belag. Puls: Oberflächlich und gespannt. S. 80

Taiyang-Syndrom Biao Xu (Außen-Mangel): Kopfschmerzen, Nackensteifigkeit, Glieder- und Gelenkschmerzen, Würg- und Brechreiz, Frösteln, Schüttelfrost und Fieber, **spontane Schweißausbrüche,** Kälteaversion und **Windaversion,** evtl. Miktionsbeschwerden und ein schmerzhaft gespanntes Abdomen. Zunge: Dünner, weißer und schlüpfriger Belag. Puls: Oberflächlich. S. 80

Nasenbluten

Leber-Blut-Stagnation: Abdominalschmerz, evtl. lokalisierter, stechender Schmerz, Druck auf die Schmerzstelle verstärkt, **Gefühl eines Knotens im Bauch,** evtl. Bluterbrechen und Nasenbluten. Menstruation mit Blutklumpen. **Zunge: Blau-violett,** vor allem an den Zungenrändern mit blau-violetten Punkten. Puls: Saitenförmig, evtl. rau. S. 31

Loderndes Leber-Feuer: **Stark, intensiv pochende Kopfschmerzen und -druck** (lokalisiert meist **temporal** oder im Augenbereich), ausgeprägter Schwindel, Tinnitus (plötzlicher Beginn, keine Besserung durch Handdruck auf das Ohr, wellenartiges, hochfrequentes Geräusch), plötzliche Schwerhörigkeit, Hörsturz oder Taubheit, Konjunktivitis, Augenflimmern, bitterer Mundgeschmack, Gesichtsrötung, **Hitzegefühl im Kopf,** Unruhezustände, Wutausbrüche und Schlaflosigkeit, evtl. Blutungen, Hypermenorrhö, Hämatemesis, Hämoptysis und Nasenbluten. Zunge: Rot, vor allem an den Rändern; gelber, trockener Belag. Puls: Schnell, saitenförmig, evtl. voll und überflutend. S. 34

Leber- und Nieren-Yin-Mangel: Siehe Leber-Yin- und Leber-Blut-Mangel, siehe Nieren-Yin-Mangel, **Hypertonus, Nasenbluten, chronische Otitis media,** Myopie, Strabismus, Schwindel, **Lähmungen, Muskelatrophiesyndrom,** Tinnitus (hochfrequent), Multiple Sklerose, M. Parkinson, Hypomenorrhö, Amenorrhö, verspätete Menstruation und Sterilität. Zunge: Rot, trocken, rissig; wenig oder kein Belag. Puls: Dünn, schnell oder rau, evtl. Trommelpuls, bei aufsteigendem Leber-Yang auch saitenförmig. S. 38

Loderndes Magenfeuer: **Fauliger Mundgeschmack,** Zahnfleischschwellung, -schmerzen und -blutungen bis hin zur Stomatitis, evtl. **Kopfschmerzen im Stirnbereich, brennende Schmerzen im Epigastrium,** Magensäurereflux, ständiges Leere- und Hungergefühl, Mundtrockenheit, Singultus und **Schweißausbrüche, besonders beim Essen.** Zunge: Rot; dicker, gelber und trockener Belag. Puls: Voll und schnell. S. 57

Lungen-Yin-Mangel: Trockener, unproduktiver und **quälender Husten** oder schwacher Husten mit **spärlich, zähflüssigem Auswurf** (evtl. blutig tingiert), schwache, heisere und raue Stimme. **Zunge: Rot;** wenig, trockener Belag, teilweise abgeschält. Puls: Schnell und dünn. S. 62

Nykturie

Obstipation

samem Beginn), Schwerhörigkeit, Schlafstörungen mit vielen Träumen, **nächtliche Spermatorrhö, Ejaculatio praecox,** Schwächegefühl und **Schmerzen in der LWS-Region und in den Knien.** Zunge: Rot, evtl. Risse und Einfurchungen; trocken und wenig Belag oder belaglos. Puls: Dünn und schnell. S. 76

Übergangsform: Shaoyang-Yangming Bian Zheng: **Intermittierendes Fieber** mit abendlichem Höhepunkt, Unruhe, schmerzhaftes Spannungsgefühl in der Brust und an den Rippenbögen, geblähtes Abdomen, Obstipation, Schwindel, Augenflimmern, trockene Kehle, bitterer Mundgeschmack, Würgereiz und Durst. Zunge: Rot, gelber und dicker Belag. Puls: Tief und saitenförmig. S. 82

Yangming-Syndrom Fu Bian Zheng **(Funktionskreissyndrom): Hohes Fieber,** Hitze und **Hitzewallungen,** übermäßiges Schwitzen, Durst, Oligurie, **Kopfschmerzen** und Unruhe. Obstipation, gespanntes und schmerzhaftes Abdomen (Druck verschlimmert), Delirium, intermittierendes Fieber mit hohem Nachmittagsfieber. Zunge: Rot, dicker und gelber Belag, zusätzlich trocken mit grauen oder schwarzen Papillen. Puls: Tief und voll. S. 83

Yangming-Ikterus: Hellgelber **Ikterus,** Fieber, Müdigkeit, Appetitlosigkeit, Übelkeit, Durst, Völle- und Spannungsgefühl im Oberbauch, dunkelgelber bis brauner Urin und Obstipation. Zunge: Gelber und klebriger Belag. Puls: Schlüpfrig und schnell. S. 83

Ödeme

Nieren-Yang-Mangel: Helle Blässe, **kalte Extremitäten,** Schwäche- und Kältegefühl und Schmerz (wie **Wundgefühl**) **der LWS- und Knieregion,** Wärme bessert, Lockerung der Zähne, Erschöpfung, Schwindel, Leeregefühl im Kopf, mangelnde Willenskraft, Tinnitus (wie Rauschen), Schwerhörigkeit, Taubheit, **Nykturie, Harninkontinenz,** Harntröpfeln, Ödeme, Impotenz, Spermatorrhö, Libidomangel, Amenorrhö, Sterilität. Zunge: Blass, schlaff; evtl. dünner, weißer und feuchter Belag. Puls: Tief, schwach und evtl. langsam. S. 73

Niere ist unfähig, Qi aufzunehmen: Wie Nieren-Yang-Mangel und: **Dyspnoe mit erschwerter Inspiration,** v. a. bei Belastung, Husten, evtl. Harninkontinenz (klarer Urin) bei Hustenattacken, evtl. **schnelle und flache Atmung, Gesichtsödem,** Asthenie, Lethargie, *evtl. Ödeme der Extremitäten.* Zunge: Blass, schlaff, evtl. geschwollen; stark feuchter, dünner und weißer Belag. Puls: Tief, schwach und evtl. langsam. S. 74

Wasserüberschuss: Nieren-Yang-Mangel: Verminderte Urinausscheidung von klarem Urin, **Ödeme, v. a. der Beine und Knöchel,** Schmerz-/Kälte- und Schwächegefühl im LWS- und Kniebereich. Wasserüberfluss in der Lunge: **Belastungsdyspnoe, Husten,** Asthma bronchiale, reichlich wässriges und evtl. schaumiges Sputum. Wasserüberfluss im Herzen: **Palpitationen,** kalte Hände, bei Blut-Stagnation auch Lippen- und **Gesichtszyanose.** Milz-Yang-Mangel: Evtl. Oberbauchbeschwerden, Meteorismus und Völlegefühl oder anhaltend wässrige **Diarrhoe.** Zunge: Blass, feucht, geschwollen, evtl. blauviolett (Herz-Blut-Stagnation); weißer, evtl. dicker und zäher Belag. Puls: Tief, schwach, langsam und evtl. rau. S. 75

Herz-Yang-Mangel: **Palpitationen, Herzrasen, Rhythmusstörungen,** Müdigkeit, Erschöpfung, Belastungsdyspnoe, thorakale Beklemmung, evtl. Herzschmerzen, Ödeme, Zyanose von Lippen und Zunge. Zunge: Blass, geschwollen, schlaff, feucht oder blau-violett. Puls: Schwach, dünn, tief, rau, regelmäßig unregelmäßig oder unregelmäßig. S. 41

Herz-Blut-Stagnation: **Stechende Schmerzen in der Herzgegend oder retrosternal,** starke thorakale Beklemmung und/oder Druckgefühl, evtl. **Ausstrahlung** in den Arm im Verlauf des Herzmeridians, in schweren Fällen: Dyspnoe, Zyanose und kalter Spontanschweiß. Zunge: Blau-violett, evtl. mit blauvioletten Punkten; wenig Belag, evtl. schmierig bei zusätzlicher Schleimretention. Puls: Oft saitenförmig (Schmerzzeichen), unregelmäßig und evtl. rau. S. 41

Milz-Qi-Mangel: Appetitmangel, Anorexie, **unvollständige Verdauung, Diarrhö** oder weiche Stühle, Meteorismus, Völle- und Druckgefühl im Bauch, v. a. nach dem Essen, Druck bessert, **Muskelschwäche,** evtl. Ödeme, entzündliche Darmerkrankungen und Malabsorption. Zunge: Blass, geschwollen, schlaff (evtl. Zahneindrücke); dünner und weißer Belag. Puls: Leer, schwach und evtl. langsam. S. 48

Milz-Yang-Mangel: Appetitmangel, Anorexie, unvollständige Verdauung, Diarrhö oder weiche Stühle, Meteorismus, Völle- und Druckgefühl im Bauch, v. a. nach dem Essen, Druck bessert, Muskelschwäche, evtl. Ödeme und Harnverhaltung, entzündliche Darmerkrankungen und Malabsorption, **wässrige Diarrhö mit unverdauter Nahrung, Kältezeichen,** Frösteln, Wärme bessert. Zunge: Blass, geschwollen und **Zahneindrücke** am Rand; weißer, feuchter, evtl. dicker und schmieriger Belag. Puls: Tief, langsam und teilweise schwach. S. 49

Feuchte-Kälte in der Milz: Völle- und Druckgefühl in Thorax und Abdomen, körperliches **Schweregefühl,** Appetitmangel, Geschmacksverlust oder **süßlicher Geschmack,** kein Durst, Ödeme, weiche Stühle oder **Diarrhö,** ggf. Übelkeit und Erbrechen, weißlicher Fluor vaginalis, **flockiger Urin, verklebte Augen,** flüssigkeitsgefüllte Hautausschläge, evtl. Harnverhaltung und Harnträufeln, Kopfschmerzen, Ulcus ventriculi und duodeni. Zunge: Blass; dicker, weißer, stark feuchter oder schmieriger Belag. Puls: Schlüpfrig und langsam. S. 52

Milz- und Nieren-Yang-Mangel: Blässe, Kälteaversion, **Schwäche-, Kältegefühl und Schmerzen in der LWS- und Knieregion, Dyspnoe,** weiche Stühle oder chronische Diarrhö mit unverdauten Nahrungsresten **(v. a. gegen 5 Uhr morgens),** Blähungsgeräusche, evtl. Miktionsstörungen oder auch reichlicher klarer Urin, **Ödeme (Gesicht, Beine und Abdomen),** Fluor vaginalis. Zunge: Blass, schlaff, geschwollen mit Zahneindrücken; dünner und weißer Belag. Puls: Tief, schwach und langsam. S. 55

Lungen- und Milz-Qi-Mangel: **Chronischer Husten** mit viel wässrigem, weißlichem Auswurf, Dyspnoe und Asthma bronchiale, Appetitmangel, weiche Stühle, Völlegefühl im Epigastrium nach dem Essen. **In schweren Fällen: Aufgedunsenes Gesicht, Gesichts- und Beinödeme.** Zunge: Blass, evtl. geschwollen mit Zahneindrücken; dünner und weißer Belag. Puls: Schwach und leer. S. 66

Lungen-Qi- und Nieren-Yang-Mangel: **Husten,** Belastungsdyspnoe, **behinderte Einatmung,** schwache und leise Stimme, kalte Extremitäten, **Spontanschweiß,** Lethargie, Schwächegefühl und Schmerzen in LWS- und Knieregion, **Harninkontinenz bei starkem Husten,** evtl. Ödeme. Zunge: Blass, schlaff, geschwollen; dünner, weißer und feuchter Belag. Puls: Tief, schwach, evtl. langsam. S. 67

Nieren-Qi ist nicht fest: Blasse, lumbale Schwäche und Schmerz, Lockerung der Zähne, Antriebsmangel, **schnelle Erschöpfung,** Schwindel, **Leeregefühl im Kopf, mangelnde Willens- kraft,** evtl. Tinnitus (wie Rauschen), Schwerhörigkeit, evtl. Ödeme, **Harninkontinenz,** häufige Miktion, Harnträufeln, **kalter Schweiß,** Spermatorrhö und Ejaculatio praecox, klarer, dünnflüssiger Fluor vaginalis. Zunge: Blass, evtl. schlaff; weißer und dünner Belag. Puls: Schwach und tief, v. a. an der Nierenposition. S. 71

Shaoyin-Syndrom, fehlende Kontrolle das Wassers: Generalisierte Ödeme, häufig kleine Urinmengen, Energiemangel, Kälteaversion und **kalte Extremitäten** mit Schweregefühl und Schmerzempfindungen in den vier Extremitäten. Zunge: Blass, feucht und weißer Belag. Puls: Dünn und fein. S. 85

Organsenkung

Sinkendes Milz-Qi: Siehe: Milz-Qi-Mangel und Milz-Yang-Mangel, Organsenkung, vor allem der unteren Körperhälfte, z. B. Descensus uteri et vaginae, Uterusprolaps, Hämorrhoiden, Rektumprolaps, Harninkontinenz, Blasen- und Magensenkung (nach unten drängendes Gefühl), chronische Diarrhö, Ptosis des Augenlids. Zunge: Blass; dünner und weißer Belag. Puls: Schwach und leer. S. 51

Osteoporose

Nieren-Jing-Mangel: S. 71

Otitis media, chronische

Leber- und Nieren-Yin-Mangel: Siehe Leber-Yin- und Leber-Blut-Mangel, siehe Nieren-Yin-Mangel, Hypertonus, Nasenbluten, chronische Otitis media, Myopie, Strabismus, Schwindel, Lähmungen, Muskelatrophiesyndrom, Tinnitus (hochfrequent), Multiple Sklerose, M. Parkinson, Hypomenorrhö, Amenorrhö, verspätete Menstruation und Sterilität. Zunge: Rot, trocken, rissig; wenig oder kein Belag. Puls: Dünn, schnell oder rau, evtl. Trommelpuls, bei aufsteigendem Leber-Yang auch saitenförmig. S. 38

Palpitationen

Aufsteigendes Leber-Yang: **Intensiv, klopfend oder platzender Kopfschmerz, meist einseitig und supraorbital,** akuter Tinnitus und Schwerhörigkeit, Unruhe, Wutausbrüche, Reizbarkeit, **Augenkrankheiten,** Schlafstörungen mit vielen Träumen. Zunge: Rot, vor allem an den Rändern; trockener, dünner oder fehlender Belag. Puls: Saitenförmig, schnell, evtl. dünn. S. 31

Herz-Qi-Mangel: Palpitationen, **Herzrasen oder -stolpern, meist tagsüber und belastungsabhängig.** Zunge: Blass, evtl. leicht geschwollen oder schlaff; dünner und weißer Belag. Puls: Schwach, leer, dünn und evtl. unregelmäßig. S. 40

Herz-Yang-Mangel: Palpitationen, **Herzrasen, Rhythmusstörungen,** Müdigkeit, Erschöpfung, **Belastungsdyspnoe,** thorakale Beklemmung, **evtl. Herzschmerzen,** Ödeme, Zyanose von Lippen und Zunge. Zunge: Blass, geschwollen, schlaff, feucht oder blau-violett. Puls: Schwach, dünn, tief, rau, regelmäßig unregelmäßig oder unregelmäßig. S. 41

Herz-Blut-Mangel: **Palpitationen, meist morgens in Ruhe mit Angstzuständen,** Schlafstörungen mit vielen Träumen, Vergesslichkeit, **Angstzustände, Schreckhaftigkeit** und Ruhelosigkeit, Rhythmusstörungen, leichtgradiger Tinnitus (tiefer Ton, allmählicher Beginn und intermittierend), **Anämie. Zunge: Blass,** evtl. dünner und verkleinerter Zungenkörper; weißer, dünner und evtl. trockener Belag. Puls: Dünn, schwach und rau. S. 42

Herz-Yin-Mangel: Palpitationen, **tachykarde Rhythmusstörungen,** Ein- und Durchschlafstörungen, evtl. mit Träumen, Vergesslichkeit, Reizbarkeit, **Schreckhaftigkeit, Angst-** und Erregungszustände, Hyperthyreose. **Zunge: Rot,** v. a. an der Zungenspitze, evtl. mit roten Punkten, tiefer, **medianer Riss bis zur Spitze;** wenig, trockener Belag oder belaglos. Puls: Dünn und schnell. S. 43

Herz- und Milz-Qi-/Blut-Mangel: Blässe, **generelle Erschöpfung,** Palpitationen, Ruhelosigkeit, Schreckhaftigkeit, Vergesslichkeit, Schlafstörungen mit vielen Träumen und Schlaflosigkeit, Appetitmangel, **Druck- und Völlegefühl im Abdomen, Meteorismus** und **weiche Stühle,** unregelmäßige und spärliche Menstruation, Anämie. Zunge: Blass; dünner und weißer Belag. Puls: Leer, schwach und evtl. rau. S. 45

Trüber Schleim blockiert den Kopf: **Schwindel, starke Benommenheit im Kopf mit Schweregefühl** (Gefühl des **„Einbandagiertseins"**), Verwirrtheits- und Unruhezustände, Schwere-, Steifheits- und Taubheitsgefühl der Extremitäten, Druck und Völlegefühl in Thorax und Abdomen, **Übelkeit und Erbrechen,** weiche Stühle oder **Diarrhö.** Zunge: Weißer, schmieriger und dicker Belag. Puls: Schlüpfrig, saitenförmig und evtl. langsam. S. 54

Wasserüberschuss: Nieren-Yang-Mangel: Verminderte Urinausscheidung von klarem Urin, **Ödeme, v. a. der Beine und Knöchel,** Schmerz-/Kälte- und Schwächegefühl im LWS- und Kniebereich. Wasserüberfluss in der Lunge: **Belastungsdyspnoe,** Husten, Asthma bronchiale, reichlich wässriges und evtl. **schaumiges Sputum.** Wasserüberfluss im Herzen: Palpitationen, kalte Hände, bei Blut-Stagnation auch Lippen- und **Gesichtszyanose.** Milz-Yang-Mangel: Evtl. Oberbauchbeschwerden, Meteorismus und Völlegefühl oder anhaltend **wässrige Diarrhoe.** Zunge: Blass, feucht, geschwollen, evtl. blau-violett (Herz-Blut-Stagnation); weißer, evtl. dicker und zäher Belag. Puls: Tief, schwach, langsam und evtl. rau. S. 75

Parästhesien, Extremitäten

Leber-Blut-Mangel: Blässe, matte Gesichtsfarbe, blasse Lippen, **Muskelschwäche,** Tic, blasse und brüchige Nägel. Zunge: Blass, dünn, trocken; kein oder wenig Belag. Puls: Dünn, rau und saitenförmig. S. 29

Leber-Yin-Mangel: Schwindel, verschwommenes Sehen, Tinnitus (hochfrequent), Parästhesien, Blässe, **dumpfer Hinter- und Seitenkopfschmerz,** Schlafstörungen, Augentrockenheit, **Benommenheit** und Sehstörungen. Zunge: Rot, trocken, wenig oder kein Belag. Puls: Dünn, saitenförmig und schnell. S. 32

Aufkommender Leberwind durch Leber-Yang: **Heftigste Kopfschmerzen und Schwindelattacken,** Zittern, Krämpfe, Parästhesien, Sprachstörungen, Desorientiertheit, Kollaps, Synkope, Koma, Halbseitenlähmung, Aphasie, Zungensteife und -deviation und Krampfanfälle. **Zunge: Rot,** trocken, Zungenbeweglichkeit evtl. eingeschränkt oder zittrig, fehlender oder wechselnder Belag. Puls: Saitenförmig, dünn und schnell. S. 34

Aufkommender Leber-Wind durch Blut-Mangel: **Tics im Augenbereich,** Parästhesien und Tremor, Muskelzuckungen und Spasmen, **plötzlich starker Schwindel, akut auftretende Sehstörungen** (z. B. Augenflimmern), Sprachstörungen, Stottern, Zungenmotorikstörungen, fahle Blässe. **Zunge: Blass,** trocken, kein oder wenig Belag. Puls: Saitenförmig, dünn und rau. S. 33

Petechien

Milz kontrolliert das Blut nicht: Siehe Milz-Qi-Mangel, Metrorrhagie, Zahnfleischblutungen, entzündliche Darmerkrankungen mit Blutauflagerungen, Blutungszeichen, v. a. der unteren Körperhälfte, z. B. Purpura, Petechien, Hypermenorrhö, Meläna, dysfunktionelle Uterusblutungen und Hämaturie. Zunge: Blass, Puls: Dünn, schwach und leer. S. 50

Pollakisurie

Feuchte-Hitze in der Blase: Harndrang, Dys- und Pollakisurie oder evtl. Harnverhaltung, trüber und dunkelgelber Urin, evtl. Hämaturie oder Harnsteine, evtl. Völle- und Druckgefühl im Unterbauch und Schmerzen im LWS-Bereich, Durst, evtl. Fieber. Zunge: Rot; dicker, gelber und schmieriger Belag, v. a. an der Wurzel. Puls: Schnell, schlüpfrig und evtl. saitenförmig. S. 79, 92

Prämenstruelles Syndrom

Leber-Blut-Mangel: Blässe, matte Gesichtsfarbe, blasse Lippen, Muskelschwäche, **Tic,** blasse und **brüchige Nägel.** Zunge: Blass, dünn, trocken; kein oder wenig Belag. Puls: Dünn, rau und saitenförmig. S. 29

Leber-Qi-Depression: **Spannungsgefühl** im Hypochondrium oder Thorax mit **wechselnden Lokalisationen,** geschwollene Rippen, Singultus und **Seufzen, Globusgefühl,** Depression, Reizbarkeit und Emotionsausbrüche. Zunge: Normal oder blau-violett, dünner; weißer Belag. Puls: Saitenförmig, vor allem links. S. 29

Prostatabeschwerden

Nieren-Qi ist nicht fest: Blässe, **lumbale Schwäche und Schmerz,** Lockerung der Zähne, Antriebsmangel, schnelle Erschöpfung, Schwindel, Leeregefühl im Kopf, mangelnde Willenskraft, evtl. Tinnitus (wie Rauschen), Schwerhörigkeit, evtl. Ödeme, Harninkontinenz, häufige Miktion, Harnträufeln, **kalter Schweiß,** Spermatorrhö und **Ejaculatio praecox,** klarer, dünnflüssiger **Fluor vaginalis.** Zunge: Blass, evtl. schlaff; weißer und dünner Belag. Puls: Schwach und tief, v. a. an der Nierenposition. S. 71

Nieren-Yang-Mangel: Helle Blässe, kalte Extremitäten, Schwäche- und Kältegefühl und Schmerz (wie **Wundgefühl**) **der LWS- und Knieregion,** Wärme bessert, Lockerung der Zähne, Erschöpfung, Schwindel, Leeregefühl im Kopf, mangelnde Willenskraft, Tinnitus (wie Rauschen), Schwerhörigkeit, Taubheit, **Nykturie,** Harninkontinenz, Harntröpfeln, Ödeme, Impotenz, Spermatorrhö, **Libidomangel,** Amenorrhö, Sterilität. Zunge: Blass, schlaff; evtl. dünner, weißer und feuchter Belag. Puls: Tief, schwach und evtl. langsam. S. 73

Disharmonie zwischen Herz und Niere: Siehe Herz-Feuer und Nieren-Yin-Mangel, Tinnitus, Schwerhörigkeit, Ejakulationsstörungen, klimakterische Beschwerden, **psychovegetatives Syndrom, innere Unruhe, Palpitationen,** Schlaflosigkeit, Schwindel, Schmerzen in der LWS-Region, nächtliche **Spermatorrhö mit erotischen Träumen.** Zunge: Rot, v. a. an der Spitze; wenig, trockener Belag, evtl. belaglos. Puls: Dünn und schnell. S. 46

Prostatadynie

Leber-Yang-Mangel: Harndrang bei Kälte und Stress, Harnträufeln, Schmerzen und Spannungsgefühl im Unterbauch mit nach unten drängenden Empfindungen in Hoden und Skrotum, Sexualstörungen, Schmerzen mit Kältegefühl in der Peniswurzel und Ausstrahlung in die Oberschenkelinnenseite, Wärme bessert. Zunge: Blass und weißer Belag. Puls: Tief, langsam und saitenförmig. S. 36

Prostatitis

Feuchte-Hitze in der Blase: Harndrang, Dys- und Pollakisurie oder evtl. Harnverhaltung, **trüber und dunkelgelber Urin,** evtl. Hämaturie oder Harnsteine, evtl. Völle- und Druckgefühl im Unterbauch und **Schmerzen im LWS-Bereich,** Durst, evtl. Fieber. Zunge: Rot; **dicker, gelber und schmieriger Belag,** v. a. an der Wurzel. Puls: Schnell, schlüpfrig und evtl. saitenförmig. S. 79, 92

Nieren-Yang-Mangel: Helle Blässe, kalte Extremitäten, Schwäche- und Kältegefühl und Schmerz (wie **Wundgefühl**) **der LWS- und Knieregion,** Wärme bessert, **Lockerung der Zähne,** Erschöpfung, Schwindel, **Leeregefühl im Kopf, mangelnde Willenskraft,** Tinnitus (wie Rauschen), Schwerhörigkeit, Taubheit, Nykturie, Harninkontinenz, Harntröpfeln, Ödeme, Impotenz, Spermatorrhö, Libidomangel, Amenorrhö, Sterilität. Zunge: Blass, schlaff; evtl. dünner, **weißer und feuchter Belag.** Puls: Tief, schwach und evtl. langsam. S. 73

Psychische Dysbalance

Loderndes Magenfeuer mit Schleim-Feuer: **Fauliger Mundgeschmack,** Zahnfleischschwellung, -schmerzen und -blutungen bis hin zur Stomatitis, evtl. Kopfschmerzen im Stirnbereich, **brennende Schmerzen im Epigastrium,** Magensäurereflux, ständiges Leere- und Hungergefühl, Mundtrockenheit, Singultus und **Schweißausbrüche, besonders beim Essen,** Völlegefühl im Epigastrium, wenig Durst, Stuhl mit Schleimauflagerungen, Schlafstörungen und psychische Dysbalance. Zunge: Rot; dicker, gelber und schmieriger Belag. Puls: Voll, schnell und schlüpfrig. S. 57

Nieren-Yang-Mangel: Helle Blässe, **kalte Extremitäten,** Schwäche- und Kältegefühl und Schmerz (wie **Wundgefühl**) **der LWS- und Knieregion,** Wärme bessert, Lockerung der Zähne, Erschöpfung, Schwindel, **Leeregefühl im Kopf, mangeln-**

Rhinitis, atrophische

Lungen-Yin-Mangel: Trockener, unproduktiver und quälender Husten oder schwacher Husten mit spärlich, zähflüssigem Auswurf (evtl. blutig tingiert), schwache, heisere und raue Stimme. Zunge: Rot; wenig, trockener Belag, teilweise abgeschält. Puls: Schnell und dünn. S. 62

Lungen- und Nieren-Yin-Mangel: Chronisch trockener Husten mit wenig, zähflüssigem und blutigem Auswurf, Belastungsdyspnoe, Schwächegefühl und **Schmerzen in der LWS- und Knieregion, nächtliche Spermatorrhö,** Schlaflosigkeit. Zunge: Rot, evtl. rissig; wenig trockener Belag oder belaglos. Puls: Dünn und schnell. S. 68

Rhinitis, chronische

Lungen-Yin-Mangel: Trockener, unproduktiver und quälender Husten oder schwacher Husten mit spärlich, zähflüssigem Auswurf (evtl. blutig tingiert), schwache, heisere und raue Stimme. Zunge: Rot; wenig, trockener Belag, teilweise abgeschält. Puls: Schnell und dünn. S. 62

Rippen, geschwollen

Leber-Qi-Depression: S. 29

Schlafstörungen

Aufsteigendes Leber-Yang: **Intensiv, klopfend oder platzender Kopfschmerz, meist einseitig und supraorbital,** akuter Tinnitus und Schwerhörigkeit, Unruhe, Wutausbrüche, Reizbarkeit, Augenkrankheiten, Schlafstörungen mit vielen Träumen. Zunge: Rot, vor allem an den Rändern; trockener, dünner oder fehlender Belag. Puls: Saitenförmig, schnell, evtl. dünn. S. 31

Leber-Yin-Mangel: Schwindel, verschwommenes Sehen, Tinnitus (hochfrequent), Parästhesien, Blässe, **dumpfer Hinter- und Seitenkopfschmerz,** Schlafstörungen, **Augentrockenheit, Benommenheit** und Sehstörungen. Zunge: Rot, trocken, wenig oder kein Belag. Puls: Dünn, saitenförmig und schnell. S. 32

Loderndes Leber-Feuer: **Stark, intensiv pochende Kopfschmerzen und -druck** (lokalisiert meist **temporal** oder im Augenbereich), **ausgeprägter Schwindel,** Tinnitus (plötzlicher Beginn, keine Besserung durch Handdruck auf das Ohr, wellenartiges, hochfrequentes Geräusch), plötzliche Schwerhörigkeit, Hörsturz oder Taubheit, Konjunktivitis, Augenflimmern, bitterer Mundgeschmack, Gesichtsrötung, **Hitzegefühl im Kopf,** Unruhezustände, Wutausbrüche und **Schlaflosigkeit.** Zunge: Rot, vor allem an den Rändern; gelber, trockener Belag. Puls: Schnell, saitenförmig evtl. voll und überflutend. S. 34

Leber- und Nieren-Yin-Mangel: Siehe Leber-Yin- und Leber-Blut-Mangel, siehe Nieren-Yin-Mangel, **Hypertonus, Nasenbluten, chronische Otitis media,** Myopie, Strabismus, Schwindel, Lähmungen, **Muskelatrophiesyndrom,** Tinnitus (hochfrequent), Multiple Sklerose, M. Parkinson, Hypomenorrhö, Amenorrhö, **verspätete Menstruation und Sterilität.** Zunge: Rot, trocken, rissig; wenig oder kein Belag. Puls: Dünn, schnell oder rau, evtl. Trommelpuls, bei aufsteigendem Leber-Yang auch saitenförmig. S. 38

Gallenblasen-Qi-Mangel: Leichter Schwindel, leichte Sehstörungen wie verschwommenes Sehen, Unruhe, Reizbarkeit, Depression, Ängstlichkeit, Schreckhaftigkeit, Seufzen und Entscheidungsschwierigkeit. Mit Herz-Qi-Mangel: **Erwachen in den frühen Morgenstunden ohne Wiedereinschlafen, oberflächlicher Schlaf mit vielen Träumen,** Kurzatmigkeit, **Palpitationen,** Müdigkeit. Zunge: Eher blass vor allem an den Rändern, evtl. Furchen im Herzareal; dünner und weißer Belag. Puls: Saitenförmig, dünn oder schwach, evtl. leer. S. 39

Herz-Qi-Mangel: Palpitationen, **Herzrasen oder -stolpern, meist tagsüber und belastungsabhängig.** Zunge: Blass, evtl. leicht geschwollen oder schlaff; dünner und weißer Belag. Puls: Schwach, leer, dünn und evtl. unregelmäßig. S. 40

Herz-Yang-Mangel: Palpitationen, **Herzrasen, Rhythmusstörungen,** Müdigkeit, Erschöpfung, **Belastungsdyspnoe,** thorakale Beklemmung, evtl. Herzschmerzen, **Ödeme,** Zyanose von Lippen und Zunge. Zunge: Blass, geschwollen, schlaff, feucht oder blau-violett. Puls: Schwach, dünn, tief, rau, regelmäßig unregelmäßig oder unregelmäßig. S. 41

Herz-Blut-Stagnation: **Stechende Schmerzen in der Herzgegend oder retrosternal,** starke thorakale Beklemmung- und/oder Druckgefühl, evtl. **Ausstrahlung** in den Arm im Verlauf des Herzmeridians, in schweren Fällen: **Dyspnoe,** Zyanose und kalter Spontanschweiß. **Zunge: Blau-violett,** evtl. mit blau-violetten Punkten; wenig Belag, evtl. schmierig bei zusätzlicher Schleimretention. Puls: Oft saitenförmig (Schmerzzeichen), unregelmäßig und evtl. rau. S. 41

Herz-Blut-Mangel: **Palpitationen, meist morgens in Ruhe mit Angstzuständen, Schlafstörungen mit vielen Träumen,** Vergesslichkeit, Angstzustände, Schreckhaftigkeit und Ruhelosigkeit, Rhythmusstörungen, leichtgradiger Tinnitus (tiefer Ton, allmählicher Beginn und intermittierend), Anämie. Zunge: Blass, evtl. dünner und **verkleinerter Zungenkörper;** weißer, dünner und evtl. trockener Belag. Puls: Dünn, schwach und rau. S. 42

Herz-Yin-Mangel: Palpitationen, **tachykarde Rhythmusstörungen, Ein- und Durchschlafstörungen, evtl. mit Träumen,** Vergesslichkeit, Reizbarkeit, Schreckhaftigkeit, Angst- und Erregungszustände, Hyperthyreose. Zunge: Rot, v. a. an der Zungenspitze, evtl. mit roten Punkten, tiefer, **medianer Riss bis zur Spitze;** wenig, trockener Belag oder belaglos. Puls: Dünn und schnell. S. 43

Loderndes Herz-Feuer: Palpitationen, Erregungszustände wie Reizbarkeit, **Schlafstörungen mit vielen Träumen,** Angstzustände, **extreme Ruhelosigkeit bis zur Manie,** Gesichtsrötung und **Hitzewellen, Dysurie** (bei Hitze-Lin-Syndrom), Harnwegsinfekt, Stomatitis, Hyperthyreose, in schweren Fällen: Schmerzen und Blutungen bei der Miktion (Herz-Feuer greift auf den Dünndarm über). Zunge: Rot, v. a. an der Zungenspitze gerötet und geschwollen, Risse in der Zungenmitte teilweise bis zur Spitze; trockener, dünner und gelber Belag. Puls: Voll, schnell, evtl. überflutend, v. a. an der vorderen Position. S. 43

Schleim-Feuer erregt das Herz: Erregungszustände mit aggressivem Charakter bis zur Manie und agitierter Psychose, **Fantasieren** und zusammenhangloses Sprechen, grundloses, unkontrolliertes Lachen und Weinen, Verwirrtheit, Schreien, **Schlafstörungen mit Alpträumen,** Gesichtsrötung, Obstipation, evtl. Depression und Abgestumpftheit, Aphasie und Koma. Zunge: Rot, medianer Riss, evtl. mit **erhabenen gelblichen Papillen,** gerötete, geschwollene Zungenspitze; gelber und schmieriger Belag. Puls: Saitenförmig, schlüpfrig, schnell, evtl. schnell und voll oder überflutend. S. 45

Herz- und Milz-Qi-/Blut-Mangel: Blässe, **generelle Erschöpfung,** Palpitationen, Ruhelosigkeit, Schreckhaftigkeit, Vergesslichkeit, **Schlafstörungen mit vielen Träumen und Schlaflosigkeit,** Appetitmangel, Druck- und Völlegefühl im Abdomen, Meteorismus und weiche Stühle, unregelmäßige und spärliche Menstruation, **Anämie.** Zunge: Blass; dünner und weißer Belag. Puls: Leer, schwach und evtl. rau. S. 45

Disharmonie zwischen Herz und Niere: Siehe Herz-Feuer und Nieren-Yin-Mangel, Tinnitus, Schwerhörigkeit, Ejakulationsstörungen, klimakterische Beschwerden, **psychovegetatives Syndrom,** innere Unruhe, Palpitationen, **Schlaflosigkeit,** Schwindel, **Schmerzen in der LWS-Region,** nächtliche **Spermatorrhö mit erotischen Träumen.** Zunge: Rot, v. a. an der Spitze; wenig, trockener Belag, evtl. belaglos. Puls: Dünn und schnell. S. 46

Loderndes Magenfeuer mit Schleim-Feuer: **Fauliger Mundgeschmack,** Zahnfleischschwellung, -schmerzen und -blutungen bis hin zur Stomatitis, evtl. Kopfschmerzen im Stirnbereich, **brennende Schmerzen im Epigastrium,** Magensäurereflux, **ständiges Leere- und Hungergefühl,** Mundtrockenheit, Singultus und **Schweißausbrüche, besonders beim Essen,** Völlegefühl im Epigastrium, wenig Durst, Stuhl mit Schleimauflagerungen, Schlafstörungen und **psychische Dysbalance.** Zunge: Rot; dicker, gelber und schmieriger Belag. Puls: Voll, schnell und schlüpfrig. S. 57

Nahrungsstau im Magen: Druck- und Völlegefühl im Epigastrium und Abdomen, Druck verstärkt, **übelriechendes Aufstoßen** und Magensäurereflux, Appetitmangel, Übelkeit, evtl. **Erbrechen nach dem Essen,** weiche, **faulig riechende Stühle** oder Obstipation mit zögernder Darmpassage, Anorexie, Schlafstörungen und evtl. Kopfschmerzen. Zunge: Dicker, quarkiger, evtl. schmieriger Belag (gelb oder weiß). Puls: Voll und schlüpfrig. S. 59

Lungen- und Nieren-Yin-Mangel: **Chronisch, trockener Husten mit wenig, zähflüssigem und blutigem Auswurf,** Belastungsdyspnoe, Schwächegefühl und **Schmerzen in der LWS-** und Knieregion, nächtliche Spermatorrhö, **Schlaflosigkeit.** Zunge: Rot, evtl. rissig; wenig trockener Belag oder belaglos. Puls: Dünn und schnell. S. 68

Nieren-Yin-Mangel: Unterernährung des Gehirns, der Knochen und der Reproduktionsorgane, **Vergesslichkeit, schwacher Schwindel,** Tinnitus (z. B. Rauschen und Sausen mit langsamem Beginn), Schwerhörigkeit, **Schlafstörungen mit vielen Träumen,** nächtliche Spermatorrhö, Ejaculatio praecox, Schwächegefühl und Schmerzen in der LWS-Region und in den Knien. Zunge: Rot, evtl. **Risse und Einfurchungen;** trocken und wenig Belag oder belaglos. Puls: Dünn und schnell. S. 76

Schluckbeschwerden

Leber-Qi-Depression: Spannungsgefühl im Hypochondrium oder Thorax mit wechselnden Lokalisationen, geschwollene Rippen, Singultus und Seufzen, Globusgefühl, Depression, Reizbarkeit und Emotionsausbrüche. Zunge: Normal oder blau-violett, dünner, weißer Belag. Puls: Saitenförmig, vor allem links. S. 29

Schmerzen im Abdomen

Leber-Yang-Mangel: **Harndrang bei Kälte und Stress,** Harnträufeln, Schmerzen und Spannungsgefühl im Unterbauch mit nach **unten drängenden Empfindungen in Hoden** und Skrotum, **Sexualstörungen,** Schmerzen mit Kältegefühl in der Peniswurzel und Ausstrahlung in die Oberschenkelinnenseite, Wärme bessert. Zunge: Blass und weißer Belag. Puls: Tief, langsam und saitenförmig. S. 36

Fülle-Hitze im Dünndarm: Völlegefühl und Schmerzen im Unterbauch, **Druck verschlimmert, häufig, dringender Harndrang,** Hämaturie, **Dysurie,** Reizbarkeit, **Unruhezustände, Stomatitis,** brennende Schmerzen im Mund, Halsschmerzen und Durst. Zunge: Rot mit geröteter Spitze; gelber Belag. Puls: Schnell, schlüpfrig und überflutend. S. 48

Dünndarm-Schwäche mit Kälte: **Milder intermittierender, dumpfer Abdominalschmerz,** Druck und Wärme bessern, Verlangen nach warmen Getränken, **häufiger Harndrang** und viel blassgelber Urin, Blähungsgeräusche, Meteorismus, **Malabsorption und Maldigestion.** Zunge: Blass und weißer Belag. Puls: Schwach, langsam, evtl. tief und leer. S. 47

Milz-Qi-Mangel: Appetitmangel, Anorexie, **unvollständige Verdauung,** Diarrhö oder weiche Stühle, Meteorismus, Völle- und Druckgefühl im Bauch, v. a. nach dem Essen, Druck bessert, Muskelschwäche, evtl. Ödeme, entzündliche **Darmerkrankungen** und Malabsorption. Zunge: Blass, geschwollen, schlaff (evtl. Zahneindrücke); dünner und weißer Belag. Puls: Leer, schwach und evtl. langsam. S. 48

Milz-Yang-Mangel: Appetitmangel, Anorexie, unvollständige Verdauung, Diarrhö oder weiche Stühle, Meteorismus, Völle- und Druckgefühl im Bauch, v. a. nach dem Essen, Druck bessert, Muskelschwäche, evtl. Ödeme und Harnverhaltung, entzündliche Darmerkrankungen und Malabsorption, **wässrige Diarrhö mit unverdauter Nahrung, Kältezeichen,** Frösteln, Wärme bessert. Zunge: Blass, geschwollen und **Zahneindrücke** am Rand; weißer, feuchter, evtl. dicker und schmieriger Belag. Puls: Tief, langsam und teilweise schwach. S. 49

Feuchte-Kälte in der Milz: Völle- und Druckgefühl in Thorax und Abdomen, körperliches Schweregefühl, Appetitmangel, Geschmacksverlust oder **süßlicher Geschmack,** kein Durst, Ödeme, weiche Stühle oder **Diarrhö,** ggf. Übelkeit und Erbrechen, weißlicher Fluor vaginalis, **flockiger Urin, verklebte Augen,** flüssigkeitsgefüllte Hautausschläge, evtl. Harnverhaltung und Harnträufeln, Kopfschmerzen, Ulcus ventriculi und duodeni. Zunge: Blass; dicker, weißer, stark feuchter oder schmieriger Belag. Puls: Schlüpfrig und langsam. S. 52

Trüber Schleim blockiert den Kopf: Schwindel, **starke Benommenheit im Kopf** mit Schweregefühl (Gefühl des **„Einbandagiertseins"),** Verwirrtheits- und **Unruhezustände,** Schwere-, Steifheits- und Taubheitsgefühl der Extremitäten, Druck und Völlegefühl in Thorax und Abdomen, Übelkeit und Erbrechen, weiche Stühle oder **Diarrhö.** Zunge: Weißer, schmieriger und dicker Belag. Puls: Schlüpfrig, saitenförmig und evtl. langsam. S. 54

Feuchte-Hitze in Milz und Magen: Völlegefühl und Schmerzen

in Ober- und Unterbauch, Appetitmangel, **Ekel vor fetten Speisen,** Übelkeit, Erbrechen, weiche Stühle mit **intensivem Geruch** oder Obstipation, Anusbrennen, **subfebrile Temperaturen,** körperliches Schweregefühl, Kopfschmerzen, ggf. Urtikaria, in schweren Fällen Ikterus. Zunge: Evtl. rot oder leicht gerötet; dicker gelber und schmieriger Belag. Puls: Schnell und schlüpfrig. S. 53, 89

Nahrungsstau im Magen: Druck- und Völlegefühl im Epigastrium und Abdomen, Druck verstärkt, **übelriechendes Aufstoßen** und Magensäurereflux, Appetitmangel, Übelkeit, evtl. **Erbrechen nach dem Essen,** weiche, **faulig riechende Stühle** oder Obstipation **mit zögernder Darmpassage,** Anorexie, Schlafstörungen und evtl. Kopfschmerzen. Zunge: Dicker, quarkiger, evtl. schmieriger Belag (gelb oder weiß). Puls: Voll und schlüpfrig. S. 59

Feuchte-Hitze im Dickdarm: **Meist akute Bauchschmerzen und Tenesmen mit Diarrhö,** oft **faulig riechender Stuhl,** evtl. mit Blut- und **Schleimbeimischungen, heftiger Stuhldrang, anhaltend auch nach der Entleerung,** evtl. hellrote Rektumblutungen vor oder nach dem Stuhlgang und brennende Schmerzen am Anus. Zunge: Normal oder gerötet, evtl. mit hervorragenden roten Papillen am Zungengrund; dicker, gelber, schmieriger oder quarkiger Belag. Puls: Schnell, schlüpfrig, evtl. voll und saitenförmig. S. 70, 90

Kälte im Dickdarm mit Qi-Stagnation: **Obstipation mit tief empfundenem Bauchschmerz,** örtliche Wärme bessert. Zunge: Weißer, evtl. dicker Belag. Puls: Langsam, saitenförmig und tief. S. 71

Feuchte-Kälte mit Qi-Stagnation im Dickdarm: **Akut einsetzende, schmerzhafte und wässrige Diarrhö, plötzlicher Bauchschmerz nach Exposition von Kälte und Feuchtigkeit,** allgemeines und abdominelles Kältegefühl, Wärme bessert. Zunge: Weißer, evtl. dicker Belag. Puls: Langsam, saitenförmig und evtl. tief und schlüpfrig. S. 71

Feuchte-Hitze in der Blase: Harndrang, Dys- und Pollakisurie oder evtl. Harnverhaltung, **trüber und dunkelgelber Urin,** evtl. Hämaturie oder Harnsteine, evtl. Völle- und Druckgefühl im Unterbauch und **Schmerzen im LWS-Bereich, Durst, evtl. Fieber.** Zunge: Rot; dicker, gelber und schmieriger Belag, v. a. an der Wurzel. Puls: Schnell, schlüpfrig und evtl. saitenförmig. S. 79, 92

Schmerzen im Epigastrium

Magen-Qi-Mangel mit Kälte: Kältegefühl und **dumpfer, diffuser Schmerz im Epigastrium (Zunahme bei Kälte und nach dem Stuhlgang,** Abnahme bei Wärme, Druck und Nahrungsaufnahme), Aufstoßen und Erbrechen klarer Flüssigkeit, gurgelnde Geräusche im Epigastrium. Zunge: Blass; weißer, feuchter oder schmieriger Belag. Puls: Schwach, langsam und evtl. saitenförmig. S. 56

Loderndes Magenfeuer: **Fauliger Mundgeschmack,** Zahnfleischschwellung, -schmerzen und -blutungen bis hin zur Stomatitis, evtl. **Kopfschmerzen im Stirnbereich, brennende Schmerzen im Epigastrium,** Magensäurereflux, **ständiges Leere- und Hungergefühl,** Mundtrockenheit, Singultus und Schweißausbrüche, besonders beim Essen. Zunge: Rot; dicker, gelber und trockener Belag. Puls: Voll und schnell. S. 57

Nahrungsstau im Magen: Druck- und Völlegefühl im Epigastrium und Abdomen, Druck verstärkt, **übelriechendes Aufstoßen** und Magensäurereflux, Appetitmangel, Übelkeit, evtl. **Erbrechen nach dem Essen,** weiche, **faulig riechende Stühle** oder Obstipation mit **zögernder Darmpassage,** Anorexie, Schlafstörungen und evtl. Kopfschmerzen. Zunge: Dicker, quarkiger, evtl. schmieriger Belag (gelb oder weiß). Puls: Voll und schlüpfrig. S. 59

Blut-Stagnation im Magen: **Stechender, bohrender Schmerz in der Magengegend,** Druck, Nahrungsaufnahme und Wärme verstärkt, **Hämatemesis, Teerstuhl.** Zunge: Teilweise in der Mitte oder insgesamt blau-violett, mit blau-violetten Punkten, gestaute Venen an der Zungenunterseite. Puls: Saitenförmig und/oder rau. S. 60

Kälte-Invasion im Magen: Akuter Schmerz epigastral, Wärme bessert, **Erbrechen klarer Flüssigkeit, Speichelfluss, kalte Flüssigkeit wird sofort erbrochen,** Singultus. Zunge: Dicker, weißer und stark feuchter Belag. Puls: Saitenförmig, langsam und tief. S. 61

Schmerzen im Hypochondrium

Leber-Blut-Mangel: Blässe, matte Gesichtsfarbe, blasse Lippen, Muskelschwäche, **Tic,** blasse und **brüchige Nägel.** Zunge: Blass, dünn, trocken; kein oder wenig Belag. Puls: Dünn, rau und saitenförmig. S. 29

Leber-Qi-Depression: **Spannungsgefühl** im Hypochondrium oder Thorax mit **wechselnden Lokalisationen,** geschwollene Rippen, Singultus und Seufzen, **Globusgefühl,** Depression, Reizbarkeit und Emotionsausbrüche. Zunge: Normal oder blau-violett, dünner, weißer Belag. Puls: Saitenförmig, vor allem links. S. 29

Leber-Blut-Stagnation: Abdominalschmerz evtl. **lokalisierter, stechender Schmerz,** Druck auf die Schmerzstelle verstärkt, **Gefühl eines Knotens im Bauch, evtl. Bluterbrechen** und Nasenbluten. Zunge: Blau-violett, vor allem an den Zungenrändern mit blau-violetten Punkten. Puls: Saitenförmig, evtl. rau. S. 31

Leber-Yin-Mangel: Schwindel, verschwommenes Sehen, **Tinnitus (hochfrequent),** Parästhesien, Blässe, **dumpfer Hinter- und Seitenkopfschmerz,** Schlafstörungen, **Augentrockenheit, Benommenheit** und Sehstörungen. Zunge: Rot, trocken, wenig oder kein Belag. Puls: Dünn, saitenförmig und schnell. S. 32

Feuchte-Hitze in der Gallenblase: **Übelkeit, Erbrechen,** Schmerzen und Spannungsgefühl im Hypochondrium, **Fettverdauungsstörungen,** Ikterus (Yang-Ikterus). Zunge: Schmierig, dicker und gelber Belag. Puls: Saitenförmig, schlüpfrig und schnell. S. 40, 91

Feuchte-Hitze in Leber und Gallenblase: Völle- und Druckgefühl im Hypochondrium und Oberbauch (verstärkt durch lokalen Druck und Wärme), **Ikterus, subfebrile Temperaturen** und **Dysurie mit wenig tiefgelbem Urin, Hitzegefühl am Skrotum** mit Schwellung und Brennschmerz, gelber, faulig riechender Fluor vaginalis und **Juckreiz im Genitalbereich.** Zunge: Evtl. rot; dicker, gelber und schmieriger Belag. Puls: Schnell, schlüpfrig und saitenförmig. S. 35, 91

Schmerzen im Thorax

Schreckhaftigkeit

Schwächesymptome in der Rekonvaleszenz

Schweregefühl

Schwerhörigkeit

Schwindel

Loderndes Leber-Feuer: **Stark, intensiv pochende Kopfschmerzen und -druck** (lokalisiert meist **temporal** oder im Augenbereich), **ausgeprägter Schwindel,** Tinnitus (plötzlicher Beginn, keine Besserung durch Handdruck auf das Ohr, wellenartiges, hochfrequentes Geräusch), plötzliche Schwerhörigkeit, Hörsturz oder Taubheit, Konjunktivitis, Augenflimmern, bitterer Mundgeschmack, Gesichtsrötung, Hitzegefühl im Kopf, Unruhezustände, Wutausbrüche und Schlaflosigkeit. Zunge: Rot, vor allem an den Rändern; gelber, trockener Belag. Puls: Schnell, saitenförmig evtl. voll und überflutend. S. 34

Leber- und Nieren-Yin-Mangel: Siehe Leber-Yin- und Leber-Blut-Mangel, siehe Nieren-Yin-Mangel, **Hypertonus, Nasenbluten, chronische Otitis media,** Myopie, Strabismus, Schwindel, Lähmungen, **Muskelatrophiesyndrom,** Tinnitus (hochfrequent), Multiple Sklerose, M. Parkinson, Hypomenorrhö, Amenorrhö, **verspätete Menstruation** und Sterilität. Zunge: Rot, trocken, rissig; wenig oder kein Belag. Puls: Dünn, schnell oder rau, evtl. Trommelpuls, bei aufsteigendem Leber-Yang auch saitenförmig. S. 38

Gallenblase-Qi-Mangel: **Leichter Schwindel,** leichte Sehstörungen wie verschwommenes Sehen, Unruhe, Reizbarkeit, Depression, Ängstlichkeit, **Schreckhaftigkeit, Seufzen und Entscheidungsschwierigkeit.** Mit Herz-Qi-Mangel: **Erwachen in den frühen Morgenstunden ohne Wiedereinschlafen,** oberflächlicher Schlaf mit vielen Träumen, Kurzatmigkeit, Palpitationen, Müdigkeit. Zunge: Eher blass vor allem an den Rändern, evtl. Furchen im Herzareal; dünner und weißer Belag. Puls: Saitenförmig, dünn oder schwach, evtl. leer. S. 39

Trüber Schleim blockiert den Kopf: Schwindel, **starke Benommenheit** im Kopf mit **Schweregefühl** (Gefühl des **„Einbandagiertseins"),** Verwirrtheits- und Unruhezustände, Schwere-, Steifheits- und Taubheitsgefühl der Extremitäten, Druck- und Völlegefühl in Thorax und Abdomen, **Übelkeit und Erbrechen,** weiche Stühle oder **Diarrhö.** Zunge: Weißer, schmieriger und dicker Belag. Puls: Schlüpfrig, saitenförmig und evtl. langsam. S. 54

Nieren-Qi ist nicht fest: Blässe, **lumbale Schwäche und Schmerz,** Lockerung der Zähne, Antriebsmangel, **schnelle Erschöpfung,** Schwindel, Leeregefühl im Kopf, mangelnde Willenskraft, evtl. Tinnitus (wie Rauschen), Schwerhörigkeit, evtl. Ödeme, Harninkontinenz, **häufige Miktion,** Harnträufeln, **kalter Schweiß,** Spermatorrhö und Ejaculatio praecox, klarer, dünnflüssiger **Fluor vaginalis.** Zunge: Blass, evtl. schlaff; weißer und dünner Belag. Puls: Schwach und tief, v. a. an der Nierenposition. S. 71

Nieren-Jing-Mangel: S. 71

Nieren-Yang-Mangel: Helle Blässe, kalte Extremitäten, Schwäche- und **Kältegefühl** und Schmerz (wie **Wundgefühl) der LWS- und Knieregion,** Wärme bessert, Lockerung der Zähne, Erschöpfung, Schwindel, Leeregefühl im Kopf, mangelnde Willenskraft, Tinnitus (wie Rauschen), Schwerhörigkeit, Taubheit, **Nykturie,** Harninkontinenz, Harntröpfeln, Ödeme, Impotenz, Spermatorrhö, **Libidomangel,** Amenorrhö, Sterilität. Zunge: Blass, schlaff; evtl. dünner, weißer und feuchter Belag. Puls: Tief, schwach und evtl. langsam. S. 73

Nieren-Yin-Mangel: Unterernährung des Gehirns, der Knochen und der Reproduktionsorgane, **Vergesslichkeit, schwacher Schwindel,** Tinnitus (z. B. Rauschen und Sausen mit langsamem Beginn), Schwerhörigkeit, Schlafstörungen mit vielen Träumen, nächtliche Spermatorrhö, Ejaculatio praecox, Schwächegefühl und Schmerzen in der LWS-Region und in den Knien. Zunge: Rot, evtl. **Risse und Einfurchungen;** trocken und wenig Belag oder belaglos. Puls: Dünn und schnell. S. 76

Blut-Mangel: **Diffuser Schwindel,** Müdigkeit, **Erschöpfungszustände,** Gesicht und Lippen mattblass. S. 29

Disharmonie zwischen Herz und Niere: Siehe Herz-Feuer und Nieren-Yin-Mangel, Tinnitus, Schwerhörigkeit, Ejakulationsstörungen, klimakterische Beschwerden, **psychovegetatives Syndrom, innere Unruhe, Palpitationen,** Schlaflosigkeit, Schwindel, Schmerzen in der LWS-Region, nächtliche **Spermatorrhö mit erotischen Träumen.** Zunge: Rot, v. a. an der Spitze; wenig, trockener Belag, evtl. belaglos. Puls: Dünn und schnell. S. 46

Sehstörungen

Leber-Blut-Mangel: Blässe, matte Gesichtsfarbe, blasse Lippen, **Muskelschwäche, Tic,** blasse und **brüchige Nägel.** Zunge: Blass, dünn, trocken; kein oder wenig Belag. Puls: Dünn, rau und saitenförmig. S. 29

Leber-Yin-Mangel: Schwindel, **verschwommenes Sehen,** Tinnitus (hochfrequent), Parästhesien, Blässe, **dumpfer Hinter- und Seitenkopfschmerz,** Schlafstörungen, **Augentrockenheit, Benommenheit** und Sehstörungen. Zunge: Rot, trocken, wenig oder kein Belag. Puls: Dünn, saitenförmig und schnell. S. 32

Aufkommender Leber-Wind durch Blut-Mangel: **Tics im Augenbereich,** Parästhesien und Tremor, Muskelzuckungen und Spasmen, plötzlich starker Schwindel, **akut auftretende Sehstörungen** (z. B. Augenflimmern), Sprachstörungen, Stottern, Zungenmotorikstörungen, fahle Blässe. Zunge: Blass, trocken, kein oder wenig Belag. Puls: Saitenförmig, dünn und rau. S. 33

Loderndes Leber-Feuer: **Stark, intensiv pochende Kopfschmerzen und -druck** (lokalisiert meist **temporal** oder im Augenbereich), ausgeprägter Schwindel, Tinnitus (plötzlicher Beginn, keine Besserung durch Handdruck auf das Ohr, wellenartiges, hochfrequentes Geräusch), plötzliche Schwerhörigkeit, Hörsturz oder Taubheit, **Konjunktivitis,** Augenflimmern, bitterer Mundgeschmack, Gesichtsrötung, **Hitzegefühl im Kopf, Unruhezustände, Wutausbrüche** und Schlaflosigkeit. Zunge: Rot, vor allem an den Rändern; gelber, trockener Belag. Puls: Schnell, saitenförmig evtl. voll und überflutend. S. 34

Gallenblasen-Qi-Mangel: Leichter Schwindel, **leichte Sehstörungen wie verschwommenes Sehen,** Unruhe, Reizbarkeit, Depression, Ängstlichkeit, **Schreckhaftigkeit,** Seufzen und Entscheidungsschwierigkeit. Mit Herz-Qi-Mangel: **Erwachen in den frühen Morgenstunden ohne Wiedereinschlafen,** oberflächlicher Schlaf mit vielen Träumen, Kurzatmigkeit, Palpitationen, Müdigkeit. Zunge: Eher blass, vor allem an den Rändern, evtl. Furchen im Herzareal; dünner und weißer Belag. Puls: Saitenförmig, dünn oder schwach, evtl. leer. S. 39

Sehen, verschwommen

Leber-Blut-Mangel: Blässe, matte Gesichtsfarbe, blasse Lippen, **Muskelschwäche, Tic,** blasse und **brüchige Nägel.** Zunge: Blass, dünn, trocken; kein oder wenig Belag. Puls: Dünn, rau und saitenförmig. S. 29

Leber-Yin-Mangel: Schwindel, verschwommenes Sehen, Tinnitus (hochfrequent), Parkästhesien, Blässe, **dumpfer Hinter- und Seitenkopfschmerz,** Schlafstörungen, **Augentrockenheit, Benommenheit** und Sehstörungen. Zunge: Rot, trocken, wenig oder kein Belag. Puls: Dünn, saitenförmig und schnell. S. 32

Gallenblasen-Qi-Mangel: Leichter Schwindel, leichte Sehstörungen wie verschwommenes Sehen, Unruhe, Reizbarkeit, Depression, **Ängstlichkeit, Schreckhaftigkeit,** Seufzen und **Entscheidungsschwierigkeit.** Mit Herz-Qi-Mangel: **Erwachen in den frühen Morgenstunden ohne Wiedereinschlafen,** oberflächlicher Schlaf mit vielen Träumen, Kurzatmigkeit, Palpitationen, Müdigkeit. Zunge: Eher blass, vor allem an den Rändern, evtl. Furchen im Herzareal; dünner und weißer Belag. Puls: Saitenförmig, dünn oder schwach, evtl. leer. S. 39

Sehnenverkürzung

Leber-Blut-Mangel: S. 29

Seufzen

Gallenblasen-Qi-Mangel: Leichter Schwindel, leichte Sehstörungen wie verschwommenes Sehen, Unruhe, Reizbarkeit, Depression, **Ängstlichkeit, Schreckhaftigkeit,** Seufzen und **Entscheidungsschwierigkeit.** Mit Herz-Qi-Mangel: **Erwachen in den frühen Morgenstunden ohne Wiedereinschlafen,** oberflächlicher Schlaf mit vielen Träumen, Kurzatmigkeit, Palpitationen, Müdigkeit. Zunge: Eher blass, vor allem an den Rändern, evtl. Furchen im Herzareal; dünner und weißer Belag. Puls: Saitenförmig, dünn oder schwach, evtl. leer. S. 39

Leber-Qi-Depression: **Spannungsgefühl** im Hypochondrium oder Thorax mit **wechselnden Lokalisationen,** geschwollene Rippen, Singultus und Seufzen, **Globusgefühl,** Depression, Reizbarkeit und **Emotionsausbrüche.** Zunge: Normal oder blau-violett, dünner, weißer Belag. Puls: Saitenförmig, vor allem links. S. 29

Sexualstörungen

Leber-Yang-Mangel: **Harndrang bei Kälte und Stress,** Harnträufeln, Schmerzen und Spannungsgefühl im Unterbauch mit nach **unten drängenden Empfindungen in Hoden** und Skrotum, Sexualstörungen, Schmerzen mit **Kältegefühl in der Peniswurzel** und Ausstrahlung in die Oberschenkelinnenseite, Wärme bessert. Zunge: Blass und weißer Belag. Puls: Tief, langsam und saitenförmig. S. 36

Nieren-Yin-Mangel mit Mangel-Hitze: Unterernährung des Gehirns, der Knochen und der Reproduktionsorgane, Vergesslichkeit, schwacher Schwindel, Tinnitus (z. B. Rauschen und Sausen mit langsamem Beginn), Schwerhörigkeit, Schlafstörungen mit vielen Träumen, nächtliche Spermatorrhö, Ejaculatio praecox, Schwächegefühl und **Schmerzen in der LWS-Region und in den Knien,** stärkere Hitzezeichen, geistige und **sexuelle Übererregbarkeit, erotische Träume,** psychische Rastlosigkeit, **vage, nicht fassbare, aber deutlich wahrnehmbare Ängste,** evtl. Hämaturie. Zunge: Rot, evtl. Risse und Einfurchungen; trocken und wenig Belag oder belaglos. Puls: Dünn und schnell. S. 78

Singultus

Magen-Qi-Mangel mit Kälte: Kältegefühl und **dumpfer, diffuser Schmerz im Epigastrium** (Zunahme bei Kälte und nach dem Stuhlgang, Abnahme bei Wärme, Druck und Nahrungsaufnahme), Aufstoßen und Erbrechen klarer Flüssigkeit, gurgelnde Geräusche im Epigastrium. Zunge: Blass; weißer, feuchter oder schmieriger Belag. Puls: Schwach, langsam und evtl. saitenförmig. S. 56

Mitte-Yang-Mangel (Magen-/Milz-Yang-Mangel): Kältegefühl und **dumpfer, diffuser Schmerz im Epigastrium** (Zunahme bei Kälte und nach dem Stuhlgang, Abnahme bei Wärme, Druck und Nahrungsaufnahme), Aufstoßen und Erbrechen klarer Flüssigkeit, gurgelnde Geräusche im Epigastrium, Appetitmangel, weiche Stühle oder Diarrhö, kalte Extremitäten, Meteorismus, Druck- und Völlegefühl im Bauch. Zunge: Blass, geschwollen mit **Zahneindrücken;** weißer, feuchter oder schmieriger Belag. Puls: Tief, schwach, langsam und evtl. saitenförmig. S. 49, 56

Magen-Yin-Mangel: **Hungergefühl mit Appetitmangel,** Leere- und Unbehaglichkeitsgefühl im Epigastrium, **trockenes Erbrechen** und Singultus, Völlegefühl nach dem Essen, Anorexie. Zunge: Rot, evtl. geschrumpft; belaglos, die Zungenoberfläche ist glatt, glänzend oder nur wenig Belag, der in der Mitte abgeschält ist. Puls: Schnell und dünn. S. 57

Loderndes Magenfeuer: **Fauliger Mundgeschmack,** Zahnfleischschwellung, -schmerzen und -blutungen bis hin zur Stomatitis, evtl. **Kopfschmerzen im Stirnbereich, brennende Schmerzen im Epigastrium,** Magensäurereflux, **ständiges Leere- und Hungergefühl,** Mundtrockenheit, Singultus und **Schweißausbrüche, besonders beim Essen.** Zunge: Rot; dicker, gelber und trockener Belag. Puls: Voll und schnell. S. 57

Kälte-Invasion im Magen: **Akuter Schmerz epigastral,** Wärme bessert, Erbrechen klarer Flüssigkeit, **Speichelfluss, kalte Flüssigkeit wird sofort erbrochen,** Singultus. Zunge: Dicker, weißer und stark feuchter Belag. Puls: Saitenförmig, langsam und tief. S. 61

Leber attackiert den Magen: Siehe Leber-Qi-Depression und Leber-Qi attackiert den Magen: Appetitmangel, **saures Aufstoßen,** Übelkeit, Erbrechen, **Sodbrennen,** epigastrisches Leeregefühl und Unbehagen, Singultus, Gastritis, Ulcus ventriculi und duodeni. Zunge: Normal oder blass oder gerötet an den Rändern; weißer und dünner Belag. Puls: Links saitenförmig und rechts schwach. S. 37

Milz- und Nieren-Yang-Mangel: Blässe, Kälteaversion, Schwäche-, **Kältegefühl und Schmerzen in der LWS- und Knieregion, Dyspnoe,** weiche Stühle oder chronische **Diarrhö** mit unverdauten Nahrungsresten **(v. a. gegen 5 Uhr morgens),** Blähungsgeräusche, evtl. Miktionsstörungen oder auch reichlicher klarer Urin, Ödeme (Gesicht, Beine und Abdomen), Fluor vaginalis. Zunge: Blass, schlaff, geschwollen mit Zahneindrücken; dünner und weißer Belag. Puls: Tief, schwach und langsam. S. 55

Sinusitis

Leber attackiert den Magen: Siehe Leber-Qi-Depression und Leber-Qi attackiert den Magen: Appetitmangel, **saures Aufstoßen,** Übelkeit, Erbrechen, **Sodbrennen,** epigastrisches Leeregefühl und Unbehagen, Singultus, Gastritis, Ulcus ventriculi und duodeni. Zunge: Normal oder blass oder gerötet an den Rändern; weißer und dünner Belag. Puls: Links saitenförmig und rechts schwach. S. 37

Feuchte-Hitze in Milz und Magen: Völlegefühl und Schmerzen in Ober- und Unterbauch, Appetitmangel, **Ekel vor fetten Speisen,** Übelkeit, Erbrechen, weiche Stühle mit **intensivem Geruch** oder Obstipation, Anusbrennen, **subfebrile Temperaturen,** körperliches Schweregefühl, Kopfschmerzen, ggf. Urtikaria, in schweren Fällen Ikterus. Zunge: Evtl. rot oder leicht gerötet; dicker gelber und schmieriger Belag. Puls: Schnell und schlüpfrig. S. 53, 89

Lungen-Qi-Mangel: Husten ohne Kraft **(Hüsteln),** belastungsabhängige Dyspnoe, **flache Atmung,** Asthma bronchiale mit reichlich klarem und dünnflüssigem Auswurf, Erkältungsanfälligkeit, **Lustlosigkeit am Sprechen,** Müdigkeit, Blässe, **Spontanschweiß.** Zunge: Zart, blass, evtl. geschwollen im vorderen Drittel; dünner und weißer Belag. Puls: Leer und schwach. S. 61

Lungen-Yin-Mangel: Trockener, unproduktiver und **quälender Husten** oder schwacher Husten mit **spärlich, zähflüssigem Auswurf** (evtl. blutig tingiert), schwache, heisere und raue Stimme. Zunge: Rot; wenig, trockener Belag, teilweise abgeschält. Puls: Schnell und dünn. S. 62

Wind-Kälte-Invasion in der Lunge: Husten, Halsschmerzen, **Hinterkopf- und Gliederschmerzen,** meist **dumpfer Spannungskopfschmerz mit Nackensteifigkeit,** Fieber und Schüttelfrost, Kratzen im Hals, raue Stimme, weißlich-wässriger Auswurf, **Nasenverstopfung wechselnd mit Fließschnupfen.** Zunge: Dünner und weißer Belag. Puls: Oberflächlich und straff gespannt, v. a. an der vorderen Pulsposition. S. 63, 80

Wind-Hitze-Invasion in der Lunge: **Kopfschmerzen, v. a. im Stirnbereich oder Zentrum** des Kopfes, z. T. **berstender Charakter, Fieber,** Hitzeaversion, Halsentzündung mit starkem Wundgefühl und Schluckbeschwerden, **trockene Nase, Rachen und Schleimhäute,** Husten mit dickem, **gelbem Auswurf,** Obstipation. Zunge: Normal oder rötlich an den Rändern und an der Spitze; dünner und gelber Belag. Puls: Schnell und oberflächlich. S. 64, 86

Lungen- und Milz-Qi-Mangel: **Chronischer Husten** mit viel wäss-rigem, weißlichem Auswurf, Dyspnoe und Asthma bronchiale, Appetitmangel, **weiche Stühle,** Völlegefühl im Epigastrium **nach dem Essen.** In schweren Fällen: Aufgedunsenes Gesicht, Gesichts- und Beinödeme. Zunge: Blass, evtl. geschwollen mit Zahneindrücken; dünner und weißer Belag. Puls: Schwach und leer. S. 66

Lungen- und Nieren-Yin-Mangel: **Chronisch trockener Husten** mit wenig, zähflüssigem und blutigem Auswurf, Belastungsdyspnoe, Schwächegefühl und **Schmerzen in der LWS- und Knieregion,** nächtliche Spermatorrhö, **Schlaflosigkeit.** Zunge: Rot, evtl. rissig; wenig trockener Belag oder belaglos. Puls: Dünn und schnell. S. 68

Wei-Stadium, Feuchte-Hitze: Kopfschmerzen, **Nachmittagsfieber,** Gliederschmerzen, Rhinitis, Sinusitis, Gerstenkorn, Völlegefühl und Schmerzen in Ober- und Unterbauch, Appetitmangel, **Ekel vor fetten Speisen,** Übelkeit und Erbrechen, körperliches Schweregefühl, weiche Stühle mit intensivem Geruch. Zunge: Dicker und klebriger Belag. Puls: Oberflächlich, schnell und schlüpfrig. S. 87

Qi-Stadium, Feuchte-Hitze in Milz und Magen: Völlegefühl und Schmerzen in Ober- und Unterbauch, Appetitmangel, Ekel vor fetten Speisen, Übelkeit, Erbrechen, Diarrhö, weiche Stühle mit intensivem Geruch oder Obstipation, Anusbrennen, bitterer Mundgeschmack, Durst ohne Bedürfnis zu trinken oder mit Trinkverlangen in kleinen Schlucken, **subfebrile Temperaturen,** Müdigkeit, Kraftlosigkeit, **körperliches Schweregefühl,** Rhinitis, Sinusitis, Gerstenkorn, Ulcus ventriculi und duodeni, Kopfschmerzen, ggf. Urtikaria, wenig, tiefgelber konzentrierter Urin, in schweren Fällen Ikterus. Zunge: Evtl. rot oder leicht gerötet; dicker, gelber und schmieriger Belag. Puls: Schnell und schlüpfrig. S. 53, 89

Pathogene **Wärme** im **unteren San Jiao: Blasenfunktionsstörungen,** Harndrang, Dys- und Pollakisurie; trüber, dunkelgelber, übelriechender Urin, Harnträufeln, Harnverhaltung; schmerzhaft aufgetriebenes Abdomen; trockene Stuhlmassen im Dickdarm mit stinkender, wässriger Entleerung, Obstipation, Schwindel, Tinnitus, Schwerhörigkeit, Gleichgewichtsstörungen, Muskelschwäche, **Schwächegefühl in der LWS-Region** und in den Knien, Schlafstörungen mit erotischen Träumen, geistige und sexuelle Übererregbarkeit, psychische Rastlosigkeit; vage, nicht fassbare, aber deutlich wahrnehmbare Ängste, Vergesslichkeit, Ejaculatio praecox, Menstruationsstörungen, Nachmittagsfieber, Nachtschweiß und Hitzesensationen. Zunge: Rot, evtl. Risse und Einfurchungen, trockener oder gelber Belag. Puls: Dünn schnell, evtl. saitenförmig, evtl. schlüpfrig. S. 96

Sinusitis, akute

Lungen-Trockenheit: Trockener Husten mit spärlichem Auswurf (zähflüssig, erschwert abzuhusten, evtl. blutig tingiert), Nasen-, Mund- und Rachentrockenheit, evtl. Heiserkeit und Aphonie. Zunge: Normal, evtl. rötlich; trockener, dünner und gelber Belag. Puls: Schnell und evtl. oberflächlich. S. 63, 86

Sodbrennen

Leber attackiert den Magen: Siehe Leber-Qi-Depression und Leber-Qi attackiert den Magen: Appetitmangel, saures Aufstoßen, Übelkeit, Erbrechen, Sodbrennen, epigastrisches Leeregefühl und Unbehagen, Singultus, Gastritis, Ulcus ventriculi und duodeni. Zunge: Normal oder blass oder gerötet an den Rändern; weißer und dünner Belag. Puls: Links saitenförmig und rechts schwach. S. 37

Somnolenz

Schleim-Kälte benebelt das Herz: Depression, Introvertiertheit, Selbstgespräche, Aphasie, Lethargie, Somnolenz bis zum Bewusstseinsverlust, Stupor, plötzlicher Kollaps, Koma mit gurgelnden Rasselgeräuschen. Zunge: Geschwollen, evtl. medianer Riss; dicker und schmieriger Belag. Puls: Schlüpfrig und langsam. S. 45

Spasmen

Leber-Blut-Mangel: Blässe, matte Gesichtsfarbe, blasse Lippen, **Muskelschwäche, Tic,** blasse und **brüchige Nägel.** Zunge: Blass, dünn, trocken; kein oder wenig Belag. Puls: Dünn, rau und saitenförmig. S. 29

Feuchte-Hitze im Dickdarm: Meist **akute Bauchschmerzen und Tenesmen mit Diarrhö,** oft **faulig riechender Stuhl,** evtl. mit Blut- und Schleimbeimischungen, **heftiger Stuhldrang,** anhaltend auch nach der Entleerung, evtl. hellrote Rektumblutungen vor oder nach dem Stuhlgang und **brennende Schmerzen am Anus.** Zunge: Normal oder gerötet, evtl. mit hervorragenden roten Papillen am Zungengrund; dicker, gelber, schmieriger oder quarkiger Belag. Puls: Schnell, schlüpfrig, evtl. voll und saitenförmig. S. 70, 90

Speichelfluss

Kälte-Invasion im Magen: Akuter Schmerz epigastral, Wärme bessert, Erbrechen klarer Flüssigkeit, Speichelfluss, kalte Flüssigkeit wird sofort erbrochen, Singultus. Zunge: Dicker, weißer und stark feuchter Belag. Puls: Saitenförmig, langsam und tief. S. 61

Spermatorrhö

Disharmonie zwischen Herz und Niere: Siehe Herz-Feuer und Nieren-Yin-Mangel, Tinnitus, Schwerhörigkeit, Ejakulationsstörungen, klimakterische Beschwerden, **psychovegetatives Syndrom, innere Unruhe, Palpitationen,** Schlaflosigkeit, Schwindel, Schmerzen in der LWS-Region, **nächtliche Spermatorrhö mit erotischen Träumen.** Zunge: Rot, v. a. an der Spitze; wenig, trockener Belag, evtl. belaglos. Puls: Dünn und schnell. S. 46

Lungen- und Nieren-Yin-Mangel: **Chronisch, trockener Husten** mit wenig, zähflüssigem und blutigem Auswurf, **Belastungsdyspnoe,** Schwächegefühl und **Schmerzen in der LWS-** und Knieregion, nächtliche Spermatorrhö, Schlaflosigkeit. Zunge: Rot, evtl. rissig; wenig trockener Belag oder belaglos. Puls: Dünn und schnell. S. 68

Nieren-Qi ist nicht fest: Blässe, **lumbale Schwäche und Schmerz,** Lockerung der Zähne, Antriebsmangel, schnelle Erschöpfung, Schwindel, Leeregefühl im Kopf, mangelnde Willenskraft, evtl. Tinnitus (wie Rauschen), Schwerhörigkeit, evtl. Ödeme, Harninkontinenz, häufige Miktion, Harnträufeln, **kalter Schweiß,** Spermatorrhö und Ejaculatio praecox, klarer, dünnflüssiger **Fluor vaginalis.** Zunge: Blass, evtl. schlaff; weißer und dünner Belag. Puls: Schwach und tief, v. a. an der Nierenposition. S. 71

Nieren-Yang-Mangel: Helle Blässe, kalte Extremitäten, Schwäche- und **Kältegefühl** und Schmerz (wie **Wundgefühl) der LWS- und Knieregion,** Wärme bessert, Lockerung der Zähne, Erschöpfung, Schwindel, Leeregefühl im Kopf, mangelnde Willenskraft, Tinnitus (wie Rauschen), Schwerhörigkeit, Taubheit, **Nykturie,** Harninkontinenz, Harntröpfeln, Ödeme, Impotenz, Spermatorrhö, **Libidomangel,** Amenorrhö, Sterilität. Zunge: Blass, schlaff; evtl. dünner, weißer und feuchter Belag. Puls: Tief, schwach und evtl. langsam. S. 73

Nieren-Yin-Mangel: Unterernährung des Gehirns, der Knochen und der Reproduktionsorgane, **Vergesslichkeit,** schwacher Schwindel, **Tinnitus** (z. B. Rauschen und Sausen mit **langsamem Beginn),** Schwerhörigkeit, Schlafstörungen mit vielen Träumen, nächtliche Spermatorrhö, Ejaculatio praecox, Schwächegefühl und Schmerzen in der LWS-Region und in den Knien. Zunge: Rot, evtl. **Risse und Einfurchungen;** trocken und wenig Belag oder belaglos. Puls: Dünn und schnell. S. 76

Sprachstörungen

Aufkommender Leberwind durch Leber-Yang: **Heftigste Kopfschmerzen und Schwindelattacken,** Zittern, **Krämpfe,** Parästhesien, Sprachstörungen, Desorientiertheit, Kollaps, Synkope, Koma, Halbseitenlähmung, Aphasie, Zungensteife und -deviation und Krampfanfälle. **Zunge: Rot,** trocken, Zungenbeweglichkeit evtl. eingeschränkt oder zittrig, fehlender oder wechselnder Belag. Puls: Saitenförmig, dünn und schnell. S. 33

Aufkommender Leber-Wind durch Blut-Mangel: **Tics im Augenbereich,** Parästhesien und Tremor, Muskelzuckungen und Spasmen, **plötzlich starker Schwindel,** akut auftretende Sehstörungen (z. B. **Augenflimmern),** Sprachstörungen, Stottern, Zungenmotorikstörungen, fahle Blässe. Zunge: Blass, trocken, kein oder wenig Belag. Puls: Saitenförmig, dünn und rau. S. 33

Stenokardien

Herz-Yang-Mangel: **Palpitationen, Herzrasen, Rhythmusstörungen,** Müdigkeit, Erschöpfung, Belastungsdyspnoe, thorakale Beklemmung, evtl. Herzschmerzen, Ödeme, Zyanose von Lippen und Zunge. **Zunge: Blass,** geschwollen, schlaff, feucht oder blau-violett. Puls: Schwach, dünn, tief, rau, regelmäßig unregelmäßig oder unregelmäßig. S. 41

Herz-Blut-Stagnation: **Stechende Schmerzen in der Herzgegend oder retrosternal,** starke thorakale Beklemmung und/oder Druckgefühl, evtl. **Ausstrahlung** in den Arm im Verlauf des Herzmeridians, in schweren Fällen: Dyspnoe, Zyanose und kalter Spontanschweiß. **Zunge: Blau-violett,** evtl. mit blau-violetten Punkten; wenig Belag, evtl. schmierig bei zusätzlicher Schleimretention. Puls: Oft saitenförmig (Schmerzzeichen), unregelmäßig und evtl. rau. S. 41

Wasserüberschuss: Nieren-Yang-Mangel: Verminderte Urinausscheidung von klarem Urin, **Ödeme, v. a. der Beine und Knöchel, Schmerz-/Kälte- und Schwächegefühl im LWS-** und Kniebereich. Wasserüberfluss in der Lunge: **Belastungsdyspnoe,** Husten, Asthma bronchiale, reichlich wässriges und evtl. **schaumiges Sputum.** Wasserüberfluss im Herzen: Palpitationen, kalte Hände, bei Blut-Stagnation auch Lippen- und Gesichtszyanose. Milz-Yang-Mangel: Evtl. Oberbauchbeschwerden, Meteorismus und Völlegefühl oder anhaltend wässrige Diarrhö. Zunge: Blass, feucht, geschwollen, evtl. blau-violett (Herz-Blut-Stagnation); weißer, evtl. dicker und zäher Belag. Puls: Tief, schwach, langsam und evtl. rau. S. 75

Sterilität

Nieren-Jing-Mangel: S. 71

Nieren-Yang-Mangel: Helle Blässe, **kalte Extremitäten,** Schwäche- und Kältegefühl und Schmerz (wie Wundgefühl) der LWS- und Knieregion, Wärme bessert, Lockerung der Zähne, Erschöpfung, Schwindel, **Leeregefühl im Kopf, mangelnde Willenskraft,** Tinnitus (wie Rauschen), Schwerhörigkeit, Taubheit, Nykturie, Harninkontinenz, Harntröpfeln, Ödeme, Impotenz, Spermatorrhö, Libidomangel, Amenorrhö, Sterilität. **Zunge: Blass,** schlaff; evtl. dünner, weißer und feuchter Belag. Puls: Tief, schwach und evtl. langsam. S. 73

Nieren-Yin-Mangel: Unterernährung des Gehirns, der Knochen und der Reproduktionsorgane, **Vergesslichkeit, schwacher Schwindel,** Tinnitus (z. B. Rauschen und Sausen mit langsamem Beginn), Schwerhörigkeit, Schlafstörungen mit vielen Träumen, nächtliche Spermatorrhö, Ejaculatio praecox, Schwächegefühl und Schmerzen in der LWS-Region und in den Knien. **Zunge: Rot,** evtl. **Risse und Einfurchungen;** trocken und wenig Belag oder belaglos. Puls: Dünn und schnell. S. 76

Stomatitis

Loderndes Herz-Feuer: **Palpitationen,** Erregungszustände wie Reizbarkeit, **Schlafstörungen mit vielen Träumen, Angstzustände,** extreme Ruhelosigkeit bis zur Manie, Gesichtsrötung und **Hitzewellen, Dysurie** (bei Hitze-Lin-Syndrom), Harnwegsinfekt, Stomatitis, Hyperthyreose, in schweren Fällen: Schmerzen und Blutungen bei der Miktion (Herz-Feuer greift auf den Dünndarm über). Zunge: Rot, v. a. an der Zungenspitze gerötet und geschwollen, Risse in der Zungenmitte teilweise bis zur Spitze; trockener, dünner und gelber Belag. Puls: Voll, schnell, evtl. überflutend, v. a. an der vorderen Position. S. 43

Fülle-Hitze im Dünndarm: Völlegefühl und **Schmerzen im Unterbauch,** Druck verschlimmert, **häufiger, dringender Harndrang,** Hämaturie, **Dysurie,** Reizbarkeit, Unruhezustände, Stomatitis, brennende Schmerzen im Mund, Halsschmerzen und Durst. Zunge: Rot mit geröteter Spitze; gelber Belag. Puls: Schnell, schlüpfrig und überflutend. S. 48

Loderndes Magenfeuer: **Fauliger Mundgeschmack,** Zahnfleischschwellung, -schmerzen und -blutungen bis hin zur Stomatitis, evtl. **Kopfschmerzen im Stirnbereich, brennende Schmerzen im Epigastrium,** Magensäurereflux, ständiges Leere- und Hungergefühl, Mundtrockenheit, Singultus und Schweißausbrüche, besonders beim Essen. Zunge: Rot; dicker, gelber und trockener Belag. Puls: Voll und schnell. S. 57

Stottern

Aufkommender Leber-Wind durch Blut-Mangel: Tics im Augenbereich, Parästhesien und Tremor, Muskelzuckungen und Spasmen, plötzlich starker Schwindel, akut auftretende Sehstörungen (z. B. Augenflimmern), Sprachstörungen, Stottern, Zungenmotorikstörungen, fahle Blässe. Zunge: Blass, trocken, kein oder wenig Belag. Puls: Saitenförmig, dünn und rau. S. 33

Strabismus

Leber-Yin-Mangel: Schwindel, verschwommenes Sehen, Tinnitus (hochfrequent), Parästhesien, Blässe, **dumpfer Hinter- und Seitenkopfschmerz,** Schlafstörungen, **Augentrockenheit, Benommenheit** und Sehstörungen. Zunge: Rot, trocken, wenig oder kein Belag. Puls: Dünn, saitenförmig und schnell. S. 32

Leber- und Nieren-Yin-Mangel: Siehe Leber-Yin- und Leber-Blut-Mangel, siehe Nieren-Yin-Mangel, **Hypertonus, Nasenbluten, chronische Otitis media,** Myopie, Strabismus, Schwindel, Lähmungen, **Muskelatrophiesyndrom,** Tinnitus (hochfrequent), Multiple Sklerose, M. Parkinson, Hypomenorrhö, Amenorrhö, **verspätete Menstruation** und Sterilität. Zunge: Rot, trocken, rissig; wenig oder kein Belag. Puls: Dünn, schnell oder rau, evtl. Trommelpuls, bei aufsteigendem Leber-Yang auch saitenförmig. S. 38

Struma, blande

Leber-Qi-Depression: Spannungsgefühl im Hypochondrium oder Thorax mit wechselnden Lokalisationen, geschwollene Rippen, Singultus und Seufzen, Globusgefühl, Depression, Reizbarkeit und Emotionsausbrüche. Zunge: Normal oder blau-violett, dünner; weißer Belag. Puls: Saitenförmig, vor allem links. S. 29

Stuhl, faulig riechend

Nahrungsstau im Magen: Druck- und Völlegefühl im Epigastrium und Abdomen, Druck verstärkt, **übelriechendes Aufstoßen** und Magensäurereflux, Appetitmangel, Übelkeit, evtl. **Erbrechen nach dem Essen,** weiche, faulig riechende Stühle oder Obstipation mit **zögernder Darmpassage,** Anorexie, Schlafstörungen und evtl. Kopfschmerzen. Zunge: Dicker, quarkiger, evtl. schmieriger Belag (gelb oder weiß). Puls: Voll und schlüpfrig. S. 59

Feuchte-Hitze im Dickdarm: Meist **akute Bauchschmerzen und Tenesmen mit Diarrhö,** oft faulig riechender Stuhl, evtl. mit Blut- und **Schleimbeimischungen, heftiger Stuhldrang,** anhaltend auch nach der Entleerung, evtl. hellrote Rektumblutungen vor oder nach dem Stuhlgang und brennende Schmerzen am Anus. Zunge: Normal oder gerötet, evtl. mit hervorragenden roten Papillen am Zungengrund; dicker, gelber, schmieriger oder quarkiger Belag. Puls: Schnell, schlüpfrig, evtl. voll und saitenförmig. S. 70, 90

Qi-Stadium, Hitze im **Dickdarm:** Ansammlungen von **trockenen Stuhlmassen** im Dickdarm **mit stinkenden, wässrigen Entleerungen,** schmerzhaft aufgetriebenes Abdomen, undulierendes Fieber. Zunge: Trockener, gelber Belag. Puls: Tief und voll. S. 89

Qi-Stadium, Feuchte-Hitze in **Milz und Magen:** Völlegefühl und Schmerzen in Ober- und Unterbauch, Appetitmangel, **Ekel vor fetten Speisen,** Übelkeit, Erbrechen, Diarrhö, weiche Stühle mit intensivem Geruch oder Obstipation, **Anusbrennen, bitterer** Mundgeschmack, Durst ohne Bedürfnis zu trinken oder mit Trinkverlangen in kleinen Schlucken, subfebrile Temperaturen, Müdigkeit, Kraftlosigkeit, **körperliches Schweregefühl,** Rhinitis, Sinusitis, Gerstenkorn, Ulcus ventriculi und duodeni, Kopfschmerzen, ggf. Urtikaria, wenig, tiefgelber konzentrierter Urin, in schweren Fällen Ikterus. Zunge: Evtl. rot oder leicht gerötet; dicker, gelber und schmieriger Belag. Puls: Schnell und schlüpfrig. S. 53, 89

Qi-Stadium, Feuchte-Hitze im **Dickdarm:** Meist akute Bauchschmerzen und Tenesmen mit Diarrhö, oft **faulig riechender** Stuhl, evtl. mit Blut- und **Schleimbeimischungen, heftiger Stuhldrang,** anhaltend auch nach der Entleerung, evtl. hellrote Rektumblutungen vor oder nach dem Stuhlgang und brennende Schmerzen am Anus. Evtl. Fieber, Durst ohne Wunsch zu trinken, wenig, dunkler Urin, bitterer Mundgeschmack, Schweregefühl des Körpers und der Extremitäten, Völlegefühl in Thorax und Epigastrium. Zunge: Normal oder gerötet, evtl. mit hervorragenden roten Papillen am Zungengrund; dicker, gelber, schmieriger oder quarkiger Belag. Puls: Schnell, schlüpfrig, evtl. voll und saitenförmig. S. 70, 90

Stuhlgang mit Blut

Milz kontrolliert das Blut nicht: Siehe Milz-Qi-Mangel, Metrorrhagie, Zahnfleischblutungen, entzündliche Darmerkrankungen mit Blutauflagerungen, Blutungszeichen, v. a. der unteren Körperhälfte, z. B. Purpura, Petechien, Hypermenorrhö, Meläna, dysfunktionelle Uterusblutungen und Hämaturie. Zunge: Blass, Puls: Dünn, schwach und leer. S. 50

Stuhl mit Schleim

Loderndes Magenfeuer mit Schleim-Feuer: **Fauliger Mundgeschmack,** Zahnfleischschwellung, -schmerzen und -blutungen bis hin zur Stomatitis, evtl. **Kopfschmerzen im Stirnbereich, brennende Schmerzen im Epigastrium,** Magensäurereflux, **ständiges Leere- und Hungergefühl,** Mundtrockenheit, Singultus und Schweißausbrüche, besonders beim Essen, Völlegefühl im Epigastrium, wenig Durst, Stuhl mit Schleimauflagerungen, Schlafstörungen und psychische Dysbalance. Zunge: Rot; dicker, gelber und schmieriger Belag. Puls: Voll, schnell und schlüpfrig. S. 57

Feuchte-Hitze im Dickdarm: Meist **akute Bauchschmerzen und Tenesmen mit Diarrhö,** oft **faulig riechender Stuhl,** evtl. mit Blut- und **Schleimbeimischungen, heftiger Stuhldrang,** anhaltend auch nach der Entleerung, evtl. hellrote Rektumblutungen vor oder nach dem Stuhlgang und brennende Schmerzen am Anus. Zunge: Normal oder gerötet, evtl. mit hervorragenden roten Papillen am Zungengrund; dicker, gelber, schmieriger oder quarkiger Belag. Puls: Schnell, schlüpfrig, evtl. voll und saitenförmig. S. 70, 90

Qi-Stadium, Feuchte-Hitze im Dickdarm: Meist akute Bauchschmerzen und Tenesmen mit Diarrhö, oft faulig riechender Stuhl, evtl. mit Blut- und Schleimbeimischungen, heftiger Stuhldrang, anhaltend auch nach der Entleerung, evtl. hellrote Rektumblutungen vor oder nach dem Stuhlgang und brennende Schmerzen am Anus. Evtl. **Fieber,** Durst ohne Wunsch zu trinken, wenig dunkler Urin, bitterer **Mundgeschmack, Schweregefühl** des Körpers und der Extremitäten, Völlegefühl in Thorax und Epigastrium. Zunge: Normal oder gerötet, evtl. mit hervorragenden roten Papillen am Zungengrund; dicker, gelber, schmieriger oder quarkiger Belag. Puls: Schnell, schlüpfrig, evtl. voll und saitenförmig. S. 70, 90

Stupor

Schleim-Kälte benebelt das Herz: Depression, Introvertiertheit, Selbstgespräche, Aphasie, Lethargie, Somnolenz bis zum Bewusstseinsverlust, Stupor, plötzlicher Kollaps, Koma mit gurgelnden Rasselgeräuschen. Zunge: Geschwollen, evtl. medianer Riss; dicker und schmieriger Belag. Puls: Schlüpfrig und langsam. S. 45

Synkope

Aufkommender Leberwind durch Leber-Yang: Heftigste Kopfschmerzen und Schwindelattacken, Zittern, Krämpfe, Parästhesien, Sprachstörungen, Desorientiertheit, Kollaps, Synkope, Koma, Halbseitenlähmung, Aphasie, Zungensteife und -deviation und Krampfanfälle. Zunge: Rot, trocken, Zungenbeweglichkeit evtl. eingeschränkt oder zittrig, fehlender oder wechselnder Belag. Puls: Saitenförmig, dünn und schnell. S. 33

Taubheit

Loderndes Leber-Feuer: Stark, **intensiv pochende Kopfschmerzen und -druck** (lokalisiert meist **temporal** oder im Augenbereich), ausgeprägter Schwindel, Tinnitus (plötzlicher Beginn, keine Besserung durch Handdruck auf das Ohr, wellenartiges, hochfrequentes Geräusch), plötzliche Schwerhörigkeit, Hörsturz oder Taubheit, Konjunktivitis, Augenflimmern, bitterer Mundgeschmack, Gesichtsrötung, Hitzegefühl im Kopf, Unruhezustände, Wutausbrüche und Schlaflosigkeit. Zunge: Rot, vor allem an den Rändern; gelber, trockener Belag. Puls: Schnell, saitenförmig, evtl. voll und überflutend. S. 34

Trüber Schleim blockiert den Kopf: Schwindel, **starke Benommenheit im Kopf mit Schweregefühl** (Gefühl des **„Einbandagiertseins"**), Verwirrtheits- und Unruhezustände, Schwere-, Steifheits- und Taubheitsgefühl der Extremitäten, Druck und Völlegefühl in Thorax und Abdomen, Übelkeit und Erbrechen, weiche Stühle oder Diarrhö. Zunge: Weißer, schmieriger und dicker Belag. Puls: Schlüpfrig, saitenförmig und evtl. langsam. S. 54

Nieren-Yang-Mangel: Helle Blässe, kalte Extremitäten, Schwäche- und **Kältegefühl** und Schmerz (wie **Wundgefühl) der LWS- und Knieregion,** Wärme bessert, Lockerung der Zähne, Erschöpfung, Schwindel, **Leeregefühl im Kopf, mangelnde Willenskraft,** Tinnitus (wie Rauschen), Schwerhörigkeit, Taubheit, Nykturie, Harninkontinenz, Harntröpfeln, Ödeme, Impotenz, Spermatorrhö, Libidomangel, Amenorrhö, Sterilität. Zunge: Blass, schlaff; evtl. dünner, weißer und feuchter Belag. Puls: Tief, schwach und evtl. langsam. S. 73

Teerstuhl

Blut-Stagnation im Magen: Stechender, bohrender Schmerz in der Magengegend, Druck, Nahrungsaufnahme und Wärme verstärkt, Hämatemesis, Teerstuhl. Zunge: Teilweise in der Mitte oder insgesamt blau-violett, mit blau-violetten Punkten, gestaute Venen an der Zungenunterseite. Puls: Saitenförmig und/oder rau. S. 60

Tic

Leber-Blut-Mangel: Blässe, matte Gesichtsfarbe, blasse Lippen, **Muskelschwäche,** Tic, blasse und **brüchige Nägel.** Zunge: Blass, dünn, trocken; kein oder wenig Belag. Puls: Dünn, rau und saitenförmig. S. 29

Aufkommender Leber-Wind durch Blut-Mangel: **Tics im Augenbereich,** Parästhesien und Tremor, **Muskelzuckungen** und Spasmen, **plötzlich starker Schwindel, akut auftretende Sehstörungen** (z. B. Augenflimmern), Sprachstörungen, Stottern, Zungenmotorikstörungen, fahle Blässe. Zunge: Blass, trocken, kein oder wenig Belag. Puls: Saitenförmig, dünn und rau. S. 33

rer Flüssigkeit, gurgelnde Geräusche im Epigastrium, Appetitmangel, weiche Stühle oder **Diarrhö,** kalte Extremitäten, Meteorismus, Druck- und Völlegefühl im Bauch. Zunge: Blass, geschwollen mit Zahneindrücken; weißer, feuchter oder schmieriger Belag. Puls: Tief, schwach, langsam und evtl. saitenförmig. S. 49, 50

Magen-Yin-Mangel: **Hungergefühl mit Appetitmangel,** Leere- und Unbehaglichkeitsgefühl im Epigastrium, **trockenes Erbrechen** und Singultus, Völlegefühl nach dem Essen, Anorexie. Zunge: Rot, evtl. geschrumpft; belaglos, die Zungenoberfläche ist glatt, glänzend oder nur wenig Belag, der in der Mitte abgeschält ist. Puls: Schnell und dünn. S. 57

Nahrungsstau im Magen: Druck- und Völlegefühl im Epigastrium und Abdomen, Druck verstärkt, **übelriechendes Aufstoßen** und Magensäurereflux, Appetitmangel, Übelkeit, evtl. **Erbrechen nach dem Essen,** weiche, **faulig riechende Stühle** oder Obstipation mit zögernder Darmpassage, Anorexie, Schlafstörungen und evtl. Kopfschmerzen. Zunge: Dicker, quarkiger, evtl. schmieriger Belag (gelb oder weiß). Puls: Voll und schlüpfrig. S. 59

Kälte-Invasion im Magen: **Akuter Schmerz epigastral,** Wärme bessert, Erbrechen klarer Flüssigkeit, **Speichelfluss, kalte Flüssigkeit wird sofort erbrochen,** Singultus. Zunge: Dicker, weißer und stark feuchter Belag. Puls: Saitenförmig, langsam und tief. S. 61

Feuchte-Kälte in der Milz: Völle- und Druckgefühl in Thorax und Abdomen, körperliches Schweregefühl, Appetitmangel, Geschmacksverlust oder **süßlicher Geschmack, kein Durst, Ödeme,** weiche Stühle oder Diarrhö, ggf. Übelkeit und Erbrechen, weißlicher Fluor vaginalis, **flockiger Urin, verklebte Augen,** flüssigkeitsgefüllte Hautausschläge, evtl. Harnverhaltung und Harnträufeln, Kopfschmerzen, Ulcus ventriculi und duodeni. Zunge: Blass; dicker, weißer, stark feuchter oder schmieriger Belag. Puls: Schlüpfrig und langsam. S. 52

Feuchte-Hitze in Milz und Magen: Völlegefühl und Schmerzen in Ober- und Unterbauch, Appetitmangel, **Ekel vor fetten Speisen,** Übelkeit, Erbrechen, weiche Stühle mit **intensivem Geruch** oder Obstipation, Anusbrennen, **subfebrile Temperaturen,** körperliches Schweregefühl, Kopfschmerzen, ggf. Urtikaria, in schweren Fällen Ikterus. Zunge: Evtl. rot oder leicht gerötet; dicker gelber und schmieriger Belag. Puls: Schnell und schlüpfrig. S. 53, 89

Trüber Schleim blockiert den Kopf: Schwindel, **starke Benommenheit im Kopf mit Schweregefühl** (Gefühl des **„Einbandagiertseins"**), Verwirrtheits- und Unruhezustände, Schwere-, **Steifheits- und Taubheitsgefühl der Extremitäten,** Druck und Völlegefühl in Thorax und Abdomen, Übelkeit und Erbrechen, weiche Stühle oder **Diarrhö.** Zunge: Weißer, schmieriger und dicker Belag. Puls: Schlüpfrig, saitenförmig und evtl. langsam. S. 54

Mitte-Qi-Mangel (Magen-/Milz-Qi): Appetitmangel, unvollständige Verdauung mit unverdauten Nahrungsresten im Stuhl, **Diarrhö** oder weiche Stühle, Meteorismus, Völle- und Druckgefühl im Bauch, **v. a. nach dem Essen, Muskelschwäche,** evtl. Ödem, Geschmacksverlust, Übelkeit, Erbrechen, **Rektumprolaps,** Appetitlosigkeit von Kindern, Schwäche in der Rekonvaleszenz. Zunge: Blass, geschwollen (evtl. Zahneindrücke); dünner, weißer Belag. Puls: Leer, schwach, v. a. rechte mittlere Position und evtl. langsam. S. 48, 49

Leber attackiert Milz und Magen: Appetitmangel, Übelkeit, **saures Aufstoßen,** Erbrechen, Verdauungsstörungen, Meteorismus und Diarrhö. S. 36, 37

Leber attackiert den Magen: Siehe Leber-Qi-Depression und Leber-Qi attackiert den Magen: Appetitmangel, **saures Aufstoßen,** Übelkeit, Erbrechen, **Sodbrennen, epigastrisches Leeregefühl** und Unbehagen, **Singultus,** Gastritis, Ulcus ventriculi und duodeni. Zunge: Normal oder blass oder gerötet an den Rändern; weißer und dünner Belag. Puls: Links saitenförmig und rechts schwach. S. 37

Feuchte-Hitze in der Gallenblase: Übelkeit, Erbrechen, Schmer-zen und Spannungsgefühl im Hypochondrium, **Fettverdauungsstörungen, Ikterus** (Yang-Ikterus). Zunge: Schmierig, dicker und gelber Belag. Puls: Saitenförmig, schlüpfrig und schnell. S. 40, 91

Ulcus duodeni

Magen-Qi-Mangel mit Kälte: Kältegefühl und **dumpfer, diffuser Schmerz im Epigastrium** (Zunahme bei Kälte und nach dem Stuhlgang, Abnahme bei Wärme, Druck und Nahrungsaufnahme), Aufstoßen und Erbrechen klarer Flüssigkeit, gurgelnde Geräusche im Epigastrium. Zunge: Blass; weißer, feuchter oder schmieriger Belag. Puls: Schwach, langsam und evtl. saitenförmig. S. 56

Mitte-Yang-Mangel (Magen-/Milz-Yang-Mangel): Kältegefühl und **dumpfer, diffuser Schmerz im Epigastrium** (Zunahme bei Kälte und nach dem Stuhlgang, Abnahme bei Wärme, Druck und Nahrungsaufnahme), Aufstoßen und Erbrechen klarer Flüssigkeit, gurgelnde Geräusche im Epigastrium, Appetitmangel, weiche Stühle oder **Diarrhö,** kalte Extremitäten, Meteorismus, Druck- und Völlegefühl im Bauch. Zunge: Blass, geschwollen mit Zahneindrücken; weißer, feuchter oder schmieriger Belag. Puls: Tief, schwach, langsam und evtl. saitenförmig. S. 49, 50

Feuchte-Kälte in der Milz: Völle- und Druckgefühl in Thorax und Abdomen, körperliches Schweregefühl, Appetitmangel, Geschmacksverlust oder **süßlicher Geschmack, kein Durst, Ödeme,** weiche Stühle oder **Diarrhö,** ggf. Übelkeit und Erbrechen, weißlicher Fluor vaginalis, **flockiger Urin, verklebte Augen,** flüssigkeitsgefüllte Hautausschläge, evtl. Harnverhaltung und Harnträufeln, Kopfschmerzen, Ulcus ventriculi und duodeni. Zunge: Blass; dicker, weißer, stark feuchter oder schmieriger Belag. Puls: Schlüpfrig und langsam. S. 52

Feuchte-Hitze in Milz und Magen: Völlegefühl und Schmerzen in Ober- und Unterbauch, Appetitmangel, **Ekel vor fetten Speisen,** Übelkeit, Erbrechen, weiche Stühle mit **intensivem Geruch** oder Obstipation, Anusbrennen, **subfebrile Temperaturen,** körperliches Schweregefühl, Kopfschmerzen, ggf. Urtikaria, in schweren Fällen Ikterus. Zunge: Evtl. rot oder leicht gerötet; dicker gelber und schmieriger Belag. Puls: Schnell und schlüpfrig. S. 53, 89

Magen-Yin-Mangel: **Hungergefühl mit Appetitmangel,** Leere- und Unbehaglichkeitsgefühl im Epigastrium, **trockenes Erbrechen** und Singultus, Völlegefühl nach dem Essen, Anorexie. Zunge: Rot, evtl. geschrumpft; belaglos, die Zungenoberfläche ist glatt, glänzend oder nur wenig Belag, der in der Mitte abgeschält ist. Puls: Schnell und dünn. S. 57

Loderndes Magenfeuer: **Fauliger Mundgeschmack,** Zahnfleischschwellung, -schmerzen und -blutungen bis hin zur Stomatitis, evtl. **Kopfschmerzen im Stirnbereich, brennende Schmerzen im Epigastrium,** Magensäurereflux, **ständiges Leere- und Hungergefühl,** Mundtrockenheit, Singultus und Schweißausbrüche, besonders beim Essen. Zunge: Rot; dicker, gelber und trockener Belag. Puls: Voll und schnell. S. 57

Leber attackiert den Magen: Siehe Leber-Qi-Depression und Leber-Qi attackiert den Magen: Appetitmangel, **saures Aufstoßen,** Übelkeit, Erbrechen, **Sodbrennen, epigastrisches Leeregefühl** und Unbehagen, **Singultus,** Gastritis, Ulcus ventriculi und duodeni. Zunge: Normal oder blass oder gerötet an den Rändern; weißer und dünner Belag. Puls: Links saitenförmig und rechts schwach. S. 37

Leber attackiert den Magen: Siehe Leber-Qi-Depression und Leber-Qi attackiert den Magen: Appetitmangel, **saures Aufstoßen,** Übelkeit, Erbrechen, **Sodbrennen, epigastrisches Leeregefühl** und Unbehagen, Singultus, Gastritis, Ulcus ventriculi und duodeni. Zunge: Normal oder blass oder gerötet an den Rändern; weißer und dünner Belag. Puls: Links saitenförmig und rechts schwach. S. 37

Loderndes Magenfeuer: **Fauliger Mundgeschmack,** Zahnfleischschwellung, -schmerzen und -blutungen bis hin zur Stomatitis, evtl. **Kopfschmerzen im Stirnbereich, brennende Schmerzen im Epigastrium,** Magensäurereflux, **ständiges Leere- und Hungergefühl,** Mundtrockenheit, Singultus und Schweißausbrüche, besonders beim Essen. Zunge: Rot; dicker, gelber und trockener Belag. Puls: Voll und schnell. S. 57

Ulcus ventriculi

Magen-Qi-Mangel mit Kälte: Kältegefühl und **dumpfer, diffuser Schmerz im Epigastrium** (Zunahme bei Kälte und nach dem Stuhlgang, Abnahme bei Wärme, Druck und Nahrungsaufnahme), Aufstoßen und Erbrechen klarer Flüssigkeit, gurgelnde Geräusche im Epigastrium. Zunge: Blass; weißer, feuchter oder schmieriger Belag. Puls: Schwach, langsam und evtl. saitenförmig. S. 56

Mitte-Yang-Mangel (Magen-/Milz-Yang-Mangel): Kältegefühl und **dumpfer, diffuser Schmerz im Epigastrium** (Zunahme bei Kälte und nach dem Stuhlgang, Abnahme bei Wärme, Druck und Nahrungsaufnahme), Aufstoßen und Erbrechen klarer Flüssigkeit, gurgelnde Geräusche im Epigastrium, Appetitmangel, weiche Stühle oder **Diarrhö,** kalte Extremitäten, Meteorismus, Druck- und Völlegefühl im Bauch. Zunge: Blass, geschwollen mit Zahneindrücken; weißer, feuchter oder schmieriger Belag. Puls: Tief, schwach, langsam und evtl. saitenförmig. S. 49, 50

Feuchte-Kälte in der Milz: Vōlle- und Druckgefühl in Thorax und Abdomen, körperliches Schweregefühl, Appetitmangel, Geschmacksverlust oder **süßlicher Geschmack, kein Durst, Ödeme,** weiche Stühle oder **Diarrhö,** ggf. Übelkeit und Erbrechen, weißlicher Fluor vaginalis, **flockiger Urin, verklebte Augen,** flüssigkeitsgefüllte Hautausschläge, evtl. Harnverhaltung und Harnträufeln, Kopfschmerzen, Ulcus ventriculi und duodeni. Zunge: Blass; dicker, weißer, stark feuchter oder schmieriger Belag. Puls: Schlüpfrig und langsam. S. 52

Feuchte-Hitze in Milz und Magen: Völlegefühl und Schmerzen in Ober- und Unterbauch, Appetitmangel, **Ekel vor fetten Speisen,** Übelkeit, Erbrechen, **weiche Stühle mit intensivem Geruch** oder Obstipation, Anusbrennen, **subfebrile Temperaturen,** körperliches Schweregefühl, Kopfschmerzen, ggf. Urtikaria, in schweren Fällen Ikterus. Zunge: Evtl. rot oder leicht gerötet; dicker gelber und schmieriger Belag. Puls: Schnell und schlüpfrig. S. 53, 89

Magen-Yin-Mangel: **Hungergefühl mit Appetitmangel,** Leere- und Unbehaglichkeitsgefühl im Epigastrium, **trockenes Erbrechen** und Singultus, Völlegefühl nach dem Essen, Anorexie. Zunge: Rot, evtl. geschrumpft; belaglos, die Zungenoberfläche ist glatt, glänzend oder nur wenig Belag, der in der Mitte abgeschält ist. Puls: Schnell und dünn. S. 57

Unruhe, innere

Aufsteigendes Leber-Yang: **Intensiv klopfender oder platzender Kopfschmerz, meist einseitig und supraorbital,** akuter Tinnitus und Schwerhörigkeit, **Unruhe, Wutausbrüche,** Reizbarkeit, Augenkrankheiten, Schlafstörungen mit vielen Träumen. Zunge: Rot, vor allem an den Rändern; trockener, dünner oder fehlender Belag. Puls: Saitenförmig, schnell, evtl. dünn. S. 31

Disharmonie zwischen Herz und Niere: Siehe Herz-Feuer und Nieren-Yin-Mangel, Tinnitus, Schwerhörigkeit, Ejakulationsstörungen, klimakterische Beschwerden, **psychovegetatives Syndrom,** innere Unruhe, **Palpitationen,** Schlaflosigkeit, Schwindel, **Schmerzen in der LWS**-Region, nächtliche **Spermatorrhö mit erotischen Träumen.** Zunge: Rot, v. a. an der Spitze; wenig, trockener Belag, evtl. belaglos. Puls: Dünn und schnell. S. 46

Unruhezustände

Loderndes Leber-Feuer: **Stark, intensiv pochende Kopfschmerzen und -druck** (lokalisiert meist **temporal** oder im Augenbereich), ausgeprägter Schwindel, **Tinnitus** (plötzlicher Beginn, keine Besserung durch Handdruck auf das Ohr, wellenartiges, hochfrequentes Geräusch), plötzliche Schwerhörigkeit, Hörsturz oder Taubheit, Konjunktivitis, Augenflimmern, bitterer Mundgeschmack, Gesichtsrötung, **Hitzegefühl im Kopf,** Unruhezustände, Wutausbrüche und Schlaflosigkeit. Zunge: Rot, vor allem an den Rändern; gelber, trockener Belag. Puls: Schnell, saitenförmig evtl. voll und überflutend. S. 34

Gallenblasen-Qi-Mangel: Leichter Schwindel, leichte Sehstörungen wie verschwommenes Sehen, Unruhe, Reizbarkeit, Depression, **Ängstlichkeit,** Schreckhaftigkeit, **Seufzen** und **Entscheidungsschwierigkeit.** Mit Herz-Qi-Mangel: **Erwachen in den frühen Morgenstunden ohne Wiedereinschlafen,** oberflächlicher Schlaf mit vielen Träumen, Kurzatmigkeit, Palpitationen, Müdigkeit. Zunge: Eher blass, vor allem an den Rändern, evtl. Furchen im Herzareal; dünner und weißer Belag. Puls: Saitenförmig, dünn oder schwach, evtl. leer. S. 39

Herz- und Milz-Qi-/Blut-Mangel: Blässe, **generelle Erschöpfung, Palpitationen,** Ruhelosigkeit, Schreckhaftigkeit, **Ver-**

gesslichkeit, Schlafstörungen mit vielen Träumen und **Schlaflosigkeit,** Appetitmangel, Druck- und Völlegefühl im Abdomen, Meteorismus und weiche Stühle, unregelmäßige und spärliche Menstruation, Anämie. Zunge: Blass; dünner und weißer Belag. Puls: Leer, schwach und evtl. rau. S. 45

Fülle-Hitze im Dünndarm: Völlegefühl und Schmerzen im Unterbauch, Druck verschlimmert, **häufig, dringender Harndrang,** Hämaturie, **Dysurie,** Reizbarkeit, Unruhezustände, **Stomatitis,** brennende Schmerzen im Mund, Halsschmerzen und Durst. Zunge: Rot mit geröteter Spitze; gelber Belag. Puls: Schnell, schlüpfrig und überflutend. S. 48

Trüber Schleim blockiert den Kopf: Schwindel, **starke Benommenheit im Kopf mit Schweregefühl** (Gefühl des **„Einbandagiertseins"**), Verwirrtheits- und Unruhezustände, Schwere-, **Steifheits- und Taubheitsgefühl der Extremitäten,** Druck und Völlegefühl in Thorax und Abdomen, Übelkeit und Erbrechen, weiche Stühle oder **Diarrhö.** Zunge: Weißer, schmieriger und dicker Belag. Puls: Schlüpfrig, saitenförmig und evtl. langsam. S. 54

Urin, flockiger

Feuchte-Kälte in der Milz: Völle- und Druckgefühl in Thorax und Abdomen, körperliches Schweregefühl, Appetitmangel, Geschmacksverlust oder süßlicher Geschmack, kein Durst, Ödeme, weiche Stühle oder Diarrhö, ggf. Übelkeit und Erbrechen, weißlicher Fluor vaginalis, flockiger Urin, verklebte Augen, flüssigkeitsgefüllte Hautausschläge, evtl. Harnverhaltung und Harnträufeln, Kopfschmerzen, Ulcus ventriculi und duodeni. Zunge: Blass; dicker, weißer, stark feuchter oder schmieriger Belag. Puls: Schlüpfrig und langsam. S. 52

Urogenitalsyndrom, vegetatives

Leber-Yang-Mangel: Harndrang bei Kälte und Stress, Harnträufeln, Schmerzen und Spannungsgefühl im Unterbauch mit nach unten drängenden Empfindungen in Hoden und Skrotum, Sexualstörungen, Schmerzen mit Kältegefühl in der Peniswurzel und Ausstrahlung in die Oberschenkelinnenseite, Wärme bessert. Zunge: Blass und weißer Belag. Puls: Tief, langsam und saitenförmig. S. 36

Urtikaria

Feuchte-Hitze in Milz und Magen: Völlegefühl und Schmerzen in Ober- und Unterbauch, Appetitmangel, Ekel vor fetten Speisen, Übelkeit, Erbrechen, weiche Stühle mit intensivem Geruch oder Obstipation, Anusbrennen, subfebrile Temperaturen, körperliches Schweregefühl, Kopfschmerzen, ggf. Urtikaria, in schweren Fällen Ikterus. Zunge: Evtl. rot oder leicht gerötet; dicker gelber und schmieriger Belag. Puls: Schnell und schlüpfrig. S. 53, 89

Uterusblutung, dysfunktionell

Milz kontrolliert das Blut nicht: Siehe Milz-Qi-Mangel, Metrorrhagie, Zahnfleischblutungen, entzündliche Darmerkrankungen mit Blutauflagerungen, Blutungszeichen, v. a. der unteren Körperhälfte, z. B. Purpura, Petechien, Hypermenorrhö, Meläna, dysfunktionelle Uterusblutungen und Hämaturie. Zunge: Blass, Puls: Dünn, schwach und leer. S. 50

Uterusprolaps

Sinkendes Milz-Qi: Siehe: Milz-Qi-Mangel und Milz-Yang-Mangel, Organsenkung vor allem der unteren Körperhälfte, z. B. Descensus uteri et vaginae, Uterusprolaps, Hämorrhoiden, Rektumprolaps, Harninkontinenz, Blasen- und Magensenkung (nach unten drängendes Gefühl), chronische Diarrhö, Ptosis des Augenlids. Zunge: Blass; dünner und weißer Belag. Puls: Schwach und leer. S. 51

Verdauungsstörungen

Leber attackiert Milz und Magen: Appetitmangel, Übelkeit, **saures Aufstoßen,** Erbrechen, Verdauungsstörungen, Meteorismus und Diarrhö. S. 36, 37

Taiyin-Syndrom Yaiyin Bing: Frieren, kein Durst, Schmerzen im Epigastrium (besser auf Druck), Völlegefühl, Erbrechen und Durchfall, Müdigkeit und Schlafbedürfnis. Zunge: Blass mit Zahneindrücken, feuchter und dicker Belag. Puls: Schlüpfrig, schwach und träge. S. 84

Taiyin-Ikterus: Dunkelgelber **Ikterus** und dunkelgelber Urin, Frieren, kein Durst, Schmerzen im Epigastrium (besser auf Druck), Völlegefühl, Appetitlosigkeit, Erbrechen und Durchfall, Müdigkeit und Schlafbedürfnis. Zunge: Blass mit Zahneindrücken, weißer und **schmieriger** Belag. Puls: Schlüpfrig, schwach und träge. S. 84

Qi-Stadium, Feuchte-Hitze in **Milz und Magen:** Völlegefühl und Schmerzen in Ober- und Unterbauch, Appetitmangel, **Ekel vor fetten Speisen,** Übelkeit, Erbrechen, Diarrhö, weiche Stühle mit intensivem Geruch oder Obstipation, Anusbrennen, bitterer Mundgeschmack, Durst ohne Bedürfnis zu trinken oder mit Trinkverlangen in kleinen Schlucken, subfebrile Temperaturen, Müdigkeit, Kraftlosigkeit, **körperliches Schweregefühl,** Rhinitis, Sinusitis, Gerstenkorn, Ulcus ventriculi und duodeni, Kopfschmerzen, ggf. Urtikaria, wenig, tiefgelber konzentrierter Urin, in schweren Fällen Ikterus. Zunge: Evtl. rot oder leicht gerötet; dicker, gelber und schmieriger Belag. Puls: Schnell und schlüpfrig. S. 53, 89

Qi-Stadium, Feuchte-Hitze in der **Gallenblase:** Übelkeit, Erbrechen, Schmerzen und Spannungsgefühl im Hypochondrium, **Fettverdauungsstörungen,** Ikterus (Yang-Ikterus), **Cholelithiasis,** Cholezystitis, wenig, dunkelgelber Urin, Fieber, Durst ohne Trinkverlangen und bitterer Mundgeschmack. Zunge: Schmieriger, dicker und gelber Belag. Puls: Saitenförmig, schlüpfrig und schnell. S. 35, 91

Vergesslichkeit

Aufsteigendes Leber-Yang: Intensiv klopfender oder platzender Kopfschmerz, meist einseitig und supraorbital, akuter Tinnitus und Schwerhörigkeit, Unruhe, Wutausbrüche, Reizbarkeit, Augenkrankheiten, Schlafstörungen mit vielen Träumen. Zunge: Rot, vor allem an den Rändern; trockener, dünner oder fehlender Belag. Puls: Saitenförmig, schnell, evtl. dünn. S. 31

Verschleimung

Trüber Schleim blockiert den Kopf: Schwindel, starke Benommenheit im Kopf mit Schweregefühl (Gefühl des „Einbandagiertseins"), Verwirrtheits- und Unruhezustände, Schwere-,

Zungensteifigkeit

Aufkommender Leber-Wind durch Leber-Yang: Heftigste Kopfschmerzen und Schwindelattacken, Zittern, Krämpfe, Parästhesien, Sprachstörungen, Desorientiertheit, Kollaps, Synkope, Koma, Halbseitenlähmung, Aphasie, Zungensteife und -deviation und Krampfanfälle. Zunge: Rot, trocken, Zungenbeweglichkeit evtl. eingeschränkt oder zittrig, fehlender oder wechselnder Belag. Puls: Saitenförmig, dünn und schnell. S. 33

Zyanose

Herz-Yang-Mangel: **Palpitationen, Herzrasen, Rhythmusstörungen,** Müdigkeit, Erschöpfung, Belastungsdyspnoe, thorakale Beklemmung, evtl. Herzschmerzen, Ödeme, Zyanose von Lippen und Zunge. Zunge: Blass, geschwollen, schlaff, feucht oder blau-violett. Puls: Schwach, dünn, tief, rau, regelmäßig unregelmäßig oder unregelmäßig. S. 41

Wasserüberschuss: Nieren-Yang-Mangel: Verminderte Urinausscheidung von klarem Urin, **Ödeme, v. a. der Beine und Knöchel, Schmerz-/Kälte- und Schwächegefühl im LWS-** und Kniebereich. Wasserüberfluss in der Lunge: Belastungsdyspnoe, **Husten,** Asthma bronchiale, reichlich wässriges und evtl. schaumiges Sputum. Wasserüberfluss im Herzen: **Palpitationen,** kalte Hände, bei Blut-Stagnation auch Lippen- und Gesichtszyanose. Milz-Yang-Mangel: Evtl. Oberbauchbeschwerden, Meteorismus und Völlegefühl oder anhaltend wässrige **Diarrhö.** Zunge: Blass, feucht, geschwollen, evtl. blau-violett (Herz-Blut-Stagnation); weißer, evtl. dicker und zäher Belag. Puls: Tief, schwach, langsam und evtl. rau. S. 75

KAPITEL 7

Register der deutschen Pflanzennamen und deren Energetik

A

Ackerschachtelhalm (Kraut) = Equisetum hiemalis – süß, bitter, neutral (+)

Alant (Wurzel) = Inula helenium – scharf, bitter, erhitzend, (scharf) (-)

Alfalfa (Kraut) = Medicago sativa – zusammenziehend, süß, kühlend, (scharf) (o)

Aloe vera (Extrakt) = Aloe barbadensis – bitter, zusammenziehend, scharf, süß, kühlend (+)

Ampfer krauser (Wurzelstock) = Rumex crispus – bitter, zusammenziehend, kühlend, (scharf) (o)

Andorn (Kraut) = Marrubium vulg. – bitter, scharf, kühlend, (scharf) (+)

Angelika (Wurzel) = Angelica archangelica – scharf, süß, erhitzend, (süß) (+)

Anis (Früchte) = Pimpinella anisum – scharf, erhitzend, (scharf) (+)

Arnika (Blüten) = Arnika montana – scharf, erhitzend, (scharf) (+)

Artischocke (Blätter) = Cynara scolymus – bitter, kühlend (+)

Asafoetida/Stinkasant (Wurzel) = Ferula asafoetida – scharf, erhitzend, (scharf) (o)

Augentrost (Kraut) = Euphrasia off. – bitter, kühlend, (scharf) (-)

B

Bärlauch (Kraut, Zwiebel) = Allium ursinum – scharf, erhitzend, (scharf) (o)

Bärentraube (Blätter) = Uva ursi – zusammenziehend, bitter, kühlend, (scharf) (+)

Baldrian (Wurzel) = Valeriana off. – scharf, erhitzend, (scharf) (+)

Basilikum (Kraut) = Ocimum basilicum – scharf, erhitzend, (scharf) (-)

Baumwollstaude (Wurzel) = Gossypium herbaceum – süß, erhitzend, (süß) (o)

Beifuß (Kraut, Wurzel) = Artemisia vulg. – scharf, bitter, erhitzend, (scharf) (-)

Beinwell (Kraut, Wurzel) = Symphytum off. – süß, zusammenziehend, kühlend, (süß) (+)

Benediktenkraut (Kraut) = Cnicus benedictus – bitter, kühlend, (scharf) (+)

Berberitze (Früchte, Wurzel) = Berberis vulg. – bitter, zusammenziehend, kühlend, (scharf) (-)

Betonie (Kraut, Wurzel) = Stachys betonica – scharf, bitter, kühlend, (scharf) (o)

Bibernelle (Wurzel) = Pimpinella mayor – bitter, scharf, erhitzend, (süß) (+)

Birke (Blätter) = Betula alba – bitter, scharf, kühlend, (scharf) (+)

Bischofskraut = Ammi visnaga – aromatisch, würzig (-)

Bitterklee (Blätter) = Menyanthes trifoliata – bitter, kühlend, (scharf) (+)

Bittersüßstengel (Stengel) = Dulcamara solanum – bitter, süß, kühlend (+)

Blasentang (getrockneter Tang) = Fucus vesiculosus – salzig, süß, erhitzend, (süß) (-)

Blutweiderich (Kraut) = Lythrum salicaria – zusammenziehend, süß, kühlend, (scharf) (o)

Blutwurz/Ruhrwurz (Wurzelstock) = Potentilla erecta – zusammenziehend, trocknend (+)

Bockshornklee (Samen) = Trigonella foenum-graecum – bitter, scharf, süß, erhitzend, (scharf) (+)

Bohnenkraut (Kraut) = Satureja montana – scharf, erhitzend, (scharf) (o)

Boretsch (Kraut) = Borago off. – zusammenziehend, süß, kühlend, (scharf) (o)

Braunelle, kleine (Kraut) = Prunella vulg. – leicht bitter, zusammenziehend, kühlend, (scharf) (o)

Braunwurz (Wurzel) = Scophularia ningpoensis – bitter, süß-salzig, kalt (o)

Breitwegerich (Kraut) = Plantago major – zusammenziehend, bitter, kühlend, (scharf)

Brennnessel (Kraut, Wurzel) = Urtica urens – zusammenziehend, kühlend, (scharf) (+)

Brombeere (Blätter) = Rubus fructicosus, ect. – zusammenziehend, kühlend, (süß) (+)

Brunnenkresse (Kraut) = Nasturtium off. – scharf, erhitzend, (scharf) (+)

Buccostrauch (Blätter) = Barosma betulina – scharf, bitter, kühlend, (scharf) (-)

C

Cascararinde (Cascara sagrada) = Rhamnus purshianus – bitter, kühlend, (scharf) (+)

Cayennepfeffer (Frucht) = Capsicum frutescens – scharf, erhitzend, (scharf) (+)

Chenopodium anthelminticum (Kraut) = Chenopodium a. – scharf, bitter, zusammenziehend, erhitzend, (scharf)

China (Rinde) = Cinchona succirubra – bitter, kühlend, (scharf) (+)

Chrysantheme (Blüten) = Chrysanthemum indicum – bitter, süß, kühlend

Cimicifuga/Wanzenkraut (Wurzel) = Cimicifuga racemosa – bitter, scharf, kühlend, (scharf) (+)

Citronellgras = Cymbopogon citratus – scharf, bitter, kühlend, (scharf) (-)

D

Damiana = Turnera aphrodisiaca = scharf, bitter, erhitzend, (scharf) (-)

Datteln (Frucht) = Phoenix dacytlifera – süß, kühlend, (süß) (o)

Dill (Frucht) = Anetum graveolens – scharf, bitter, kühlend, (scharf) (+)

Dost (Kraut) = Origanum vulg. – scharf, erhitzend, (scharf) (-)

E

Eberesche/Vogelbeere (Frucht) = Sorbus aucuparia – sauer, bitter, adstringierend, kalt (-)

Eberwurz (Wurzel) = Carlina acaulis – bitter, kühlend, (scharf) (o)

Efeu (Blätter) = Hedera helix – zusammenziehend, scharf, warm, trocken (+)

Ehrenpreis (Kraut) = Veronica off. – bitter, kühlend, (scharf) (-)

Eibisch (Blätter, Wurzel) = Althaea off. – süß, kühlend, (süß) (+)

Eiche (Rinde) = Quercus rubor/petreae – zusammenziehend, kühlend (+)

Einhornwurzel, falsche = Helonias lutea – bitter, süß, kühlend, (süß) (o)

Eisenhut (Knolle, Kraut) = Aconitum napellus – scharf, süß, heiß, toxisch (-)

Eisenkraut (Kraut) = Verbena off. – bitter, kühlend, (scharf) (-)

Eleuthro (Wurzel) = Eleuthro senticosus – scharf, süß, erhitzend, (süß) (+)

Engelwurz (Wurzel) = Angelica sinensis/archangelica (Dang gui) – süß, scharf, warm, austrocknend (+)

Enzian (Wurzel) = Gentiana lutes – bitter, kühlend, (scharf) (+)

Erdbeer (Blätter) = Fragaria spp. – zusammenziehend, kühlend, (süß) (+)

Esche (Blätter, Rinde) = Fraxinus excelsior – bitter, kühlend, (süß) (-)

Estragon (Kraut) = Artemesia dracunculus – bitter, scharf, erhitzend, (scharf) (o)

Eukalyptus (Blätter) = Eucalyptus globulus – scharf, erhitzend, (scharf) (+)

Ewiger Klee = Alfalfa (Kraut) = Medicago sativa – zusammenziehend, süß, kühlend, (scharf) (-)

F

Färberweide (Blätter) = Isatidis – bitter, kalt

Faulbaum (Rinde) = Frangula alnus – zusammenziehend, bitter, kühlend, (scharf) (+)

Fenchel (Früchte) = Foeniculum vulg. – süß, scharf, warm, (süß) (+)

Fieberklee (Kraut) = Menyanthes trifoliata – bitter, kühlend (+)

Fingerkraut (Kraut) = Potentilla reptans – zusammenziehend, bitter, kühlend, (scharf) (o)

Flachs (Samen) = Linum usitatissimum – süß, zusammenziehend, erhitzend, (scharf) (+)

Flieder, indischer (Neem) (Blätter, Rinde) = Azadirachta indica – bitter, kühlend, (scharf) (o)

Flohsamen = Plantago psyllium – süß, zusammenziehend, kühlend, (süß) (+)

Frauenhaar/Farnkraut (Blätter) = Adiantum capillus – süß, bitter, kühlend, (süß) (o)

Frauenmantel (Kraut) = Alchemilla vulg. – bitter, scharf, kühlend, (scharf) (+)

Frauenschuh = Cypripedium pubescens – scharf, süß, erhitzend, (süß) (o)

G

Galanga/Galgant (Wurzelstock) = Alpinia off. – süß, scharf, erhitzend, (scharf) (+)

Galantwurzel (Wurzelstock) = Alpinia off. – süß, scharf, erhitzend, (scharf) (+)

Gänseblümlein (Blüten) = Bellis perennis – bitter, kühlend, (scharf) (o)

Gänsefingerkraut (Kraut)= Potentilla anserina – zusammenziehend, bitter, kühlend, (scharf) (+)

Gartenraute siehe Raute

Geißblatt (Knospen, Stengel) = Lonicera japonica – süß, kalt (o)

Gelbholzbaum (Samen, Rinde) = Xanthoxylum spp. – scharf, bitter, erhitzend, (scharf) (o)

Gelbwurz, kanadische (Wurzelstock) = Hydrastis canadensis – bitter, zusammenziehend, kühlend, (scharf) (o)

Gelbwurzel (Wurzelstock) = Curcuma longa – scharf, zusammenziehend, bitter, kalt, (scharf) (+)

Gerste (Keime) = Hordeum vulgare – süß, leicht warm (o)

Gewürznelken (Blütenknospen) = Eugenia caryophyllata – scharf, erhitzend, (scharf) (+)

Gewürzsumach (Wurzel) = Rhus aromatica – zusammenziehend, kühlend, (scharf) (o)

Ginkgo (Blätter) = Ginkgo biloba – süß, bitter, zusammenziehend, neutral (+)

Ginkgo (Samen) = Ginkgo biloba (Bai gou) – süß, bitter, zusammenziehend, neutral (o)

Ginseng, amerikanischer (Wurzel) = Panax ginseng – scharf, bitter, süß, erhitzend, (süß) (+)

Glaubersalz = Mirabilitum – scharf, bitter, salzig, sehr kalt

Goldfaden = Coptis trifolia – bitter, kühlend, (scharf) (o)

Goldruten (Kraut) = Solidago virg. – bitter, zusammenziehend, kühlend (+)

Granatapfel (Rinde) = Punica granatum – zusammenziehend, bitter, süß (o)

Griechisch Heu (Samen) = Trigonella foenum-graecum – scharf, bitter, erhitzend (+)

Grindeliakraut (Kraut) = Grindelia robusta – scharf, erhitzend, (scharf) (+)

Grießwurzel = Collinsonia canadensis – bitter, kühlend, (scharf) (o)

Guajakholz (Stammholz) = Guaiacum off. – bitter, kühlend (+)

Gummi arabicum = Acacia senegal – süß, kühlend, (süß) (o)

Gundelrebe (Kraut) = Glcohoma hederacea – scharf, zusammenziehend, erhitzend,(scharf) (o)

H

Hafer (Stroh) = Avena sativa – süß, kühlend, (süß) (+)

Hagebutten (Frucht mit oder ohne Nüsschen) = Rosa canina – sauer, zusammenziehend, kühlend, (sauer) (-)

Hahnenfuß, blauer (Wurzel)= Caulophyllum thalictoides – bitter, erhitzend, (scharf) (o)

Hamamelis (Blätter, Rinde) = Hamamelis virg. – zusammenziehend, bitter, scharf, kühlend, (scharf) (+)

Hanf (Kraut) = Cannabis sativa – süß, kühlend, (süß) (o)

Hanf (Samen) = Cannabis – süß, neutral (o)

Hanf, amerikanischer = Apocynum androsaemifolium – bitter, zusammenziehend, kühlend, (scharf) (o)

Haselwurz, braune (Wurzelstock) = Asarum europaeum – scharf, bitter, kühlend (o)

Haselwurz, kanadische (Wurzelstock) = Asarum canadense – scharf, erhitzend, (scharf) (o)

Heidekraut (Blüten, Kraut) = Calluna vulg. – zusammenziehend, bitter, kühlend, (scharf) (-)

Heidelbeer (Früchte) = Vaccinium myrtillus – zusammenziehend, bitter, kühlend (+)

Heiliges Kraut/Santakraut (Kraut) = Eriodictyon glutinosum – scharf, erhitzend, (scharf) (o)

Helmkraut (Wurzel) = Scutellaria baicalensis – bitter, kalt (o)

Henna (Blätter) = Lawsonia spp. – bitter, zusammenziehend, kühlend, (scharf) (o)

Herzgespann (Kraut) = Leonurus cardiaca – bitter, scharf, kühlend, (scharf) (+)

Hibiskus (Blüten) = Hibiscus rosa s. – zusammenziehend, süß, kühlend, (süß) (-)

Himbeer (Blätter) = Rubus idaeus – zusammenziehend, süß, kühlend, (süß) (-)

Hirtentäschel (Kraut) = Capsella bursa p. – zusammenziehend, bitter, kühlend, (scharf) (+)

Holunder (Blüten) = Sambucus nigra – bitter, scharf, kühlend, (scharf) (+)

Honig – süß, scharf, erhitzend, (süß)

Hopfen (Zapfen, Drüsen) = Humulus lupulus – bitter, scharf, kühlend, (scharf) (+)

Huflattich (Blätter) = Tussilago farfara – scharf, zusammenziehend, süß, kühlend, (scharf) (+)

Hundsrose (Hagebutten) =Rosa canina – sauer, zusammenziehend, kühlend, (sauer) (-)

I

Immergrün, kleines (Kraut) = Vinca minor – bitter, kühlend, (scharf) (-)

Indianischer Tabak (Blätter) = Lobelia inflata – scharf, erhitzend, (scharf) (o)

Indigo = Baptisia tinctorata – bitter, kühlend, (scharf) (o)

Ingwer (Wurzelstock) = Zingiber off. – scharf, süß, erhitzend, (süß) (+)

Irländisches Moos (Rotalgen) = Chondrus crispus (Carrageen) – salzig, süß, erhitzend, (süß) (+)

Isländisch Moos (Pflanze) = Cetraria islandica (C. lichen) – salzig, süß, zusammenziehend, kühlend, (süß) (+)

J

Jambulbaum (Rinde) = Syzygium cumini/Jambolana (Jabbolani cortex) – bitter, zusammenziehend (+)

Jasmin (Blüten) = Jasminum grandiflorum – bitter, kühlend, (scharf)

Johanniskraut (Kraut) = Hypericum perforatum – bitter, scharf, kühlend, (scharf) (+)

K

Kalmus (Wurzel) = Acorcus calamus – scharf, bitter, zusammenziehend, erhitzend, (scharf) (o)

Kalziumsulfat = Gypsum fibrosum – süß, scharf, sehr kalt

Kanadische Gelbwurz (Wurzel) = Hydrastis canadensis – bitter, zusammenziehend, kühlend, (scharf) (o)

Kamille (Blüten) = Matricaria chamomilla – bitter, scharf, kühlend, (scharf) (+)

Kampfer = Cinnamomum camphora (Öl) – scharf, bitter, erhitzend, (scharf) (+)

Kapuzinerkresse (Kraut) = Tropaeolum majus – scharf, erhitzend, (scharf) (+)

Kardamom (Samen) = Elletaria cardamomum – scharf, süß, erhitzend, (scharf) (+)

Kastanien, edel (Blätter) = Castanea sativa – zusammenziehend (-)

Katzenminze echte (Kraut) = Nepeta cataria – scharf, kühlend, (scharf) (o)

Katzenminzekraut (Kraut) = Schizonepetae – scharf, warm

Kermesbeere (Wurzel) = Phytolacca americana – bitter, kühlend, (scharf) (o)

Keuschlamm (Früchte) = Vitex agnus castus – scharf, zusammenziehend, kühlend, (scharf) (+)

Klatschmohn (Blüten) = Papaver rhoeas – scharf, zusammenziehend, süß, erhitzend, (süß) (-)

Klette (Blätter, Samen, Wurzel) = Arctium lappa – leicht bitter, scharf, zusammenziehend, kühlend, (scharf) (-)

Klettenlabkraut (Kraut) = Galium aparine – zusammenziehend, bitter, kühlend, (scharf) (o)

Knoblauch (Wurzel) = Allium sativum – sauer, hauptsächlich scharf, erhitzend, (scharf) (o)

Knoblauch (Zwiebel) = Allium sativum – scharf, bitter, erhitzend, süß, (scharf) (+)

Knöterich/Schlangenknöterich (Wurzelstock) = Polygonum bistorta – zusammenziehend, kühlend, (scharf) (o)

Königskerze (Blüten), kleinblütige = Verbascum thapsus – bitter, zusammenziehend, kühlend, (scharf) (+)

Kokosnuss (Nuss) = Cocus nucifera – süß, kühlend, (süß)

Kolombo (Calumba) = Jateorhiza calumba – bitter, kühlend, (scharf) (o)

Kondurango (Rinde) = Marsdenia condurango – bitter, kühlend, (scharf) (+)

Koriander (Früchte) = Coriandrum sativum – bitter, scharf, kühlend, (scharf) (+)

Kornblume (Blüten, Kraut) = Centaurea cyanus – bitter, kühlend, (süß) (-)

Krappwurzel (Wurzel) = Rubia tinctorum – bitter, süß, kühlend, (scharf) (-)

Krausampfer (Wurzel) = Rumex crispus – bitter, zusammenziehend, kühlend, (scharf) (o)

Kreuzkümmel (Frucht) = Cuminum cyminum – scharf, bitter, kühlend, (scharf) (o)

Kubeben (Frucht) = Piper cubeba – scharf, erhitzend, (scharf) (o)

Kuduz = Pueraria tuberosa – süß, kühlend, (süß)

Kümmel (Früchte) = Carun carvi – scharf, erhitzend, (scharf) (+)

Kürbis (Samen) = Cucurbita pepo – süß, kühlend, (süß) (+)

L

Labkraut, echtes (Kraut) = Galium verum – zusammenziehend, bitter, kühlend, (scharf) (o)

Lavendel (Blüten) = Lavandula angustifolia – scharf, kühlend, (scharf) (+)

Lein (Samen) = Linum usitatissimum – süß, zusammenziehend, erhitzend, (süß) (+)

Lemongras = Cymbopogon citratus – scharf, bitter, kühlend, (scharf) (-)

Liebstöckel (Wurzel) = Levisticum off. – scharf, warm (+)

Lilienarten (Blütenblätter, Zwiebel) = Lilium spp. – süß, kühlend, (süß) (o)

Limone (Frucht) = Citrus acris – sauer, bitter, kühlend, (sauer) (o)

Linde (Blüten) = Tilia platyphyllos – süß, bitter, kühlend, (scharf) (+)

Löwenzahn (Kraut, Wurzel) = Taraxacum off. – bitter, süß, kühlend, (scharf) (+)

Lorbeer (Blätter, Früchte) = Laurus nobilis – scharf, erhitzend, (süß) (o)

Lotus (Blätter, Früchte) = Nelumbo nucifera – süß, zusammenziehend, kühlend, (scharf) (o)

Lungenkraut (Kraut) = Pulmonaria off. – zusammenziehend, süß, bitter, kühlend (-)

M

Mädesüß (Blüten, Kraut) = Filipendula ulmaria – zusammenziehend, süß, kühlend, (süß) (+)

Mäusedorn, stechender (Wurzel) = Ruscus aculeatus – zusammenziehend, scharf, kühlend, (scharf) (+)

Maiapfel/Flussblatt (Wurzel) = Podophyllum peltatum – bitter, kühlend, (scharf) (+)

Maiglöckchen (Kraut) = Convallaria majalis – süß, bitter, kühlend, (süß) (+)

Majoran (Kraut) = Origanum majorana – scharf, erhitzend, (scharf) (-)

Malve (Blätter, Blüten) = Malva silvestris – süß, zusammenziehend, kühlend, (süß) (+)

Mandarine (Frucht) = Citrus aurantium – sauer, bitter, kühl

Mandarine (Schalen) = Citrus reticulata – bitter, warm, aromatisch

Mandel (Kern) = Prunus armeniacae – bitter, warm (o)

Manna (getrockneter Saft) = Fraxinus ornus – süß, kühlend, (süß) (+)

Mariendistel (Früchte) = Silybum (cardui) marianum – bitter, kühlend, (scharf) (+)

Mate (Blätter) = Ilex paraguayensis – scharf, erhitzend, (scharf) (+)

Maulbeerbaum (Blätter) = Morus alba – süß, bitter, kalt (o)

Maulbeerbaum (Frucht, Rinde) = Morus alba – süß, kalt (o)

Maulbeerbaum (Zweige) = Morus albus – bitter, neutral (o)

Meerrettich (Wurzel) = Cochlearia armoracia – Armoracia rusticana – scharf, erhitzend, (scharf) (+)

Meerträubchen (Kraut) = Ephedra vulg. – scharf, warm, (bitter) (+)

Meerzwiebel = Scilla/Urginea maritima (Scilla bulbus) – süß, kühlend, (süß) (+)

Melisse (Blätter) = Melissa off. – scharf, süß, kühlend, (scharf) (+)

Minze, grüne (Blätter) = Mentha spicata – scharf, kühlend, (scharf) (o)

Mistel (Kraut) = Viscum album – bitter, süß, erhitzend, (scharf) (+)

Mohn (Samen) = Papaver somniferum – scharf, zusammenziehend, süß, erhitzend, (süß) (o)

Mönchspfeffer = Keuschlamm

Mohrrübe, wilde (Wurzel [Kraut, Frucht]) = Daucus carota – scharf, erhitzend, (scharf) (o)

Muskat (Blüte) = Myristica fragrans – scharf, süß, erhitzend, (scharf)

Muskat (Samen) = Myristica fragrans – scharf, erhitzend, (scharf) (-)

Mutterkraut (Kraut) = Pyrethrum partenium – bitter, süß, kühlend, (scharf) (o)

Myrrhe (getrocknetes Harz) = Commiphora molmol – bitter, scharf, erhitzend, (scharf) (+)

N

Narde, amerikanische (Sarsaparilla) = Aralia racemosa – süß, scharf, erhitzend, (süß) (o)

Narzisse (Blüten, Zwiebel) = Narcissus pseudonarcissus – bitter, scharf, erhitzend (scharf) (o)

Neem (Indischer Flieder) (Blätter, Rinde) = Azadirachta indica – bitter, kühlend, (scharf) (o)

Nelkenwurz (Wurzel) = Geum urbanum – zusammenziehend, bitter, kühlend, (süß) (o)

O

Odermennig (Kraut) = Agrimonia eupat. – zusammenziehend, bitter, kühlend, (scharf) (+)

Oleander (Blätter) = Nerium oleander (-)

Oliven – süß, sauer (-)

Olivenöl – süß, kühl (-)

Orange (Schale) = Citrus aurantium – scharf, bitter, erhitzend, (scharf) (+)

Oregano, wilder (Kraut) = Oreganum vulg. – scharf, erhitzend, (scharf) (-)

Osterluzei (Kraut) = Aristolochia clematitis – scharf, bitter, (kühlend) (o)

P

Pampelmuse (Schalen) = Citrus paradisi – bitter, süß, kühlend, (süß)

Pappel (Knospen) = Populus nigra/tremula – bitter, kühlend, (scharf) (+)

Paprika (Frucht) = Capsicum annuum – scharf, erhitzend, (scharf) (+)

Passionsblume (Kraut) = Passiflora incarnata – bitter, kühlend, (scharf) (+)

Pestwurz (Wurzelstock) = Petasites hybridus – scharf, bitter, erhitzend, (scharf) (+)

Petersilie (Wurzel) = Petroselinum crispum – scharf, erhitzend, (scharf) (+)

Pfeffer, schwarzer (ungeschälte Frucht) = Piper nigrum – scharf, erhitzend, (scharf) (o)

Pfefferminze (Blätter) = Mentha piperita – scharf, kühlend, (scharf) (+)

Pfingstrose (Blüten, Wurzel) = Paeonia off. – bitter, zusammenziehend, kühlend (-)

Piment/Nelkenpfeffer (Frucht) = Pimenta off. – scharf, erhitzend, (scharf) (o)

Poleiminze (Kraut) = Mentha pulegium – scharf, erhitzend, (scharf) (o)

Portulak (Kraut) = Portulaca – sauer, kalt

Primel (Blüten, Wurzel) = Primula off. – bitter, kühlend, (scharf) (+)

Psyllium (Samen) = Plantago afra – süß, zusammenziehend, kühlend, (süß) (+)

Q

Quecke (Wurzelstock) = Agropyron repens – süß, mild, kühlend, (süß) (+)

Quendel (Kraut) = Thymus serpyllum – scharf, erhitzend, (scharf) (+)

R

Rainfarn (Kraut) = Tanacetum vulg. – bitter, scharf, kühlend, (scharf) (-)

Raute (Kraut) = Ruta graveolens – bitter, scharf, erhitzend, (scharf) (-)

Rhabarber (Wurzel) = Rheum off. – bitter, kühlend, (scharf) (+)

Ringelblume (Blüten) = Calendula off. – bitter, scharf, kühlend, (scharf) (+)

Rizinus (Öl) = Ricinus communis – scharf, süß, erhitzend, (scharf) (o)

Rose (Blüten) = Rosa gallica – bitter, scharf, zusammenziehend, kühlend, (süß) (+)

Rosmarin (Blätter) = Rosmarinus off. – scharf, bitter, kühlend, (scharf) (+)

Rosskastanie (Samen) = Aesculus hippocastanum – zusammenziehend, kühlend, (scharf) (+)

Rotklee (Blüten) = Trifolium pratense – bitter, süß, kühlend, (scharf) (o)

Rotulme (Rinde) = Ulmus fulva – süß, kühlend, (süß) (o)

Rubrechtskraut (Kraut, Wurzel)= Geranium robertianum – zusammenziehend, kühlend, (scharf) (o)

S

Säckelblume = Ceanothus spp. – zusammenziehend, kühlend, (scharf) (o)

Sägepalme (Frucht) = Sabal serrulata – süß, scharf, erhitzend, (süß) (+)

Safran, wilder (Blätter) = Carthami tinctorii – scharf, warm (o)

Safran (Narben) = Crocus sativus – scharf, bitter, süß, kühlend, (süß) (-)

Salbei (Blätter) = Salvia off. – scharf, bitter, zusammenziehend, erhitzend, (scharf) (+)

Salbei (Wurzel) = Salvia miltiorrhizae – bitter, kühl (o)

Salfor = Carthamus tinctorius – scharf, erhitzend, (scharf) (o)

Salomonsiegel (Wurzel) = Polygonatum spp. – süß, kühlend, (süß) (o)

Sanddorn (Beeren) = Hippophae rhamnoides – sauer, süß, kühlend, (süß) (o)

Sandelholz, weißes (Kernholz) = Santalum album – bitter, süß, zusammenziehend, kühlend, (süß) (+)

Sanikel (Kraut) = Sanicula europaea – bitter/kühlend, (süß) (+)

Sarsaparilla (Wurzel) = Smilax ornata/regelii/utilis = bitter, süß, schwach kühlend, (süß) (-)

Sarsaparilla, wilde (Narde, amerikanische) = Aralia racemosa – süß, scharf, erhitzend, (süß) (o)

Sassafras (Wurzelholz) = Sassafras off. – scharf, erhitzend, (scharf) (o)

Sauerampfer (Kraut, Samen, Wurzel) = Rumex acetosa – bitter, zusammenziehend, kühlend, (scharf) (o)

Sauerklee (Kraut) = Oxalis acetosella – sauer, zusammenziehend, kühlend, (scharf) (o)

Schachtelhalm (Kraut) = Equisetum hyemale (chin.) – leicht bitter, kalt, trocken (+)

Schafgarbe (Kraut) = Achillea millefolium – bitter, zusammenziehend, scharf, kühlend, (scharf) (+)

Scharlachsumach = Rhus glabra ect. – zusammenziehend, kühlend, (scharf) (o)

Schildblume, glatte = Chelone glabra – bitter, kühlend, (scharf) (o)

Schilfrohr (Wurzel) = Phragmites communis – süß, kalt (o)

Schlehdorn (Frucht) = Prunus spinosa – zusammenziehend, süß, kühlend, (süß) (+)

Schlüsselblume (Blüten, Wurzel) = Primula vulg. – süß, leicht warm, trocken (+)

Schneeballbaum (Rinde) = Viburnum prunivolium – bitter, zusammenziehend, erhitzend, (scharf) (o)

Schneeball, amerikanischer = Asclepias tuberosa – bitter, scharf, kühlend, (scharf) (o)

Schwarzkümmel (Samen) = Nigella sativa – bitter, scharf, erhitzend, (scharf)

Schwertlilie (Wurzel) = Iris florentina/germanica – bitter, kühlend, (scharf) (-)

Schöllkraut (Kraut) = Chelidonium majus – scharf, bitter, erhitzend (+)

Seerose, weiße (Wurzelstock) = Nymphaea alba – süß, zusammenziehend, kühlend, (süß) (o)

Seidige Maiskolben (Hülle) = Zea mays – süß, kühlend, (scharf) (o)

Seifenkraut, rote/weiße (Wurzel) = Saponaria off. (rubra) – süß, kühlend, (süß) (+)

Sellerie (Samen, Wurzel) = Apium graveolens – bittersüß, leicht kühl, feucht (-)

Senf, weißer (Samen) = Sinapis alba – scharf, erhitzend, (scharf) (+)

Senna (Blätter, Frucht) = Cassia angustifolia – bitter, kühlend, (scharf) (+)

Sesam (Samen) = Sesamum indicum – süß, erhitzend, (süß) (+)

Sibirischer Ginseng (Wurzel) = Eleutherococcus senticosus – scharf, süß, erhitzend, (süß) (+)

Silberweide (Rinde) = Salix alba – bitter, kühlend, (scharf) (+)

Sonnenhut (Blätter) = Echinacea angustifolia – bitter, scharf, kühlend, (scharf) (+)

Sonnenhut (Wurzel) = Echinacea angustifolia – bitter, scharf, kühlend, (scharf) (-)

Spargel (Wurzel) = Asparagus off. – süß, kühlend, (süß) (+)

Spindelstrauch, nordamerikanischer = Evonymus atropurpureus – bitter, kühlend, (scharf) (o)

Spitzwegerich (Kraut) = Plantago lanceolata – zusammenziehend, bitter, kühlend, (scharf) (+)

Steinwurzel/Grießwurzel = Collinsonis canadensis – bitter, kühlend, (scharf) (o)

Steinklee (Kraut) = Melilotus off. – bitter, kühlend, (scharf) (+)

Sternanis (Frucht) = Illicium verum – scharf, erhitzend, (scharf) (+)

Stiefmütterchen (Kraut) = Viola tricolor – bitter, scharf, kühlend, (scharf) (+)

Stillingia (Talgbaum) = Stillingia sylvatica – scharf, erhitzend, (scharf) (o)

Stinkkohl = Dracontium foetidum – scharf, erhitzend, (scharf) (o)

Storchenschnabel (Wurzel) = Geranium robertianum – zusammenziehend, kühlend, (scharf) (o)

Süßholz (Wurzel) = Glycyrrhiza glabra – süß, bitter, neutral, (süß) (+)

T

Taigawurzel (Wurzel) = Eleutherococcus senticosus – scharf, süß, erhitzend, (süß) (+)

Talgbaum (Stillingia) = Stillingia sylvatica – scharf, erhitzend, (scharf) (o)

Tamarinde (Tamarindenmus) = Tamarindus indica – sauer, süß, erhitzend, (sauer) (o)

Taubnessel (Blüten) = Laminum album – zusammenziehend, scharf, kühlend (+)

Tausendgüldenkraut (Kraut) = Centaurium erythraea – bitter, scharf, kühlend, (scharf) (+)

Teufelskralle (Wurzelknollen) = Harpagophytum procumbens – bitter, zusammenziehend, kühlend, (scharf) (+)

Thymian (Kraut) = Thymus vulgaris – scharf, erhitzend, (scharf) (+)

Tormentill (Wurzelstock) = Potentilla erecta – zusammenziehend, bitter, kühlend, (scharf) (+)

Trauben (Rosinen) = Vitis vinifera – süß, kühlend, (süß) (o)

V

Veilchen (Blüten, Kraut, Wurzel) = Viola odorata – bitter, scharf, kühlend, (scharf) (-)

Virginischer Ehrenpreis = Leptandra virginica – bitter, kühlend, (scharf) (o)

Virginischer Zauberstrauch (Blätter, Rinde) = Hamamelis virginiana – zusammenziehend, bitter, scharf, kühlend, (scharf) (+)

Vogelknöterich (Kraut) = Polygonum aviculare – bitter, leicht kalt (+)

Vogelmiere (Kraut) = Stellaria media – bitter, süß, kühlend, (scharf) (o)

W

Wacholder (Beeren) = Juniperus communis – zusammenziehend, bitter, süß, erhitzend, (scharf) (+)

Wachsbeerenstrauch (Rinde, Frucht) = Myrica spp. – scharf, zusammenziehend, erhitzend, (scharf)

Walddolde (Kraut) = Chimaphila umbellata – bitter, kühlend, (scharf) (o)

Walnuss (Blätter) = Juglans regia – süß, erhitzend, (süß) (+)

Walnuss, graue = Juglans cinerea – bitter, zusammenziehend, kühlend, (scharf) (o)

Wanzenkraut (Wurzelstock) = Cimicufuga racemosa – bitter, scharf, kühlend, (scharf) (+)

Wasserdost (Kraut) = Eupatorium – scharf, neutral (o)

Wasserhanf (Kraut) = Eupatorium perfoliatum – bitter, scharf, kühlend, (scharf) (o)

Wegwarte (Kraut, Wurzel) = Cichorium intybus – bitter, kühlend, (scharf) (+)

Weide (Rinde) = Salix spp. – bitter, kühlend, (scharf) (+)

Weihrauch (Harz a. d. Stamm) = Boswellia thurifera – bitter, scharf, zusammenziehend, erhitzend, (scharf) (o)

Weinraute (Kraut) = Ruta graveolens – bitter, scharf, erhitzend, (scharf) (-)

Weinrebe (Beeren, Blätter) = Vitis vinifera – leicht zusammenziehend, süß, kühlend, (süß) (o)

Weißdorn (Blätter, Blüten) = Crataegus oxycantha – sauer, süß, leicht warm (+)

Weißeiche (Wurzel) = Quercus alba – zusammenziehend, kühlend, (scharf)

Weißkiefer (Sprossen, Öl) = Pinus alba/silvestris – scharf, erhitzend, (scharf) (+)

Weißkohl (Blätter) = Brassica oleracea – scharf, süß, bitter, kühlend, (scharf) (o)

Weißwurz (Wurzelstock) = Polygonatum multiflorum – süß, kühlend, (süß) (o)

Wermut (Kraut) = Artemisia absinthium – bitter, scharf, kühlend, (scharf) (+)

Wiesenklee (Blüten) = Trifolium pratense – leicht süß, kühl (o)

Wiesenknöterich (Wurzel) = Polygonum bistorta – zusammenziehend, kühlend, (scharf) (o)

Wiesenkopf (Kraut) = Sanguisorbae – sauer, bitter, leicht kalt (o)

Wildkirsche (Frucht, Stiele) = Prunus avium – bitter, zusammenziehend, scharf, kühlend, (süß)

Wildkirsche (Rinde) = Prunus avium – bitter, zusammenziehend, kühlend, (süß)

Wildschutz (Wurzel) = Ledebouriellae divaricatae – scharf, süß, leicht warm

Wintergrün (Kraut) = Chimaphila umbellata – scharf, kühlend, (scharf) (o)

Wolfstrapp (Kraut) = Lycopus europaeus – bitter, zusammenziehend, kühlend (+)

Wurmfarn (Wurzel) = Dryopteris marginalis – bitter, leicht kalt (-)

Y

Yamswurzel (chin.) = Dioscorea opposita – süß, neutral (o)

Yamswurzel (siebenlappige) = Dioscorea hypoglauca – bitter, neutral (o)

Ysop (Kraut) – Hyssopus off. – scharf, bitter, erhitzend, (scharf) (-)

Z

Zimtbaum (Zweige) = Cinnamomi ramulus – scharf, süß, warm

Zimt (Rinde) = Cinnamomum verum – scharf, süß, (zusammenziehend), erhitzend, (süß) (+)

Zinnkraut (Kraut) = Equisetum arvense – bitter, süß, kühlend, (scharf) (+)

Zitrone (Frucht) = Citrus limonum – sauer, kühlend, (sauer) (o)

Zitrone (Schale) = Citrus limonum – bitter, kühlend, (süß) (o)

Zitronengras = Cymbopogon citratus – scharf, bitter, kühlend, (scharf) (-)

Zitterpappel (Pappelknospen) = Populus tremula – bitter, kühlend, (scharf) (+)

Zitwerwurzel (Wurzel) = Curcuma zedoaria – bitter, kühlend, (scharf) (-)

Zucker = Saccharum off. – süß, kühlend, (süß)

Zwergpalme (Beeren) = Sabal serrulata – siehe Sägepalme (+)

Zwiebel (Zwiebel) = Allium cepa – scharf, süß, erhitzend, (süß) (+)

Register der lateinischen Pflanzennamen und deren Energetik

A

Achillea millefolium = Schafgarbe (Kraut) – bitter, zusammenziehend, scharf, kühlend, (scharf) (+)

Aconiti napellus = Eisenhut (Knolle, Wurzel) – scharf, süß, heiß, toxisch (-)

Acorcus calamus = Kalmus (Wurzel) – scharf, bitter, zusammenziehend, erhitzend, (scharf) (o)

Adiandum capillus = Frauenhaar/Farnkraut (Blätter) – süß, bitter, kühlend, (süß) (o)

Aesculus hippocastanum = Rosskastanien (Samen) – zusammenziehend, kühlend, (scharf) (+)

Agrimonia eupat. = Odermennig (Kraut) – zusammenziehend, bitter, kühlend, (scharf) (+)

Agropyron repens = Quecke (Wurzelstock) – süß, mild, kühlend, (süß) (+)

Alchemilla vulg. = Frauenmantel (Kraut) – bitter, scharf, kühlend, (scharf) (+)

Allium cepa = Zwiebel (Zwiebel) – scharf, süß, erhitzend, (süß) (+)

Allium sativum = Knoblauch (Wurzel) – sauer, hauptsächlich scharf, erhitzend, (scharf) (o)

Allium sativum = Knoblauch (Zwiebel) – scharf, süß, erhitzend, (scharf) (+)

Allium ursinum = Bärlauch (Kraut, Zwiebel) – scharf, erhitzend, (scharf) (o)

Aloe barbadensis = Aloe vera (Extrakt) – bitter, zusammenziehend, scharf, süß, kühlend (o)

Alpinia off. = Galanga/Galgant/Galant (Wurzelstock) – süß, scharf, erhitzend, (scharf) (+)

Althaea off. = Eibisch (Blätter, Wurzel) – süß, kühlend, (süß) (+)

Ammi visnaga = Bischofskraut – aromatisch, würzig (-)

Anetum graveolens = Dill (Frucht) – scharf, bitter, kühlend, (scharf) (+)

Angelica archangelica = Angelika/Engelwurz (Wurzel) – scharf, süß, erhitzend, (süß) (+)

Apium graveolens = Sellerie (Samen, Wurzel) – bittersüß, leicht kühl, feucht (-)

Apocynum androsaemifolium = Hanf, amerikanischer – bitter, zusammenziehend, kühlend, (scharf) (o)

Aralia racemosa = Narde, amerikanische/Sarsaparilla, wilde – süß, scharf, erhitzend, (süß) (o)

Arctium lappa = Klette (Blätter, Samen, Wurzel) – leicht bitter, scharf, zusammenziehend, kühlend, (scharf) (-)

Aristolochia clematitis = Osterluzei (Kraut) – scharf, bitter, kühlend (o)

Arnika montana = Arnika (Blüten) – scharf, erhitzend, (scharf) (+)

Artemisia absinthium = Wermut (Kraut) – bitter, scharf, kühlend, (scharf) (+)

Artemisia dracunculus = Estragon (Kraut) – bitter, scharf, erhitzend, (scharf) (o)

Artemisia vulg. = Beifuß (Kraut, Wurzel) – scharf, bitter, erhitzend, (scharf) (-)

Asarum canadense = Haselwurz, kanadische (Wurzelstock) – scharf, erhitzend, (scharf) (o)

Asclepias tuberosa = Schneeball, amerikanischer – bitter, scharf, kühlend, (scharf) (o)

Asparagus off. = Spargel (Wurzel) – süß, kühlend, (süß) (+)

Avena sativa = Hafer (Stroh) – süß, kühlend, (süß) (+)

Azadirachta indica = Neem/Indischer Flieder (Blätter, Rinde) – bitter, kühlend, (scharf) (o)

B

Baptisia tinctora = Indigo – bitter, kühlend, (scharf) (o)

Barosma betulina = Buccostrauch (Blätter) – scharf, bitter, kühlend, (scharf) (-)

Bellis perennis = Gänseblümlein (Blüten) – bitter, kühlend, (scharf) (o)

Berberis vulg. = Berberitze (Frucht, Wurzel) – bitter, zusammenziehend, kühlend, (scharf) (-)

Betula alba = Birke (Blätter) – bitter, scharf, kühlend, (scharf) (+)

Borago off. = Boretsch (Kraut) – zusammenziehend, süß, kühlend, (scharf) (o)

Boswellia thurifera = Weihrauch (Harz a. d. Samen) – bitter, scharf, zusammenziehend, erhitzend, (scharf) (o)

Brassica oleracea = Weißkohl (Blätter) – scharf, süß, bitter, kühlend, (scharf) (o)

C

Calendula off. = Ringelblume (Blüten) – bitter, scharf, kühlend, (scharf) (+)

Calluna vulg. = Heidekraut (Blüten) – zusammenziehend, bitter, kühlend, (scharf) (-)

Cannabis sativa = Hanf (Kraut) – süß, kühlend, (süß) (o)

Cannabis = Hanf (Samen) – süß, neutral (o)

Capsella bursa p. = Hirtentäschel (Kraut) – zusammenziehend, bitter, kühlend, (scharf) (+)

Capsicum annuum = Paprika (Frucht) – scharf, erhitzend, (scharf) (+)

Capsicum frutescens = Cayennepfeffer (Frucht) – scharf, erhitzend, (scharf) (+)

Carlina acaulis = Eberwurz (Wurzel) – bitter, kühlend, (scharf) (o)

Carthamus tinctorius = Salfor/Safran, falscher (Blätter) – scharf, warm (o)

Carun carvi = Kümmel (Früchte) – scharf, erhitzend, (scharf) (+)

Cassia angustifolia = Senna (Blätter, Frucht) – bitter, kühlend, (scharf) (+)

Castanea sativa = Kastanie, edel (Blätter) – zusammenziehend (-)

Caulophyllum thalictoides = Hahnenfuß, (Wurzel) – bitter, erhitzend, (scharf) (o)

Chimaphila umbellata = Wintergrün (Kraut) – scharf, kühlend, (scharf) (o)

Chelone glabra = Schildblume, glatte – bitter, kühlend, (scharf) (o)

Ceanothus americanus = Säckelblume – zusammenziehend, kühlend, (scharf) (o)

Centaurea cyanus = Kornblume (Blüten, Kraut) – bitter, kühlend, (süß) (-)

Centaurium erythraea = Tausendgüldenkraut (Kraut) – bitter, scharf, kühlend, (scharf) (+)

Cetraria islandica (C. lichen) = Isländisch Moos (Pflanze) – salzig, süß, zusammenziehend, kühlend, (süß) (+)

Chelidonium majus = Schöllkraut (Kraut) – scharf, bitter, erhitzend (+)

Chenopodium anthelminticum = Chenopodium a. (Kraut) – scharf, bitter, zusammenziehend, erhitzend, (scharf)

Chimaphila umbellata = Walddolde (Kraut) – bitter, kühlend, (scharf) (+)

Chondrus crispus = Irländisches Moos (Rotalgen) – salzig, süß, erhitzend, (süß) (+)

Chrysanthemum indicum = Chrysantheme (Blüten) – bitter, süß, kühlend

Cichorium intybus = Wegwarte (Kraut, Wurzel) – bitter, kühlend, (scharf) (+)

Cimicifuga racemosa = Cimicifugawurzel/Wanzenkraut (Wurzel) – bitter, scharf, kühlend, (scharf) (+)

Cinchona succirubra = China (Rinde) – bitter, kühlend, (scharf) (+)

Cinnamomi ramulus = Zimtbaum (Zweige) – scharf, süß, warm

Cinnamomum = Zimt (Rinde) – scharf, süß, (zusammenziehend), erhitzend, (süß) (+)

Citrus aurantium = Orange (Schale) – scharf, bitter, erhitzend, (scharf) (+)

Citrus aurantium = Mandarine (Frucht) – sauer, bitter, kühl

Citrus limonum = Zitrone (Frucht) – sauer, kühlend, (sauer) (o)

Citrus limonum = Zitrone (Schale) – bitter, kühlend, (süß) (o)

Citrus paradisi = Pampelmuse (Schale) – bitter, süß, kühlend, (süß)

Citrus reticulata = Mandarine (Schale) – bitter, warm, aromatisch

Cnicus benedictus = Benediktenkraut (Kraut) – bitter, kühlend, (scharf) (+)

Cinnamomum camphora = Kampfer (Öl) – scharf, bitter, erhitzend, (scharf) (+)

Citrus acida = Limone (Frucht) – sauer, bitter, kühlend, (sauer) (o)

Cochlearia amoracia - Armoracia rusticana = Meerrettich (Wurzel) – scharf, erhitzend, (scharf) (+)

Cocus nucifera = Kokosnuss (Nuss) – süß, kühlend, (süß)

Collinsonia canadensis = Steinwurzel/Grießwurzel – bitter, kühlend, (scharf) (o)

Commiphora molmol = Myrrhe (getrocknetes Harz) – bitter, scharf, erhitzend, (scharf) (+)

Convallaria majalis = Maiglöckchen (Kraut) – süß, bitter, kühlend, (süß) (+)

Coptis trifolia = Goldfaden – bitter, kühlend, (scharf) (o)

Crataegus oxycantha = Weißdorn (Blätter, Blüten) – sauer, süß, leicht warm (+)

Coriandrum sativum = Koriander (Früchte) – bitter, scharf, kühlend, (scharf) (+)

Crocus sativus = Safran (Narben) – scharf, bitter, süß, kühlend, (süß) (-)

Cucurbita pepo = Kürbis (Samen) – süß, kühlend, (süß) (+)

Cuminum cyminum = Kreuzkümmel (Frucht) – scharf, bitter, kühlend, (scharf) (o)

Curcuma longa = Gelbwurzel (Wurzelstock) – scharf, zusammenziehend, bitter, kalt (scharf) (+)

Curcuma zedoaria = Zitwerwurzel (Wurzel) – bitter, kühlend, (scharf) (-)

Cymbopogon citratus = Citronellgras – scharf, bitter, kühlend, (scharf) (-)

Cynara scolymus = Artischocke (Blätter) – bitter, kühlend (+)

Cypripedium pubescens = Frauenschuh – scharf, süß, erhitzend, (süß)

D

Daucus carota = Mohrrübe, wilde (Wurzel [Kraut, Frucht]) – scharf, erhitzend, (scharf) (o)

Dioscorea villosa = Yamswurzel (chin.) – süß, neutral (o)

Dioscorea hypoglauca = Yamswurzel, siebenlappige – bitter, neutral

Dracontium foetidum = Stinkkohl – scharf, erhitzend, (scharf) (o)

Dryopteris crassirhizomae = Wurmfarn (Wurzel) – bitter, leicht kalt (-)

Dulcamara solanum = Bittersüßstengel (Stengel) – bitter, süß, kühlend (+)

E

Echinacea angustifolia = Sonnenhut (Blätter) – bitter, scharf, kühlend, (scharf) (+)

Echinacea angustifolia = Sonnenhut (Wurzel) – bitter, scharf, kühlend, (scharf) (-)

Eleutherococcus senticosus = Sibirischer Ginseng/Taigawurzel (Wurzel) – scharf, süß, erhitzend, (süß)

Elletaria cardamomum = Kardamom (Samen) – scharf, süß, erhitzend, (scharf) (+)

Ephedra vulg. = Meerträubchen (Kraut) – scharf, warm, (bitter) (+)

Equisetum arvense = Zinnkraut (Kraut) – bitter, süß, kühlend, (scharf) (+)

Equisetum hiemalis = Ackerschachtelhalm (Kraut) – süß, bitter, neutral (+)

Equisetum hyemale (chin.) = Schachtelhalm (Sprosse) – leicht bitter, kalt, trocken (+)

Eriodictyon glutinosum = Heiliges Kraut (Kraut) – scharf, erhitzend, (scharf) (o)

Eucalyptus globulus = Eukalyptus (Blätter) – scharf, erhitzend, (scharf) (+)

Eugenia caryophyllata = Gewürznelken (Blütenknospen) – scharf, erhitzend, (scharf) (+)

Eupatorium perfoliatum = Wasserhanf (Kraut) – bitter, scharf, kühlend, (scharf) (o)

Euphrasia off. = Augentrost (Kraut) – bitter, kühlend, (scharf) (-)

F

Ferula asafoetida = Asafoetida/Stinkasant (Wurzel) – scharf, erhitzend, (scharf) (o)

Filipendula ulmaria = Mädesüß (Blüten, Kraut) – zusammenziehend, süß, kühlend, (süß) (+)

Foeniculum vulg. = Fenchel (Früchte) – süß, scharf, warm, (süß) (+)

Fragaria spp. = Erdbeer (Blätter) – zusammenziehend, kühlend, (süß) (+)

Frangula alnus = Faulbaum (Rinde) – zusammenziehend, bitter, kühlend, (scharf) (+)

Fraxinus excelsior = Esche (Blätter, Rinde) – bitter, kühlend, (süß) (-)

Fraxinus ornus = Manna (getrockneter Saft) – süß, kühlend, (süß) (+)

Fucus vesiculosus = Blasentang (getrockneter Tang) – salzig, süß, erhitzend, (süß) (-)

G

Galium aparine = Klettenlabkraut (Kraut) – zusammenziehend, bitter, kühlend, (scharf) (o)

Galium verum = Labkraut (Kraut) – zusammenziehend, bitter, kühlend, (scharf) (o)

Gaultheria procumbens = Wintergrün (Kraut) – scharf, kühlend, (scharf) (o)

Gentiana lutes = Enzian (Wurzel) – bitter, kühlend, (scharf) (+)

Geranium robertianum = Storchenschnabel/Rubrechtskraut (Wurzel) – zusammenziehend, kühlend, (scharf) (o)

Geum urbanum = Nelkenwurz (Wurzel) – zusammenziehend, bitter, kühlend, (süß) (o)

Ginkgo biloba = Ginkgo (Blätter) – süß, bitter, zusammenziehend, neutral (+)

Ginkgo biloba (Bai gou) = Ginkgo (Samen) – süß, bitter, zusammenziehend, neutral (o)

Glechoma hederacea = Gundelrebe (Kraut) – scharf, zusammenziehend, erhitzend, (scharf) (o)

Glycyrrhiza glabra = Süßholz (Wurzel) – süß, bitter, neutral, (süß) (+)

Gossypium herbaceum = Baumwollstaude (Wurzel) – süß, erhitzend, (süß) (o)

Grindelia robusta = Grindeliakraut (Kraut) – scharf, erhitzend, (scharf) (+)

Guajacum off. = Guajakholz (Stammholz) – bitter, kühlend (+)

Gypsum fibrosum = Kalziumsulfat – süß, scharf, sehr kalt

H

Hamamelis virg. = Hamamelis (Blätter, Rinde) – zusammenziehend, bitter, scharf, kühlend, (scharf) (+)

Harpagophytum procumbens = Teufelskralle (Wurzelknolle) – bitter, zusammenziehend, kühlend, (scharf) (+)

Hedera helix = Efeu (Blätter) – zusammenziehend, scharf, warm, trocken (+)

Helonias lutea = Einhornwurzel, falsche – bitter, süß, kühlend, (süß) (o)

Hibiscus rosa s. = Hibiskus (Blüten) – zusammenziehend, süß, kühlend, (süß) (-)

Hippophae rhamnoides = Sanddorn (Beeren) – sauer, süß, kühlend, (süß) (o)

Hordei germinatum = Gerste (Keime) – süß, leicht warm (o)

Humulus lupulus = Hopfen (Zapfen, Drüsen) – bitter, scharf, kühlend, (scharf) (+)

Hydrastis canadensis = Gelbwurz, kanadische (Wurzelstock) – bitter, zusammenziehend, kühlend, (scharf) (o)

Hypericum perforatum = Johanniskraut (Kraut) – bitter, scharf, kühlend, (scharf) (+)

Hyssopus off. = Ysop (Kraut) – scharf, bitter, erhitzend, (scharf) (-)

I

Ilex paraguayensis = Mate (Blätter) – scharf, erhitzend, (scharf) (+)

Illicium verum = Sternanis (Frucht) – scharf, erhitzend, (scharf) (+)

Inula helenium = Alant (Wurzel) – scharf, bitter, erhitzend, (scharf) (-)

Iris florentina/germanica = Schwertlilie (Wurzel) – bitter, kühlend, (scharf) (-)

Isatidis = Färberweide (Blätter) – bitter, kalt

J

Jateorhiza calumba = Kolombo/Calumba – bitter, kühlend, (scharf) (o)

Jasminum grandiflorum = Jasmin (Blüten) – bitter, kühlend ,(scharf)

Juglans cinerea = Walnuss, graue – bitter, zusammenziehend, kühlend, (scharf) (o)

Juglans regia = Walnuss (Blätter) – süß, erhitzend, (süß) (+)

Juniperus communis = Wacholder (Beeren) – zusammenziehend, bitter, süß, erhitzend, (scharf) (+)

L

Laminum album = Taubnessel (Blüten) – zusammenziehend, scharf, kühlend (+)

Laurus nobilis = Lorbeer (Blätter, Frucht) – scharf, erhitzend, (scharf) (o)

Lavandula angustifolia = Lavendel (Blüten) – scharf, kühlend, (scharf) (+)

Lawsonia spp. = Henna (Blätter) – bitter, zusammenziehend, kühlend, (scharf) (o)

Ledebouriellae divaricatae = Wildschutz (Wurzel) – scharf, süß, leicht warm

Leonurus cardiaca = Herzgespann (Kraut) – bitter, scharf, kühlend, (scharf) (+)

Leptandra virginica = Virginischer Ehrenpreis (Kraut) – bitter, kühlend, (scharf) (o)

Lilium spp. = Lilienarten (Blütenblätter, Zwiebel) – süß, kühlend, (süß) (o)

Linum usitatissimum = Flachs (Samen) – süß, zusammenziehend, erhitzend, (scharf) (+)

Levisticum off. = Liebstöckel (Wurzel) – scharf, warm (+)

Lobelia inflata = Indianischer Tabak (Blätter) – scharf, erhitzend, (scharf) (o)

Lonicera japonica = Geißblatt (Knospen, Stengel) – süß, kalt (o)

Lycopus europaeus = Wolfstrapp (Kraut) – bitter, zusammenziehend, kühlend (+)

Lythrum salicaria = Blutweiderich (Kraut) – zusammenziehend, süß, kühlend, (scharf) (o)

M

Malva silvestris = Malve (Blätter, Blüten) – süß, zusammenziehend, kühlend, (süß) (+)

Marrubium vulg. = Andorn (Kraut) – bitter, scharf, kühlend, (scharf) (+)

Marsdenia condurango = Kondurango (Rinde) – bitter, kühlend, (scharf) (+)

Matricaria chamomilla = Kamille (Blüten) – bitter, scharf, kühlend, (scharf) (+)

Medicago sativa = Alfalfa (Kraut) – zusammenziehend, süß, kühlend, (scharf) (o)

Melilotus off. = Honig-Steinklee (Kraut) – bitter, aromatisch, erweichend, kühlend, (scharf) (+)

Melissa off. = Melisse (Blätter) – scharf, süß, kühlend, (scharf) (+)

Mentha piperita = Pfefferminze (Blätter) – scharf, kühlend, (scharf) (+)

Mentha pulegium = Poleiminze (Kraut) – scharf, erhitzend, (scharf) (o)

Mentha spicata = Minze, grüne (Blätter) – scharf, kühlend, (scharf) (o)

Menyanthes trifoliata = Bitter-Fieberklee (Blätter) – bitter, kühlend, (scharf) (+)

Mirabilitum = Glaubersalz – scharf, bitter, salzig, sehr kalt

Morus alba = Maulbeerbaum (Blätter) – süß, bitter, kalt (o)

Morus alba = Maulbeerbaum (Frucht, Rinde) – süß, kalt (o)

Morus albus = Maulbeerbaum (Zweige) – bitter, neutral (o)

Myrica spp. = Wachsbeerenstrauch (Rinde, Frucht) – scharf, zusammenziehend, erhitzend, (scharf)

Myristica fragrans = Muskat (Blüten) – scharf, süß, erhitzend, (scharf)

Myristica fragrans = Muskat (Samen) – scharf, erhitzend, (scharf) (-)

N

Narcissus pseudonarcissus = Narzisse (Blüten, Zwiebel) – bitter, scharf, erhitzend, (scharf) (o)

Nasturtium off. = Brunnenkresse (Kraut) – scharf, erhitzend, (scharf) (+)

Nelumbo nucifera = Lotos – süß, zusammenziehend, bitter, kühlend, (scharf) (o)

Nepeta cataria = Katzenminze, echte (Kraut) – scharf, kühlend, (scharf) (o)

Nerium oleander = Oleander (Blätter) (-)

Nigella sativa = Schwarzkümmel (Samen) – bitter, scharf, erhitzend, (scharf)

Nymphaea alba = Seerose, weiße (Wurzelstock) – süß, zusammenziehend, kühlend, (süß) (o)

O

Ocimum basilicum = Basilikum (Kraut) – scharf, erhitzend, (scharf) (-)

Oliven – süß, sauer (-)

Olivenöl – süß, kühl (-)

Origanum vulg. = Oregano (Kraut) – scharf, erhitzend, (scharf) (-)

Origanum majorana = Majoran (Kraut) – scharf, erhitzend, (scharf) (-)

Origanum vulg. = Dost (Kraut) – scharf, erhitzend, (scharf) (-)

Oxalis acetosella = Sauerklee (Kraut) – sauer, zusammenziehend, kühlend, (scharf) (o)

P

Paeonia off. = Pfingsrose (Blüten, Wurzel) – bitter, zusammenziehend, kühlend (-)

Panax ginseng = Ginseng (Wurzel) – scharf, bitter, süß, erhitzend, (süß) (+)

Papaver rhoeas = Klatschmohn (Blüten) – scharf, zusammenziehend, süß, erhitzend, (süß) (-)

Papaver spp. = Mohn (Samen) – scharf, zusammenziehend, süß, erhitzend, (süß) (o)

Parthenii Herba = Mutterkraut (Kraut) – bitter, süß, kühlend, (scharf) (o)

Passiflora incarnata = Passionsblume (Kraut) – bitter, kühlend, (scharf) (+)

Petasites hybridus = Pestwurz (Wurzelstock) – scharf, bitter, erhitzend, (scharf) (+)

Petroselinum crispum = Petersilie (Wurzel) – scharf, erhitzend, (scharf) (+)

Phoenix dacytlifera = Datteln (Frucht) – süß, kühlend, (süß) (o)

Phrogmitis = Schilfrohr (Wurzel) – süß, kalt (o)

Phytolacca americana = Kermesbeere (Wurzel) – bitter, kühlend, (scharf) (o)

Pimento off. = Piment/Nelkenpfeffer (Frucht) – scharf, erhitzend, (scharf) (o)

Pimpinella anisum = Anis (Frucht) – scharf, erhitzend, (scharf) (+)

Pimpinella mayor = Bibernelle (Wurzel) – bitter, scharf, erhitzend, (süß) (+)

Pinus alba/silvestris = Weißkiefer (Sprossen, Öl) – scharf, erhitzend, (scharf) (+)

Piper cubeba = Kubeben (Frucht) – scharf, erhitzend, (scharf) (o)

Piper nigrum = Pfeffer, schwarzer (ungeschälte Frucht) – scharf, erhitzend, (scharf) (o)

Plantago lanceolata = Spitzwegerich (Kraut) – zusammenziehend, bitter, kühlend, (scharf) (+)

Plantago major = Breitwegerich (Kraut) – zusammenziehend, bitter, kühlend, (scharf)

Plantago psyllium = Flohsamen – süß, zusammenziehend, kühlend, (süß) (+)

Podophyllum peltatum = Maiapfel/Flussblatt (Wurzel) – bitter, kühlend, (scharf) (+)

Polygonatum spp. = Salomonsiegel (Wurzel) – süß, kühlend, (süß) (o)

Polygoni avicularis = Vogelknöterich (Kraut) – bitter, leicht kalt (+)

Polygonatum multiflorum = Weißwurz (Wurzelstock) – süß, kühlend, (süß) (o)

Polygonum bistorta = Knöterich/Wiesenknöterich (Wurzelstock) – zusammenziehend, kühlend, (scharf) (o)

Polygonum multiflorum = Vogelknöterich, vielb. (Kraut) – bitter, süß, zusammenziehend, leicht warm (+)

Populus nigra/tremula = Pappel (Knospen) – bitter, kühlend, (scharf) (+)

Populus tremula = Zitterpappel (Pappelknospen) – bitter, kühlend, (scharf) (+)

Portulaca = Portulak (Kraut) – sauer, kalt

Potentilla anserina = Gänsefingerkraut (Kraut) – zusammenziehend, bitter, kühlend, (scharf) (+)

Potentilla erecta = Tormentill (Wurzelstock) – zusammenziehend, bitter, kühlend, (scharf) (+)

Potentilla erecta = Blutwurz (Ruhrwurz) (Wurzelstock) – zusammenziehend, bitter, kühlend, (scharf) (+)

Potentilla reptans = Fingerkraut (Kraut) – zusammenziehend, bitter, kühlend, (scharf) (o)

Primula veris = Primel (Blüten, Wurzel) – bitter, kühlend, (scharf) (+)

Primula vulg. = Schlüsselblume (Blüten, Wurzel) – süß, leicht warm, trocken (+)

Prunella vulg. = Braunelle (Kraut) – leicht bitter, zusammenziehend, kühlend, (scharf) (o)

Prunus armeniaca = Aprikose (Samen) – bitter, erhitzend, (scharf)

Prunus armeniacae = Mandel (Kern) – bitter, warm (o)

Prunus avium = Wildkirsche (Frucht, Stiel) – bitter, zusammenziehend, scharf, kühlend, (süß)

Prunus avium = Wildkirsche (Rinde) – bitter, zusammenziehend, kühlend, (süß)

Prunus spinosa = Schlehdorn (Frucht) – zusammenziehend, süß, kühlend, (süß) (+)

Psyllium = (Samen) – süß, zusammenziehend, kühlend , (süß) (+)

Pulmonaria off. = Lungenkraut (Kraut) – zusammenziehend, süß, bitter, kühlend (-)

Punica granatum = Granatapfel (Rinde) – zusammenziehend, bitter, süß (o)

Q

Quercus alba = Weißeiche (Wurzel) – zusammenziehend, kühlend, (scharf)

Quercus rubor/petreae = Eiche (Rinde) – zusammenziehend, kühlend (+)

R

Rhamnus purshianus = Cascararinde – bitter, kühlend, (scharf) (+)

Rheum off. = Rhabarber (Wurzel) – bitter, kühlend, (scharf) (+)

Rhus aromatica = Gewürzsumach (Wurzel) – zusammenziehend, kühlend, (scharf) (o)

Ricinus communis = Rizinus (Öl) – scharf, süß, erhitzend, (scharf) (o)

Rosa canina = Hagebutten (Frucht mit oder ohne Nüsschen) – sauer, zusammenziehend, erhitzend, (sauer) (-)

Rosa canina = Hundsrose (Blätter, Hagebutten) – sauer, zusammenziehend, kühlend, (sauer) (-)

Rosa gallica = Rose (Blüten) – bitter, scharf, zusammenziehend, kühlend, (süß) (+)

Rosmarinus off. = Rosmarin (Blätter) – scharf, bitter, kühlend, (scharf) (+)

Rubia tinctorum = Krappwurzel (Wurzel) – bitter, süß, kühlend, (scharf) (-)

Rubus fructicosus, ect. = Brombeere (Blätter) – zusammenziehend, kühlend, (süß) (+)

Rubus idaeus = Himbeere (Blätter) – zusammenziehend, süß, kühlend, (süß) (-)

Rumex acetosa = Sauerampfer (Kraut, Samen, Wurzel) – bitter, zusammenziehend, kühlend, (scharf) (o)

Rumex crispus = Ampfer, krauser (Wurzelstock) – bitter, zusammenziehend, kühlend, (scharf) (o)

Ruscus aculeatus = Mäusedorn (Wurzel) – zusammenziehend, scharf, kühlend, (scharf) (+)

Ruta graveolens = Rautenkraut/Weinraute (Kraut) – bitter, scharf, erhitzend, (scharf) (-)

S

Sabal serrulata = Sägepalme (Frucht) – süß, scharf, erhitzend, (süß) (+)

Saccharum off. = Zucker – süß, kühlend, (süß)

Salix alba = Silberweide (Rinde) – bitter, kühlend, (scharf) (+)

Salvia miltiorrhizae = Salbei (Wurzel) – bitter, kühl (o)

Salvia off. = Salbei (Blätter) – scharf, bitter, zusammenziehend, erhitzend, (scharf) (+)

Sambucus nigra = Holunder (Blüten) – bitter, scharf, kühlend, (scharf) (+)

Sanguisorbae = Wiesenkopf (Kraut) – sauer, bitter, leicht kalt (o)

Sanicula europaea = Sanikel (Kraut) – bitter, kühlend, (süß) (+)

Santalum album = Sandelholz, weißes (Kernholz) – bitter, süß, zusammenziehend, kühlend, (süß) (+)

Saponaria off. rubra = Seifenkraut, rote/weiße (Wurzel) – süß, kühlend, (süß) (+)

Sassafras off. = Sassafras (Wurzelholz) – scharf, erhitzend, (scharf) (o)

Satureja montana = Bohnenkraut (Kraut) – scharf, erhitzend, (scharf) (o)

Schizonepetae = Katzenminze (Kraut) – scharf, warm

Scilla/Urginea maritima = Meerzwiebel (Scilla bulbus) – süß, kühlend, (süß) (+)

Scophularia ningpoensis = Braunwurz (Wurzel) – bitter, süß-salzig, kalt (o)

Scutellaria baicalensis = Helmkraut (Wurzel) – bitter, kalt (o)

Sesamum indicum = Sesam (Samen) – süß, erhitzend, (süß) (+)

Silybum (cardui) marianum = Mariendistel (Frucht) – bitter, kühlend, (scharf) (+)

Sinapis alba = Senf, weißer (Samen) – scharf, erhitzend, (scharf) (+)

Smilax ornata/regelii/utilis = Sarsaparill (Wurzel) = bitter, süß, schwach kühlend, (süß) (-)

Solidago virg. = Goldrute (Kraut) – bitter, zusammenziehend, kühlend (+)

Sorbus aucuparia = Eberesche/Vogelbeere (Frucht) – sauer, bitter, adstringierend, kalt (-)

Stachys betonica = Betonie (Kraut, Wurzel) – scharf, bitter, kühlend, (scharf) (o)

Stellaria media = Vogelmiere (Kraut) – bitter, süß, kühlend, (scharf) (o)

Symphytum off. = Beinwell (Kraut, Wurzel) – süß, zusammenziehend, kühlend, (süß) (+)

Syzygium cumini/Jambolana = Jamboulbaum (Rinde) – bitter, zusammenziehend

T

Tamarindus indica = Tamarinde (Tamarindenmus) – sauer, süß, erhitzend, (sauer) (o)

Tanacetum vulg. = Rainfarn (Kraut) – bitter, scharf, kühlend, (scharf) (-)

Taraxacum off. = Löwenzahn (Kraut, Wurzel) – bitter, süß, kühlend, (scharf) (+)

Thymus serpyllum = Quendel (Kraut) – scharf, erhitzend, (scharf) (+)

Thymus vulgaris = Thymian (Kraut) – scharf, erhitzend, (scharf) (+)

Tilia platyphyllos = Linde (Blüten) – süß, bitter, kühlend, (scharf) (+)

Trifolium pratense = Rotklee/Wiesenklee (Blüten) – bitter, süß, kühlend, (scharf) (o)

Trigonella foenum-graecum = Bockshornklee/Griechisch Heu (Samen) – bitter, scharf, süß, erhitzend, (scharf) (+)

Tropaeolum majus = Kapuzinerkresse (Kraut) – scharf, erhitzend, (scharf) (+)

Turnera aphrodisiaca = Damiana – scharf, bitter, erhitzend, (scharf) (-)

Tussilago farfara = Huflattich (Blätter) – scharf, zusammenziehend, süß, kühlend, (scharf) (+)

U

Ulmus fulva = Rotulme (Rinde) – süß, kühlend, (süß) (o)

Urtica urens = Brennnessel (Kraut, Wurzel) – zusammenziehend, kühlend, (scharf) (+)

Uva ursi = Bärentraube (Blätter) – zusammenziehend, bitter, kühlend, (scharf) (+)

V

Vaccinium myrtillus = Heidelbeere (Früchte) – zusammenziehend, bitter, kühlend (+)

Valeriana off. = Baldrian (Wurzel) – scharf, erhitzend, (scharf) (+)

Verbascum thapsus = Königskerze (Blüten), kleinblütige – bitter, zusammenziehend, kühlend, (scharf) (+)

Verbena off. = Eisenkraut/Ehrenpreis (Kraut) – bitter, kühlend, (scharf) (-)

Viburnum prunifolium = Schneeballbaum (Rinde) – bitter, zusammenziehend, erhitzend, (scharf) (o)

Vinca minor = Immergrün (Kraut) – bitter, kühlend, (scharf) (-)

Viola odorata = Veilchen (Blüten, Kraut, Wurzel) – bitter, scharf, kühlend, (scharf) (-)

Viola tricolor = Stiefmütterchen (Kraut) – bitter, scharf, kühlend, (scharf) (+)

Viscum album = Mistel (Kraut) – bitter, süß, erhitzend, (scharf) (+)

Vitis vinifera = Trauben (Rosinen) – süß, kühlend, (süß) (o)

Vitis vinifera = Weinbeeren (Weinrebenblätter) – leicht zusammenziehend, süß, kühlend, (süß) (o)

Vitex agnus castus = Keuschlamm (Frucht) – scharf, zusammenziehend, kühlend, (scharf) (+)

X

Xanthoxylum spp. = Gelbholzbaum (Samen, Rinde) – scharf, bitter, erhitzend, (scharf) (o)

Z

Zea mays = Seidige Maiskolben (Hülle) – süß, kühlend, (scharf) (o)

Zingiber off. = Ingwer (Wurzelstock) – scharf, süß, erhitzend, (süß) (+)

Literaturverzeichnis

Augustin, M., V. Schmiedel: Praxisleitfaden Naturheilkunde. Jungjohann, Neckarsulm, 1994.

Badelt, F.: Chinesische Klassik aus ärztlicher Sicht. Haug, 1983.

Bensky, D., R. Barolet: Chinesische Arzneimittelrezepte und Behandlungsstrategien. Verlag für Ganzheitliche Medizin, Kötzting, 1996.

Binder, W.: Klassische Akupunktur und klinische Leitsymptome. Verlag für Naturmedizin, Deggendorf, 1984.

Bischko, J.: Akupunktur für weit Fortgeschrittene. Haug, Heidelberg, 1985.

Brendler, T.: Heilpflanzen herbal remedies disc. Schaper & Brümmer GmbH & Co. KG, 1996.

Chevallier, A.: Enzyklopädie der Heilpflanzen. BLV, München, 1998.

Focks, C., N. Hillenbrand: Leitfaden Traditionelle Chinesische Medizin. Gustav Fischer, Stuttgart, 1997.

Junying, G. et al.: Materia medica der Chinesischen Arzneimitteltherapie. Verlag für Traditionelle Chinesische Medizin, Kötzting, 1993.

Kaufhold – Software: Phyto-Magister. Waltrop, 1995.

Lad, V., D. Frawley: Die Ayurveda-Pflanzen-Heilkunde. Windpferd, Aitrang, 1995.

Meyer, E.: Tee-Rezepturen. Deutscher Apotheker Verlag, Stuttgart, 1995.

Pahlow, M.: Das große Buch der Heilpflanzen. Gräfe und Unzer, München.

Pahlow, M.: Heilpflanzen. Gräfe und Unzer, München, 1992.

Palos, S.: Consilium Cedip Acupuncturae. Cedip, München, 1994.

Porkert, M.: Neues Lehrbuch der chinesischen Diagnostik. Phainon Editions & Media GmbH, Dinkelscherben.

Präparate-Liste der Naturheilkunde. Urban & Schwarzenberg, München, 1996.

Schauenberg, P., F. Paris: Heilpflanzen. BLV, München, 1981.

Schnura, T.: Akupunktur-Programm. Urban & Schwarzenberg, 1997.

Stux, G.: Grundlagen der Akupunktur. Springer, Berlin, 1986.

Vogt, W.: Die Weiße Liste. HV-PRINT, Ingolstadt, 1993.

Wurzer, W.: Die Grosse Enzyklopädie der Heilpflanzen. Neuer Kaiser, Klagenfurt, 1994.

Zeltner, E.: Schwester Bernardines große Naturapotheke. Mosaik, München, 1983.

Zeltner, R., R. Corcos: Die besseren Pillen. Mosaik, München, 1987.